中　華
現代外科學全書

總主編　　林天祐

第　二　册

麻　醉　學

趙繼慶主編

臺灣商務印書館發行

中　華
現代外科學全書

總主編　林天祐

編　輯　委　員

林　天　祐	鄧　述　微	盧　光　舜
許　書　劍	施　純　仁	謝　有　福
洪　啟　仁	李　俊　仁	趙　繼　慶
耿　殿　棟		

中 華
現 代 外 科 學 全 書
總 目

序　言

　　這部外科學全書，　是王雲五先生的科技大學叢書之一部。　在國立臺灣大學醫學院病理科前主任葉曙教授的策動之下，組成編輯委員會，承各編輯委員的努力及各領域的權威著者羣共同執筆；乃告完成。

　　西洋醫學的中文醫學書籍，過去並非沒有；但是幾乎皆爲外語書的翻譯本。第二次世界大戰以後，近代外科學突飛猛進。順此潮流，我國的外科學，也在各領域的專家們努力之下，已達國際水準，且在某些方面，甚至有領先之處。因此，我們感覺到編輯本書的時機已經成熟，而且亦有其必要性。承蒙一百一十七位權威者的協助，終於完成了這部中華現代外科學全書。

　　本書的最大特色，乃是各領域的作者們，以親身的經驗與資料，作爲執筆基礎，並網羅了最新的知識，誠可作爲醫學生或各專家的參考。因爲這部外科學全書，是我國醫學人士首次寫成的中文醫書，爲了避免醫學用語的混亂，　編輯委員會曾克服了種種困難，　致力於統一。雖然如此，未達理想之處仍多，希望今後隨時修改之。

　　這部外科全書，　共有十二冊，　第一冊爲基本外科學　（林天祐主編），第二冊麻醉學（趙繼慶主編），第三冊腦神經外科學（施純仁主編），第四冊胸部外科學（乾光宇主編），　第五冊心臟、血管外科學（洪啓仁主編），第六冊一般外科學（上）（林天祐主編），第七冊一般外科學（中）（許書劍主編），第八冊一般外科學（下）（林天祐主編），第九冊骨科學（鄧述微主編），第十冊整形外科學（金毓鴻主編），第十一冊泌尿科學（謝有福主編），第十二冊臟器移植

學（李俊仁主編）。

　　由於今天一般科學、基礎醫學日新月異，進步神速；以此爲基礎的外科醫學，在未來，亦必有更驚人之發展。我們將隨時適應時代的改進與需要而予修訂。務使這本外科學全書，臻於充實而完美。

　　最後，謹向此次執筆、提供本身珍貴資料、使這部中華外科學全書，得以順利誕生的各位作者們敬致最深的謝意。

總主編　林　天　祐
70年7月15日

執筆者簡歷

王 學 仕　前國防醫學院外科學系麻醉學組主任教官，中心
　　　　　診所麻醉科主任。

金 華 高　前國立陽明醫學院麻醉學教授。

何 維 柏　國防醫學院外科學系麻醉學組主任教官，三軍總
　　　　　醫院麻醉部主任。

趙 繼 慶　國立臺灣大學醫學院麻醉學科教授。

石 全 美　前國立臺灣大學醫學院麻醉學科講師。

張 傅 林　三軍總醫院麻醉部主治醫師。

譚 培 炯　長庚紀念醫院麻醉科主任。

曾 清 楷　私立高雄醫學院麻醉學科教授。

鄭 久 久　馬偕醫院麻醉科主任。

黃 潔 文　長庚紀念醫院麻醉科主治醫師。

「麻醉學」內容提要

　　適逢中華民國七十年代，發展科技，以求邁向開發國家之行列，麻醉學一書之誕生，實有劃時代之意義。中華現代外科全書中，更須以現代之麻醉科學互相配合，始能相得益彰。連體兒分割手術與麻醉之成功，即為最佳之例證，曾引起國際間震驚與重視，其他各項亦然。

　　今禮聘國內外知名之一流麻醉學家，携手完成之巨著，實為難能可貴之時代使命。綜合有關之重要文獻，更期國內外學者同業，參考於萬一，及有志青年醫師、技士及醫學系同學研習之重要參考資料。病患可在極度安全之麻醉情況下，接受各項艱巨之手術，完成救人救世之道。今後力求發揚光大，共策更美好之未來。敬請醫界諸先進不吝指教是幸。

主編　趙　繼　慶　謹識

中華現代外科學全書〔第二册〕

麻 醉 學

目 錄

〔 1 〕

第 一 章

導 論 趙繼慶

　　五千年來中國醫藥的發展，給今日醫藥奠定了基石。醫聖華佗氏貢獻良多。華佗字二化東漢譙人，後漢書方術傳中對華佗曾有記載:

　　「……精於方藥，處劑不過數種，心識分銖，不假稱量。針灸不過數處，裁七八九。若疾發於內，鍼藥所不能及者，乃令先以酒服麻服湯既醉，無所覺，因刳破腹背，抽割積聚。若在腸胃，則斷截湔洗，除去疾穢，既而縫合，傅以神膏，四五日創愈，一月之間皆平復。」 [1]

　　隨著時代之巨輪轉動，麻醉學之快速成長、發展與進步，實令人驚奇。朔自單純性開放性乙醚，漸自今日之人機之相互關係；即意謂麻醉醫師周邊具備複雜之麻醉儀器外，再附加各項監視系統，如心電圖描繪器動靜脈壓，自動人工呼吸器，氧氣分析儀、脈搏儀及警覺器等，對麻醉之安全度，提供最高之保障。麻醉學，今日能成為一新興科學，先人所奠定之良好基礎，今人之將基礎科學與臨床科學綜合研究之成果，亦可稱之麻醉醫學。

　　麻醉之發展:

　　自 1846 年首被介紹，其後經過一段時間停留狀態，再經突破而再度發展與進步。其中以二次世界大戰刺激外科與麻醉之力量，非常強烈。於 1920 年代乙醚及哥洛芳成為日常主要之麻醉藥劑，彼時以笑氣及 Ethyl Chloride 成為誘導麻醉之先鋒。1922 年英國醫學會年

----

[1] 中國醫學史第 69 頁（民國 63 年版）華岡出版部印行

〔1〕

會首次訂定麻醉領域集合討論。 1930 年代巴比妥製劑之靜脈麻醉誘導藥劑出現後， 漸趨進步。 管制呼吸被採用後 Curare 記載於 1942年， 由 Griffith 推出， 後因出現無呼吸及換氣不足之情況， 頗受重視， 開歇性陽壓換氣法， 漸被臨床家所採用。第一次專家證書之頒授 (Diploma in Anesthetics) 在 1935 年於美國， 第一位麻醉講座創始人爲牛津大學之 R. R. Macintosh。戰後迄今， 麻醉與外科同等重要的觀念， 仍需共同努力， 付出的越多， 收割的成果越大。

麻醉史上最重要的記載: ①

1771: Priestley　Scheele 發見氧氣。

1772: Priestley 發明笑氣。

1788: 第一次用氣管內管救生。

1844: Horace Wells (1815-1848) 推介笑氣麻醉拔牙。

1846: Wm. T. G. Morton (1819-1868)成功的示範乙醚之特性。

1847: James Y. Simpson (1811-1870) 推介 Chloroform 於臨床緩和生產痛。

1853: Alexander Wood 發明針筒。

1872: ORÉ 用靜脈 Chloral Hydrate。

1880: Macewen 推介經口氣管內插管。

1884: Koller 示範 Cocaine 之局部麻醉藥劑特性。

1887: Hewitt Sir Frederick 發明第一部氣體儀器。

1891: Quicke 首次示範腰椎穿刺術。

1895: 首次推出喉頭鏡 (Kirstein)。

1898: August 成功的腰椎麻醉。

---

① Alfred Lee, J.: A Synopsis of A-nesthesia, Bristol·John Wright and Sons Ltd 1973.

1904: Alfred Einhorn 合成 Procaine。

1912: A. Lawen, Curare 產生肌肉弛緩作用。

1920: 氣管內麻醉。

1926: 均衡麻醉之觀念 (J. S. Lundy)。

1927: Pitkin 介紹 Spinocain 並普遍應用於腰椎麻醉法（現稱止痛法）Ocherblad 及 Dillon 應用 Ephedrine 於腰椎麻醉法爲防止血壓下降。

1928: Brain Sword 推介吸收炭酸氣循環式， Lucas 及 Henperson， 於 Toronto 證實 Cyclopropane 具有麻醉效果 I. A. Magill 推介盲目經鼻挿管法。

1929: Sodium Amytal 首次由 Zerfas 應用於靜脉之快速短時效，巴比妥製劑麻醉藥劑。
Alexander Fleming 記載盤尼西林之抗生效果。

1930: Waters 首次推介 Cyclopropane 於臨床。 Nembutal 及 Percaine 亦有記載。Lealse 及 Chen 發見 Divinyl Ether 之麻醉效果。

1931: Aehille Mario O. Dogliotti 再度介紹硬膜外止痛法於意國。

1933: Guedel 記述其通氣管。

1934: Waters 等發表將 Cyclopropane 應用於臨床 Lundy 亦將 Thiopentone 介紹於臨床麻醉。

1942: Griffith 及 Johson 推介 Curare。

1943: Macintosh Curved Laryngoscope。

1947: Gordh 首次將 Lignocaine (Xylocaine) 應用於臨床，作局部麻醉用。

1948：降壓麻醉法。

1949：Bovet 短時効肌肉弛緩劑。

1950：Bigelow 低溫麻醉。

1951：合成 Halothane。

1956：Michael Johnstone Halothane 應用於臨床。

1963：Ethrane (Enflurane)。

1965：Isoflurane (Forane)。

1982：Steward 用於小兒麻醉。①

---

① Steward, D. J.: Isoflurane in Pediatric Anesthesia, 1982.

第 二 章

解剖學與生理學之概念　　　金華高

第一節　呼吸與麻醉

呼吸之主要功能，是將人體新陳代謝所必需之氧氣吸入體內，並將代謝所產生之二氧化碳排出體外。但吸入氧氣之運達組織細胞以及二氧化碳之運抵肺臟，則尚有賴循環功能，才得完成。其整個過程至少包括下述四個階段：

㈠含二氧化碳高而含氧低的靜脈血自組織回流心臟。

㈡靜脈血流經肺臟，吸收氧氣並放出二氧化碳。

㈢經和氧後之動脈血依各體組織之需要，循運送達各組織。

㈣組織和血液間之生理氣體交換。

上述四個階段，僅第二個階段在肺內完成。這一部份的功能（肺功能，一般又可以分成下述四大功能：

㈠肺臟通氣（Ventilation）——氣體進入體內以達肺泡（Alveoli）及由肺泡排出體外之情形。

㈡氣體分佈（Distribution）——氣體分子在肺內之分佈情形。

㈢氣體瀰散（Diffusion）——肺泡氣透過肺泡膜及微血管壁以進入血內之情形。

㈣肺泡血流（Perfusion）——流經肺泡之血流情形。

在解剖學上，呼吸系統主要包括了㈠呼吸道（Respiratory conduit)和㈡呼吸區兩大部分：

呼吸道也稱氣道（Air-way）。包括了口、鼻、咽喉、氣管、枝氣管以及各層小枝氣管等。

人體呼吸道之某些解剖學智織，對麻醉實施具有密切關係，謹簡述如次。

甲、鼻（Nose）

除非鼻腔阻塞時，一般人都由鼻呼吸。鼻腔較口腔小，因此氣流阻力較由口呼吸時增加 $1\frac{1}{2}$ 倍。鼻中膈彎曲或有鼻瘜肉形成時，作經鼻氣管插管術（Nose-tracheal intubation）不但容易損傷鼻腔組織，並且必須選用口徑較小之導管。

鼻腔粘膜能使吸入氣加溫（Warming）並潤濕（Humidifying）。鼻腔纖毛（Cilia）則有過濾及清除異物的功能，以使鼻腔暢通並防止異物侵入。

鼻腔和下述各竇腔交通：㈠蝶竇（Sphenoid sinus），㈡篩竇（Ethmoidal sinuses），㈢額竇（Frontal sinus）及㈣頜竇（Maxillary sinus）並經鼻淚管（Nasolacrimal duct）及歐氏管（Eustachian tube）以與眼、耳交通。所以，當各該竇腔或器官有炎症時，應儘量避免使用經鼻氣管插管術（Nose-tracheal intubation）。

乙、喉頭（Larynx）

喉頭係一發音器官，前接舌根，下連氣管，由數個軟骨組成。位於第三至第六頸椎前，於兒童及女性，其位略高。其平均長度為男性44mm，女性 36mm；其平均寬度則男性為 43mm，女性 41mm；前後徑則男性 36mm，女性 26mm。

組成喉頭之軟骨計有：甲狀軟骨（Thyroid），披裂軟骨（Arytenoid），小角軟骨（Corniculate），楔狀軟骨（Cuneiform），及會厭軟骨（Epiglottis）。除甲狀軟骨及會厭軟骨各僅一個外，餘均左右成對，

故共由八個軟骨組成。

　　喉頭腔上界喉頭入口下界環狀軟骨 (Cricoid cartilage)，由此連接氣管。喉頭入口前寬後窄，以喉頭窺鏡視之，其前界爲會厭軟骨上緣，後界爲左右披裂軟骨及該二軟骨間之粘膜。二側爲會厭披裂皺壁 (Aryepiglottic folds)，該皺壁後左右各有二突起，楔狀軟骨居前，小角軟骨靠後（圖 2-1）。

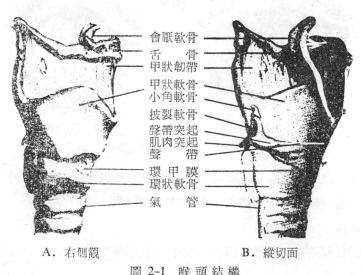

會厭軟骨
舌　骨
甲狀韌帶
甲狀軟骨
小角軟骨
披裂軟骨
聲帶突起
肌肉突起
聲　帶
環甲膜
環狀軟骨
氣　管

A. 右側觀　　　　　B. 縱切面
圖 2-1　喉頭結構

　　自會厭披裂皺壁以至前庭皺壁 (Vestibular folds) 間之空腔，稱爲喉頭前庭。前庭皺壁亦稱假聲帶 (false cords)，係靭帶組織，前起甲狀軟骨角部會厭軟骨附着處，沿二側後伸達披裂軟骨之前側面。左右前庭皺壁間之空隙稱前庭裂 (Rima vestibuli)。

　　聲帶 (Vocal cords) 居假聲帶下端，係一對粘膜皺壁，前起於甲狀軟骨角部，後附於披裂軟骨之聲帶突起(Vocal processes)。因無粘膜下組織而乏血管，故呈獨突之白色，極易辨認。左右聲帶間之空隙

稱聲門 (Glottis)。於成人，聲門是喉頭最狹窄的部份，而 10 歲以下之兒童，則以聲門下端之環狀圈 (Cricoid ring) 處最爲狹窄。此於兒童作氣管插管術時應予注意。至於聲帶和假聲帶間之空腔，則稱喉頭附室 (Saccule of larynx)。

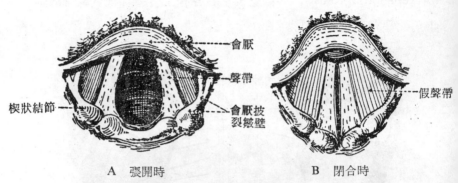

楔狀結節

會厭

聲帶

會厭披裂皺壁

假聲帶

A　張開時　　　　　　　B　閉合時

圖 2-2　內視鏡下所見之聲門

聲帶運動——聲帶運動之重點在於披裂軟骨，後者向內向外旋轉，以及沿着環狀軟骨上下滑動是發音之主要運動。控制聲帶運動之肌肉可分成以下三點來敍述:

㈠喉頭入口 (Inlet) 因披裂會厭肌收縮而關閉；因甲狀會厭肌之收縮而張開。

㈡聲門張開，主因後環狀披裂肌之收縮，且由側環狀披裂肌輔助之；其關閉則因披裂間肌收縮以使左右披裂軟骨向中央靠近而並不旋轉之故。

㈢環狀甲狀肌羣 (Crico-thyroid muscles) 收縮使聲帶變長，而甲狀披裂肌羣 (Thyro-arytenoid muscles) 收縮則可使聲帶縮短。

神經支配——喉頭粘膜受上喉頭神經 (Sup. laryngeal N.) 及返回喉頭神經 (Recurrent laryngeal N.) 分佈。上喉頭神經出自迷走神

經之下結節，並接受上頸交感神經節之部份分枝。沿喉頭二側下降，行走於內頸動脈後方並穿越，及達舌骨之大角同高處分成內外二枝。

內喉頭神經枝 (Int. laryngeal branch) 除極少數進入披裂肌之運動神經纖維外，幾乎全是感覺神經纖維。下降及甲狀舌骨膜外，於上喉頭動脈上方穿透之，並又分成二枝。其上側枝分佈於咽頭下部，會厭，及喉頭前庭。下側枝於梨形窩 (Pyriform fossa) 之內側粘膜下通過分佈於披裂會厭皺襞以及聲門後壁之粘膜。於行甲狀腺手術時，本枝易於結紮上甲狀腺動靜脈時受傷，而造成暫時性的聲音沙啞。

外喉頭神經枝 (Ext. laryngeal branch) 係運動神經纖維，主分佈於環甲肌。

返回喉頭神經於下甲狀動脈之喉頭枝之上方隨行，於環甲關節之後側，深達咽頭下收縮肌之下緣。除發出感覺神經纖維分佈於聲帶以下之喉頭粘膜外。返回喉頭神經支配除環甲肌以及小部份之披裂肌外之所有喉頭肌肉。聲帶之外展 (Abductor) 及內收 (Adductor) 功能均受其支配。但於受損後，外展麻痺之程度將超越內收麻痺。故若二側返回神經均受損傷後，由於兩側聲帶都呈內收狀態，以致患者呼吸及發音全生困難，並於吸氣時發生喘鳴 (Stridor)。

會厭軟骨之口腔面，其神經分佈爲舌咽神經 (Glossopharyngeal N.)。於作氣管插管術 (Tracheal Intubation)，若使用 Macintosh 彎型鏡片時，因鏡片僅接觸會厭之口腔面，故不致引發喉頭痙攣 (Laryngeal spasm)。

㈠返回神經非完全麻痺 (Incomplete paralysis) 時，因外展肌比內收肌先麻痺，故若係雙側時，患者因聲帶不能外展而發生呼吸困難。

㈡返回神經完全麻痺 (Complete paralysis) 時，外展和內收肌都已麻痺，但環甲肌之作用仍在，能使聲帶保持外展狀態而不致發生呼

吸困難。因環甲肌之神經支配爲上喉頭神經（Sup. laryngeal N.）之
外喉頭神經枝。

㈢返回神經和上喉頭神經全都完全麻痺時，則聲帶全失張力而呈
屍體位置（Cadaveric position）——兩側聲帶都位於外展及內收之中
間位，並且鬆弛而無張力。使用肌肉鬆弛劑（Muscle relaxant）後，
因肌肉完全鬆弛時，聲帶卽呈屍體位置。

於喉頭作體表麻醉時（Topical anesthesia），因可使分佈於環甲肌
之上喉頭神經纖維被麻痺，而使聲帶暫時失去張力，以致外觀鬆弛而
且變音。

聲帶於吸氣時外展，呼氣時回到中線位置，發音時才二側接觸。
故於患者有自然呼吸時作氣管揷管術，應於吸氣時行之。

喉頭之動脈乃是上及下甲狀腺動脈之分枝，伴隨神經同行。

表 2-1　上呼吸道解剖數值

距　　　　　離	長　　　度
嘴唇到喉頭	12 cm
甲狀軟骨上緣至環狀軟骨底部	12—15 cm
喉頭至氣管分枝處	12—13 cm
門齒至聲門	12—15 cm
門齒至氣管分枝處	28—30 cm

丙、氣管 (Trachea)

氣管上接喉頭，長約 10-11cm。起自第六頸椎，及達第五胸椎處
分成左右二支氣管，其分枝處於體表適爲胸骨柄及胸骨體交接處，稱
Angle of Louis。於兒童，氣管分枝處在第三肋軟骨之高度。成人之
氣管內徑約爲 1.5-2.0cm（3/4-1.0 in.）。於一歲之兒童，氣管內徑
僅 3.0mm，隨年齡而逐漸增大。

　　氣管軟骨第一節是環狀軟骨，其餘全呈 C 形，故作氣管切開術（Tracheostomy）時，切忌損傷環狀軟骨以免造成氣管狹窄（Stenosis）後遺症。

　　氣管上三分之二之血液供應得自下甲狀動脈，其下三分之一則得自枝氣管動脈。

　　右側支氣管與氣管分枝之角度較小，約僅 20 度，而左支氣管則約 40 度（女性更大，約 50 度）。並且右側支氣管粗短，其上肺葉枝氣管於距「氣管分枝隆凸」（Carina）約 2.0cm. 處分出，而左側支氣管則較細長，其上肺葉枝氣管約於 5.0cm. 處分出。這些解剖上的差異，在作支氣管插管術時應予特別注意。

　　枝氣管動脈出自胸主動脈，右側一枝，左側二枝。其分枝分佈於氣管下三分之一，支氣管及其分枝，以至呼吸性微氣管（Respiratory bronchioles）。再深處卽由肺動脈供應。枝氣管動脈之終端與肺靜脈間有側枝吻合。

　　兩側迷走神經接受自第二以至第四或第五胸交感神經節以及下和中頸神經節之分枝，於肺門處形成前及後肺神經叢（ant. and post. pulmonary plexuses），其分枝分佈於支氣管肺動脈及其分枝。迷走神經使肌肉收縮而內徑縮小。交感神經之作用則相反。其傳入神經則經由迷走神經。

　　自呼吸性微氣管以上各次之枝氣管及氣管粘膜上均有纖毛，經常作麥浪樣運動，將分泌物及異物向口腔方向推動。這種纖毛運動不受神經控制，但於全身麻醉時則受相當抑制。

丁、肺（Lungs）

　　肺的體積隨着胸廓的容積而改變，但其各部份的伸展程度並不一致。從解剖學的觀點，肺組織可分為三區：接近正中線稱內區，主要

爲支氣管、動靜脈及其分枝。這一區的纖維組織不能擴張。其次爲中間區，含有許多較小支氣管枝和血管向肺臟表面發出的分枝。這一區的肺組織逐漸增多，氣管枝和血管所佔的比例減少。最外層接近胸廓的部份稱外區，主要爲肺組織，擴張性強。

呼吸道的結構和樹相似，氣管爲樹的主幹，然後分成左右二支氣管分別進入左右肺內。左側支氣管在左肺內分成二大枝。右側支氣管則分成三大枝，分別進入一肺葉。每一大枝在肺葉內又逐次分成許多小枝，經十餘次輾轉分枝，最後成終末微氣管枝（Terminal bronchioles）。每一終末微氣管枝又發出一個或數個呼吸性微氣管枝（Respiratory bronchioles）。後者又連續呈錐狀的分成二至十一個肺泡道（Alveolar ducts）。肺泡道再移行至肺泡囊（Alveolar sac）和肺泡（Alveoli）。呼吸道由口鼻以至終末微氣管枝，僅是氣體的通路而無氣體交換作用存在，稱爲「無效腔」（Dead space）。呼吸性微氣管枝上有少數的肺泡，雖可行氣體交換，但主要仍是氣體通路。在肺泡道裏，通路和氣體交換之功能各半。到了肺泡囊和肺泡，則完全是氣體交換的場所。

無效腔可分爲㈠解剖無效腔（Anatouical dead space）——乃是指前述實際存在於呼吸道內而又不參加交換之氣體的容量，可以1ml/1b 約略推算之。解剖無效腔又可以分成(1)胸內部份（約爲 0.45 ml/1b）及(2)胸外部份（約爲 0.55ml/1b）。此二者以胸骨柄之上緣爲分界，約相當於一般氣管內管或氣管切開導管尖端所能抵達的地方。故於使用氣管內管或氣管切開導管，其胸外部份之無效腔得以省略。㈡生理無效腔（Physiological dead space）——部份肺泡氣因未及參與氣管交換而不能發揮其生理效用者稱肺泡無效腔（Alveolar dead space）。生理無效腔乃是解剖無效腔和肺泡無效腔之總和。當患者呼

吸急促，肺泡血流不足（如休克），或氣體透過肺泡膜有障礙時，其生理無效腔均將增加。

　　於麻醉實施時，處於人工氣道及麻醉器械內氣體均不能參予氣體交換，稱爲機械無效腔（Mechanical dead space）。存在於各種無效腔內之氣體，統稱爲無效氣（Dead space air）。

　　肺及胸廓都爲具彈性的組織，於伸展後有恢復原形的趨勢，其彈性阻力（Elastic resistance）亦稱機械順應性（Mechanical compliance），一般簡稱順應性（Compliance）。肺所改變者爲其容積，所受之外力爲壓力，故肺之順應性可定義爲每單位壓力（cm H_2O）改變時，肺容積（Liter）的變數，故其單位爲 L/cm H_2O。

　　呼吸時，肺和胸廓同時擴大或收縮，故其所需要之壓力較諸單獨使肺擴大時爲大。其關係爲胸肺總順應性（Total compliance）之倒數爲肺和胸廓各順應性倒數之和。如成人之胸、肺順應性各爲 0.2L/cm H_2O，而其胸肺總順應性則爲 0.1L/cm H_2O。

$$\frac{1}{\text{胸肺總順應性（} C_{L+T} \text{）}} = \frac{1}{\text{肺順應性（} C_L \text{）}} - \frac{1}{\text{胸廓順應性（} C_T \text{）}}$$

　　於使用氣管內管作麻醉時，可以於患者無呼吸狀況（Apnea）下，將管端封閉並測定其氣管內之壓力。然後使吸入或呼出定量之氣體，並再測定其壓力。這樣，壓力和容積二者之關係卽可求得。這是胸肺總順應性值之麻醉臨床測定法。

　　於臨床麻醉時，下述各因素，常能影響肺順應性值:

㈠順應性減低:

　　1. 麻醉——平均減低 44 %；麻醉愈深，下降幅度愈大。

　　2. 肥胖——下降之幅度與體重成正比。

　　3. 缺氧——肺組織缺氧時其順應性下降。

4. 體位——以摺刀位時下降幅度最大。

5. 手術因素——如牽引及充填等，可下降達 17 ％。

6. 手術後因素——手術後逐漸下降，迄手術後五日止。

7. 其他因素——全身性水腫，肺水腫，心臟衰竭，肺臟纖維變
　　　　　　　性及肋骨固定等均可使順應性下降。

㈡順應性增加——胸腔打開後，胸肺總順應性可增加達 45 ％。

據研究，肺之彈性及其順應性之維持，主要是受肺泡膜外層與空氣接觸處表面張力之影響，且估計約佔全部之1/2－3/4，其重要性可見一斑。這一作用於肺泡表面張力之物質，稱 Surfactant，乃是一種以脂蛋白（Lipoprotein）爲主要成份之去垢劑（Detergent）。Hyaline membrane disease 患者就是因爲缺少這種 Surfactant 以致肺臟僵硬缺乏彈性而通氣不全。

自胎兒以至死亡，肺臟的表面經常和胸廓內面接觸。胎兒在子宮

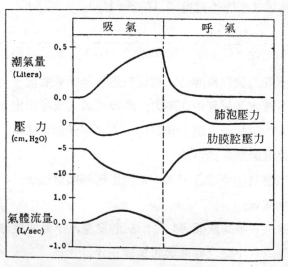

圖 2-3　呼吸時潮氣量壓力及氣體流量之改變

內時，肺中沒有空氣，體積小，但肺臟仍是充滿胸廓的。出生後的第一次吸氣是因為橫膈的強烈收縮，將胸腔內的壓力顯著降低（−80cm H_2O），以使肺組織擴張所致。此時嬰兒所用的力量約等於平時吸氣時的 15-20 倍。

正常呼吸時，其壓力、潮氣以及流量等之改變如圖 2-3 所示，均非直線，而其呼吸氣之流量也呈曲線。當吸氣才開始時，流量極低，幾近乎零，唯迅速增加，於吸氣期（Inspiratory phase）之 $1/3 \sim 1/2$ 時，達到最高峯，隨後流量逐漸減低，及吸氣期完了時又再幾近乎零。於呼氣期間，氣體流量之曲線與吸氣期相仿，唯其方向相反。

表 2-2　肺容積及肺氣量之正常值

	美　　　國		我　　國
	男　　子	女　　子	男　　子
潮氣容積（TV）	0.7	0.5	0.6
吸氣儲備容積（IRV）	3.3	2.2	1.8
呼氣儲備容積（ERV）	1.0	0.8	1.6
肺餘容積（RV）	1.5	1.3	0.9
吸氣量（IC）	4.0	2.7	2.4
功能肺餘量（FRC）	2.5	2.1	2.5
肺活量（VC）	5.0	3.5	4.0
肺總量（TLC）	6.5	4.8	5.0

（周先樂，1973）

單位時間內進出肺臟之氣體容積，稱分呼吸量（Minute volume）或總通氣量（Total ventilation）。通氣量之大小是由潮氣量（Tidal volume）和呼吸頻率（Frequency）所決定。（其關係為：總通氣量＝潮氣量×呼吸頻率）。由於前述死腔的關係，部份吸入之氣體並不進行氣體交換。因此，單位時間內實際進行氣體生理交換的是肺泡通氣量（

Alveolar ventilation)。其計算法爲: 肺泡通氣量 (L/min)＝(潮氣量
－無效氣)×呼吸頻率。正常成人之潮氣量爲 500ml，無效氣爲 150
ml。呼吸頻率爲 12，則其總通氣量爲 6000 ml/min (500ml×12)，
而其肺泡通氣量則爲 4200ml/min(350ml×12)。當總通氣量不變
時，呼吸頻率增減可影響肺泡通氣量。呼吸加快，肺泡通氣量減少;
反之，呼吸變慢，則肺泡通氣量反而增多。

總通氣量隨着個人之活動狀態而改變，正常成人男子在安靜時的
平均總通氣量爲 6～7 L/min。活動增加時，總通氣量亦隨之增加。
但每個人之總通氣量都有一極限，稱此最高極限爲最大通氣量·(Ven-
tilation capacity)。劇烈運動時，總通氣量可達 120 L/min，但此仍
並非眞正最大通氣量。因爲劇烈運動時，由於心搏出量常不足應付運
動之需要而限制了肺臟的最大通氣量，故眞正之最大通氣量僅能於實
驗室內測得，稱自願最大通氣量 (Voluntary ventilation capacity,
VVC) 亦稱 Maximal breathing capacity MBC)。成年男子可達 170
L/min。由總通氣量和自願最大通氣量可推算出通氣儲備量 (Venti-
latory reserve)，其計算式爲:

$$通氣儲備量(\%)=\frac{自願最大通氣量－總通氣量}{自願最大通氣量}$$

通氣儲備量減少，患者便易發生呼吸困難。

呼吸道之阻力

在正常情況下，一般不致覺察到空氣進出肺臟，但當劇烈運動，
或於氣喘、肺氣腫、肺炎或其他氣道不通暢之病況時，由於氣流阻力
增加而感到呼吸吃力和氣流進出。

呼吸道氣流阻力 (Rg) 乃是呼吸道二端 (口鼻和肺泡) 壓力的差
別 (Pg) 和氣流量 (V̇) 之比 (Rg＝Pg/V̇)。當氣流在直管中作平行的

流動或層流 (Laminar flow) 時，其氣流阻力決定於管徑及氣體之粘性 (Viscosity)。可是人體之呼吸道並非直管，且不斷分枝，而且管壁具擴張性 (Distensibility)，以使氣流的情況變得非常複雜。Rohrer 氏建議呼吸道壓力差別 (Pg) 可用 $K_1\dot{V}+K_2(\dot{V})^2$ 表示之，式中 $K_1\dot{V}$ 是層流因素，$K_2(\dot{V})^2$ 是漩流因素。K_1 和 K_2 是二個常數，可以**實驗**結果代入前式求得。由本式知道，任何一段呼吸道之氣流阻力 (Rg) 都隨着氣流量之改變而各不相同。 $Rg=Pg/\dot{V}=K_1+K_2\dot{V}$。不過在正常呼吸時， K_2 很小，所以 $K_2\dot{V}$ 可以略而不計。

　　目前雖然有準確的流量計 (Flow meter) 和呼吸速度描記器 (Pneumotacho meter) 等儀器來測定氣流量，但因尚不能直接測得呼吸道內端 (肺泡) 的實際壓力，所以呼吸道阻力之測定仍有相當困難。呼吸道的總阻力 (Total airway resistance) 約爲 $3.3cmH_2O/liter/sec$。總阻力可分爲一聯串的分阻力，每個分阻力表示呼吸道中某一段的阻力。例如鼻腔阻力約爲總阻力之 50 %；咽喉及氣管等的阻力約

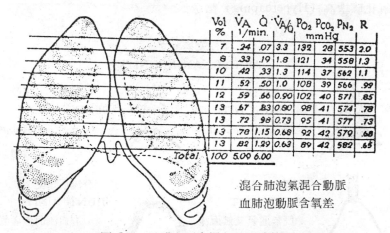

Vol %	$\dot{V}_A$ l/min.	$\dot{Q}$	$\dot{V}_A/\dot{Q}$	P_{O_2} mmHg	P_{CO_2}	P_{N_2}	R
7	.24	.07	3.3	132	28	553	2.0
8	.33	.19	1.8	121	34	558	1.3
10	.42	.33	1.3	114	37	562	1.1
11	.52	.50	1.0	108	39	566	.99
12	.59	.66	0.90	102	40	571	.85
13	.67	.83	0.80	98	41	574	.78
13	.72	.98	0.73	95	41	577	.73
13	.78	1.15	0.68	92	42	579	.68
13	.82	1.29	0.63	89	42	582	.65
Total	100	5.09	6.00				

混合肺泡氣混合動脈
血肺泡動脈含氧差

圖 2-4　肺臟各區之通氣及血流情形
(全肺依肋骨前端高度分成九個區域) (West, 1962)

爲 20%；支氣管及微支氣管以下之阻力約爲 30%。雖然微枝氣管的管徑少而壓力差別大，但因氣流都屬層流，故其總阻力並不大。渦流現象在氣管及咽、喉等部位常見。

由於各部份肺組織之①順應性不等，同一壓力能引起不同程度之容積改變，②各段呼吸道阻力不等及③肺表面所受的力量不等，例如橫膈下降時，胸腔底部之肺組織比較易於擴展。所以，吸氣時氣體在肺內之分佈並不均勻；呼氣時，不同部位之肺所排出的氣量也不相同。此外，由於肺動脈壓較低，在安靜時肺尖部的血流量 (Perfusion) 很少，而肺底部的血流量則很多，正好配合該部有較大通氣量之需要。肺泡通氣量和肺泡血流量之比，稱爲通氣血流比 (Ventilation-perfusion ratio) 或簡寫成 V_A/Q。正常之肺泡通氣量爲 4L/min，而心輸出量 (cardiac output) 爲 5L/min，因此全肺之通氣血流比爲 0.8。雖然肺內各部份之通氣血流比值相差頗巨，但其平均值一般均甚穩定。如若血流量和通氣量不能配合，臨床上便卽易發生缺氧 (Hypoxia) 和二氧化碳增高 (Hypercapuia) 徵象。

氣體交換單位

(GAS EXCHANGE UNITS)

正常單位

NORMAL UNIT

通氣和血流平衡

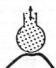

「無效腔」單位

"DEADSPACE" UNIT

有通氣而無血流

「靜止」單位

"SILENT" UNIT

旣無通氣又無血流

「分流」單位

"SHUNT" UNIT

有血流而無通氣

圖 2-5　氣體變換單位之各種情況

通氣血流比值改變

增　　　　加	減　　　　少
肺栓塞	氣喘
肺動脈結紮	肺擴張不全
肺氣腫	局部彈力減低
肺纖維變性	呼吸道阻塞
通氣過度	通氣不足

因爲有些通氣良好的肺泡並沒有足够的血流灌注；有些血流充份的肺泡卻又無良好的通氣，因此心臟搏出到肺去的血液並不能百分之百的和氧 (Oxygenation)，總有小部份未經和氧的靜脈血混入動脈系統裡。何況右心房小靜脈，前心靜脈，支氣管靜脈及肋膜靜脈等都根本不經過肺臟而直接注入左心，以致發生了所謂生理性分流 (Physiological shunt)。因爲這是靜脈血混入動脈的一種分流，故也稱靜動脈分流 (Venous-arterial shunt) 或靜脈血混入 (Venous admixture)。於清醒時，生理分流約爲心搏出量 (Cardiac output) 之 1-4 %。於麻醉患者，這種分流可增加到 10-15 %。並可於麻醉及恢復期間繼續增加 25%。造成這項分流顯著增加之原因迄今尚無定論，但認爲(1)手術體位——影響通氣，(2)呼吸型態——呼吸急淺以使肺泡通氣量減少，無喘嘆 (Sigh) 式深呼吸及肺順應性減低，以致發生細微之肺不張 (Atelectasis) 現象等，(3)有效血量改變——肺泡血流減少，(4)麻醉劑對循環功能之影響——如乙醚 (Ether) 和圜丙烷 (Cyclopropane, C_3H_6) 等能使肺循環阻力增加，以及(5)肺表活動劑 (Surfactant) 受抑等各因素都有關係。

肺泡與血液間之氣體交換，尚賴瀰散作用 (Diffusion)，氣體自分壓高的一側瀰散到分壓較低的一側。於安靜時，肺泡氣之 PO_2 爲

103mm Hg(torr)，混合靜脈血之 PO_2 爲 40mm Hg，故氧氣自肺泡氣瀰散入血液中，肺泡氣之 PCO_2 爲 40mm Hg，而混合靜脈血之 PCO_2 爲 47mm Hg，於是二氧化碳自血液瀰散到肺泡內。換氣後，動脈血和肺泡氣內之 PCO_2 完全相等。唯 PO_2 則仍有差別，此乃是因前述靜動脈分流的關係，通常肺泡氣之 PO_2 爲 103mm Hg，而動

表 2-3　肺機工之正常值

最大自願呼吸量（BMC）	125-170L/min.
分時肺活量	83% in 1 sec.
	94% in 2 sec.
	97% in 3 sec.
最大呼氣流量	400 L/min.
最大吸氣流量	300 L/min.
胸肺總順應性	0.1 L/cm H_2O
肺臟順應性	0.2 L/cm H_2O
氣道阻力	1.6 cm H_2O/L/sec.
平靜呼吸作工	0.5 Kg-M/min.

表 2-4　呼吸氣體分壓值

	氧分壓 PO_2	二氧化碳分壓 PCO_2	氮分壓 PN_2	水分壓 PH_2O	總　計 mm Hg
大氣（乾燥）	159	0	601	0	760
吸入氣	149	0	564	47	760
呼出氣	116	28	569	47	760
肺泡氣	103	40	570	47	760
動脈血	100	40	573	47	760
靜脈血	40	46	573	47	706
體組織	<30	>50	573	47	700

註：液體與大氣之平衡，並不完全靠其所含之氣體分壓，故雖於平衡狀態，液體內所含之氣體總壓力仍小於大氣壓。

脈血之 PO_2 則僅約 95mm Hg。

　　空氣進入肺泡內時已經由呼吸道予以加溫及潤濕。於 38°C 時，飽和水蒸氣壓爲 47mm Hg，故各生理氣體於肺泡內之分壓爲：

　1. 氧氣（O_2）　　　　　$(760-47)\times14.2\%=103$ mm Hg

　2. 二氧化碳（CO_2）　$(760-49)\times5.5\%=40$ mm Hg

　3. 氮氣（N_2）　　　　$(760-47)\times80.3\%=570$ mm Hg

　4. 水蒸氣（H_2O）　　　　　　　　　　　　47 mm Hg

　　　　　　　　　　　　　　　　　　　　　　760 mm Hg

氧氣運輸（Oxygen transport）

　　自肺泡瀰散入血內之氧氣，其中小部份直接溶入血漿，大部份與血紅素（Hemoglobin）結合。前者純係物理作用，後者則爲化學作用。

　　㈠血內溶氧量──氧氣於一大氣壓下　38°C　時，其溶解係數爲 0.024 ml，可寫作 0.024ml/ml of blood/atmosphere。因動脈血之氧

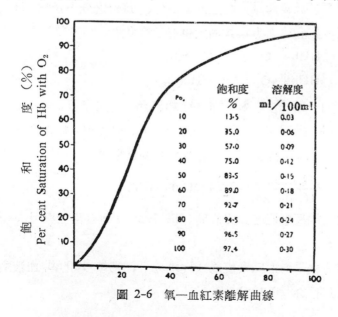

圖 2-6　氧─血紅素離解曲線

分壓（PaO_2）爲 100mm Hg，故依 Henry 定律計算，血內呈物理性溶解之氧氣量爲：

$$0.024 \times \frac{100}{760} = 0.003 \text{ml/ml of blood}$$

$$= 0.3 \text{ vol } \%$$

卽當 $PaO_2 = 100$mm Hg 時，每 100 ml 血液內含有溶解之氧氣量爲 0.3ml。可寫成 0.3ml/100 ml blood/PaO_2 100mm Hg。

㈡與血紅素結合之氧量——血紅素內之二價鐵（Fe^{++}）能與一個氧分子結合成爲氧合血紅素（Oxyhemoglobin, $HHbO_2$），並增加其酸度。未和氧之血紅素則稱爲還原血紅素（Reduced hemoglobin, HHb）。$HHbO_2$ 比 HHb 更呈酸性。據 Perutz 研究，血紅素每一分子之體積爲 $64 \times 36 \times 48$Å，其橫切面呈亞鈴狀，係由四層相同之胜鏈組成。血紅素之分子量約 67,000，因含四個 Fe^{++} 可分別結合四個 O_2，所以習慣上爲便於計算起見，將之分成四份，每份之分子量爲 16,700（67,000/4），其和氧之方程式因此也有二種寫法：

$$HHb + O_2 \rightleftharpoons HHbO_2$$

$$HHb + 4O_2 \rightleftharpoons HHb(O_2)_4$$

血紅素內一個 Fe^{++} 和一個 O_2 相結合。一克分子（Mole）的氧容積爲 22.4 L 或 22,400 ml。含一克分子 Fe^{++} 的血紅素量爲 16,700 gm。因此，與每 gm 的血紅素呈化學結合的氧量爲：

$$\frac{22,400 \text{ ml}}{16,700 \text{ gm}} = 1.34 \text{ ml/gm HHb}。$$

亦卽當化學反應能充分完成時，每 1gm 之血紅素能與 1.34ml 之氧氣相結合。

若以成人之平均血紅素值爲 15 gm $\%$ 計，則每 100 ml 血液內含之血紅素可以結合 20.1 ml 的氧氣。

1. $34ml \times 15/100ml\ blood = 20.1ml/100ml\ blood$。

由實驗測知,以相同之血液暴露於含氧濃度不等之氣體中,其血紅素和氧的程度隨着氧分壓之昇高而增加,但其關係不呈直線而呈 S 狀(如圖 2-6 所示),稱此曲線為氧-血紅素離解曲線 (O_2—Hemoglobin dissociation curve)。由此曲線可知,在曲線之主要彎度之上端,即使大幅增加 PO_2,也不致顯著影響其和氧飽和度 (Saturation),並且當其飽和度達 100 %之後,即使 PO_2 再昇高也不能再增加其血紅素和氧氣的結合量;但當在主要彎度之下端,則 PO_2 之些微下降,便即能導致血紅素和氧飽和度之大幅下降。

此外,氧-血紅素離解曲線可因其他因素而向左右移動。於 pH 昇高,PCO_2 減低及體溫降低時向左移動;當 pH 降低,PCO_2 昇高及體溫增高時則向右移動。

血液含氧量——

㈠動脈血——$Hgb = 15gm\%$,$PaO_2 = 100mm\ Hg$

　a. 溶解氧: $0.3ml/100ml\ blood.$

　b. 結合氧: $1.34ml \times 15 \times 97\% = 19.5ml/100ml\ blood.$

　c. 總含氧: $19.5 + 0.3 = 19.8ml/100ml\ blood.$

　　為便利記憶,一般簡化作 20 vol %

㈡靜脈血——$PvO_2 = 40mm\ Hg.$

　a. 溶解氧: $0.3ml \times 40/100 = 0.12ml/100ml\ blood.$

　b. 結合氧: $1.34ml \times 15 \times 75\% = 15ml/100ml\ blood.$

　c. 總含氧: $15ml + 0.12ml = 15.12ml/100ml\ blood.$

　　為便利記憶,一般簡化作 15vol %

動靜脈含氧差 ($A-VO_2$),因此也可簡化為 5vol %(20-15)。

二氧化碳運輸 (Carbon dioxide transport)

血液內含之二氧化碳，亦僅少量以物理的特性溶解，大部份是與血液作化學性結合，故可分下述三種方式敍述。二氧化碳於動脈血內之總含量約佔 48％。

㈠單純物理性溶解 (Simple solution)──其含量爲 2.4 vol％，約佔血內二氧化碳總含量之 8％。

㈡與蛋白質結合爲胺碳酸化合物 (Carbamino compounds)──可分爲胺碳酸血紅素 (2vol％) 及氨碳酸蛋白質 (1vol％) 二大類，共約佔總含量之 27％。

㈢形成重碳酸鹽 (Carbonate, HCO_3^-) ──含量約爲 43％，佔總含量之 65％。對二氧化碳運輸最具重要性。

二氧化碳──血液離解曲線 (CO$_2$—blood dissociation curve)，猶若氧─血紅素離解曲線，也非直線。並當氧化壓 (PO$_2$) 低時，同量血液內所含之 CO$_2$ 量較 PO$_2$ 高時爲多，如圖 2-7B 所示，而此離解曲線實爲前述三種 CO$_2$ 結合形式之總和：(1)直接溶解入血漿內之數量極小，這部份的 CO$_2$ 與水 (H_2O) 結合而成碳酸 (H_2CO_3)，(2)與血紅素結合之部份深受 PO$_2$ 之影響。因血紅素與 O$_2$ 結合後，便不能再與 CO$_2$ 結合了，(3)形成重碳酸鹽是受了碳酸酐酶 (Carbonic anhydrase) 以及 PO$_2$ 變化之影響才始能佔有如此重要之地位。

體組織之 PCO$_2$ 都高過 50mm Hg，而動脈血之 PCO$_2$ 爲 40 mm Hg.，故當血液流經組織處之毛細管時，CO$_2$ 進入血液裡，且因爲血液又同時放出了 O$_2$，所以更有利於 CO$_2$ 之進入。當動脈血液自體組織離去時，其中 CO$_2$ 含量已自 48 vol％ 增加至 54 vol％，其 PCO$_2$ 亦自 40 mm Hg，增加爲 46 mm Hg，這便是靜脈血了。

氯移 (Chloride shift)──如圖 2-8 所示，進入血液內之 CO$_2$，僅少部份溶於血漿並慢慢形成碳酸。大部份都進入紅血球內經碳酸酐

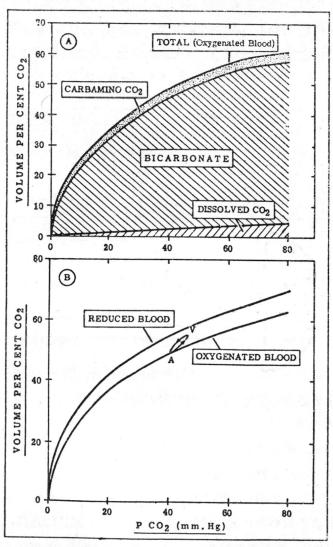

圖 2-7　二氧化碳—血液離解曲線

A. 三種形式之個別含量

B. 氧化（動脈）及還原（靜脈）血液之二氧化碳離解曲線

酶之觸媒作用而迅速形成碳酸（H_2CO_3），然後離解成 HCO_3^- 及 H^+，以致血球內之 HCO_3^- 濃度迅速增加，並滲至血漿內，為求電荷平衡計，血漿內之氯離子（Cl^-）滲入到血球裡。碳酸離解形成之氫離子（H^+）與血紅素結合而放出 O_2 和 K^+，後者再與滲入之 Cl^- 結合。

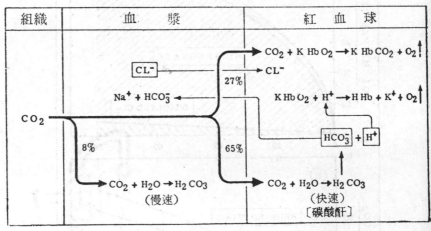

圖 2-8　二氧化碳在血內三種主要形式之化學過程

　　另一部份之 CO_2 進入血球後和血紅素結合，雖然 O_2 和 CO_2 與血紅素分子結合之部份不同，但二者不能同時並存，因此 O_2 被釋出以供組織利用。

　　於肺臟，前述之機能呈反方向進行。O_2 進入血球內，CO_2 滲出到血漿裡；重碳酸鹽滲回血球內並迅即離解成 CO_2 和 H_2O，CO_2 繼續滲出至血漿裡，並瀰散入肺泡氣內，藉呼吸運動排出體外。進入血內之 O_2 與血紅素結合以致和氧成為動脈血。由於氯移的關係，靜脈血之血容（Hct）較靜脈血略高。

氧氣存貯（Oxygen storage）

　　人體內存貯氧氣的處所有⑴肺泡氣，⑵血液及⑶組織液等三處。

以肺泡氣內貯量最大, 而組織液內之貯量最少。

㈠肺泡氣──體重 70kg 之成人, 以其功能肺餘量 (FRC) 為 50ml/kg 計, 則為 3,500 ml。若患者呼吸空氣, 其 PaO_2 為 103mm Hg, 則其肺泡氣內之含氧量為 460 ml(3,500ml×103/760)。如若令其呼吸純氧, 使 PaO_2 增加為 676mm Hg, 則其肺泡氣內之含氧量可增加約七倍而為 3,200 ml(3,500ml×673/760)。

肺泡氣內貯氧量可簡述為:

6.5 ml/kg/100mm Hg PaO_2

㈡血液──雖然動脈血的氧分壓高 (PaO_2=100mm Hg), 因此每單位體積內之含氧量也高, 但因動脈血之總量少, 因此其總含量反不及靜脈血之總含氧量多。

仍以 70 kg 之成人為例, 其血紅素為15 gm %, 血量約為 85ml/kg; 動脈血佔 1/4(25%), 靜脈血佔 3/4(75%), 且其 PaO_2 為 100 mmHg (Sa 97 %), 而 PvO_2 為 40 mmHg。(Sv 75 %)。則其靜脈血內之含氧量約為 677.78 ml(9.5ml/kg)。其動脈血內之含氧量於呼吸空氣時為 294.43 ml (4ml/kg); 於呼吸純氧時可增加至 319.18 ml (4.5ml/kg), 其計算式為:

A. 靜脈血

[(15×1.34)×75%+(0.003×40)]×[(70×85)×75%]

=677.78 ml.

B. 動脈血

[(15×1.34)×97%+(0.003×100)]×[(70×85)×25%]

=294.43 ml

㈢組織液──以肌紅素 (Myo hemoglobin) 內之含氧量最多, 約 1,000 ml。其他各體組織液內約含 260 ml 為數極微, 因不能供應其

他組織使用，故無甚價值。

綜上所述，知肺泡氣之貯氧最豐富，尤其於呼吸純氧時，更能較呼吸空氣時增加約七倍之多。故臨床麻醉學上充份利用這一氧氣貯藏庫，以增加患者之貯氧量 (Oxygen reserve)，進而增加麻醉安全度。此於生理機能衰退或麻醉過程中呼吸遭受抑制或需暫時停止者尤爲重要。目前極爲普遍之氣管插管術施行時，患者呼吸必將暫時中斷。因此，爲使組織之供氧不輟起見，一般都採用先吸氧法 (Preoxygenation)，應用高流量之純氧呼吸 3-5 分鐘以洗出肺內氮氣以增加肺內貯氧量，卽使是氣管鏡檢查時使用之不呼吸供氧法 (Apnea oxygenation) 也是應用這一生理特性。唯著者曾親見有些麻醉人員於氣管插管時因怕呼吸停止過久而用手壓迫胸廓擠出肺內含氧較高之氣體，以換入含氧較低之空氣，確是似是而非之舉。

血氧運輸量 (Oxygen carrying capacity)

組織需要的氧氣峃賴血液供應，正常動靜脈血液含氧差($A-VO_2$)爲 5 Vol%，亦卽每 100 ml 之血液於經過組織細胞後，將被平均攝取 5 ml 的氧氣。如若每單位體積血液內之含氧量低於常值，則心臟將會增加搏動次數，希能藉此增加每單位時間內的血氧運輸量 (Oxygen carrying capacity)，以資代償。表 2-5 所示爲血紅素含量不同患者之血氧含量。表 2-6 所示則係心輸出量 (Cardiac output) 改變時之血氧運輸量的改變。讀者不難從這二表內發現血紅素含量和心輸出量二者對於血氧運輸之重要性，其中尤以心輸出量之影響尤更重要，而僅僅增加吸入氣內含氧量之影響則相形之下並不佔很重要的地位。臨床上使病人吸入含氧較高的氣體以增高其 PaO_2，進而提高肺泡內氧氣的彌散能力，以使離開肺臟的血內含有較多的氧氣。不過，如若離開肺臟血內的含氧已達飽和，則再增加 PaO_2 並不能產生多大效用。

前者應從增加患者血紅素含量及心搏量着手，才能使患者組織獲得足
够之氧氣供應。

表 2-5　血紅素對血內含氧之影響

血紅素量 （Gm%）	含 氧 種 類	吸入空氣時 $PaO_2$100mm Hg （ml.）	吸入純氧時 $PaO_2$650 mm Hg （ml.）
15	與血紅素結合	19.60	20.10
	溶解於血漿內	0.30	1.95
	總　　　計	19.90	22.05
10	與血紅素結合	13.00	13.40
	溶解於血漿內	0.30	1.95
	總　　　計	13.30	15.35
5	與血紅素結合	6.50	6.70
	溶解於血漿內	0.30	1.95
	總　　　計	6.80	8.65

表 2-6　心輸出量對血氧運輸的影響

心輸出量 （L/min）	血紅素含量 15Gm%		血紅素含量 10Gm%		血紅素含量 5Gm%	
	吸入空氣	吸入純氧	吸入空氣	吸入純氧	吸入空氣	吸入純氧
10	1,990	2,205	1,330	1,535	680	865
5	995	1,103	665	768	340	433
2.5	498	552	333	383	170	217

*各數值之單位為 ml.　　　　　　　　（根據 Bendixen & Laver）

缺氧（Oxygen lack）

　　當組織細胞被迫於低氧濃度下掙扎時，稱為缺氧（Anoxia），其實
應較正確地稱為氧不足（Hypoxia）。如果是血內的氧分壓（PO_2）低
於正常，則應稱為血氧過低（Hypoxemia）。組織於缺氧時，不但其正

常生理機轉將無法實行，並且組織可因此而遭受損傷，情形嚴重時，甚至可以造成永久性之不可逆傷害。

　　依其發生之原因，缺氧可分成四類，計(1)缺氧性(Anoxic)，(2)貧血性 (Anemic)，(3)停滯性 (Stagnant) 及(4)組織中毒性 (Histotoxic)。圖 2-9 乃是以動脈血與靜脈血中的氧含量及氧飽和度來鑑別前述四項缺氧狀況。於停滯性缺氧和組織中毒性缺氧時，動脈血中之氧含量正常，於缺氧性和貧血性缺氧時，動脈血中氧含量降低，於停滯性、缺氧性、和貧血性缺氧時，靜脈血之氧含量降低，而組織中毒性缺氧時，靜脈血中氧含量反較正常昇高。

　　㈠缺氧性缺氧（Anoxic anoxia）──主要病理機轉是動脈血之和氧不足。換句話說是動脈血內氧分壓（PaO_2）過低，以致血液氧含量

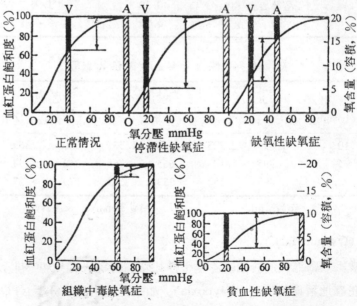

圖 2-9. 各型缺氧時，動靜脈血含氧及與氧分壓之關係

不足，故也稱動脈血缺氧。可以因爲吸入氣之氧含量不足，呼吸道阻
塞，呼吸衰竭，無效腔增加，吸入氣分佈不勻，瀰散阻滯，及肺泡血
流量不足等因素所促成。

㈡貧血性缺氧（Anemic anoxia）──主要病理機轉是血液之載氧
能力不足，可以因爲血紅素之含量過少，或是因爲血紅素已變性而不
能再和氧氣結合（如一氧化碳中毒等），以致血液之含氧量（CaO_2）
不足，但其氧分壓（PaO_2）則仍正常。

㈢停滯性缺氧（Stagnant anoxia）──主要病理機轉是因血氧運
輸量不足，可以是全身性的，也可以是局部性的。前者常見於心臟衰
竭，休克，或血管功能不良等；後者發生於阻塞性血管病變。主要是
組織的血流量不足，以致細胞不能獲得充份之氧氣供應。

㈣組織中毒性缺氧（Histotoxic anoxia）──主要病理機轉是組織
本身無法利用氧氣，因此其靜脈血之氧含量高於正常值，且其動靜脈
血液之含氧差（$A-VO_2$）亦較正常值爲小，是其特徵。

此外，如若因爲組織之耗氧量巨幅增加，超過了血液之載氧能力，
發生了供不應求的情況，稱爲需求性缺氧（Demand anoxia），可發生
於高燒，燒傷，及甲狀腺功能亢進等病況。

發紺（Cyanosis）──當血液內還原血紅素（Reduced hemoglobin）
之含量超過 5 gm ％時，患者之皮膚及粘膜均呈現暗紫色，稱發紺
（Cyanosis）。發紺和缺氧並非同義字，但於一般患者，當體內 CO_2 存
留達發紺出現時，其呼吸抑制之程度定必已經相當嚴重，故而常常伴
有缺氧現象。唯於痲醉間及接受氧氣治療之患者，發紺和缺氧可以各
別出現。發紺時不一定同時伴有缺氧；缺氧時也不一定必有發紺。例
如當患者之通氣情形良好時，若減低其吸入氣內之含氧量可以誘發缺
氧，但不發生發紺。反之，若吸入氣內之含氧豐富而且通氣良好，祇

是二氧化碳吸收劑 (CO_2 absorber) 失效，則患者可以發紺，但不致於缺氧。讀者應予注意，幸勿混淆。

此外，於血球過多 (Polycythemia) 的病人，因其血紅素的含量巨幅增加，故患者體內之還原血紅素也相對增加，而極易超過 5gm%之水平，並出現發紺現象，但患者卻並不缺氧。反之，嚴重的貧血患者，因其血紅素的含量很低，所以卽使發生缺氧及二氧化碳存留，但因其還原血紅素之含量尚未到達 5 gm % 之程度，所以臨床上仍將無發紺現象出現。病人的皮膚厚薄及所含色素多少以及其毛細血管之情況，都能影響發紺之出現及觀察。所以發紺並非缺氧之良好指徵。

人體於缺氧狀況下所發生之一連串生理反應，無非是要藉此增加血氧之運輸能力，冀能繼續維持細胞(至少是活命器官)之氧氣供應，以使生命能以持續。

個體對缺氧之覺察是由頸動脈和主動脈體 (Carotid and aortic bodies) 處之化學感受體 (Chemoreceptors) 感應之。至於靜脈側或髓內是否也有同樣的感受體，則尚無令人信服之佐證。化學感受體僅能覺察血氧分壓 (PaO_2) 之降低而不能分辨血氧含量 (CaO_2) 之多寡，故於氧分壓正常而含氧量減少之貧血患者不起反應。當吸入氣之含氧量降至 16 %以下時，呼吸立卽增速，以致分呼吸量增加。並進而誘發下述諸作用:

㈠分呼吸量增加後，二氧化碳排出隨之增加，以致血內二氧化碳分壓 ($PaCO_2$) 下降而氧分壓可因此而增加約 15mm Hg。此於當 PaO_2 低於 70-80mm Hg 時極具價值。唯當 $PaCO_2$ 原就很高時，則因此所增加的血氧量極微，甚至不足以代償因過度呼吸所增加的耗氧量，可說是得不償失。但是 PCO_2 下降以致 pH 上昇而使氧——血紅素離解曲線向左移動 (Shift to left)，這是輕度缺氧呼吸增快之眞正收

穫。

㈡分呼吸量增加，　可以改善通氣血流比（$\dot{V}/\dot{Q}$），但過度通氣也使無效腔增加，尤其是僅增加次數而不增加潮氣量時為最。

至於缺氧對於循環系統的反應，可分為局部反應及全身反應二方面敍述。局部組織對缺氧的反應，除肺循環外，都呈血管擴張。缺氧是最強力的血管擴張因素。而其全身反應則是經由自律神經的間接反應。其作用為促進心肌收縮力並使體內不重要臟器內之血管收縮以增加回心血量和心輸出量以應活命器官之需要。然而，各活命器官本身的血管，則常不受自律神經之節制而依然擴張（如心肺及腦等）。這種神經控制之程度強弱，取決於各組織對個體生命維持之重要性而定，稱血流重分配（Blood flow redistribution）。

無論是 PaO_2 或 CaO_2 降低時，都能誘發心速增加和心輸出量增加，間或也可使血壓上昇。心速增加是缺氧最敏感而最先發生的臨床徵象，即或於極輕度的缺氧時心速也將增快。臨床上使用氧氣治療的病人，如若於停止用氧後心跳增加每分鐘 10 次以上，即表示患者於停止氧氣治療後又即發生缺氧，因此氧氣治療仍應繼續。

缺氧時，患者之神智受抑，可發生意識混淆（Confusion），思睡（Drowsiness），動作失調（Incoordination）等徵象，偶或也可發生興奮（Exhilaration）或作生動和驚險之惡夢者。及缺氧漸趨嚴重而生理代償功能逐漸衰退時，則心速將反減慢，血壓及心輸出量亦將因此降低，終於循環衰竭甚致死亡。

然而，人類原該在空氣中生活的，吸入過高的氧氣可以產生下述各種不良反應。(1)呼吸系——吸入純氣 1～2 分鐘後，分呼吸量便即減少約 3 ％，嗣後並可繼續下降達 10 ％ 左右。主要是因其阻抑了化學感受體的功能。及持續三小時後，甚至可使肺泡的瀰散作用減退。

潮氣量也將顯著減少。若延長數日，則肺泡順應性也將減低並發生肺充血及白血球浸潤和擴張不全等病變。氣管纖毛運動也將減弱而使分泌物排出不易。於肺心症（Cor Pulmonale）及其他慢性呼吸不全患者使用氧氣，可因化學感受體之缺氧刺激消失而呼吸中樞之功能尚未恢復，以致患者之自律呼吸反而停止而發生意外者。此一情況也可以發生於氣管切開術患者，應予特別注意。

　　氧氣吸入時，外周循環之阻力略增，心速減慢而心輸出量減少。此心速減慢乃係反射所致，可以 Atropine 拮抗之。其真正機轉，則迄未完全明瞭。一般認爲乃是因爲外周阻力增高後促使血壓增高，然後因壓力感受體被興奮而使脈搏減慢，而肺循環的阻力則反略減低，此於患者原已有缺氧狀況者，尤爲顯著。

　　氧氣具強力腦血管收縮作用。故當血內 PO_2 增高時，腦血管便卽收縮而使腦血流量減少。於大氣壓下吸入純氧可使腦血流量減少約 13％。患者可以發生異常感（Pares thesia）或胸骨下疼痛（Substernal pain）。後者可於氧氣治療四小時後便已發生，但一般約於 12～16 小時後才始明顯。係燒灼性疼痛，並常於吸氣時加重。若於半個氣壓下吸入純氧，則並無這種現象發生。可見氧分壓的影響，比氧濃度重要得多。同樣地，若於高壓下給氧，則中樞神經之血流量減低更爲顯著，可發生視力障礙（視網膜缺血），意志不能集中等徵候，情形嚴重時甚或可以發生搐搦而致死。於初生兒，尤其是早產兒應用高於 40％之氧氣時，可以發生 Retrolental fibroplasia 而盲目，已是大家都熟知的事實。這些因用氧氣而誘生的不良反應，一般稱爲氧毒性作用（Oxygen toxicity）。

呼吸管制

　　爲便於敍述，分成神經管制及化學管制二大部份：

一、呼吸之神經管制

㈠呼吸中樞——從切斷實驗所得之結果，發現一些與呼吸有關的神經中樞。在橋腦前部的稱呼吸調節中樞 (Pneumotaxic center)，破壞這一區域，再加上切斷迷走神經，就引起吸氣痙攣式的呼吸。或破壞橋腦被蓋二邊的背側部數立方毫米，也能引起上述之吸氣痙攣式呼吸。如僅破壞一邊的橋腦，就不會產生上述現象。

橋腦下三分之二的部位，可稱爲吸氣痙攣中樞或長吸中樞 (Apneustic center)，呼吸調節中樞與迷走神經破壞與切斷以後，這個中樞的作用，就表現出來。其作用爲引起吸氣衝動，如果逐步破壞這個中樞，吸氣的時間，就越來越短，吸氣痙攣的現象，也逐漸減輕。目前在橋腦裏還沒有找到任何特殊的結構是屬於吸氣痙攣中樞；它僅是腦幹網狀組織裏促進區 (Reticular facilitatory area) 的一部份。

通常所謂的呼吸中樞，即延腦裏與呼吸有關的區域。延腦呼吸中樞 (Medullary respiratory center) 的正確位置，以及是否可分爲吸氣中樞和呼氣中樞二部分，目前迄無定論。

㈡反射因素——呼吸運動除受前述呼吸中樞之節制外，也受神經反射之影響，其主要者有下述數種：

1. 黑伯反射 (Hering-Breuer Reflex)——肺泡管和小枝氣管的管壁有感覺神經末梢接受牽扯感覺。當肺泡膨脹時，伸長接受器（Stretch receptor) 興奮，衝動經迷走神經傳入呼吸中樞，抑制吸氣中樞停止吸氣運動並產生呼氣運動。及肺泡縮小時，則又可以誘發吸氣運動。此反射由 Hering 及 Breuer 二氏最先發現故名。是一種返饋調節機能。吸氣中止反射 (Inspiratory-terminating reflex) 可能僅在正常呼吸範圍以內進行。不過，吸氣興奮反射僅在深度呼吸或當肺極度排氣時出現，目前所得結果顯示，這些傳入的信號並不管制呼吸的

週期，而是其基本動力。

2. 化學反射 (Chemo-reflexes)──因其位於頸動及主動脈體，故也稱 Carotid or Aortic body reflexes，接受 PaO_2 下降之刺激而興奮，衝動經 Sinus 或 Aortic nerves 傳入呼吸中樞並興奮之。故於呼吸中樞已受嚴重抑制之患者，若其呼吸僅賴化學反射維持者，如給以高濃度之氧氣吸入時，可因 PaO_2 驟然上昇以致化學反射停止而呼吸停止者，此等患者於行氧氣治療時，應予同時行人工呼吸。

乙醚 (Ether)，圜丙烷 (C_3H_6) 及氯仿 (Chloroform) 等均能抑制是項化學反射；而嗎啡，巴比妥酸鹽 (Barbiturates) 及 Chloralase 等，則可增加其敏感性。

3. 壓感反射(Presso-reflexes)──因位於頸動脈及主動脈竇，故也稱 Carotid 或 Aortic Sinus Reflexes。接受器感受血壓變化，衝動由 Sinus nerve 經第九大腦神經，或由 Aortic N. 經迷走神經傳入呼吸中樞；其傳出神經則二者都經由迷走神經。當頸動脈竇及主動脈弓處之血壓上昇時，可由這反射暫時抑制呼吸運動；血壓下降時，則可興奮呼吸運動。唯此一反射之作用不強，故對正常呼吸調節，並不佔重要的位置。

4. 感覺神經 (Sensory nerves)──皮膚感覺也可影響呼吸，如疼痛、冷、熱等都可抑制呼吸。深部感覺，尤其是關節牽扯感覺可以興奮呼吸。保護性反

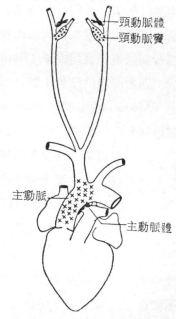

圖 2-10　頸動脈及主動
　　　　脈體位置圖
圖中黑色卵圓體表示化學感受
體；小交叉表示壓力感受體。

射，如鼻粘膜、咽喉、氣管、肺部及肋膜等受刺激時也能抑制呼吸。

二、呼吸之化學管制

呼吸中樞對於 PCO_2 及 pH 之變化敏感，而外周化學感受體則對 PO_2 之變化敏感。

㈠二氧化碳分壓（PCO_2）——呼吸中樞直接對血液所含之二氧化碳分壓非常敏感。如若 PCO_2 降低，呼吸中樞即受抑制，以致 PCO_2 回復正常。如若 PCO_2 昇高，呼吸便要增強，直至 PCO_2 回復正常，常人動脈血的二氧化碳分壓極為穩定。一般說來，CO_2 對人體組織產生抑制作用，唯獨對呼吸中樞具興奮作用。吸入含 1% CO_2 之氣體，即能使呼吸增強。吸入 4-5 $\%$ CO_2 時，肺通氣量便將增加一倍。吸入 7.8% CO_2 時，肺通氣量增加最多，為正常之十倍約 60 L/min。吸入氣內含

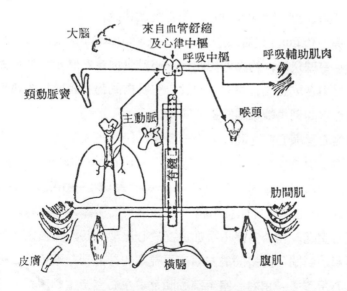

圖 2-11　呼吸管制示意圖

第二節　循環與麻醉

體組織細胞營新代謝所需要的氧氣和養份，均取自血液，且其代謝產物也均需依賴血液循環運至其他臟器加以處理或排洩。然而，一般體組織細胞並不直接浸潤在血液裏。維持細胞環境者是組織間液（Interstitial fluids），而血液循環乃是維持此等組織間液之理化性能的穩定。欲達成這一任務，血液務必經常循運於各臟器和組織之間。而血液行運之原動力則來自心臟的搏動。各種血管乃是血流經過的徑路；毛細血管則是血液與組織間液互相交換物質的場所。

甲、心臟 （Heart）

心肌細胞呈長方形，許多細胞互相聯接成爲纖維。各纖維又再與其四周的纖維以短枝交互聯接。這種細胞與細胞相互交通所形成之組織，稱細胞合體 （Syncytium），是心肌之特徵。

心房 （Atrium） 之肌肉層薄，心室 （Ventricle） 之肌肉層則較厚，尤以左心室壁最厚，約爲右側四倍。心壁肌肉層之厚度與其收縮時所能產生之力量成正比。左右心房及心室肌肉間都互相聯接而連續，唯心房與心室間則由纖維環狀組織隔斷。

每側心房與心室之間，各有一瓣膜，係纖維膜，並由心內膜所被覆。其右側之瓣膜分三片，稱三尖瓣 （Tricuspid valve）；左側僅二片，稱二尖瓣或僧帽瓣 （Mitral valve）。每瓣下緣由腱索 （Chorda tendinea） 與心室之乳頭肌相聯。當血液自心房流入心室時，瓣膜下垂接近心室壁。當心室壓力增加並高於心房壓力時，瓣膜由於渦流而向上浮起，封閉了房室間的交通。而腱索的功能則是緊拉着瓣膜使不致脫入心房裏去。由右心室至肺動脈及由左心室至主動脈之通路上，各有一半月瓣，乃由三個半月形的袋狀組織所構成，袋口背向心室。

腔靜脈及肺靜脈進入心房之部份則並無活瓣，唯於心房收縮初期，靜脈口周圍的心房肌肉收縮時能使之封閉而防止血液倒流。

乙、冠狀動脈 (Coronary arteries)

心臟之血液由左右兩冠狀動脈供應，發自主動脈起始部之 Sinus of valsalva。左冠脈又分成前降枝 (Ant. descending)，及左迴轉枝 (Lt. Circumflex) 二大主枝。前降枝於前室間溝下降到心尖後轉向後室間溝內上昇一短距離。主要供應左心室（其小支枝超越室間溝與右冠脈吻合，供應極小部的右側心肌）及前三分之二之室間隔 (Interventricular septum)。迴轉枝沿左心室基部轉向左心室後壁，主要供應左心房及左心室前壁及後壁之部份心肌。有時（約百分之四十，亦供應竇房結 (Smith, 1962)。

右冠脈於右心耳下方前進到房室溝及後室間溝。其分枝主要供應兩側心室及室間隔之後側心肌。且其於行進間分出三小心房枝，其一

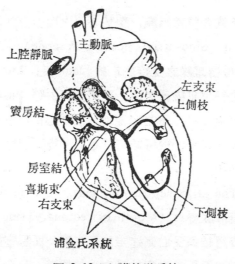

圖 2-12　心臟傳導系統

供應竇房結（約百分之六十）。其二供應右心房之出口部（約百分之
五十則直接自主動脈起始部分枝稱 Conus artery)，其次是供應房室
結及喜斯束及左右枝之近端（約百分之九十患者）。

　　冠脈循環之解剖異常對於冠狀阻塞之發病及預後或有關係，有謂
以左側冠脈為主者多於阻塞 (Schlesinger, 1940)，但 Blumgart 及
Pitt(1962) 及 Lev(1971) 所作之研究則認為心肌血液供應無論是左
側或右側為主，其發生冠脈阻塞之機會相等。

丙、心律發生及其傳導

　　心臟肌肉具節律性 (Rhythmicity) 而能單獨作節律活動，任意切
取一小塊不含神經纖維之心肌，均能自行作節律性收縮。心肌於每次
收縮後有一段不興奮期 (Refactory period)。心肌亦具傳導性 (Con-
ductivity)，能將興奮傳達附近之心肌組織。

　　各部份之心肌的節律緩速不等，以竇房結 (S-A node) 最速，故
心律由其領導。

　　心臟具有下述各特殊組織，對於心律之發生及其傳導最具關係:

　　竇房結 (The Sino-atrial node, S-A node) ——位於上腔靜脈
(SVC) 與右心房游離緣之交接處，約 2cm 長，2mm 寬，主由約心
肌三分之一長之細小肌纖維組成，並富血液供應。正常之心跳節律（
心律）即由此發生，是心律之發源地，故稱心律起發點 (Pacemaker
或 Pacer) 簡稱心律點。竇房結可受迷走神經及交感神經節後纖維之
影響而改變其節律。

　　房室結 (The atrio-ventricular node. A-V node)——位於房間
隔的右後側近冠靜脈竇口 (Mouth of coronary sinus)。其結構與竇
房結相同，唯竇房結係受右側迷走神經支配，而房室結則受左側迷走
神經支配。正常情況下，房室結受竇房結領導。

喜斯束 (The bundle of His) ——自房室結入室間隔 (Interventricular septum)，分成左右二枝以分佈於右左心室，每枝復與浦金氏纖維 (Purkinje fibers) 聯接，後者廣佈左右二心室之心肌，並於心內膜下形成纖維叢。喜斯束內含交感神經纖維。

正常之心臟電位變化，最初起自竇耳結，由此傳達兩側心房及各大靜脈口，同時也傳抵房室結。再沿喜斯束及浦金氏纖維傳達心室肌肉。

心臟各組織之傳導速度，以浦金氏纖維最快 (4m/sec)，心房肌肉次之 (1m/sec)，心室肌肉更次之 (0.4m/sec)，房室結最慢 (0.2 m/sec)。

丁、心肌代謝

心肌於人體有生之年，常年收縮從不間斷。其耗氧量極大，僅次於腦組織。並且心肌不能舉「氧債」 (Oxygen debt)，故於供氧中斷之情況下不能作有效之收縮。心肌之耗氧量隨所作「功」之多少而增減。因此，當外圍阻力增加或心跳過速時，其耗氧量也卽隨之增加。心肌之能力來自葡萄糖代謝，但必要時也能應用乳酸鹽。

鈣離子能增強心肌收縮的力量。當鈣離子濃度過高時，心臟起初雖能作有效之收縮，但因心舒期漸漸縮短而心縮則逐漸變緩，終於停止在極度收縮之狀況。鉀離子能使心肌舒張期延長，故當鉀離子濃度過高時，心臟將停止於一完全舒張之狀況。而鈉離子則爲心肌維持其正常節律性及傳導性所必需之成份。氫離子過度增加，也能使心肌舒張。鹼度過高，則有相反的功能。

戊、心律節制

一、心律中樞 (Cardiac center) ——位於髓腦第四腦室底的背核 (Dorsal nucleus)，主要是迷走神經，纖維下行抵達心臟，支配心臟的神經節細胞。 節細胞的纖維通達竇房結， 房室結及心房肌等各處。

右側迷走神經主要分佈於竇房結；左側迷走神經主要分佈於房室結。迷走神經興奮時能抑制心律使之變慢，故稱「心抑制中樞」（Cardiac -inhibitory center）。

心交感神經發源於胸部脊髓，主要是第一至第五對胸脊神經腹根，中止於星形節（Stellate ganglion）或其他交感神經節。其節後織維直接進入心臟，支配竇房結。房室結及心室肌，其作用與迷走神經相反，能使心律加速，縮短心縮期和心舒期，並增強心縮力量。腦內管理心交感神經活動的中樞，稱「心加速中樞」（Cardiacacceleratory center），唯其準確之解剖位置則迄未確定。

此交感神經和副交感神經二者於竇房結處互爭，麻醉劑中具有加強副交感神經作用以使心律變慢者有氯仿、福來生（Halothane）及圜丙烷等；能抑制迷走神經以使心律加速者，則有 Gallamine 等。三氯乙烯之能使心律加速，便卽因其興奮交感神經之故。於自律神經全被阻斷之患者，於年輕人，其心律常增速達 120/min 以上；年老人迷走神經之作用不若年輕人之強勁，故於老年人之心律增加不明顯。因為自律神經對心律之影響，以迷走神經之作用較為顯著。

二、心反射（Cardiac reflexes）——心抑阻和心加速二中樞的活動強度，受許多感覺神經的衝動所影響，其中比較重要的為：

㈠朋氏反射（Bainbridge reflex）——當靜脈回心血量增加時，腔靜脈及心房壓力上昇。在血管壁和心房等處都有感覺神經末梢接受此種壓力刺激，產生神經衝動由迷走神經傳入中樞。抑制心抑阻中樞之活動以減輕對心律之抑制，結果是心律加速，這一反射亦稱心房或靜脈反射（Auricle or venous reflex）。

㈡壓力感受體（Pressor receptors）——當動脈血壓昇高時，位於頸動脈竇和主動脈弧二處之壓力感受體受到壓力的刺激，產生神經衝

動，分別由頸動脈竇神經及主動脈減壓神經傳入中樞，興奮心阻抑中樞，抑制心加速中樞，以使心律變慢。由於其作用在於動脈壓上昇時使心律減慢，進而促使血壓下降，故稱爲「頸動脈竇及主動脈之減壓反射」。而這一血壓上昇心律變慢；血壓下降心律增速之現象，被稱爲「瑪萊定律」(Marey law)。

㈢其他:

1. 直接刺激——缺氧，CO_2 潴留及體溫昇高等，都能刺激以使心律增速；顱內壓增高，則能刺激以使心律減慢。

2. 來自其他中樞之衝動——突然受驚或情緒激動時，都可使心律加速。迷走神經興奮時能使血管擴張而心律減慢且血壓下降，稱「血管迷走反射」(Vaso-vagal reflex)。

3. 肺內反射——吸氣時心律加速；呼氣時心律減慢。也可能是由呼吸中樞直接來的衝動所影響。

此外，壓迫眼球外側，可因「眼心反射」(Oculo-cardiac reflex)以使心律減慢，刺激三叉神經之鼻枝及肛門括約肌等也都可以使心律變慢。凡此都可因手術刺激而誘發，麻醉人員應予特別注意。

心輸出量 (Cardiac output)

心室每分鐘所搏出之血量稱「心輸出量」，一般成人約爲 5.5L。若除之以體表面積 (Body surface)，則稱爲「心輸出指數」(Cardiac index)，常人之心輸出指數爲 3.2L。影響心搏量之主要因素有:

㈠靜脈回流——影響靜脈回流之因素有: (1)小動脈壓，(2)肌肉擠壓力量，(3)胸腔負壓，(4)地心吸力及靜脈瓣膜等。

㈡心肌收縮力量——根據 Starling's law，心肌之收縮力量與心肌纖維被拉長之程度成正比。因此心臟之收縮能力與其舒張後期之體積 (End diastolic volume) 成正比，一般亦稱「心臟定律」。但若

心肌纖維被過度拉長，則其收縮力量又將大爲降低。如淤血性心衰竭 (Congestive heart failure) 時是。

㈢心臟收縮率——心跳超過每分鐘一百四十次以上時，因其心舒期過短，回心血量過少而心肌拉長不夠，以致每次之搏出量 (Stroke volume) 反而減少，甚至心輸出量也因之減少。反之，若心跳非常慢，則雖然其每次之搏出量都足夠，但因收縮次數過少，結果心輸出量還是不夠。

血　管

心室收縮時，將血液自心室射入主動脈或肺動脈內。心室舒張時，動脈活瓣關閉，射血停止。故由心室射入動脈的血液，原是間歇性的，但因爲主動脈壁極富彈性，故當主動脈壓昇高時，主動脈壁膨脹而能容納很多血液，其餘則被射入動脈末梢。由於各微動脈 (Arterioles) 及毛細血管 (Capillaries) 之阻力，以及大血管壁之反彈力 (Recoil power)，故當心室停止射血期間，仍有血液繼續向末梢輸送，將原是間斷的心臟射血變成連續並有搏動（心室收縮時壓力高；心室舒張時壓力較低）之動脈血流。

血液自主動脈流入各分枝小動脈，微動脈，以至毛細血管。各小動脈直徑之總和約與主動脈相等，但其管壁面積大爲增加，而且管壁中之平滑肌成份也逐漸相對增加，以使外周阻力亦逐漸增加。管壁中滑肌之收縮或舒張，影響了微動脈和毛細血管的口徑，是決定末梢血流的主要因素。尤其是毛細管前括約肌 (Precapillary sphincter) 對於微血管循環 (Microcirculation) 之影響最大。主要接受局部代謝產物之化學管制，但也接受由交感神經傳導之神經管制。一般組織之毛細血管，平時並不全部充血，如肌肉組織於靜止時約僅 1/20–25 之毛細管開放。毛細血管之口徑約 10 micron，管壁僅一層內皮細胞，以與

周圍之組織液間隔。各內皮細胞間有「空隙」（Pores）約 30-50Å。
血液成份除血細胞及分子結構較大之蛋白質等無法透過這些空隙外，
其餘物質均能依其血管內外濃度之高低而透過管壁。

　　動靜脈毛細管（A-V capillary）處，血漿和組織間液間之物質交
換，主要靠瀰散；僅極小部份（不到百分之二）爲濾過。控制這一濾
過作用之主要因素有:

淨濾過壓	=	濾過壓	—	吸收壓
Net Filtration Force		Filtration Force		Absorption Force
濾過壓	=	毛細管靜水壓	+	組織滲透壓
Filtration Force		Capillary Hydro-static Pressure		Tissue osmotic Pressure
吸收壓	=	血漿滲透壓	+	組織液靜水壓
Absorption Force		Plasma Osmotic Pressure		Tissue Hydrostatic Pressure

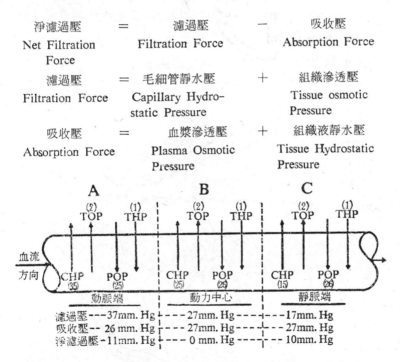

於動脈端，濾過壓大於吸收壓 （37-26mm Hg）， 物質滲出血管
外；於靜脈端，因爲吸收壓大於濾過壓（27-17mm Hg），故物質滲入
血管內。

　　毛細管靜水壓（CHP）之改變，主要決定於動脈壓（B.P.），毛

細管血流量，以及微血管循環輸入及輸出之阻力差等因素。微血管循環之輸入阻力管制在微動脈及毛細管前括約肌；其輸出阻力，則主要受微靜脈（Venule）之張力及靜脈壓（Venous pressure）之影響。而血漿滲透壓（POP）之昇降，則主要取決於血內白蛋白（Albumin）濃度之高低。至於毛細管表面積（Capillary surface area），亦卽是開放而有功能的毛細血管之數目多寡，乃是決定瀰散量的主要因素。

　　毛細血管壁的通透度（Permeability），於組織代謝環境改變時可能會受到影響，使原本不能透過管壁的蛋白質分子也能够透過到血管。漏出管外的蛋白質，不但減低了血漿滲透壓（POP），並且還增加了組

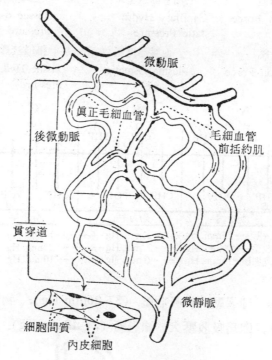

圖 2-13　微血管循環結構

織液滲透壓 (TOP)，以使淨濾過壓更爲上昇。但當物質大量滲出血管而若淋巴引流不暢時，組織液靜水壓卽告增加而有抑制血管內容繼續外滲的功能。當水份自血管滲出之量超過淋巴系統所能引流時，水份潴積於組織內，稱爲「水腫」(Edema)。

血管舒縮中樞 (Vasomotor Center)

血管壁有平滑肌，平滑肌持久地輕度收縮，使血管口徑得以維持着某種程度的縮小而非完全弛張，這便是所謂「血管張力」。張力高時血管收縮而血流量減少，張力低時血管擴張而血流量增多。血管張力受着周圍環境化學物質之影響，也接受血管舒縮神經以及血管舒縮中樞之管制。

血管舒縮中樞 (Vasomotor center) 分散於髓腦、下視丘，大腦皮質及邊緣系統 (Limbi system)：

㈠髓腦血管舒縮中樞——位於髓腦背側網狀結構 (Reticular formation) 處，含血管收縮及血管舒張兩部份。髓腦內因有呼吸中樞及血管舒縮中樞之存在，因此常被統稱爲「活命中樞」(Vital centers)。

㈡下視丘——位於下視丘之後部，及第三腦室之灰色質內，主管皮膚血管以助體溫調節。據近年來所獲之實驗資料，顯示下視丘對於血壓之控制也極重要。

㈢大腦皮質及邊緣系統——刺激大腦皮質及邊緣系統之某些部位，都能顯著改變交感神經之功能而影響血管之張力。臨床資料也顯示出精神及情緒之改變，常能影響患者之血管張力和血壓之改變。

大腦各有關中樞對於血管控制相互間之關係及其重要性，目前尚未完全瞭解，但確知其機轉決非由一個中樞司事那麼單純。近年來的研究認爲前述各中樞，除了彼此有聯繫及互相協調外，尚還各有獨立的神經纖維直接通達脊髓中樞。

外周神經纖維

㈠血管收縮神經（Vasoconstrictor）——係交感神經。受刺激後身體各血管的收縮程度並不相同,皮膚及消化器官的血管收縮最爲顯著;腦與肺之血管則極微弱。以血管種類分,則以小動脈和微動脈之收縮最爲強烈;毛細血管和微靜脈的收縮則較弱。割斷某一器官之交感神經後,該一器官的血管便卽舒張而血流增加,可見平時血管是因不斷接受交感神經的衝動而維持在某種程度的收縮狀態。

㈡血管舒張神經（Vasodilator）——大都是副交感神經,如下頜腺的鼓索神經,舌肌的舌神經,陰莖的勃起神經等都是,受刺激時,可使這些器官的血管舒張。但交感神經也有少數血管舒張纖維,且刺激脊髓神經之背根也可使其支配之皮膚區發生血管舒張。脊髓神經背根本是傳入神經,將神經末梢所感受者傳入中樞,現在又能將血管舒張的衝動傳出而與原來感覺傳導的方向相反,所以稱爲逆向傳導的血管舒張纖維。 應用麥角毒鹼（Ergotoxine）以使交感神經麻醉後再刺激大內臟神經也可以發生血管舒張作用。

管理血管的自主神經屬於節後纖維。神經細胞在自主神經節中,經由節前纖維與腦或脊髓聯繫。交感神經系統的節前神經細胞位於胸腰脊髓灰色質之前側角。這些細胞發出的衝動,經由節前及節後纖維傳達外周。交感神經節前細胞的活動受着前述各中樞之控制。如若切斷大腦與脊髓之聯絡後血壓可驟然下降,但數日後又可重新昇高。交感神經節前細胞具有獨立活動機能,並可發生局部性小範圍的「脊髓血管反射」,因此稱爲「脊髓血管舒縮中樞」,是較低級的管制中樞。如若將這一低級中樞也予破壞,則血管之緊張性（張力）將完全受制於局部狀況之改變。

血管舒縮神經作用方式

　　注射醋醯膽鹼（Acetylcholine）可以使血壓下降而心跳變慢；注射腎上腺素,則發生相反的效果。刺激副交感神經時,神經末梢釋出類似醋醯膽鹼的物質,刺激交感神經時,則釋出類似腎上腺素的物質；刺激脊髓神經背根外周段,則能逆向傳導釋出類似組織胺（Histamine）的物質。關於自律神經末梢釋放的各種化學物質,留待討論「自律神經系統」時再詳述。

血管張力的化學管理

　　二氧化碳,代謝產物和酸類物貯積都能使局部血管舒張,但二氧化碳對髓髓之作用則為血管收縮。

　　內分泌激素能顯著影響血管張力者為 Epinephrine, Nor-epinephrine, Thyroxine, Pitressin, Hypertensin, Histamine, Serotonin 及 Bradykinin 等。

血管舒縮反射（Vasomotor reflexes）

　　根據目前可獲之資料,管理血管舒縮中樞的因素,可分成化學及神經二方面：第一,血管舒縮中樞對於化學環境變化甚為靈敏。二氧化碳過多或缺氧時均能興奮中樞；反之,則能抑制中樞。顱內壓增高的病人,其血壓昇高而心速變慢,也是因為腦組織受壓迫後血管舒縮中樞的血液供應不充份,以致供氧不足和代謝產物聚積,而刺激中樞。第二,神經管理,由感覺神經的衝動刺激或抑制中樞,以致血管收縮或舒張者稱「血管舒縮反射」。凡能使血管收縮而血壓昇高者稱「加壓反應」,反之稱「減壓反應」。

　　㈠主動脈壓感反射——主動脈弓的管壁處有壓力感受器,其衝動經迷走神經傳入,使心速緩慢並降低血壓。如若預先割斷迷走神經,然後刺激減壓神經,仍可發生心速減慢,但較不顯著。這一減壓反應;部份由於心速變慢;部份由於體血管舒張（腦血管除外）。在體內,

作用於這一感受體的刺激是動脈壓。當血壓昇高時，卽可加強此感受體的刺激，衝動經減壓纖維傳入中樞，刺激迷走神經核。抑制血管舒縮中樞以使心速變慢及血壓下降；反之，若主動脈壓過低時，則可因迷走神經之衝動減少而產生加壓反應。

㈡頸動脈竇壓感反射——如若動脈壓感反射然，頸動脈竇反射也可以產生減壓或加壓反應。頸動脈竇位於總頸動脈分枝處，衝動經第九腦神經傳入，其餘反射機轉和前述主動脈壓感反射相同。

㈢羅文氏反射（Loven's reflex）——於狗作實驗，刺激一腿之感覺神經，可使該腿之血管舒張而身體其他部份之血管收縮。其意義乃是血液重新分配，增加受刺激部份之血流供應而減少其他各部的血流量。這一反射在人體是否存在尚未證實。

㈣體神經反射——刺激體神經，如痛感可誘發加壓反應；觸覺和溫感能誘使減壓反應；而冷感則又可誘發加壓反應。

靜脈循環

動脈血經毛細血管，營氧氣及養份交換後成爲靜脈血，然後經各小靜脈滙合入上下腔靜脈並注入右心房內。靜脈最主要的功能，固然是導使各組織及臟器之血液回流到心臟。但是並不如一般想像中靜脈系統的功能僅祇是血液回心的通路和血液存貯的場所而已。

靜脈管壁薄而膨脹性（Distensibility）大，因此其貯血量約佔總血量之 65-75 ％（70 ％），爲動脈血量之三倍。外周靜脈壓比中央靜脈壓（C. V. P.）高，也就是靜脈愈大其壓力愈低，這一點和動脈壓正好相反。上肢的肘前靜脈壓，一般約爲 3-12 cm H_2O，越近心臟壓力越低。靜脈的壓力雖然很低，變化也不大，但稍許的昇降卻能顯著地影響着血液之分配。靜脈壓昇高 2.7cm H_2O（2mm Hg）時患者肢體血液之變化較動脈壓昇高 100 mm Hg 時之變化大 20 倍。於寒冷、運

動、受驚、興奮及腎上腺素類似藥物給予時，靜脈張力增加而回心血量大增。靜脈張力受神經及液遞控制。表淺之靜脈都有交感神經纖維分佈，但上下腔靜脈及肌肉之靜脈則無。因此，交感神經興奮對人體各部靜脈之反應不一。再說，不同之刺激也能產生相反的效果。強而持久的刺激一般誘發血管收縮；弱而間歇的刺激則誘發血管舒張反應。

影響靜脈循環之重要因素有：

㈠缺氧——於極度缺氧時（FO_2 7.5%），靜脈張力增加；反之，吸入氣內含氧增加時；靜脈舒張。

㈡二氧化碳——二氧化碳增加時，能由神經反射以使靜脈收縮，但其局部作用則係血管舒張。

㈢正壓呼吸—— 如肺臟自由擴張，則血管收縮；若肺臟擴張受限制，則無收縮反應。

㈣運動——動脈擴張而靜脈收縮。

小靜脈對於交感神經極為敏感，其收縮之程度常較毛細血管前括約肌更甚， 使毛細血管壓昇高而增加濾過壓 。 故於出血性低血量狀況時， 使用 alpha 興奮劑可因增加毛細管濾過壓而使血量更少。而 Isoproterenol 雖有舒張毛細管前括約肌之作用，但無舒張小靜脈的作用， 所以情況依舊不能改善。合理的措置似應使用 alpha 阻斷劑以舒張小靜脈及減低毛細血管壓以促進組織血流。

而靜脈血液回心，則一般受着下述因素之影響：

1. 左心室之收縮力
2. 動脈張力
3. 胸腔負壓
4. 右心室功能
5. 肌肉壓擠及靜脈瓣膜

6. 地心吸力

特殊臟器之血液循環

㈠肺循環

　　右心室的全部輸出血液，都經由肺動脈進入肺毛細血管，和氧後，再經由肺靜脈回到左心房，然後入左心室搏出到主動脈。左右心室之搏出量相等，故肺循環之容量極大，卽或將一側之肺臟切除後，肺動脈壓力之變化依然很小。肺動脈內含之血液為右心搏出的靜脈血；而肺靜脈內含之血液才是和氧後之動脈血。肺循環內含血 800-1,000 ml，為總血量之 15 %左右，其中一半在肺動脈內，一半在肺靜脈內。肺動脈壓力約為 25/8mm Hg，僅為主動脈壓之 1/5-1/6。肺毛細管壓也低於其他毛細管，肺靜脈壓則較腔靜脈壓略高，其數值如下圖所示。肺血管較體循環血管為短，故其對血流之阻力也較小。刺激迷走神經略能使其舒張，刺激交感神經則略能使其收縮。唯肺循環之神經控制效果並不顯著，而以體位及化學控制為主。如若某些肺泡內之氧分壓（PaO_2）下

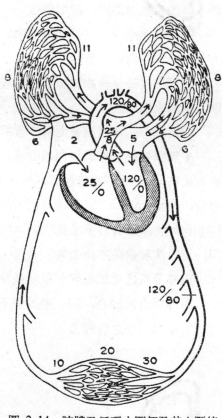

圖 2-14　肺體及循環之圖解及其血壓值

降，則該處之肺毛細管收縮而血流量減少。同理，如若因肺小動脈阻塞而肺毛細血管內 $PaCO_2$ 下降，則該處肺泡之通氣量亦將隨之減少，是通氣血流比維持正常之自然機轉。

正常人的全肺通氣血流比 ($\overset{\circ}{V}_A/Q$) 值相當穩定，約爲 0.8。但肺內各肺泡之個別通氣血流比值，則相差頗巨，主要是受着地心吸力的影響，其次是肺泡內之氧分壓。當人於直立體位時，肺尖部份在上，所以其血流量較肺基底部份爲少。因爲血流量少，所以被帶走的氧量少，以致該處肺泡內之氧分壓較高，約爲 132mm Hg；而基底部份之肺則因爲血流量多，所以其氧分壓僅爲 89mm Hg，相差達 40mm Hg。但因爲氧離解曲線並非直線，故其氧飽和值則僅相差 5％ 而已，且肺靜脈混合血的氧分壓則約爲 97mm Hg。由於此一生理通氣血流比之差異，以致常人的混合肺泡氣和混合肺靜脈血間氧分壓並不一致，可相差達 4mm Hg，而二氧化碳分壓亦可有 1.0mm Hg 之差距。當平臥時，因爲各肺泡之通氣血流比值較爲接近而這一生理差距也減少。

於麻醉病人，肺泡之通氣血流比值受改變，以致此一通常僅 1-4％之靜脈血混入 (Venous admixture) 現象，可因此而增加到 10-15％左右，其可能之影響因素爲：

1. 體位影響——於側臥體位時，通氣量可減少約 10％，若取摺刀位 (Jack knife) 體位時，更爲顯著。

2. 呼吸影響——麻醉間一般都採用協助或控制呼吸，故其通氣血流比值可因此改變。若任其自然呼吸則可因通氣不足而情況更壞。

3. 血量的影響——失血時，血量減少以致流經肺泡之血流量減少，以致生理無效腔增加。

4. 藥物的影響——很多麻醉劑及麻醉時所使用的藥物能影響肺

循環之阻力。如乙醚，圜丙烷，昇壓劑（Vasopressors）等都能使肺循環之阻力增加。

㈡腦循環（Cerebral circulation）

腦組織細胞是人體代謝活動最強的細胞，耗氧量爲 3-5ml/100 gm min，約爲人體總耗氧量之百分之二十二。除氧氣外，葡萄醣是腦細胞最主要的營養物，測定腦部動靜脈血內含氧量，發現其動靜脈含氧差($A-VO_2$)並不是人體組織中最低的，但若將供應組織之動脈結紮，則腦組織之含氧量將於數秒鐘內急遽下降至零。表示腦組織的耗氧量極大，而正常情況時，其動靜脈含氧差所以還能維持在一相當距離，完全是因爲其血流量特別大的緣故。因此，如若一旦腦組織之血流量或其中之含氧量顯著降低時，腦細胞即將喪失功能而患者立即神智消失，若繼續五分鐘以上，卽可造成永久性之損害。

影響腦循環血流量（Cerebral blood flow, CBF）之因素，可分三方面來敍述：

1. 神經因素（Neurogenic factors）——自律神經功能改變對腦循環血流量之影響極小。於實驗時，卽使將動物的頸部交感神經全部切除，也不致對 CBF 產生顯著之改變。

2. 液遞因素（Humoral factors）——局部化學環境變化是管制腦循環血流量最主要的因素，對於血內氧氣和二氧化碳分壓之改變，極爲敏感。若令吸入 5-7 ％之二氧化碳，能使腦循環血流量增加 50-100 ％。反之，若令患者作過度呼吸以使血內二氧化碳分壓下降，則其腦循環血流量便卽減少。二氧化碳對 CBF 的影響，與血液之 pH 值及其重碳酸鹽含量無關而爲一獨立因素。

吸入 100 ％之純氧時，CBF 下降 15 ％；吸入 10 ％之氧氣時，CBF 增加約 35 ％。

氧　餘　裕
(OXYGEN RESERVE)

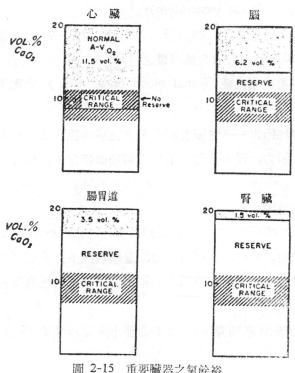

圖 2-15　重要臟器之氧餘裕

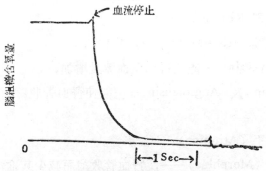

圖 2-15　腦循環中止後腦含氧量變化

3. 藥物因素——很多能影響體循環血壓的藥物，都能間接影響腦循環的血流量，唯其程度均極輕微。

㈢腎循環 (Renal circulation)

腎臟的血流量極大，約爲 3.5 ml/gm/min, 一般腎臟之血流量約爲 1,100 ml/min, 約佔心輸出量之 1/5。

影響腎循環血流量 (Renal blood flow, RBF) 之因素，亦可由三方面來討論：

1. 神經因素——腎臟有許多來自交感神經的血管收縮纖維，以管制血管的張力，腎臟雖然也有迷走神經纖維分佈，但並無血管舒張之效用。

2. 液遞因素——

(1)Catecholamines— α 感受體興奮劑，如 Levophed, 具強烈之血管收縮作用，所以能使腎循環血流量顯著減少。 β 感受體興奮劑以及其他具雙重藥效者，則可因受心輸出量及血壓之增高而使 RBF 增加。

(2)神經節遮斷劑——因爲血壓下降而可使腎循環血流量減少。

(3)Serotonin ——當作靜脈內注射時。 RBF 增加；但若直接注入動脈內時，則 RBF 反而減少。

(4)組織胺 (Histamine)——效果不定。

(5)Bradykinin——能使腎循環血流量增加。

(6) Renin 及 Angiotensin ——能使腎血管收縮而減少其血流量。

(7)阿托平 (Atropine)——無影響。

(8)嗎啡 (Morphine)——使腎血管收縮而減少其血流量。

(9)Theophilline 及 Aminophilline 等都能增加絲球體之濾過率而尿量增多。

3. 麻醉劑——所有麻醉劑於作深期麻醉時，都或多或少會減少腎循環的血流量。

第三節　自律神經與麻醉

人體內適當環境之得以永恒地經常維持，主要是靠自律神經系統（Autonomic nerve system）的功能。雖然內分泌系統（Endocrine system）也參與體內衡定環境之維持，但其作用較慢。

自律神經系統之特性

在解剖上，自律神經是聯接大腦內各管制中樞以及作用器官間的一種傳出徑路（Efferent pathway）。但在生理上，器官功能之控制，必需包括感受器，傳入徑路（Afferent pathway）及中央管制中樞等部份。臟器的傳入纖維：有的假道迷走神經及大內臟神經，以致具有體神經和自律神經的雙重功用，有些則是痛神經纖維；還有些傳入徑路則迄今尚未瞭解。

自律神經系統，根據其功能和結構，可以分為交感神經（Sympathetic）和副交感神經（Parasympathetic）二大系統。交感神經起自胸部及腰部脊髓（T_1-L_3）之側角，經各該脊神經之前根傳出，通過白交通技（White ramus communicans）進入脊柱二側之交感神經鏈的各神經節內，或穿過該鏈而中止於各特殊神經節內（如 Celiac ganglion）。然後再由各神經節中之神經元（Neuron）發出纖維以支配各作用器官，並稱此神經元之前的纖維為節前纖維（Preganglionic fiber）；之後者為節後纖維（Postganglionic fiber）。交感神經之節前纖維短而節後纖維長，而副交感神經的神經節則多數存在於作用器

官之附近，卽所謂外周神經節 (Peripheral ganglion)，故其節前纖維長而節後纖維短。副交感神經節前纖維的起源比較分散，主要有顱內及薦部二處，茲簡述如下：

㈠第三腦神經，乃動眼神經，其副交感神經纖維起自中腦的 Edinger-Westphal 氏核。

㈡第七腦神經，乃顏面神經，其副交感神經纖維起自延腦的上唾液核 (N. Salivatorius superior)。

㈢第九腦神經，乃舌咽神經，其副交感神經纖維起自延腦的下唾液核 (N. Salivatorius inferior)。

㈣第十腦神經，乃迷走神經，其副交感神經纖維起自背運動核（Dorsal motor nucleus)。

㈤起自薦部的副交感神經，則分別自 S_{2-4} 脊髓節之側角發出。

自律神經節的作用是接續節前神經纖維的衝動，並將其擴大。每一節前纖維可興奮多個節後神經細胞及其纖維。副交感神經的神經節因位於作用器官的鄰近，故其節前神經衝動的擴佈範圍比較有限。而交感神經的神經節則遠離作用器官，其節後纖維的分佈範圍廣大，加以交感神經且還支配了腎上腺髓質的分泌（係節前纖維，與其他器官不同），後者分泌之腎上腺素 (Epinephrine, Adrenaline) 經血液循環遍佈全身，而其對各器官之作用又與交感神經相若。故於交感神經興奮時，人體所受之影響旣廣且巨，故有總稱之為「腎上腺交感系統」(Adreno-sympathetic system) 者。

皮膚和肌肉內的血管，汗腺、豎毛肌、脾臟及腎上腺髓質等，均祇有交感神經而無副交感神經支配。

交感神經機能——交感神經於循環系統方面的表現最為顯著。整個血管舒縮反射主要便是由交感神經來完成。縮血管反射主由交感神

經興奮；舒血管反射則主由交感神經受抑制。副交感神經雖也有舒血管神經，但祇管理少數幾個器官（如唾液腺等）而不普遍存在，故其影響也祇限於某些局部。交感神經對於人體各部份血管之控制也有程度上、甚或性質上的差別。例如情緒激動時，顏臉部潮紅，但卻最多僅限於頭頸部暴露的部份，而不致延及身體其他部份。有些人進食辛辣或熱食時，其頭臉部之額鼻等處發紅和出汗，而當環境溫度或體溫增高時，則全身普遍發紅和出汗。皮膚發紅是因爲皮膚血管交感神經的緊張性減低，而出汗則是汗腺交感神經的緊張性增高。於極度恐懼時，則又血管和汗腺二者同時興奮而發生「出冷汗」的現象。正反二方面的功能似乎可以同時存在，其於中樞的協調機轉，有些迄未完全瞭解。

交感神經不但是維持人體內部環境衡定之主要因素，並負有人體應變時之重要任務，諸如缺氧、二氧化碳存積、血糖過低、發寒、流血休克、麻醉手術、以及遭受攻擊時，腎上腺交感系統普遍興奮，以使心輸出量增加，循環加速，主要是橫紋肌的血流增加，紅血球和血糖濃度增高並增加氧化代謝。呼吸道平滑肌弛張以便利通氣及血凝能力加強等，全都是增加個體對惡劣境遇的鬥爭力量。於動物，如將其兩側交感神經鏈及支配腎上腺的交感神經切斷，則這種「去交感神經動物」雖仍可於小心飼養及保護之下維持其生命，但已無前述的那些應變能力。

副交感神經機能——如前所述，副交感神經之生理影響力不如交感神經。通常僅限於身體某部之反射反應。第三腦神經的副交感神經管理光線入眼時瞳孔的收縮與注視近物時睫狀肌之調度反應。第七和第九腦神經的副交感神經，則管理淚腺分泌及飲食時唾液、胃液、和胰液之分泌。第十腦神經的副交感神經，則主司心動抑制，以及枝氣管和胃腸收縮。薦部脊髓神經的副交感神經，則主要管理大腸和膀胱

的收縮及其括約肌的鬆弛。副交感神經尚含有血管舒張纖維，以配合腺體的分泌和外生殖器的勃起作用。環境急變時也能引起副交感神經的普遍興奮。極度恐懼時常常會大小便失禁。

　　自律神經之彼此拮抗作用——絕大多數的器官都有交感神經和副交感神經二種作用相反的神經纖維同時分佈，而於彼此互相牽制之中獲得適當的生理功能調節。對於心臟，交感神經的功能是促進，副交感神經是減退；對於胃腸，交感神經使括約肌收縮而胃腸蠕動減退，副交感神經則反之，能促進其蠕動；於瞳孔，交感神經使之散大，副交感神經則使縮小。

緊張性（Tone）

　　自律神經於正常狀況下，都保持相當的緊張性。例如由於交感神經緊張性的維持，一般肌肉內之血管祇有其能量 1/2 到 1/3 的血液；迷走神經緊張性的維持，以使心律及腸胃之蠕動得以維持正常。切斷上述自律神經，卽將影響各該器官之功能維持。

神經末梢之化學傳遞

　　衝動自律神經纖維傳達到末梢時，除了發生電位及電流變化外，尚釋放化學物質，且多數學者認爲神經衝動傳遞達作用器官，乃主由這種化學物質作媒介。

　　神經末梢所釋放的化學物質，一種是醋酸膽鹼（Acetylcholine），另一種是交感素（Sympathin）。後者很多學者認爲大概就是腎上腺素（Adrenaline）。因此，可以根據其釋放的化學物質而將神經纖維分成「膽鹼性纖維」（Cholinergic fibers）及「腎上腺性纖維」（Adrenergic fibers）二大類。

　　醋醯膽鹼（Acetylcholine）有二重藥理作用:

　　㈠蕈毒樣作用（Muscarine like action）——此作用與刺激副交感

神經節後纖維所產生的各種作用相類似。例如心臟抑制，瞳孔縮小，膀胱收縮，消化腺分泌，及胃腸蠕動增強等。但也發生血管舒張，汗腺分泌，以及脾臟和子宮收縮等作用。蕈毒樣作用可以用阿托品（Atropine）類藥物抵消之。

一、膽鹼性纖維 所有自律神經的節前纖維及副交感神經的節後纖維都屬於膽鹼性纖維，而支配汗腺及子宮之交感神經節後纖維也都釋放 ACh 故亦屬於本類，且後者對作用器官產生蕈毒樣作用。一個節前纖維的神經衝動祇能使神經細胞興奮一次，大量的菸鹼能麻痺神經細胞，雖節前纖維不受影響，仍能釋放 ACh，但已麻痺的神經細胞不能起反應，故而發生傳導阻滯。

神經末梢所釋出的 ACh 被膽鹼脂酶 (Cholinesterase) 迅速分解為 Choline 和醋酸 (Acetic acid)，而膽鹼之藥理作用極微，僅為醋醯膽鹼的千分之一，故醋醯膽鹼於釋出後，隨即消失作用。膽鹼脂酶有二種，一種是「假膽鹼脂酶」(Pseudocholinesterase)，存在於血漿和多種體組織內；另一種是「真膽鹼脂酶」(True cholinesterase)，存在於膽鹼性神經末梢和紅血球內。

運動神經纖維和橫紋肌間之衝動傳遞，也由 ACh 作媒介，其性質屬於菸鹼樣作用。

二、腎上腺性纖維 交感神經之節後纖維屬之，交感素釋出後，附近並無特種酶可予分解。但組織中有胺基氧化酶 (Amine oxide) 和酚氧化酶 (Phenol oxidase)，可以氧化一部份，其餘則擴散入血管內循運到其他臟器去，刺激交感神經後，可以產生腎上腺素 (Adrenaline) 和正腎上腺素 (Noradrenaline, 亦稱去甲基腎上腺素) 二種，而後者之刺激性強於抑制性。事實上，刺激交感神經節後纖維所釋放者乃是以正腎上腺素為主。

自律神經功能之綜合和協調

自律神經之節前纖維發源於腦幹或脊髓，腦幹與脊髓亦都接受感覺神經纖維，故腦幹和脊髓中有自律神經的反射中樞。

㈠脊髓——胸腰部脊髓乃是交感神經節前纖維的發源地，含有血管舒縮反射、腸運動阻抑反射、出汗反射和豎毛反射等中樞，薦部脊髓為副交感神經節前纖維的發源地，含有管理骨盆器官功能之中樞。

㈡䤹髓和中腦——除含有若干簡單反射（如唾液反射等）的中樞外，更含有較廣泛並能管制脊髓機能的中樞。例如䤹髓血管舒縮中樞經常控制着脊髓血管舒縮中樞的活動，中腦小便中樞也主負協調脊髓小便中樞的活動。經過這種高階層的綜合協調後，血壓之維持得能更趨穩定，小便反射時排尿也將更為完全。

㈢下視丘——為最重要的自律神經功能協調中樞之所在，且其作用及於中樞神經系統及橫紋肌的機能，下視丘的興奮可以便利大腦皮質所發動的肌肉運動及脊髓反射。

㈣大腦皮質——大腦皮質的活動也可以影響自律神經系統的機能。如刺激運動區（第四及第六區），則四肢血管生舒縮反應；刺激眼運動區（第八及第十九區），則瞳孔縮小或放大；刺激管理面部及舌尖運動之皮質區域時，則唾液分泌增多；刺激或切除額葉之大腦皮質後，將會改變胃腸運動。經過這種協調和配合後，某一部位的意志動作可與同一部位的非意志反射（平滑肌及腺）互相呼應。說明了中樞神經系統和自律神經系統機能的統一性，自律神經和內臟器官的機能亦可以經由大腦皮質形成「條件反射」（Conditional reflex）。故大腦半球的控制機能，不獨及於橫紋肌，亦可經由自律神經而及於內臟器官。因此，嚴格說來不能算是自主，故放棄一般習用之「自主神經」而改用「自律神經」。

交感神經衝動感受體

膽鹼性纖維不但能發生蕈毒樣或菸鹼樣二種不同的作用，並且由於作用器官的不同，其反應又常迥然不同。因此有些學者認爲在平滑肌、心肌及腺體內含有「阿托不感受體」(Atropine-sensitive receptor)，橫紋肌內含有「箭毒感受體」 (d-tubocurarine-sensitive receptor)，而神經節內則含有一種對 Hexamethonium 敏感之感受體。有些學者則認爲膽鹼感受體之分類爲:

㈠蕈毒式感受體 (Muscarinic receptors)——對阿托平(Atropine)敏感，能抵消其作用。

㈡菸鹼式感受體 (Nicotinic receptors)——

1. 神經節感受體(Ganglionic receptors)——對 Hexamethonium 敏感，能抵消其作用。

2. 橫紋肌感受體 (Skeletal muscle receptors)——對箭毒敏感，能抵消其作用。

至於腎上腺性纖維，除其末梢所釋放之化學物質不同外，不同器官仍能發生不同反應。對此，目前也都以不同感受體之概念來解釋。腎上腺感受體可分爲:

1. α 感受體 (Alpha receptors) ——能使血管收縮，子宮收縮及瞳孔散大。對 Phentolamine(Regitine) 及 Dibenzyline 等 α 阻斷劑 (α Blocker) 敏感，能抵消其作用。

2. β 感受體 (Beta receptors)——能使血管舒張，枝氣管擴張，子宮弛張，心律增速及心縮加強。對 Inderal(Propranolol) 等 β 阻斷劑敏感，能抵消其作用。

影響感受體機能之因素

各感受體之反應機能，可因環境之變化而改變，其中最受注意者

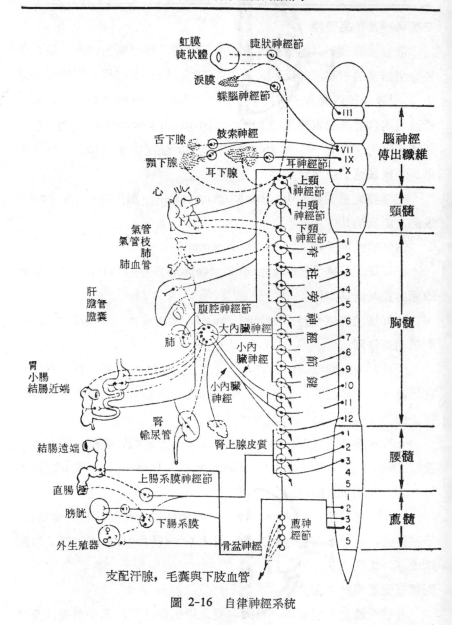

圖 2-16　自律神經系統

有下述二種因素:

㈠去神經過度敏感（Denervation supersensitivity）——將作用器官之神經纖維割斷後，無論是膽鹼性或腎上腺性纖維之反應，均將較前尤爲敏感而增強許多。其眞正作用機轉迄今尚未明瞭，有謂乃因爲是長期不活動的關係，或謂係感受體之透滲度增加的緣故，亦有認爲係是酶素作用減退的結果。但多數學者認爲，此乃係自律神經對抗緩衝作用消失的緣故。

㈡藥物敏感（Sensitization by drugs）——應用某些藥物後，感受體能以較前述「去神經」尤爲迅速地發生過敏之反應。使用膽鹼脂酶抑制劑（Inhibition of cholinesterase）能使 ACh 的作用增強。臨床麻醉上，應用非去極化肌肉鬆弛劑（Non-depolarizing agents）後使用抗膽鹼脂酶類藥物（Anticholinesterase）以抵消其剩留之肌肉鬆弛

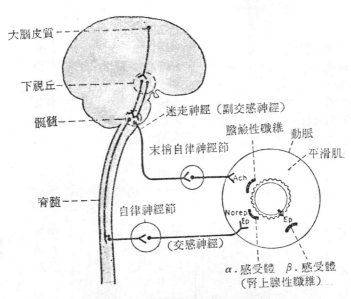

圖 2-17　自律神經系統之作用機轉

表 2-7　自律神經對各作用器官之作用

作　用　器　官	腎　上　腺　性　衝　動		膽　鹼　性　衝　動
	感受體	反　　　　應	反　　　　應
眼：			
	α	收縮（散瞳）	──
		──	收縮（縮瞳）
	β	遠視時弛張	近視時收縮
心臟：			
竇房節 （S-A node)	β	心速加快	心速減慢
心房	β	收縮加強， 　　　傳導加速	收縮減弱， 　　　傳導加速
房室節及傳導系統		傳導加速	傳導減慢， 　　A-V block
心室	β	收縮加強，傳導加 速，自身節律加速	──
血管：			
冠狀動脈		舒張 *	舒張
皮膚及黏膜	α	收縮	舒張
橫紋肌	α.β.	收縮；舒張 **	舒張
腦血管	α	輕微收縮	舒張
肺血管	α	收縮	舒張
腹部內臟器	α.β	收縮；舒張 **	──
唾液腺	α	收縮	舒張
肺臟：			
枝氣管平滑肌	β	弛張	收縮
枝氣管腺體		阻抑（？）	刺激
胃：			
運動及緊張性	β	減弱	增強
括約肌	α	收縮	弛張
分泌		阻抑（？）	刺激
腸：			
運動及緊張性	α.β	減弱	增強

（續）

作　用　器　官	腎　上　腺　性　衝　動		膽　鹼　性　衝　動
	感受體	反　　　　應	反　　　　應
括約肌	α	收縮	弛張
分泌		阻抑（？）	刺激
膽囊及膽道		弛張	收縮
膀胱：			
膀胱肌	β	弛張	收縮
三角肌及括約肌	α	收縮	弛張
輸尿管：			
運動及緊張性		增強	增強（？）
子宮：	α.β	反應不一 ***	反應不一 ***
性器官：		射精	勃起
皮膚：			
豎毛肌	α	收縮	——
汗腺	α	局部少量分泌	全面分泌
脾囊	α	收縮	
腎上腺髓質：		——	分泌腎上腺素及正腎上腺素
肝臟：		肝澱粉分解	——
胰臟：			分泌
唾液腺：	α	稠厚黏液分泌	大量水樣分泌
淚腺		——	分泌
鼻咽腔腺體		——	分泌

（根據 Goodman 及 Gilman, 1965）

* 可能主要是間接作用。

** 於正常生理濃度時，肝及橫紋肌內血管之 β 感受體興奮而使血管擴張（主要作用）；而腹內其他臟器血管之 α 感受體則使血管收縮。

*** 根據月經週期，血內 Estrogen 及 Progesterone 濃度等因素決定；懷孕時之子宮反應和未懷孕時不同。

作用，便是應用這種作用。而 Catechol 和 Pyrogallol 等則能使正腎上腺素和腎上腺素的作用增強。

神經節阻斷劑的作用機轉，則與前述「去神經」後以使其對抗緩衝消失相同。

其他藥物能增強感受體之敏感度者尚有：甲狀腺素 (Thyroxine)能使對腎上腺素之敏感度增加；Cocaine, Reserpine 和 Guanethidine 能對正腎上腺素的反應增強；但卻對 Tyramine 和麻黃素 (Ephedrine)的作用減弱。此或因 Reserpine 和 Guanethidine 能減少正腎上腺素的組織結合力，於是便有較多的游離藥物以與感受體作用。至於其何以能使麻黃素等間接作用之擬交感神經劑的藥效減低，則迄未了解。

第四節　酸鹼平衡與麻醉

人體細胞祇能在衡定的環境裡才能發揮其正常的生理功能。巨幅酸鹼失衡將能嚴重影響細胞的生理功能甚至個體生命之維持。手術室裡很多「意外」事件之發生，常常就是因為忽略了這方面的及時矯治。因此，麻醉人員務須具備單獨處理酸鹼失衡的能力才能勝任。

酸和鹼以及相關名稱之定義

㈠酸 (Acid)——凡能於化學反應過程中放出氫離子 (H$^+$) 者，即為酸。

㈡鹼 (Base)——凡於化學反應過程中接受氫離子者，即為鹼。

例如：　　H_2CO_3(Carbonic acid)$\rightleftharpoons$H$^+$＋HCO$_3^-$(Bicarbonate)

此一化學反應中碳酸 (Carbonic acid) 能放出氫離子 (H$^+$) 成為碳酸氫根 (Bicarbonate)，而後者亦可與氫離子結合成為碳酸。因此碳酸扮演的是酸的角色，而碳酸氫根則扮演鹼的角色。

與生理代謝有關之酸鹼組合尚有：

酸*	鹼
$CH_3COOH \rightleftharpoons CH_3COO^- + H^+$	
$H_2PO_4 \rightleftharpoons HPO_4^- + H^+$	

* 酸之所以爲酸，乃因能放出H^+，與其所帶電荷無關。

㈢酸血症（Acidemia）——當血內之氫離子濃度超過正常範圍36-44m Eq/L，亦卽 pH 值低於 7.36 時，卽稱酸血症。

㈣酸中毒（Acidosis）——凡能誘發酸血症之生理病態，均稱酸中毒。

㈤鹼血症（ Alkalemia ）——當血內之氫離子濃度低於正常範圍36-44m Eq/L，亦卽 pH 值高於 7.44 時，卽稱鹼血症。

㈥鹼中毒 （Alkalosis）——凡能誘發鹼血症之生理病態，均稱鹼中毒。

由此可見酸中毒（Acidosis）患者可因其他加雜病況而不一定呈現酸血症，鹼中毒患者也不一定呈現鹼血症。這一觀念如不予澄清常易發生不必要之混淆。

pH 值（pH Value）

臨床上一般均以 pH 值來表示血液或其他體液之酸鹼度。所謂 pH 值乃是氫離子濃度之負對數。 於 1929 年時由 Sorenson 氏所創用。

正常血液的氫離子濃度爲 4×10^{-8} Eq/L。

$$pH = -\log[H^+]$$
$$pH = -\log[4 \times 10^{-8}] = 7.4$$

知道 pH 值後要換算氫離子濃度可依據下式:

$$[H^+] = 10^{-pH}$$

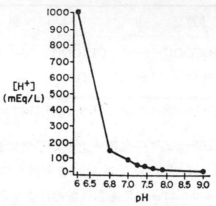

圖 2-18　pH 值和氫離子濃度關係圖

　　從下表列舉之各數值知道 pH 值稍許改變事實上卻反映着氫濃度之顯著變動。pH 值相差 0.3 時，氫濃度即爲原初之一半或加倍。

表 2-8　pH 值和氫離子濃度關係

pH 值	氫離子 (H⁺) 濃度 (nmol)
3	1,000,000
6	1,000
7	100
7.1	80
7.4	40
7.7	20
8	10
9	1

表 2-9　正常酸鹼值

動　脈　血　液	靜　脈　血　液
pH 7.40(7.36－7.44)	7.36(7.30－7.40)
(H⁺)40±4 nEq/L	45±5nEq/L
Actual HCO₃⁻24±2mEq/L	24±2mEq/L
Base Excess ±2	±2

人體酸鹼平衡

　　人體營新陳代謝，不斷產生酸性物質放出氫離子，賴體液及其內含之緩衝劑（Buffer）運送到肺臟及腎臟排出體外以維持人體酸鹼平衡。人體組織之酸鹼度衡定；其緩衝系統能迅速地於數秒鐘內發揮功能，呼吸系統則可於數分鐘內採取行動，而腎臟之作用則較慢，一般需於數小時後才始作用。肺臟每天可排出約 13,000 mEq. 之揮發性酸（Volatile acid）（碳酸中之 CO_2），且最高可達 30,000 mEq；腎臟每天約可排出 90m Eq. 之非揮發性（Nonvolatile）氫離子，其中三分之一爲可滴定酸，三分之二爲銨（NH_4^+），必要時亦可高達 500 mEq/day；此外，人體還含有一套作用迅速而效能極高的緩衝系統以維持其體內之酸鹼平衡。

生理緩衝系統

　　爲免體內酸鹼度發生巨輻改變，人體內有許多由弱酸及其鹽類所組成的緩衝系統。於是，無論是酸或鹼的適度增加，都不致改變其酸鹼度。此乃因弱酸的溶解度很低，所以如若加入氫離子（酸），可與鹼離子結合而成弱酸。反之，若加入者爲 OH 離子（鹼），則將可與氫離子結合成水而均不致影響其 pH 值。其化學反應表列如下：

$$HA \rightleftharpoons H^+ \quad + \quad A^+$$
$$\downarrow +OH^- \qquad \downarrow +H^+$$
$$H_2O \qquad\qquad HA$$

　　人體內的緩衝系統以 1）重碳酸鹽（Bicarbonate），2）血紅素（Hemoglobin）3）血漿蛋白（Plasma protein）及 4）磷酸鹽（Phosphate）四者最爲重要。其中尤以重碳酸鹽爲主，佔百分之五十三。何況當數種緩衝系統同時存在時，祇要測出其中一種的特性後便可據

以推測其他。因此臨床應用上，一般都僅測定重碳酸鹽系統（$CO_2-HCO_3^-$ buffering System）。

表 2-10　生 理 緩 衝 系 統

化　　學　　式	緩 衝 系 統	所 佔 比 例	
1　$HCO_3^- + H^+ \rightleftharpoons H_2CO_3$	重碳酸鹽，血漿	35%	53%
	紅血球	18%	
2　$\underset{Hb}{\overset{H}{N}}\overset{N}{} + H^+$	血紅素	35%	
3　$\underset{H_2N}{\boxed{Prot}} -COOH + H^+$	血漿蛋白質	7%	
4　$HPO_4^= + H^+ \rightleftharpoons H_2PO\bar{H}$	磷酸鹽，有機	3%	5%
	無機	2%	

根據 Henderson-Hesselbalch Equation

$$pH = pK + \log \frac{[HCO_3^-]}{\alpha PCO_2}$$

式中 pK 為常數 6.1，α 為二氧化碳之溶解度等於 0.031 mM/L/mmHg。

於是，當測得血液之 pH 及 PCO_2 後，卽可以下式直接算出重碳酸之離子濃度 $[HCO_3^-]$:

$$[HCO_3^-] = \log(pH-pK) \times \alpha\, PCO_2$$

因此於作動脈血液氣體分析（Aterial blood gas analysis, ABG）時，一般均僅測定 pH, PO_2 及 PCO_2 三項，其餘均可推算或由檢索圖查出之。

正常動脈血液之 pH 為 7,40(7.35-7.45)；重碳酸離子 $[HCO_3^-]$

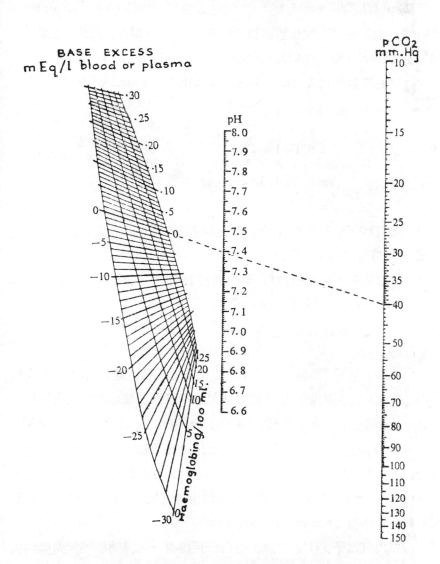

圖 2-19　Siggaard-Andersen 酸鹼失衡計算表

爲 24mM/L(23-28mM/L)； 二氧化碳分壓 （PaCO₂） 爲 40mmHg.（torr），故溶解之二氧化碳應爲 40×0.3＝1.2 mM/L。因此, 二氧化碳總量 （Total CO_2 或 CO_2 content, (C_{CO_2}) 爲 25.2mM/L （24＋1.2）。

將此等數值代入 Henderson-Hasselbalch equation 中

$$pH = 6.1 + \log \frac{24}{1.2}$$

$$= 6.1 + \log \frac{20}{1}$$

$$= 6.1 + 1.3$$

$$= 7.4$$

知 〔HCO_3^-〕/〔CO_2〕 之正常比例應爲 20/1，若這一比例改變，則 pH 值也將隨之改變。

二氧化碳主由肺臟藉呼吸功能排出體外，其關係可以通氣公式 （Ventilation equation） 表示

$$PACO_2 = \frac{\dot{V}CO_2 \times K}{\dot{V}_A}$$

式中 $PACO_2$ 爲肺泡二氧化碳分壓, $\dot{V}_A$ 爲肺泡通氣量, $\dot{V}CO_2$ 爲體內二氧化碳之生成量，如若肺之通氣量不能與二氧化碳之生成呈比例改變，則肺泡二氧化碳分壓($PACO_2$)及動脈血二氧化碳分壓($PACO_2$)二者均勢將改變，故 $PACO_2$ 之測定是瞭解酸鹼平衡中呼吸功能之最佳指徵。若 〔HCO_3^-〕 不變，PCO_2 上昇而 pH 降低，反之 PCO_2 下降則 pH 上昇。分別稱之謂呼吸性酸中毒 （Respiratory acidosis） 及呼吸性鹼中毒 （Respiratory alkalosis）。

體內氫離子〔H^+〕之排出主由腎臟排泄。若腎功能不能與體內氫離子之生成呈比例改變，再若 PCO_2 不變，則氫離子貯積或 〔HCO_3^-〕之過度喪失之結果將造成 pH 下降。反之，如於胃抽吸時大量氫離子

逸失，或自體外攝取大量重碳酸鹽時，均可使體內氫離子濃度降低而 pH 值上昇。由於此種酸鹼平衡之肇因與呼吸功能無關，故稱爲非呼吸性酸鹼失衡 (Non-respiratory acid-base inbalance)。稱前者爲代謝性酸中毒 (Metabolic acidosis)，後者爲代謝性鹼中毒 (Metabolic alkalosis)。

　　人體於酸鹼失衡時，不但前述各緩衝系統積極介入，以使酸鹼度之改變儘量減至最小，並且還發生其他生理性代償功能 (Physiological compensation)。如原發性呼吸性酸鹼失衡時，可由代謝性酸鹼調節代償之；而原發性代謝性酸鹼失衡時，則可由呼吸功能之調節加以代償。例如原發性呼吸性酸中毒時，腎小管因受動脈內二氧化碳分壓增高之刺激而增加對重碳酸離子之再吸收，以致血中重碳酸離子之濃度增高，進而減低 $PaCO_2$ 昇高對 pH 之效應。於原發性代謝性酸中毒時，則位於延髓呼吸中樞和主動脈和頸動脈體內之化學感受體刺激而使呼吸功能加強以增加通氣量，排出較多之二氧化碳。一般情形下，呼吸性代償作用較快，約能在半小時內完成，而腎臟之代償作用較慢，需時二至三天才始奏效。

表 2-11　酸鹼失衡血液氣體分析之變化

酸　鹼　失　衡	急	性		慢	性	
別	pH	$PaCO_2$	$[HCO_3^-]$	pH	$PaCO_2$	$[HCO_3^-]$
呼吸性酸中毒	↓↓	↑↑	→	↓	↑↑	↑
呼吸性鹼中毒	↑↑	↓↓	→	↑	↓↓	↓
代謝性酸中毒	↓↓	→	↓↓	↓	↓	↓
代謝性鹼中毒	↑↑	→	↑↑	↑	↑?	↑

呼吸功能和酸鹼度間之關係可綜合如下述二表:

表 2-12　$PaCO_2$ 及 pH 間之關係

$PaCO_2$	pH
80 mmHg	7.20
60 mmHg	7.30
40 mmHg	7.40
20 mmHg	7.60

表 2-13　$PaCO_2$ 及分呼吸量間之關係

$PaCO_2$	分呼吸量（MV）
40 mmHg	正常
30 mmHg	二倍
20 mmHg	四倍

因此，於單純之酸鹼失衡判讀時，僅 pH、PCO_2 及〔HCO_3^-〕三者已足。然因於慢性酸鹼失衡時因代償作用而各值均可有相當之代償性改變，問題比較複雜。故文獻有應用二氧化碳總量 (Total CO_2 即 CO_2 Content)、緩衝鹼 (Buffer base)，鹼餘 (Base excess) 及標準重碳酸離子 (Standard bicarbonate) 等以助判斷。如無上述數據作參考時，則可依據下述方法，鑑別呼吸及代謝兩大因素所佔之成份及重要性:

㈠急性二氧化碳貯積（↑$PaCO_2$）──$PaCO_2$ 超過 40 mmHg 之部份，每增加 10 mmHg 時，〔HCO_3^-〕約可增加 1m Eq/L。

㈡急性二氧化碳過少（↓$PaCO_2$）── $PaCO_2$ 低於 40 mmHg 之

部份，每減少 10mm Hg 時，$[HCO_3^-]$ 約可減少 2mEq/L。

㈢慢性二氧化碳貯積（↑$PaCO_2$）——$PaCO_2$ 超過 40 mmHg 之部份，每增加 10 mm Hg 時，$[HCO_3^-]$ 約可增加 4mEq/L。

例如一位患者於以 Halothane—N_2O—O_2 作麻醉時，測得其動脈血液氣體分析（Aterial blood gas analysis, ABG）之結果爲 pH= 7.2　$PaCO_2$=76mmHg(torr) 及 actual $[HCO_3^-]$=20mEq/L。

以此一患者之 pH 及 $PaCO_2$ 即可瞭解其爲呼吸性酸中毒。問題是其 $[HCO_3^-]$ 改變是否純係代償作用抑或另有代謝性酸鹼失衡加雜其中。

根據前述方法計算:

$[HCO_3^-]$ 之正常値爲	24 mEq/L
$PaCO_2$ 爲 76mm Hg 時,	
$[HCO_3^-]$ 將可隨之改變	＋ 3.6 mEq/L
故若此患若純係呼吸性酸鹼失衡時,	
其 $[HCO_3^-]$ 値應爲	27.6mEq/L
而此患測得之 $[HCO_3^-]$ 値爲	20 mEq/L
故其 $[HCO_3^-]$ 差値爲 (27.6—20)	－ 7.6m Eq/L

因此，此患者乃是呼吸性和代謝性酸中毒併發病例。

其矯治方法除加強其肺泡通氣外尚需給以重碳酸鈉（Sod Bicarbonate) 以矯正其代謝性酸中毒。

其劑量一般以下式計算:

Base Excess(BE)　　　×體重 (kg)×0.3*
或 (Bicarbonate Deficit)

---

* 細胞外液約佔體重之 0.2（20%），此處以 0.3（30%）計算，乃是因爲部份細胞內液通常亦已受影響之故。如若認爲該代謝性酸鹼失衡爲急性而尚未波及細胞內液，或僅願作部份矯治以免「矯枉過正」時，可以 0.2 計算之。

　　至於 PaO_2 值，祇能表示患者有無缺氧，與酸鹼失衡之關係不大，雖然缺氧患者常可誘發呼吸過度而使 $PaCO_2$ 降低發生呼吸性鹼中毒，或因組織缺氧而發生代謝性酸中毒，但這些並不能從 PaO_2 值作直接判讀。

　　於麻醉時，患者吸入氣內之含氧較高，故一般之 PaO_2 值不致低於常值。判讀時可根據下表予以矯正：

表 2-14　吸入氣含氧量和動脈血氧分壓之關係

吸入氣含氧量 （F_1O_2）	動脈血氧分壓 （PaO_2）
20%	100 mmHg
30%	150 mmHg
40%	200 mmHg
50%	250 mmHg
80%	400 mmHg
100%	500 mmHg

第 三 章

麻醉與應用藥理學　　　　　王學仕

學麻醉而不習藥理，眞如盲人瞎馬，夜臨深池，危險大矣! 故西諺有云:「麻醉劑不會殺人，殺人者，用藥之人也」，吾輩同道，用藥豈可不愼! 歐美大學醫學院中，藥理學系主任，亦常爲麻醉科主任，卽此理也。實際上目前尙無一種強烈之藥物，如麻醉劑者，其劑量需要一點一滴之控制，亦無一種情況，如麻醉中之病人，其情況需要一分一秒之鑑別，稍有不愼，則攸關生死。

本章所述藥品，均爲臨床常用且國內可購得者，市上此類藥品很多，新者太新，功效尙未被公認，舊者已舊，已不爲臨床所採用，諸如此類之藥品，本篇均從略之。

第一節　鎭靜劑與安眠劑 (Sedatives and Hypnotics)

嚴格來講，鎭靜劑與安眠劑，實無一十分顯明之界限，用小量，爲鎭靜劑，用大量，則可成安眠劑。每人對藥物之反應亦異，同一劑量，對此病人爲鎭靜劑，但對另一患者，可能因對藥品敏感之故，成爲安眠劑。再者病人之年齡，體重，用藥之習慣及本身之疾病等，均有密切之關係，用前均應詳加考慮之。

甲：巴比妥酸鹽製劑 (Barbiturates)

本劑爲臨床最常用之鎭靜安眠劑，種類繁多，約有二千多種，但臨床上常用者，僅數種而已。巴比妥酸鹽爲丙二酸(Malonic Acid)及

尿素（Urea）所合成，但丙二酸及尿素本身，並無安眠作用，一旦合成巴比妥酸鹽，則具有強有力之中央神經系統之抑制作用，尤其對呼吸中樞，作用更爲顯著。合成之巴比妥酸鹽，其構造式中之第五位碳原子相連之兩 "H" 原子，其化學性質十分活潑，可被各種不同之化學基團所代替，而製成各種不同之巴比妥酸鹽。

$$
\begin{array}{ccccc}
 & O & & H & \\
 & \| & & | & \\
H & C & \!\!\!-\!\!\! & N & \\
 & {}^{4}C & & {}^{3} & \\
{}C_5 & & & {}_{2}C=O & \quad\text{巴比妥酸} \\
 & {}^{6}C & & {}^{1} & \quad\text{(Barbituric acid)} \\
H & C & \!\!\!-\!\!\! & N & \\
 & \| & & | & \\
 & O & & H & \\
\end{array}
$$

巴比妥酸爲酸性，變成鹽時，一定與鹼混合而成鹽。故巴比妥酸鹽爲鹼性（pH 9-10）。其配成之溶液，性質頗不穩定，存放稍久，即可變質，故臨床應用，以新配製者爲宜。臨床常用之巴比妥酸鹽，其作用長短可分四類如后：

㈠長作用之製劑：此類中以 Phenobarbital sod. (Luminal) 爲代表，成人用量爲 100mg. 作用多在六小時以上，用爲鎮靜，安眠及抗癲癇症之藥物。

㈡中等長時間之藥物：此類中以 Amobarbital sod, (Amytal) 爲代表，作用多在 3-6 小時左右，常用爲手術前晚之安眠劑。成人劑量爲 100mg 由口服之。

㈢短作用製劑：本類中以 Secobarbital sod. (Seconal) 爲代表，作用較短，多在三小時左右，亦常爲麻醉前給藥及安眠劑，成人劑量爲 100mg。

㈣特短作用製劑：本類中以 Thiopental sod. (Pentothal) 爲

代表，詳見本書第五章，靜脈麻醉篇。

　　此類製劑，誠爲一良好之鎭靜安眠劑，惜無止痛作用，故不適用爲主要麻醉劑，爲本劑之最大缺點。作者憶及第二次大戰之末期，美國將 Thiopental sod 捐贈給中國戰場，用爲手術中之主要麻醉劑，當時並不知該劑無止痛作用，病人於手術中，因有痛感，故常現不安之現象，麻醉者常需注射大量之該劑，才能令病人安靜，進行外科手術。手術中間，因有外科手術之刺激，病人尙可維持呼吸，待手術終止後，外科刺激停止，因手術中用量過大，呼吸中樞受抑制，故病人送回病房後，常致發生呼吸停止及缺氧等現象，危險異常。當時尙無麻醉恢復室及加護病房，因此而死亡者，時有所聞。

　　中程及短作用之巴比妥酸鹽，均爲良好之麻醉前給藥，具有鎭靜，安眠，安神及抗痙攣等作用。在成人常用之劑量下，對中央神經系統有抑制作用，但不影響呼吸功能。本劑雖有抗痙攣作用，但有時亦可致不安及譫忘等現象。抗痙攣作用以 Luminal sod 最優。其對中央神經系統之抑制作用，先由大腦皮質開始，次爲網狀活動系統 (Reticular activiting system)，再爲脊髓，最後至骶髓。服用大量巴比妥酸鹽，可致呼吸顯著之抑制，全身末梢血管擴張及抑制心肌之收縮功能。誠如前述，本劑無止痛作用，更有學者認爲，本劑不但無止痛作用，反而有增加人體對痛之敏感性，故當病人麻醉入睡後，若有疼痛之刺激，常致病人有極度不安及譫忘等無法控制之情況。

　　此類製劑可降低新陳代謝，降低血壓，對肝及腎功能均有抑制作用。用後對腦電波 (E. E. G.) 之觀察，現象與正常睡眠無異。婦產科應用，應注意給與之時間，該劑可經過胎盤而抑制胎兒之呼吸。對胃腸系統之作用並不顯著，但可使內臟器官之張力減低。經常應用，可產生習慣性。一旦有癮後，戒斷十分困難。

巴比妥酸鹽之代謝作用，大部份均在肝臟中進行。除毒後，多由腎排出之。長作用之製劑如 Luminal，大部份在腎中去毒(80%)，小部份在肝中去毒 (20%)。中程作用之巴比妥酸鹽，如 Amytal，大部份在肝中去毒 (80%)，小部份在腎中去毒 (20%)。短作用之製劑，其去毒作用，全部在肝臟中行之，故肝臟及腎臟功能不良之病人，此類製劑用後，其去毒作用較慢，因此其藥效有顯著之延長現象。凡有較顯著之肝及腎病患，應慎用此類製劑。

巴比妥酸鹽製劑服用過量（中毒）之現象。

服用過量後，病人可現顯著之中央神經系統之抑制現象，呼吸抑制尤為嚴重。呼吸慢而淺，皮膚發紺色，病人昏睡，反射遲鈍或消失，血壓下降，脈搏不整，重者可致死亡。成人服用 Nembutal 200mg，呼吸功能便可降低 10%，量愈大，抑制愈重。巴比妥酸鹽，可降低呼吸中樞對二氧化碳之敏感性。人體中除呼吸中樞外，第二個管理呼吸處為頸動脈中之化學受體 (Chemoreceptor)，該受對缺氧之反應，則保持正常，故當巴比妥酸鹽製劑過量時，僅給氧氣治療，病人常現呼吸停止之狀態。

巴比妥酸鹽製劑中毒之救治方法：

㈠保持通暢之呼吸道，必要時給口腔導氣管，或行氣管內管插管術。

㈡無呼吸或呼吸功能不良者，可用人工呼吸器助之。

㈢放入胃管，將胃中存留物抽出，以免繼續吸收巴比妥酸鹽。若行洗胃，則應先放入氣管內管後行之，以免液體流入肺內。

㈣給 40%-60% 氧氣，若給氧後，呼吸停止，立即用人工呼吸器代行之。

㈤呼吸興奮劑，並無太大之治療功效，有時反而增加人體氧之需

要量。

㈥給大量之抗生素，以防肺炎之發生。

㈦給利尿劑，如 Lasix (Furosemide)，增加尿量之排出。

㈧注意加強一般護理工作。

㈨嚴重者應卽送加護病房 (ICU) 救治之。

對巴比妥酸鹽中毒之治療，請參閱本書第八章；人工呼吸法及緊急醫學上處理手技。

巴比妥酸鹽製劑之主要禁忌症爲紫質症 (Porphyria)，該病人用此藥後，可使病情加重，甚至死亡，所幸國內此類病人極少見，但仍應注意之。

表 3-1　臨床常用之巴比妥酸鹽製劑之分類及劑量

作 用 分 類	學　　　　名	別　　　　名	劑　　　　量
長　　時　　間	Phenobarbital	Luminal	100-200mg.
中 程 時 間	Amobarbital	Amytal	50-100mg.
短　　時　　間	Secobarbital Pentobarbital	Seconal Nembutal	100-200mg. 50-200mg.
特 短 時 間 （靜脈麻醉用）	Thiopental Meyhohexital	Pentothal Brietal	50-200mg. 50-100mg.

乙、不含巴比妥酸鹽之鎭靜劑 (Non-barbiturate Sedatives)

因巴比妥酸鹽一類之藥物，有影響肝臟及腎臟之功能，故近年來漸移向多用不含巴比妥酸鹽之鎭靜劑。此類製劑，常用者如后：

一、Diazepam (Valium)：本劑爲 Benzodiazepines 之衍化物，

與 Librium (Chlordizepoxide), Mogadon (Nitrazepan) 及 Nobrium (Medazepam)均屬之。此類製劑，亦無止痛作用，但具有良好之鎭靜安神劑。可減除心身緊張，使全身肌肉鬆弛。與同時服用 MAO(Mono-amine oxidase inhibitor) 之患合用，無任何副作用。若靜脈注射，可致短暫睡眠。本劑對靜脈壁有刺激性，故注射之速度應較快，注射後並應用其他靜脈液加速冲入之，否則有時會致靜脈炎及栓塞。對心臟、呼吸及血壓均無顯著之抑制現象。不致發生噁心嘔吐。因本劑有肌肉鬆弛作用，若與箭毒素合用，可產生協同作用，加強箭毒素之鬆弛作用，麻醉者應注意之。對肌肉強直及痙攣之病人，應用本劑，可產生良好之鬆弛之效。

臨床應用: Diazepam 爲此類製劑中應用最廣者，可用爲麻醉前給藥，10-20mg 行肌肉注射，或 10-20mg, 口服均可。此外可用爲誘導麻醉（0.2-0.5mg/kg.）而代替 Pentothal 亦可用爲腰椎麻醉或局部麻醉之輔助劑等。

二、Tertiary carbivols: 本屬中包括 Ethchlrvynol (Placidyl), Methylparafynol (Domison) 均屬之。此類藥物作用迅速，一般人均可在服後三十分鐘入睡，醒後亦無頭昏目眩之現象 (Hangover)。成人劑量爲 200-500mg 多在體內代謝，對肝臟及腎臟影響甚微。有習慣性，常服可成癮。

三、水化氯醛 (Chloral Hydrate): 此爲一具有長久歷史之鎭靜安眠劑，過去曾被廣泛應用，現因新藥甚多，故漸少用，但本品仍爲一安全良好之安眠劑，亦具有習慣性，常久服用，可產生依賴性。成人劑量爲 1gm. (10% 10ml)。

第二節　抗膽鹼激性藥劑（副交感神經抑制劑）
（Anticholinergie Agents）

甲、阿托品（Atropine）：

　　本劑臨床應用甚久，於 1831 年由 Mein 氏首先提煉出，1867 年已應用於臨床。至目前爲止，仍爲良好之副交感神經解劑。近年來因乙醚(Ether)幾乎被福來生(Halothane) 所代替，因福來生對呼吸道無刺激性，不致使口腔及呼吸道中分泌物增加，故美國有學者主張阿托品可棄用。廐醉前給可不必再給阿托品。根據作者本人多年來之經驗，阿托品仍爲廐醉前給藥不可少之藥品。手術中若心跳過慢，迷走神經反射過強，頸部及食道手術等情形，本劑乃不可缺，並應按常規給之。

　　一、對自主神經系之影響：本劑可阻斷所有副交感神經之節後纖維（Post-ganglionic cholingic tiber）所支配之器官，如平滑肌、心肌及分泌腺體等。Atropine 與 Acetylcholine 爭佔感受體（Receptor），但對 Acety choline 本身，旣無破壞作用，亦無增強作用。對副交感神經，有抑制作用，成人用 3mg 可完全阻斷迷走神經之傳導，對 Acetylcholine 所引起之 Mascarinic（毒菌鹼）之作用，如唾液分泌，腸蠕動增加及出汗等，其阻斷作用，尤爲顯著。

　　二、對中央神經系之作用：Atropine 有興奮中央神經系統之高級中樞，並可直接興奮呼吸中樞，故有對抗由嗎啡及其類似製劑引起之呼吸抑制。關於其對興奮呼吸中樞並可對抗由嗎啡引起之呼吸抑制之一問題，雖一般藥理學中均有記載，但作者本人認爲，其興奮呼吸之作用極弱，實不足對抗嗎啡致之呼吸抑制，且目前已有專用特效之抗嗎啡製劑，如 Nalline, Naloxone 等劑，功效十分良好，故不宜用 Atropine 來對抗由嗎啡引起之呼吸抑制現象。詳見本章第五節。應

用大量本劑，可致不安、譫妄、神智不清及昏睡等。皮下注射成人劑量，作用可延長九十分鐘，注射後一小時爲其作用最高點。

三、對眼之作用：本品可致虹彩之括約肌麻痺，使瞳孔散大，用成人之劑量，對視力並無太大影響。在正常之情形下，用後眼壓並不增加，但在靑光眼之患者，尤其是 Narrow-angle glaucoma，注射本劑後，眼內壓可見顯著增加，應禁用之。凡有靑光眼之患者，麻醉前應滴縮瞳劑如 Eserine 使瞳孔縮小，以預防眼壓增高。

四、對心臟血管系統之作用：皮下或靜脈注射小劑量如 0.05mg，首先可見心跳變慢，但靜脈注射成人劑量 0.5mg 則此現象很少發現。其使心跳變慢之原因，可能髓中迷走神經核受刺激之故。其後因迷走神經末梢被抑制同時影響心臟之房室節結而致加速心跳。Atropine 對幼兒之心跳影響並不太大。注射 1-3mg，每分鐘可增加心跳 20-30 次左右。對甲狀腺功能過強，高熱及嚴重之心臟疾患者，用前應十分小心。本劑可使面部血管擴張，面部潮紅，但對血壓無顯著之影響。對心律不整如 A-V dissociation，APC 及 VPC 等，均有治療及預防效果，對各種原因產生之心跳過慢，本劑之治療效果最爲顯著。

五、對消化系統之作用：對消化系統有抑制作用，可使胃腸之蠕動變慢，是否有止化作用，現仍有爭論中。本劑有減少胃腸及膽道平滑肌之張力，故可減輕因膽石而致之絞痛。

　　常用劑量：　6個月：2歲——0.01—0.2mg.

　　　　　　　　2歲—— 5歲——0.2—0.25mg.

　　　　　　　　5歲——10歲——0.25—0.3mg.

　　　　　　　10歲以上——0.4mg.

　　　　　　　成人劑量——0.4—0.6mg.

乙　莨菪素（Hyosine, Scopolamine）

　　本劑與阿托品之作用極相類似，亦具有中樞及末梢神經之雙重作用。其對末梢神經之作用，與阿托品同，可阻斷由副交感神經興奮而產生之 Acetycholine 及抑制該劑所致之 Muscarinic Effect（毒菌鹼作用）。對各種分泌之抑制，較阿托品爲優，但對心臟迷走神經之抑制作用，較阿托品爲弱，故治療麻醉中之心跳過慢，本劑有欠理想。

　　本劑對中樞神經系統之作用，與阿托品相反，阿托品爲中樞神經系興奮劑，而本品爲中樞抑制劑。對大腦運動區域之抑制作用更爲顯著。因爲中樞神經有抑制作用，故用後可產生健忘（Amnisia）及譫妄等現象。在童科中，本劑與嗎啡合用，被稱爲 Twilight sleep, 現已少用。

　　用於老年病人，特別同時有疼痛存在時，用後因中樞抑制之故，可能有不安，譫妄及燥煩等現象，同時宜注意之。應用成人劑量（0.5mg.）本劑可產生口乾，嗜睡，健忘及心跳加速等。有病人可覺有欣快感（Euphoria）。對呼吸中樞，有輕度之興奮作用。

　　本劑雖可致心跳加快，但有時可產生所謂續發性心跳變慢（Secondary Bradycardia），並可持續 2-3 小時之久。本劑對暈車及暈船有預防作用。阿托品及本劑，對呼吸中樞雖有興奮作用，但對因嗎啡或其類似製劑中毒所產生之呼吸抑制，並無顯著之對抗作用，故當嗎啡過量時，應用其特效之對抗劑（見本章第五節），而非阿托品或本劑。

　　成人劑量：　0.5-0.6mg 皮下，肌肉或靜脈注射給之。

丙、Glycopyrrolate Injection N. F.（Robinul Injectable）[①]

　　新藥魯賓諾（Robinul），用於麻醉臨床不久，但其作用較前述兩藥爲優。手術前應用，可減少口腔及呼吸道之分泌物，並可抑制因致氣管內管而致之迷走神經反射作用。手術中間使用，可治療及預防因手術而致之迷走神經過度反射。本劑之最大優點，爲可使胃分泌減少，

---

① Cutting W. C.: Hand book of Pharmacology 1967

並可降低胃液之酸度，使偶而吸入肺中之胃液，腐蝕性降低，因而降低肺之併發症。本劑之一般作用，與前述兩藥同。本劑已被美國藥學會所採用並載於美國國家處方學上 (Natinal Jormulary)，但在國內尚未普遍應用，故新藥用前應用注意之。

　　成人劑量: 0.002mg/Lb 內肌肉注射給之

第三節　安神劑 (Tranquilizers)

　　實際來說，鎮靜劑與安神劑，並無太大差別，用小量，鎮靜劑可用為安神劑; 用大量，安神劑亦可變為鎮靜劑。在本節中，主要以 Phenothiazine 之衍化物為主。此類衍化物有百種之多，市面可購得者，亦有十種之多，然麻醉中常用者，僅數種而已。

甲. 冬眠靈 (Chlorpromazine, Wintermine. Thorazine)

　　一、對中央神經系統之作用: 本劑抑制大腦之網狀形成區 (Reticular Formation)，同時並抑大腦細胞之代謝功能，稱為所謂 Narcoliotic effect。用中等劑量，可致思睡、倦怠、精神鬆弛等。用大劑量，可致昏迷不醒，終日昏睡。作者曾有一病例，因用量較大，病人曾昏睡三日而後甦醒者。本劑對臨床常用之各種麻醉劑，均有協同作用，可加強麻醉之作用。昏睡中腦電波之變化，與睡眠中同。

　　二、對自主神經之作用: 本劑對交感神經系統之作用，特別顯著，因本劑抑制間腦之功能，故交感神經之傳導受阻。本劑同時亦抑制間腦中之體溫調節中樞，故多用於冰凍麻醉中，協助體溫加速下降。

　　三、對心臟血管系統之作用; 本劑抑制大腦中血管運動中樞，末梢血管擴張，血壓下降。此種低血壓，應用腎上腺素救治無效，但用新腎上腺素 (Nor-adrenaline)，可使血壓上昇。因末梢血管之張力減低，心搏出量增加，脈搏加速，皮膚溫度昇高，皮膚現顯著之靜脈擴

張，內臟血管亦同時有血管擴張現象。

四、對呼吸系統之作用：對呼吸無顯著之抑制現象，應用大量，可減慢呼吸之次數，可降低喉頭及氣管之反射，並可減少口腔及氣管之分泌，與癮性止痛合用，可應用於氣管鏡檢查及腦室攝影等手術之麻醉。

五、其他作用：

㈠止吐：本劑抑制第四腦底部之 Borison 及 Wang 氏之嘔吐區，用大劑量並可抑制嘔吐中樞，故有良好之止吐作用。

㈡降底體溫，可用於麻醉中惡性發熱，冰凍麻醉等。

㈢麻醉之輔助劑，加強麻醉作用。

㈣止癢。

㈤神經精神科之臨床應用。

㈥治療呃逆 (Hiccough)。

六、副作用：本劑臨床應用可致血壓過低、昏睡、長期應用可致肝功能損害、黃疸及白血球過少症。

用量：成人一次劑量 5-50mg，可口服，肌肉或靜脈注射等。靜脈注射，每次應由小量開始先給，2.5mg 視病人之反應如何而定。

乙、Promethazine (Phenergan)

本劑為前述之多眠靈同屬 Phenothiazine 之衍化物，但其作用遠較多眠靈為優，故麻醉中應用較多眠靈為廣。其作用如下。

㈠對大腦之抑制作用較多眠靈弱，用成人劑量後，病人多在半睡半醒之中，很少昏睡，易喚醒。良好之鎮靜作用。

㈡對呼吸無抑制作用，但對上呼道之反射作用，有抑制之效。

㈢抗組織毒(Histamine) 之力量較多眠靈大 100 倍。

㈣本劑雖為交感神經阻斷劑，但血壓下降時,可用腎上腺素 (Adrenaline) 治療之。

　　㈤具有類似阿托品之作用。

　　㈥可加強所有之麻醉劑之作用。

　　㈦可增加對疼痛之敏感性，故最與止痛劑合用。

　　臨床應用：

　　㈠麻醉前給藥：25-50mg 麻醉前一小時，由肌肉注射給之。

　　㈡可治療麻醉中呃逆。

　　㈢可用產科之鎮靜劑，對胎兒之抑制作用極小。

　　㈣治療麻醉中或手術後之嘔吐。

　　㈤控制手術中之惡性發熱 (Hyperpyrexia)。

　　㈥治療及控制麻醉中之血壓過高。

丙、Droperidol (Dehydrobenz-peridol)

　　本劑為 Butyrophenone 之衍化物。有鎮靜、止吐、降低血壓等作用，可用為麻醉前給藥。其作用特長，一成人劑量，可作用 12-24 小時。麻醉中常與 Fentanyl 合用。此種混合劑稱為 Thalamonal，美國稱為 Innoval。此二藥之比例為 50:1，即每一公撮中，含 Droperidol 2.5mg 及 Fentanyl 0.05mg。成人劑量用為麻醉給藥為 Thalamonal 2 公撮，行肌肉注射，麻醉前一小時給之。

第四節　癮性止痛劑 (Narcotics)

　　表 3-2　常用之癮性止痛劑及其成人劑量 (mg.)

Narcotic Analgesics (鴉片止痛劑)
　　Alkaloids of Opium:
　　　　Morphine…………10mg.
　　　　Codine ……………30mg.

Synthetic Analgesics: （合成止痛劑）

> Pethidine (Demerol, Mepiridine) 100mg.
> Fentanyl (Sublimaze) 0.2mg
> （?）Pentazocine (Fortral, Sosagon, Talwin) 30mg.
> Methadone (Physeptone) 10mg.

前表中所列之癮性止痛劑，臨床較常應用，分述於后，其他止痛劑，國內市場不易購得且臨床較少用者，此處從略。

甲、嗎啡（**Morphine**）

英文 Morphine 一字，由希臘字 Morpheus 譯成，其原意略似「太虛幻境」，原文爲 God of drem，於 1680 年，Thomas Sydenhan 曾說過，鴉片是萬能之神給予人類最佳之止痛禮物，現雖至太空時代之今日 1978，這句話仍具有其眞實性。

罌粟花（Poppy plant）原產於小亞細亞，後傳至希臘，其最早之可靠記載爲 Theophrantus，於耶穌降生前三十年曾用給人治病。阿拉伯商人將鴉片帶到東方各國，至十八世紀，英國及葡萄牙人，對中國施以毒化政策，大量輸入我國，竊得暴利，以致國瘠民貧。先賢林則徐氏，高瞻遠矚，主張嚴禁烟毒，上書宣宗，認爲烟毒不禁，數十年後，中原幾無可禦敵之兵，且無可充餉之銀。於 1840 年，焚燒英人鴉片，而引起鴉片戰爭。林氏雖死，但其抗鴉片之精神，將如山高水長，松柏長靑，永垂萬世。

嗎啡最先被 Serturner 氏於 1806 年由鴉片中煉出。鴉片中約有二十五種生物鹼，但僅 Morphine, Codine 及 Papaverine 被應用於臨床。其中以 Morphine 及 Codine 應用最廣。其藥理作用如后：

一、對中央神經系之作用：本劑爲中央神經系統之抑制劑，提高痛閾（pain threshold），產生欣快感（Euphoria）及倦怠思睡等。對鈍

痛之抗力較利痛爲強。痛疼發生以前給之止痛作用較強。美國有用大量嗎啡注射行開心手術者，但現仍未廣泛採用。本劑有習慣性，少數病人，注射後有不安及譫妄等現象。脊髓神經反射增強。因呼吸受抑制，血中二氧化碳增加，致腦中血管擴張，血流增加，腦壓上升。凡腦壓高之病例，麻醉前嗎啡應愼用之。

二、對呼吸系統之作用：對呼吸系統有顯著之抑制作用，呼吸中樞對二氧化碳之敏感性降低，呼吸次數減少，但潮氣量並不減少。呼吸可呈不規則之頻律，或呈 Cheynestokes 型呼吸。應用阿托品，並無對抗嗎啡之功效。支氣管呈收縮現象，對患氣喘病人尤甚。靜脈注射後，三十分鐘後，爲呼吸抑制最嚴重之時期，其他麻醉劑及鎮靜劑，均可加重其呼吸抑制作用。痛疼，習慣性，精神興奮及各種抗嗎啡劑均可對抗嗎啡之抑制作用。

三、對心臟血管系統之作用：應用常人劑量，對心臟血管有顯著之影響。靜脈注射後，有時可見血壓下降及脈搏變慢等現象。應用嗎啡之病例，若突然坐起，站立或變換體位，可見血管衰竭（Vascular callapse）及休克。皮膚之表皮血管擴張，頭頸部血管更較顯著。若病例已有休克現象，需要嗎啡時，應給小量，並應由靜脈給之。若皮下注射，因吸收緩慢，常重複注射，而致存積皮下組織，待血液循環變好後，大量嗎啡吸收入血循環內，而致嗎啡中毒。過去在戰地救護中，此類情形時有所聞。有病人對嗎啡過敏可產生過敏性休克（Anaphylactic shock），宜注意之。

四、對消化系統之作用：嗎啡對消化系器官之括約肌收縮力量增加，胃之蠕動減弱，幽門收縮加強，腸之張力增加但蠕動減少，故致便秘。因興奮延腦嘔吐區及嘔吐中樞故致噁心及嘔吐。嘔吐亦可因搬動及體位之變換而加重。

五、對泌尿系統之作用：輸尿管，膀胱括約肌等平滑肌器官張力均增加，尿量減少，小便較困難；因本劑刺激抗利尿激素之故。

六、對眼之作用：本劑可使瞳孔縮小，大量可使瞳孔極度縮小成針尖大小（Pin-point），阿托品有抗瞳孔縮小之效。

嗎啡之優點：

1. 良好之止痛鎮靜劑。

2. 減少一般痲醉劑之用量。

3. 可用爲全身痲醉劑而施行手術。

4. 過量時有特效之解劑。

嗎啡之缺點：

1. 抑制呼吸及咳反射。

2. 有習慣性，常用可成癮。

3. 可致嘔吐，便秘及腸蠕動減弱（Ileus）。

4. 幼兒及老人不適合應用。

用量：成人劑量爲 5-15mg 皮下，肌肉或由靜脈給之。

乙、可待因（Codine）

本劑爲甲基嗎啡（Methyl morphine），亦具有抑制呼吸，噁心嘔吐及便秘等副作用，唯較嗎啡爲弱。本劑最大優點爲對咳反射，有強有力之抑制作用，臨床常用爲止咳劑。止痛作用僅爲嗎啡之 1/6。無鎮靜及安神作用。有習慣性。服後不變由腎排出。

用量：15-50mg

丙、地美露（Demerol, Pethedine, Meperidine）

本劑爲合成止痛劑，於 1939 年被 Schaumann 及 Eisbele 二氏所合成。Rovenstine 氏於 1943 年用於痲醉前給藥。

藥理作用：

㈠止痛: 本劑有類似嗎啡之止痛作用,但強度僅爲嗎啡十分之一,作用之時間,亦較嗎啡爲短。應用成人劑量(100mg)。止痛作用十分良好。對痛疼同時伴有平滑肌痙攣者,如膽石症,腎石等症之絞痛,止痛效力更佳。用後可產生嗜睡狀,亦具有欣快症但較嗎啡爲弱。本品可使腦壓增高,且有習慣性,久用應愼之。

㈡類阿托品作用: 用後有口乾,對瞳孔之影響較弱,對支氣管,輸尿管及膽管均有鬆弛作用。皮膚血管擴張,血壓下降,若突然變換體位,病人可現暈厥狀 (Fainting)。門診病人,注射後站立或行走,發生暈厥者,約爲 5%。若病人立卽平臥,此現象很快卽可消失。靜脈注射過速,亦可發生暈厥現象。

㈢應用成人劑量,對心臟血管無顯著之影響。

㈣臨床研究報告,應用成人劑量,對呼吸之抑制作用不到0.2%,本劑對咳反射無抑制作用,但可使支氣管放鬆,對氣喘患者作用良好。

㈤、併發症: 副作用較嗎啡爲少,且持續之時間亦短。最常見者爲頭昏、煩燥、不安、恐懼及噁心嘔吐等。間或亦見出汗、口乾、面部潮紅及皮膚發癢。暈厥爲其較嚴重之併發症,多因注射後站立或行走所致。令病人立卽平臥,則多可很快恢復正常。

用量: 成人劑量爲 50-100mg,麻醉前一小時由皮下或肌肉注射給之。

丁、芬特尼 (Fentanyl, Phentanyl, Sublimaze)

本劑爲較新之癮性止痛劑。化學構造式十分類似地美露,具有強有力之止痛作用。Fentanyl 0.05mg 相等於 10mg 嗎啡,或 100mg 地美露。芬特尼具有所有嗎啡之一切性能及其副作用,如止痛,加深麻醉,縮小瞳孔,抑制呼吸及噁心嘔吐等。臨床上常與 Droperidol 混合使用。此種麻醉稱爲 Neuroleptic Anesthesia。詳見本章第三節及本書

第五章第三節。此種混合劑在歐洲稱 Thalamonal, 在美國通稱 Inno-var, 因其止痛作用甚強, 但對中央神經系統之抑制甚弱, 故病人可在較清醒之情形下手術, 故在歐洲稱爲清醒麻醉術(Wakeful anesthesia) 若靜脈注射過速, 有時可產生全身肌肉強直及呼吸困難等現象。因胸部肌肉強直最甚, 故有稱此爲木胸(Wooden chest syndrom)①, 應用者應特別注意之。

本劑過量可用抗嗎啡之對抗劑解除之, 常用之藥爲 Nalophine, Naloxone 等。本劑止痛作用較短, 通常一成人劑量, 作用約一小時左右。入體後大部份在肝中去毒, 僅 10% 由尿中排出。

用量: 成人於麻醉前一小時給 0.05mg, 由肌肉注射給之。常與 Droperidol 合用, 若用 Thalamonal 成人麻醉前給藥多給兩公撮, 肌肉注射給之。

戊、速賜康 (Sosagon, Pentazocine, Talwin, Fortral)

本劑於 1962 年由 Archer 氏最先報告, 有良好之止痛作用。Sosagon 30mg 等於 Morphine 10mg 或 Demerol 100mg, 呼吸抑制作用與嗎啡同。世界衞生組織 (WHO) 於 1966, 1969, 及 1970 年先後宣佈本劑無習慣性, 但 D. D. A. ②尚未正式承認本劑爲無癮性止痛劑。國內有人稱此藥爲「孫悟空」者, 青年人有喜用之, 用後可能產生一種特有之欣快感 (Euphoria)。抗癮性止痛劑對此劑無對抗作用。本省有不法商人, 私售給無知青年注射圖利, 實利令智昏, 爲害社會非淺, 本劑雖 WHO 宣佈爲無癮性, 但作者仍列入癮性止痛劑之一章內, 建議列入爲管制藥品, 非醫師處方, 不可售出, 以防意外。

本劑除有止痛作用外, 不影響腦壓, 不變化瞳孔, 不致生便秘。

---

① 王學仕: 實用麻醉藥理學, 中華書局 1968 年版
② Lee, J. A & Atkinson, R. S.: A Synopsis of Anesthesia 1973, p. 111

產科用爲止痛劑，對胎兒影響甚少。常見之副作用爲噁心嘔吐。可用爲一般止痛劑及麻醉前給藥。

成人劑量：15-30mg，口服或注射給之。

第五節　特效抗癮性止痛劑(Specific narcotic antagonists)

嗎啡及其類似製劑之特效對抗劑，最先由 Pohl 氏於 1915 年發現並報告之。實際上此類製劑本身亦爲癮性止痛劑，但用後無欣快感。且癮君子用後，可產生戒斷現象 (Withdrawal syndrom)。臨床應用者，有下列三種：

甲、Nalophine (Nalline, Lithidone)

於 1942 年，由 Weijard 及 Erickson 二氏所合成。其化學構造式與嗎啡相似。Nalophine 1mg 可解 Morphine 4mg 及 Demero^1 40mg ，本劑對 Sosagon 無對抗作用。注射本劑，可使所有嗎啡所致之症狀減輕，呼吸由慢而變正常，血壓由低而昇高，病人由昏睡變清醒。若有癮之患者用後，立卽可現戒斷現象，故可用爲鑑別患者是否有癮，若本劑單獨應用，其現象與嗎啡同，唯較輕耳。其代謝亦與嗎啡相似，少量由尿排出，大量在肝中去毒。

臨床應用：

1. 急性嗎啡及類似製劑中毒：5-30mg 靜脈注射給之，本劑作用較短，注射後應詳細觀察病人，必要時可重複給之。

2. 新生兒呼吸抑制：若母體應用嗎啡過量所致之新生兒呼吸抑制，可由臍靜脈注射本劑 0.05-0.2mg 救治之。

3. 癮君子之鑑別：用 30mg 皮下注射，若有嗎啡癮者，三十分鐘內，可現戒斷現象。

乙、Levallophan (Lorgan)

本劑之作用與 Nallophain 同,但其強度大六倍。 作用時間亦長,約爲 1-5 小時。對由嗎啡引起之呼吸抑制,有良好之對抗作用。對腦壓有降低作用。

用量: 0.5-1mg 肌肉或靜脈給之

丙、Naloxone (Narcan)[①]

本劑爲最強有力之嗎啡對抗劑,作用較 Nallophine 大三十倍。對癮性止痛劑所致之呼吸抑制,對抗功效尤爲顯著。其較前述二藥之優點爲:

1. 本品系純抗嗎啡及其類似製劑之藥品,但無類嗎啡之作用,不抑制呼吸,不影響瞳孔之大小。

2. 無習慣性。

3. 作用持續甚久。

用量: 成人劑量爲 0.4mg, 內靜脈或肌肉給之。若無效,可重複注射 1-2 次。靜脈注射第一次劑量多爲 0.1-0.2mg, 重複劑量爲 0.1-0.2mg, 隔一小時左右給之,患者應轉入加護病房繼續治療之。

---

① 王學仕: 最新麻醉學,華欣書局 1972。

第 四 章

麻醉前病況之評估　　　　何維柏

　　麻醉的目的是讓病人安全而舒適地去接受外科手術，讓外科醫師專心而順利地去替病人完成外科手術。所以外科手術乃是一項團隊工作 (Team work)。參加此項工作的人員都該精誠團結，互相合作，發揮最佳之團隊精神，才能完成這項重大的使命，尤其是麻醉人員之責任更大。可以說病人之生死，手術之成敗，幾乎全掌握在麻醉人員手中。由此可見手術中麻醉人員責任之重大了。要想讓病人安全而順利地完成外科手術，則在手術前對病人的病況及手術之類別要有澈底的瞭解，而後對所要使用之麻醉劑及麻醉技術要有週密的計劃。如何去評估病人之病況及如何計劃麻醉之選擇則是本章所要講述的內容。

第一節　麻醉前訪視

　　麻醉前對病人的訪視，乃是麻醉人員第一件要做的重要的事情。借着麻醉前的訪視，我們可以與病人建立一種友誼的關係(Rapport)，給予病人一種精神的支持鼓勵及安慰。同時可以深入去瞭解病人身體的情況，評估該次手術的安全度及危險性(Operative risk)，選擇一種最安全且最適當的麻醉技術及麻醉劑，和病人解述及討論該次手術和麻醉的程序(Anesthesia and operation procedure) 及其危險性。若病人有問題時，則應週詳地不厭其煩地加以解說，且態度務必和藹，富於同情，讓病人對我們產生一種堅定的信心，減少對手術之恐懼。將

病人應予合作及麻醉前應該準備之事項對病人及護理人員詳細說明。
進而給予病人適當及適量的麻醉前給藥 (Premedication)。

甲、身體情況之檢討 (Determination of physical condition)

病人身體之情況可從下列諸項去探討：

一、病人的生活習慣 (Habits)：例如病人生活是否規律，有無煙
酒嗜好或服用安眠藥的習慣等。嗜煙的病人易患慢性支氣管炎，其肺
功能可能較差。酗酒的病人易導至肝病而影響肝功能，麻醉後甦醒時
易發生急性譫妄 (Acute delirium)，而且這種譫妄需用靜脈注射酒精
才能控制。長期服用巴比妥酸鹽如 phenobarbital 時，可影響肝臟對
其他藥的代謝。

二、過敏性疾病及藥物過敏 (Allergies and drug reactions)：有
過敏性病史的患者或對某些藥物有過敏的患者，在麻醉期間對麻醉劑
可能同樣會發生過敏而誘發支氣管痙攣、喉頭痙攣，喉頭水腫、血壓
急降，全身蕁麻疹甚至休克與併發症。這類患者用藥要小心，給藥要
慢並仔細觀察其反應。事先要預防並準備急救之對策。對已知有過敏
的藥物絕對避免使用。

三、已往病史 (Previous disease)：

㈠肝臟疾病：肝臟是人體營養儲藏庫，酶的製造廠，也是藥物去
毒中心。例如麻醉止痛劑 (Narcotics)，巴比妥酸鹽類 (Barbiturates)，
鎮靜劑 (Tranquilizers) 等都在肝臟裏經代謝而後排出體外。若是肝
臟有過疾病而其肝功能減低，則對這些藥物之代謝率減低，使其藥效
增強延長。血清蛋白 (Serum protein) 為肝臟所供給，很多藥物吸收
入體內後，有小部份是游離在血液中 (Free form)，另一大部份則
與血清蛋白暫時結合 (Protein bound)，而在體內發生藥效者只是游
離在血液中的藥份子，所以若是血清蛋白過低的患者，因其與血清蛋

白結合的藥份子少，相對的游離在血液中的藥份子則較高，故使藥效增強，而肝臟有疾病時，血清蛋白減少，故直接影響藥物效果。又如我們常用的肌肉鬆弛劑 Succinylcholine 是在血內被 Pseudocholinesterase 所水解 (Hydrolysis), Pseudocholinesterase 又是肝臟所製造，肝臟有疾病的患者，其血內的 Pseudocholinesterase 之含量較低，故 Succinylcholine 之肌肉鬆弛作用在肝臟有疾病的患者可能增強延長。所以肝臟有疾病而引起肝功能不全的患者，使用此等藥物時要特別小心，開始可使用小劑量的藥物，仔細觀察病人的反應而後視病人之反應來漸次增加。另一方面有許多藥物對肝臟本身也有毒性，可導致肝臟的損壞。例如氯仿 (Chloroform)，氯乙烷 (Ethylchloride) 等，福來生 (Fluothane) 雖然有很多的報告說可以導致肝炎 (Hepatitis)，所謂 Fluothane Hepatitis，但是福來生是否眞正可以導致肝炎？ 則爭論很多，目前還無答案。第一位在臨床上使用福來生的 Johnstone 根本就不承認 Fluothane Hepatitis，他認爲所謂的 Fluothane Hepatitis 乃是患者原先就有的一種潛伏性的濾過性毒肝炎 (Virus Hepatitis)。不一定要使用福來生才能引起。任何一種麻醉劑都可以引發。濾過性毒侵入人體後，因體內有免疫作用，在臨床上未能發生肝炎，但經麻醉手術後，因麻醉對免疫有抑制作用，而使濾過性毒得有機會繁殖導致肝炎。曾經有過肝臟疾病而肝功能不全的患者，不可使用對肝臟確有毒性的麻醉劑如氯仿及氯乙烷，就是對現在爭論甚多仍無結論的福來生也該避免使用。

　㈡腎臟疾病: 腎臟乃是人體內對水份，電解質，酸鹼平衡的一大調節器，也是體內廢物及毒物的排洩器。腎臟有疾病而導致腎功能不全的患者，其體內藥物之排洩減少而緩慢，所以直接經由腎臟排洩的肌肉鬆弛劑如 Gallamine，麻醉劑如長效的巴比妥酸鹽等，和直接能

破壞腎臟組織的麻醉劑如 Penthrane 等，均須避免使用。部份由腎臟
排洩的藥物如短效巴比妥酸鹽類也宜小心選用。並且對水份，電解質
之補充及酸鹼平衡之管制都要特別小心處理。慢性腎臟衰竭 (Renal
failure) 患者，常常伴有貧血，血鉀過高症 (Hyperkalamia)，血鈉過
低症 (Hyponatremia)，缺鈣 (Calcium deficiency)，血磷質過高症
(Hyperphosphatemia)，代謝性酸中毒 (Metabolic acidosis)，高血壓，
易出血 (Bleeding tendency)，氮質血症 (Azotemia) 等。這類病人，
在手術前應行血液滲析 (Hemodialysis) 或腹膜滲析 (Peritoneal dia-
lysis)，以糾正血液內電解質及酸鹼平衡。若有貧血手術前應輸血使其
血紅素高達 10gm/100ml 以上。若有血鉀過高症，則使用 Succiny-
lcholine 時要特別小心或避免使用。因 Succinylcholine 可使血鉀增
高，二者相加，可能使血鉀增高過度而引發心搏暫停 (Cardiac arrest)，
急性腎臟炎之患者，若非急診應避免手術或麻醉，若非施行手術不
可，則應盡量取用神經阻斷麻醉術，而避免全身麻醉。

　　㈢心臟血管系疾病：目前我們所使用的麻醉劑如福來生，Penth-
rane, 乙醚及巴比妥酸鹽類等對心臟血管或多或少都有些許抑制作用。
如對血管運動中樞，心肌，血管平滑肌，自律神經節等之抑制。再加
上手術期間之流血，體位變換，外科手術刺激等，都足使一個心臟血
管功能不全患者窮於應付，常常在心臟血管功能正常的患者可以忍受
的一種良好麻醉劑或技術，於某些心臟血管有疾病的患者，卻能發生
極嚴重的併發症，尤其以後天性心臟病患者為然。所以麻醉醫師在麻
醉前應當對患者的心臟血管功能有澈底的瞭解，探詢其以往有無呼吸
急促，心跳快速，心律不整，血壓過高，胸痛，夜間氣喘或水腫等病
史。假如患者能輕易地走上一二層樓梯而無呼吸急促，心跳快速的話，
此類患者的心臟血管功能是正常的。若走上一二層樓梯後會發生呼吸

急速，心跳快速，但平常不上下樓梯，做一般家事的活動時並無呼吸急促或心跳快速，則此類患者心臟血管功能代償良好。若略作輕度活動卽有呼吸急促，氣喘，心跳快速，甚或靜臥時也會發生此等現象，則此類患者之心臟血管功能代償不良，甚或衰竭。這類心臟血管功能代償不良或衰竭的患者，在手術前應該設法改進其心臟血管功能至最佳狀況。心臟衰竭，心房顫動，冠狀動脈功能不全，心肌缺血，心律不整，主動脈瓣病變及新近心肌梗塞患者行手術麻醉時，其危險性極大。尤其新近心肌梗塞患者，至少要在發病三個月後才能接受麻醉和手術，並在六個月以上則更為妥當。因三個月以內接受手術時其復發率很大，且其死亡率也大①。而發病後超過兩年以上者，其危險性則與一般患者相若。血壓過高的病人，在手術前也應該用藥治療，使其血壓穩定後才能施行手術，以免麻醉手術期間引起血壓突高而導致腦血管意外 (Cerebral vascular accident)。對這類心臟血管功能有問題的病人，應該會診心臟病專家，聽取他們的意見，並共同研討手術前必要的準備及麻醉中或手術後病人可能發生之情況及其處理的方法。

　㈣呼吸系疾病：呼吸系統乃是人體吸收氧份及排洩二氧化碳的通道。吸入麻醉劑進入及排出體內的途徑。故呼吸系統健全與否，其功能是否正常，也與麻醉有極密切的關係。假若病人呼吸系統有病變而影響其功能時，在麻醉期間容易引起缺氧及二氧化碳之積留。同時麻醉誘導困難，麻醉後甦醒緩慢。導致呼吸功能不全的原因很多，如支氣管哮喘，肺氣腫，肺纖維化，上呼吸道阻塞，胸廓畸形，體型過度肥胖，胸腔內腫瘤，肋膜增厚，肺葉切除，呼吸肌麻痺，肺膨脹不全，胸積水，氣胸 (Pneumothorax)，血胸 (Hemothorax) 等。有呼吸系

① Ralph Taggart Geer: Anesthetic Management of Patients with Cardiac Disease. The Surgical clinics of North America, Vol. 55, 903-912, Aug, 1975.

統疾病的患者，手術前應盡量改善其功能。例如有支氣管哮喘者應詢問其發作時使用何種藥物治療最有效。在什麼情況下容易誘發等，以供我們作預防及治療的參考。支氣管擴張（Bronchiotasis）患者痰很多，手術前應讓病人盡量將痰咳出。上呼吸道有急性感染時，其分泌增多，可以影響呼吸通路（Airway）甚或導致肺膨脹不全，氣管炎，肺炎或腎臟炎等。所以患有上呼吸道急性感染患者，除非是急診手術，否則應予延遲至上呼吸道感染痊癒後始行手術。

㈤血液疾病: 體內氧氣之供應及二氧化碳之排洩有賴血液之輸送。其中尤以血紅素（Hemoglobin）爲最重要。貧血患者，血紅素減少，其氧氣之儲存和輸送均能降低，麻醉時容易發生缺氧，尤其冠狀動脈功能不全的病人更易引起心肌缺氧而導致嚴重之惡果。故有嚴重貧血之患者，若時間允許時，應於手術前輸血矯正之。尤以 Sickle cell anemia 患者爲甚。惡性貧血（Pernicious anemia）患者，除血紅素降低外，常伴有中樞神經之病變，故此類病人應避免使用脊髓麻醉（Spinal anesthesia）。血液凝固機能障礙而有出血傾向（Bleeding tendency）者，也應避免脊髓麻醉或硬膜外腔麻醉（Epidural anesthesia）。

㈥內分泌疾病: 甲狀腺功能過高或過低，糖尿病，腎上腺功能過高或過低，嗜鉻細胞瘤（Pheochromocytoma）及重症肌無力（Myathenia gravis）等內分泌疾病都應該要澈底瞭解並作充分之準備及處理，本書另有專章討論，在此不贅述。

㈦神經系統疾病: 小兒麻痺患者應避免脊髓麻醉。神經炎患者應避免神經阻斷麻醉。脊髓切斷（Transection of spinal cord）患者，約數月後若在被切斷脊髓所管制之下部給予刺激時，會引起集團反射（Mass reflex）而發生極度血壓升高，故此等患者，在切斷所管制之下部作手術時，應用脊髓麻醉以防止集團反射（Mass Reflex）之發生。

㈧骨骼肌疾病 (Skeletal muscular diseases)：萎縮性肌強直病 (Dystrophia myotonica)①是一家族病，發生在成人，其病狀爲肌肉萎縮，增加肌纖維之敏感度 (Sensitivity)，肌肉收縮後不易放鬆。Neostigmine 及去極化劑 (Depolarizing agents) 如 Succinylcholine 均可增強肌肉之收縮僵直作用。箭毒雖對神經肌肉之傳導有阻斷作用，但不一定有肌肉鬆弛之作用。這類病人常伴有心臟或內分泌之功能不全。另一肌肉異常之家族病是惡性高熱症 (Malignant hyperthermia)②。這類病人是一種遺傳藥效異常 (Pharmacogenetic disorder) 的病人，在麻醉前不易發現。可能有肌肉萎縮現象。麻醉後心跳快而不規律，體溫急速上升，肌肉僵硬，呼吸急促，皮膚發紺等。發生後死亡率極高。故麻醉前應詳細詢查其家族史，有無類似病例發生。

㈨吡咯紫質沉著症 (Porphyria)：這類病人之神經可能缺乏髓鞘 (Myelin sheath)。其症狀包括精神失常 (Psychoses)，心臟血管功能干擾或骨骼肌麻痺。巴比妥酸鹽類及麻醉止痛劑 (Narcotics) 爲其禁忌。

四、已往的手術麻醉經驗 (Previous operations and anesthesia)：患者已往的手術麻醉經驗，是此次手術麻醉的最好借鏡。所以患者有過麻醉經驗時，應詳細詢問其過去麻醉的方法及手術後的感受。盡量避免使用前次曾引起併發症或患者所憎惡之麻醉劑和方法。譬如前次脊髓麻醉後引起劇烈的頭痛或兩腿知覺或運動之障礙，則應避免脊髓麻醉。連續使用福來生麻醉時，其引起肝炎之機會大增，故三個月以內使用過福來生麻醉之患者，應避免再使用福來生。對局部麻醉劑有過敏反應者，應避免使用局部麻醉。

---

① Wylie, W.D., and Churchill-Davidson, H.C., A Practice of Anesthesia, 2nd Edition 1966, 799-800.
② 張傳林，麻醉學，1976, 14: 31-44.

　　五、藥物治療（Medications）：藥物與藥物間相互作用（Drug-drug interaction）而導致治療效能之變化，近年來已經引起大家的注意。此等相互作用，在同時使用二種以上的藥物時，可能增強或減弱彼此的藥效，甚至可以產生危害患者生命的副作用。所以經長期藥物治療的病人，在麻醉前應該徹底瞭解患者所服用特殊藥物治療之種類劑量及時間，以作麻醉選擇之參考。

　　㈠阿斯匹靈（Aspirin）：大量而且長期服用阿斯匹靈可引起凝血時間延長，造成出血傾向（Bleeding tendancy），血糖過低，促腎上腺皮質激素（ACTH）功能減低等，所以長期服用阿斯匹靈的患者，行脊髓麻醉或硬膜外麻醉時要特別小心，甚或避免使用，以免造成脊髓或硬膜外腔出血之併發症。麻醉前應盡早給予葡萄糖液注射，以免發生血糖過低。麻醉前和麻醉中應考慮補充腎上腺皮質激素（Corticos-teroid）。

　　㈡抗生素（Antibiotics）：有些抗生素如 Neomycin, Streptomycin, Kanamycin 及 Polymyxin B 等具有肌肉鬆弛的作用。Neomycin 及 Streptomycin 引起之肌肉鬆弛作用可以用 Neostigmine 來對抗，而 Kanamycin 及 Polymyxin Ｂ 所引起之肌肉鬆弛作用則可因使用Neo-stigmine 而增強。故可以說 Neomycin 及 Streptomycin 有 Curare 的類似作用，而 Kanamycin 及 Polymyxin B 則有 Anectine 的類似作用。所以使用此等抗生素之患者，再用肌肉鬆弛劑時應調整其使用劑量。大腸手術前，常口服 Neomycin 作腸道之清潔準備。口服之 Neomycin 雖不被吸收，無上述引起肌肉麻痺之顧慮，但卻可引起腹瀉而常造成脫水、電解質及酸鹼不平衡等症狀。此等患者在麻醉前，應給予水份及電解質而矯治之。

　　㈢抗凝血劑（Anticoagulants）：使用抗凝血劑如 Heparin, Di-

cumarol, Coumadin, Liquamar, Sintrom, Miradon, Dipaxin 及
Danilone 等之患者, 應避免脊髓麻醉, 硬膜外麻醉及鼻腔氣管內插管,
甚至由鼻腔抽痰也應避免, 以免導致大量出血。

㈣抗高血壓藥物 (Antihypertensive drugs): 血壓過高 (Hyper-
tension) 的病人, 除少數確知其引起血壓過高之原因如嗜鉻性細胞瘤,
腎臟疾病及 Cushings 疾病等患者, 可以去其原如而根治外, 其餘大
多數的血壓過高患者病因不詳, 而其治療方法也只有使用藥物直接使
其血壓降至正常值。這種治療方法雖然不理想, 但確能改善其癒后,
延長患者之生命。治療高血壓的藥物雖很多, 而臨床上常用者有Reser-
pine, Guanethidin, Methyldopa, Apresoline 及 Benzothiadiazide
類利尿劑如 Chlorothiazide, Cyclothiazide, Polyttiazide 及 Chlor-
thalidone 等。　Reserpine 除對中樞神經有鎮靜作用外, 其最重要的作
用是使體內的 Catecholamine 之儲藏量大幅減少, 致使血壓下降。一個
正常的人, 當其血壓下降或受到任何刺激時, 體內即放出適量之 Cate-
cholamine 來應變。Catecholamine 作用後, 大部(百分之九十以上)
被重吸收入神經末梢, 儲藏之以備日後應用。Reserpine 有抑制 Cate-
cholamine 被重吸收的作用, 故作用後之 Catecholamine 大部均被排
出體外而使體內之 Catecholamine 儲藏量大減。Guanethidin 有刺激
神經末梢使其釋放 Catecholamine 的作用, 故 Reserpine 與 Guane-
thidin 合用時, 其降低血壓之效果更為顯著。Methyldopa 之作用是干
擾 Catecholamine 之合成, 在 Catecholamine 合成之過程中, 一方面
Methyldopa 抑制 Norepinephrine 之合成, 另一方面其本身可變成
Methylnorepinephrine, 而 Methylnorepinephrine 之升壓作用遠較
Norepinephrine 小。Apresoline 則直接作用在血管平滑肌上, 使血管
擴張, 血壓下降。服用抗高血壓藥物的患者, 在麻醉中很易發生血壓

過低 (Hypotension) 而且這種低血壓常常無法用麻黃素 (Ephedrine)
糾正。故昔日認爲服用抗高血壓藥物患者，爲了避免在麻醉中發生無
法糾正之血壓過低症，故須停止服用抗高血壓藥一週後才能麻醉手術。
但是現在我們知道麻黃素之所以使血壓升高，是因其能刺激體內分泌
Catecholamine。在服用抗高血壓藥物患者體內之 Catecholamine 儲
藏量大幅減少，故使用麻黃素時，無足夠之 Catecholamine 被分泌，
所以無法糾正麻醉引起之血壓過低症。Norepinephrine, Neosynephrine
及 Methoxamine 等則直接作用在 α Receptor 上，故無疑地可以糾正
服用抗高血壓藥物患者，在麻醉中所發生的血壓過低症。爲了避免血
壓過高之種種不良併發症之發生，服用抗高血壓藥物之患者，在麻醉
前，現在我們主張不須停藥。只是在麻醉時要特別注意患者之血壓變
化，不要讓其血壓下降太多。若不幸發生血壓過低時，也可以用 Neo-
synephrine, Methoxamine 或 Norepinephrine 來糾正之。Benzothia-
diazides 之利尿作用是抑制腎小管對電解質之重吸收，故大量排洩鈉、
氯及水份而使血壓下降。Benzothiadiazides同時增加鉀的排洩量，易引
起血鉀過低症 (Hypokalemia)。所以服用 Benzothiadiazides 之患者，
在麻醉前應該檢查其血液電解質。假如有血鉀過低症時，則需補充之，
使其血鉀回復正常，以免發生心律不整 (Arrhythmia) 或呼吸麻痺
(Respiratory paralysis) 之併發症。服用抗高血壓藥物之患者，常常
伴有體位性低血壓 (Postural hypotension)，尤其在麻醉後更爲顯著，
故麻醉中變更體位時應特別小心。

㈤抗抑鬱症藥物 (Antidepressants)：在這工業發達的社會裏，抑
鬱症患者越來越多，故使用抗抑鬱症藥物的患者也越來越多。Tricyclic
Antidepressants 如 Imipramine 及 Amitriptyline 可抑制心臟血管之
反射作用，如頸動脈竇反射 (Carotid sinus reflex)，Bezold-Jarisch

反射及體位反射 (Postural reflex) 等。故服用 Tricyclic antidepressant 的患者，在麻醉中易發生血壓下降。Tricyclic antidepressants 服用後，其百分七十之劑量可在三天內排出體外。故服用此等藥物之患者，在麻醉前三天就停止服用，以免麻醉時發生血壓過低。單胺氧化酶抑制劑 (Mono amine oxidase inhibitors) 簡稱 MAOI 如 Phenelzine, Nialamide, Isocarboxazide 及 Tranylcypromine 等，亦常用作抗抑鬱症藥物。Catecholamine 之代謝是經由 MAO 之去胺作用而使其失去升壓作用排洩體外，MAO 受抑制後則體內 Catecholamine 代謝障碍，含量增加。故若給予交感神經興奮劑如 Ephedrine 時，可以使體內分泌大量之 Catecholamine 而誘發很嚴重之高血壓，往往導致顱內出血或死亡。MAOI 也可以影響麻醉止痛劑(Narcotics)，安眠劑 (Hypnotics), 止痛劑 (Analgesics) 及肌肉鬆弛劑 (Muscle relaxauts) 等之代謝而增強其藥效。MAOI 治療高血壓之機轉雖仍不十分瞭解，而其在麻醉中誘發血壓下降之意義則不可不注意。綜合以上所述，MAOI 給麻醉帶來了如此多之困擾，所以服用 MAOI 之患者，在麻醉十天以前就應停止服用。

　㈥腎上腺皮質類固醇激素 (Adrenal corticosteroids)：長期使用腎上腺皮質類固醇激素患者，其腎上腺皮質組織萎縮功能減退。停止給藥後, 麻醉或外科手術之刺激均可導致循環衰竭 (Circulatory collapse)。有謂連續使用五天以上之 Cortisone 即可導致腎上腺皮質功能不足 (Adrenal cortical insufficiency)，而且長期使用腎上腺皮質類固醇激素患者, 停止給藥後需要多少時間才能恢復其原先之正常功能，目前仍不十分明瞭。一般認為，為求安全，最好在六個月以內使用腎上腺皮質類固醇激素五天以上之患者，手術前晚最少應給肌肉注射 Cortisone 200mg, 手術當天早晨再給 100mg 肌肉注射，手術期間再

行靜脈點滴注射 100mg。手術後繼續肌肉注射給予數天之 Cortisone,劑量則視病人之情況而逐日減少至完全停藥。

長期服用避孕劑患者也可導致腎上腺皮質功能不全，故對這類患者麻醉時亦應特別注意。

㈦心臟血管藥物 (Cardiovascular drugs)：血鈣過高 (Hypercalcemia)，血鎂過低 (Hypomagnesemia) 或血鉀過低 (Hypokalemia) 都可以增強毛地黃 (Digitalis) 對心臟的作用。在臨床上使用利尿劑患者，常可伴有血鉀過低，血鎂過低或血鈣過高等症。所以服用利尿劑患者，使用毛地黃時容易引起毛地黃中毒。而這類患者，在麻醉中更容易誘發心律不整，心跳減慢甚或血壓下降。再者服用毛地黃患者使用擬交感神經劑 (Sympathomimetic drugs) 時容易引起心律不整。所以服用毛地黃的病人，麻醉時應特別小心防止誘發心律不整。

奎尼丁 (Quinidine) 對心肌有抑制作用，加強毛地黃的作用，對骨骼肌有類箭毒素肌肉鬆弛作用。所以服用奎尼丁的患者，使用毛地黃，肌肉鬆弛劑或對心肌有抑制作用的麻醉劑時應慎重加以考慮。

Inderol 有增強 Morphine 對中樞神經的抑制作用，毛地黃中毒伴有 Partial heart block 患者，使用 Inderol 時可誘發心搏暫停 (Cardiac arrest)。此等藥物應避免同時使用。

硝酸鹽及亞硝酸鹽製劑 (Nitrates and Nitrites)：服用硝酸鹽或亞硝酸鹽製劑之患者，麻醉時容時發生血壓下降，尤其對 Morphine 及 Demeral 引起的血壓下降有增強作用。

㈧其他藥物：Antabuse (Disulfiran) 有加強麻醉劑降低血壓的作用，所以服用 Antabuse 的患者，應在手術前三天停藥。Phenothiazines 有加強巴比妥酸鹽及麻醉止痛劑 (Narcotics) 的藥效及使血壓下降的作用。在臨床麻醉時，常合并使用小劑量的 Phenothiazines,

巴比妥酸鹽及　Narcotics　而達到麻醉的目的。但是長期且大量服用
Phenothiazine　如精神病患者，使用巴比妥酸鹽或麻醉劑時則應小心
發生不良的效果。

六、體格檢查(Physical examination)：體格檢查也是麻醉前訪視
病人中重要的一環。由簡單的體格檢查就可窺視病人身心健康情形的
一般。

㈠心理狀況 (Psychological considerations)：住院，麻醉及手術，
對大多數的病人來說都是一種新的嚐試。由於患者對麻醉及手術的不
瞭解，極易發生恐懼。使患者發生恐懼的原因 Schultz 曾將其歸納如
下：

　　1.麻醉後是否會將自己的秘密說出來？

　　2.手術是否會開始太早？

　　3.在手術中是否會中途而醒？

　　4.手術後是否能回醒過來？

　　5.是否會窒息？

　　6.是否會殘廢？

　　7.是否癌症？

至於手術患者心理恐懼之表現方式則 Sheffer 分析歸納如下：

　　1.反抗性反應 (Defensive reaction)：基於懷疑心理，患者表
現反抗，退縮及不合作。

　　2.轉化反應 (Conversion reaction)：恐懼由怪異動作或不由自
主的行為表達之。

　　3.睡眠干擾 (Sleep disturbance)：手術前約有百分四十的患者
會發生睡眠干擾。

　　4.情緒干擾 (Mood disturbance)：手術前約有百分三十八的患

者會表現疲倦，罪惡感，固執或自卑感等。

5.歪曲事實（Distortion of reality）：約有百分之十一的手術前患者有此情形。

由恐懼而產生神經系統之刺激和興奮，而致使對麻醉有抵抗作用。為了減少手術前患者產生恐懼之不良影響，Buskirk 曾作下列建議：

1.對病人要像對正常人一般對待。

2.態度要友善，同時解釋你的訪問與計劃。

3.能注重、同情並且瞭解病人。

4.表現有忍耐心而且慈愛。

5.爭取病人對你的信心。

6.以溫柔誠懇的態度來回答病人所有的問題。

7.盡量設法減少病人的恐懼。

手術前對患者精神的處理及安慰十分重要,尤以兒童及婦女爲然。

㈡營養狀況（Nutrition）：營養不良的病人,常伴有血清蛋白及血紅素之減少。更可能脫水（Dehydration）或血量不足（Hypovolemia）。這類病人對麻醉和手術的耐受不佳。血紅素過低則血液含氧量減少，容易引起缺氧，血清蛋白過低，則麻醉劑進入血液後與蛋白結合之機會減少，相對地在血液游離的麻醉劑份子增高，而容易引起麻醉劑過量。若伴有脫水或血量不足，則麻醉後，因血管擴張可導致血壓下降。故營養不良的病人，在可能範圍內，手術前應設法矯正之。若屬急診而無閒矯正，則應在手術前輸血，輸液或給予血清蛋白。手術時用藥要減量，以防用藥過量或血壓下降。若營養不良而影響肝功能致不全時，則麻醉更困難。

㈢呼吸通道（Airway）：着重於口，鼻及氣管之局部情況。例如口咀是否容易張大，鼻腔有無瘜肉，鼻中隔是否彎曲，有無容易脫落

之牙或假牙，氣管位置是否正常，頸子是否過長或過短等。鼻腔內有瘜肉或鼻中隔彎曲的患者應避免插鼻管，就是抽痰，也應避免從鼻腔抽痰。有假牙的病人，若假牙可以取下，則在上麻醉時應將假牙取下。有容易脫落的牙齒時，應告訴病人麻醉期間有牙齒脫落的可能，必要時麻醉前將該牙齒拔掉。

　　㈣呼吸系統 (Respiratory system)：檢查病人呼吸運動有無受限制，其呼吸聲 (Breathing sound) 有無減小，有無囉音 (Rôles) 及呼吸功能如何。在臨床上檢查呼吸功能最簡單的方法如閉氣試驗 (Breath holding test)，吹火柴試驗 (Match blowing test) 及咳嗽試驗 (Cough test)。

　　1. 閉氣試驗：先讓病人作數次深呼吸，而後令病人作一次深吸氣，然後閉住呼吸，若繼續閉氣能達三十秒以上者其心肺功能正常，若只能維持二十秒者，其心肺功能已退減，若維持不到十五秒者則其心肺功能有嚴重之衰退。

　　2. 吹火柴試驗：患者自持一燃着之火柴，距離口六吋遠處，將口張至最大，用力試將火柴吹熄，能將火柴吹熄者，其中有百分之八十患者之最大通氣量(Maximun breathing capacity, M. B. C) 超過 60 L/min, 百分之八十五患者之一秒肺活量 (One second vital capacity) 超過 1.6L。而不能將火柴吹熄者，其中有百分之八十患者之最大通氣量低於 60L/min，百分之八十五患者之一秒肺活量低於 1.6L。所以不能將火柴吹熄者，其中大多數會患有下呼吸道阻塞性肺病 (Lower airway obstructive disease)。

　　3. 咳嗽試驗：令病人咳嗽時若為無痰乾咳則為正常。手術後不易發生重要之呼吸系併發症。若為有痰之濕咳或因此而引起暫發性不可控制之自發性咳嗽 (Self propagated paroxysm of coughing)，則手

術後容易發生呼吸系之併發症。尤其痰多而又無力咳出或痰太粘不易咳出之患者,更易發生肺膨脹不全 (Atelactasis) 或肺炎 (Pneumonia)。呼吸系統功能不健全的患者,在手術前應該改善至最佳狀況才予麻醉,如因血胸,氣胸,膿胸或肋膜積水而引起呼吸運動受限制,肺擴張不全時,手術前應將氣,血,膿或水抽出。如枝氣管擴張 (Bronchiotasis) 或肺膿瘍 (Lung abscess) 而痰特別多之患者,麻醉前應令病人盡量將痰咳出,必要時作體位引流 (Postural drainage) 或氣管鏡抽吸 (Bronchoscopic aspiration)。假如痰多而且很粘不易咳出時,可用鉀鹽製劑,氣管擴張劑和粘液溶化劑等幫助粘痰易於咳出。若有感染性枝氣管炎,枝氣管哮喘或肺炎時則應給予抗生素。

㈤心臟血管系統 (Cardiovascular system):心臟血管系統在臨床上之檢查着重血壓是否正常,脈搏是否規律,心臟有無雜音,肺部有無囉音,肢體有無水腫及是否有心臟衰竭現象等。一般來說,假如患者能平臥安睡,上下一二層樓而無氣喘,心跳過快或胸痛者,其心肺功能應屬正常。

1. 梯階試驗 (Step test):以高約二十公分的梯階,令病人以每分鐘三十級的速度上下運動兩分鐘,若有呼吸困難,心跳加快,甚或發生胸痛者,其心肺功能不佳。應作進一步的檢查。

2. 靜脈壓之測定:心臟衰竭的病人,除不能平臥易於呼吸困難外,其靜脈壓多半增高。靜脈壓之測定最簡單的方法如下:

(1)Gaertner 氏試驗 (Gaertner test) ①:測定靜脈壓之前,選定好一零點,病人臥位時,零點爲腋中線 (Mid axillary line),病人坐位時零點爲第四肋間隙 (4th Intercostal space)。測定靜脈壓之方法是令病人之手伸直垂下低於零點,等手背靜脈擴張充滿血後,慢慢將手

---

① Ccllins, V. J.: Principles of Anesthesiology, 2nd Edition 1976, 58。

抬高，至手背靜脈消失爲止，此時手背與零點之垂直距離卽爲靜脈壓。

(2)外頸靜脈 (External jugular vein) ① 之檢查：令病人平臥床上，此時其外頸靜脈會擴張充滿血液，而後慢慢將病人上身搖高至某一程度，可見外頸靜脈上部消失，則外頸靜脈消失與擴張之交界點和第四肋間隙之垂直距離卽爲其靜脈壓。

正常之靜脈壓約爲 5 至 14cm 水柱。若靜脈壓高於 15-20cm 水柱時卽可能有心臟衰竭。

(3)Valsalva 氏試驗 (Valsalva test) ②：使病人平臥床上，測定其血壓，而後將血壓計之氣囊 (Cuff) 打氣，使血壓計之讀數高於其正常收縮壓 (Systolic pressure) 40mmHg 處。另外以一氣體血壓計 (Aneroid sphygmomanometer) 用一小段橡皮管與一 Mouthpeice 連接，將 Mouthpeice 讓病人用口含着，深吸一口氣後，用力吐氣，使氣體血壓計之壓力高達 40mmHg 處，並設法盡量維持之。直至患者無法維持而必需重行呼吸爲止。心肺功能正常之患者，當其開始吐氣時，血壓卽漸上升，高達超過正常收縮壓 40mmHg 以上，且維持約三秒鐘，而後慢慢下降，當病人恢復正常呼吸時，則收縮壓急突下降。至正常或較正常稍低，然後發生「後跳現象」(Rebound) 而高於正常。心臟功能衰竭患者，作此試驗時則其血壓呈持久性升高，且無後跳現象。如下圖 4-1

㈥體溫 (Temperature)：體溫增高，新陳代謝率也增高。體溫每增高攝氏一度時，其代謝率約增高 7%。代謝率增高，則其氧之消耗量也增加。體溫高之患者且易發生抽搐 (Convulsion)。發燒的病人，應查明其引起發燒之原因，盡量使其體溫恢復正常後才麻醉手術。若

---

① De Gowin, E. L., Bedside. Diagnostic Examination, 1965, 328.
② Collins, V. J.: Principles of Anesthesiology, 2nd Edition 1976, 179.

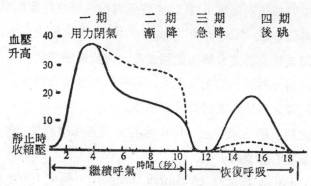

一期　　　二期　三期　　四期
用力閉氣　漸降　急降　　後跳

實線表示正常反應，虛線表示肺充血患者之反應。

圖 4-1　Valsalva 試驗

為急診，也該使用冰毯或冰袋將其體溫降低。同時應避免使用阿托品
（Atropine），因阿托品有礙體溫之發散。

㈦體重（Body weight）：急性體重減輕，多半由失水所致。慢性
體重減輕，多半是體內蛋白和脂肪之過度消耗或營養不良所引起。這
類患者手術前應設法改善之。La Due 認為體重減輕百分之十的患者
需五到七天，減輕百分之二十的患者需十到十二天，減輕百分之二十
五以上的患者則需十五到三十天來準備改善。過於肥胖的患者，其手
術與麻醉的問題更多。 例如不易維持一良好的通氣道（Airway），手
術視野（Surgical exposure）不好， 靜脈注射困難， 不易得到良好的
肌肉鬆弛（Muscle relaxation），麻醉誘導困難，麻醉後甦醒不易等。
更重要的是肥胖患者常易伴有下例諸病， 如肺氣腫（Emphysema），
低血量症（Hypovolemia）， 血管硬化（Arteriosclerosis）， 高血壓和糖
尿病等，造成麻醉困擾。手術後易引起瘡口之感染。

㈧局部情況及畸形（Local condition and deformity）：畸形患者
如脊柱前凸（Lordosis），脊柱後彎（Kyphosis），脊柱側彎 Scoliosis,

脊柱後側彎 (Kyphoscoliosis)，陷凹胸 (Pectus excavatum) 及鷄胸 (Pectus carinatum) 等都可以影響呼吸及心臟之功能。要行脊髓或硬膜外麻醉也更困難。口頸有畸形時，作氣管內插管困難，也不易維持一良好的通氣。這類病人應作清醒插管 (Awake intubation)。作傳導阻斷麻醉患者，若其擬注射局部麻醉劑部位之皮膚有病變或感染時，應避免作傳導阻斷麻醉，而改用全身麻醉。畸形患者，多半有自卑感，我們應給予同情及安慰。

七、檢驗室檢查(Laboratory studies)：檢驗室檢查之結果，不但應該親自去查看，而且要澈底瞭解其在臨床上之意義及對麻醉之影響。

㈠常規血液檢查 (Blood routine)：包括血紅素 (Hemoglobin)，血容量 (Hematocrit)，血型，出血時間 (Bleeding time)，凝血時間 (Coagulation time) 等。

㈡常規尿液檢查 (Urine routine)：包括糖，蛋白及顯微鏡之檢查等。

㈢胸部X光檢查 (Chest X-ray)：有助對心肺疾病情況之瞭解。

㈣心電圖 (E. C. G.)：四十歲以上的病人，應常規做心電圖檢查，因四十歲以上的病人，臨床上雖無心臟病的症候，但有不少患者在心電圖檢查中，顯示出有新或舊的心肌梗塞 (Myocardial infarction) 或冠狀動脈功能不全 (Coronary insufficiency) 等。四十歲以下的病人則視臨床症候之需要而定。

㈤血液生化檢查 (Blood biochemistry)①：從血液生化檢查中，可以瞭解心臟，肝臟及腎臟等疾病及功能之情況。

1.血清麩氨草醋酸轉氨酶(Serum glutamic oxaloacetic transa-

---

① Beeson, P. B., and MeDermott, W.,: Cecil-Loeb Textbook of medicine, 13th Edition, 1971, 1915.

minase 簡稱 SGOT) 及血清麩氨丙酮酸轉氨酶 (Serum glutamic pyruvic transaminase 簡稱 SGPT): 正常人血清中之 SGOT 及 SGPT 都很低，SGOT 之正常值爲 5-40 單位/ml，SGPT，之正常值爲 5-35 單位/ml。當身體組織被破壞時，則 SGOT 及 SGPT 均增高。急性心肌梗塞及急性肝臟疾病患者之 SGOT 及 SGPT 都增高，但在急性心肌梗塞時 SGOT 增高之程度遠較 SGPT 大，而急性肝臟疾病患者則 SGPT 增高較大。大量骨骼肌之破壞也可引起 SGOT 及 SGPT 之增高。

2.乳酸去氫酶 (Lactic dehydrogenase 單稱 LDH): 急性心肌梗塞，急性或慢性白血病(Leukemia)或急性肝炎都可使 LDH 增高。其正常值爲 90-200 milliunits/ml。

3.血漿鹼性糖燐酸酯酶(Plasma alkaline phosphatase): 正常值因其測定方法不同而異: 2.0-4.5 Bodansky 單位, 3.0-10.0 Gutman 單位或 5.0-13.0 King-Armstrong 單位。小孩較高。副甲狀腺功能亢進，腎病性佝僂病 (Renal rickets)，骨胚細胞肉瘤 (Osteoblastic sarcoma)，阻塞性黃疸及轉移性癌症均增高。慢性腎臟炎則減少。

4.血清總膽紅素(Total serum bilirubin): 正常值爲0.3-1.1mg/100ml。肝臟，膽道及溶血性疾病均增高。

5.總膽固醇(Total cholesterol): 正常值爲 150-250mg/100ml。膽固醇高的病人常伴有血管硬化，高血壓或冠狀動脈功能不全。甲狀腺功能過低，阻塞性黃疸及腎臟疾病也可使膽固醇增高。而甲狀腺功能亢進，肝硬化，惡性貧血及溶血性黃疸的病人則其膽固醇較低。

6.血清總蛋白(Total serum protein): 血清裏最主要的蛋白有白蛋白 (Albumin) 及球蛋白 (Globulin)。血清總蛋白之正常值爲 6-8 gm/100ml。所含白蛋白比球蛋白多。其比數叫A/G ratio。正常之A/G ratio 約爲 1.2：1。肝疾病患者，其血清總蛋白減少，主要是白蛋白減少，球蛋白不變甚或增高。故形成 A/G ratio 倒轉（A/G ratio reversed 或 Inverted）。

7. 血清尿酸(Serum uric acid)：尿酸爲嘌呤 (Purine) 之代謝產物，主要由小便排出。正常值男性爲 2.5-8.0mg/100ml，女性爲 1.5-6.0mg/100ml。痛風 (Gout) 及腎功能不全或肝病患者之尿酸增高。

8. 血尿素氮 (Blood urea nitrogen 簡稱 BUN)：爲一般蛋白之代謝產物，其正常值爲 10-20mg/100ml 由小便排出。腎功能不全患者之 BUN 增高。嚴重肝衰竭及酸中毒時 BUN 可能減少。

9. 鈣與無機燐酸鹽 (Calcium and inorganic phosphate)：鈣在血清中之正常值爲 9-11mg/100ml。 無機燐酸鹽之正常值小兒爲 4-7 mg/100ml，成人爲 3-4.5mg/100ml。通常鈣與無機燐酸鹽之乘積稱爲 Ca×P product，此乘積爲一常數，成人約爲 35 而小孩則約爲 50。所以當血清鈣含量減少時其無機燐酸鹽則增高，反之血清鈣增加時則無機燐酸鹽會減少。副甲狀腺功能亢進和骨癌患者，其血清鈣增高而無機燐酸鹽則減少，反之副甲狀腺功能不全或腎臟疾病患者，其血清鈣則減少而無機燐酸鹽則增高。佝僂病 (Rickets) 患者因維他命D之缺乏而影響對鈣之吸收，同時食物中缺乏鈣及燐酸鹽，故可能血清中之鈣及無機燐酸鹽均減少而使 Ca×P product 降低。小孩患佝僂病時其 Ca×P product 可降至 30 以下。

10. 血糖 (Blood sugar)：血糖之正常值爲 80-120 mg/100ml (Folin) 或 60-100mg/100ml(True)。 血糖過高卽有糖尿病之嫌疑。

11. 肌氨酸酐 (Creatinine)：正常值爲 0.7-1.5 mg/100ml，腎臟有疾病時肌氨酸酐增高。

12. 蛋白結合碘 (Protein bound iodine)：正常值爲 3.5-8mg/

100ml。甲狀腺功能亢進時增高，甲狀腺功能過低時減低。小孩之正常值較成人者稍高。

　　13. 甲狀腺素（Thyroxine 簡稱 T_4）：正常值爲 2.9–6.4mg/100 ml。甲狀腺功能亢進時增高，甲狀腺功能過低時減低。

　　14. 電解質（Electrolytes）：主要如下：

　　　　鉀（Potassium）正常值爲 4–5mEq/L.

　　　　鈉（Sodium）正常值爲 137–143mEq/L.

　　　　氯（Chloride）正常值爲 100–106mEq/L.

　　15. 假膽素脂酶活性（Pseudocholinesterase activity）：這可用 Acholest test 來測定之。正常值爲 5–20 分鐘，大於 20 分鐘時，其活性可能減少。

　　㈥其他肝功能試驗:如腦燐膽固醇凝絮試驗(Cephalin cholesterol flocculation test 簡稱 C. C. F. T.)，麝香草酚濁度試驗（Thymol turbidity test 簡稱 T. T. T.），溴酚酞磺酸試驗（Bromsulphalein test 簡稱B. S. P. T.）。正常肝功能 C. C. F. T. 小於"十"。T. T. T. 小於五單位。B. S. P. T. 注射 5mg/kg 之 Bromsulphalein，四十五分鐘後，血清之含量小於 5%。肝炎、肝硬化或肝壞死患者，此等值均增高。

　　㈦其他腎功能試驗：如濃縮稀釋試驗(Concentration and dilution test)，腎功能正常時禁止喝水時小便之比重高於 1.025，大量喝水時小便之比重低於 1.003。及酚磺颱排洩試驗 （Phenolsulfonphthalein excretion test 簡稱 P. S. P. T.）：經靜脈注射 1mg 之 P. S. P. 後正常腎功能患者在 15 分鐘內應排出 25% 以上，三十分鐘以內排出 40% 以上，兩小時內應排出 55% 以上等。

　　㈧血液氣體分析（Blood gas analysis）：包括動脈氧化壓（PaO_2），動脈二氧化碳分壓（$PaCO_2$），動脈酸鹼度（pH），二氧化碳含量（CO_2

Content) 以及氧飽和量 (O$_2$ Saturation)。正常值 PaO$_2$ 為 100mmHg,
PaCO$_2$ 為 40mmHg, pH 為7. 35~7. 45, CO$_2$ Content 為 21~28mEq/L.
而 O$_2$ Saturation 則為 94% 以上。由以上血液氣體之分析可瞭解患
者之氣體交換，亦卽肺功能是否正常，有無缺氧，二氧化碳存留，呼
吸性酸中毒或代謝性酸中毒等。

　　㈨其他特殊之心肺功能試驗：如肺活量 (Vital capacity)，一秒
肺活量 (One second vital capacity)，最大通氣量 (Maximun brea-
thing Capacity)，心搏出量 (Cardiac output)，及心臟射出容量描記
圖 (Ballistocardiogram) 等。

乙、手術危險性之評估 (Estimation of operative risk)

　　施行手術時，病人之安危不但是病人和其家屬最關心的問題，也
是外科醫師和麻醉醫師同樣關心的問題。影響手術安危的因素很多，
但最重要的可分病人之體位，麻醉因素及外科因素三方面來討論：

　　一、病人之體位 (Patient's physical status)：美國麻醉學會
(American society of Anesthesiologists) 將病人的體位分成五等。

　　第一等 (Grade 1)：除需手術矯治之局部病患外，無全身性之影
響，而其他一切均健康之患者。例如需施行包皮切除術 (Circuncision)
或疝氣修補術 (Hernioplasty) 之年輕力壯健康患者。

　　第二等 (Grade 2)：因外科疾病或其他疾病而致有輕度到中等度
全身性影響的患者。例如急性闌尾炎有輕度發燒者，有輕度糖尿病患
者或心臟功能分類為 1 或 2 級之患者。

　　第三等 (Grade 3)：因外科疾病或其他疾病而致有嚴重全身性影
響的患者。例如急性闌尾炎穿孔而引起腹膜炎，發高燒，脫水等之患
者。心臟功能分類三級之患者，具有併發症之嚴重糖尿病患者。

　　第四等 (Grade 4)：因外科疾病或其他疾病而致有極嚴重全身性

影響且有威脅生命安危的患者。例如大出血而休克的患者，心臟功能分類爲四級之患者，腎功能不全而有尿毒症之患者，嚴重糖尿病且有酸中毒之患者，血壓極高而無法用一般藥物控制之患者等。

第五等 (Grade 5)：生命垂危，隨時可能死亡，且按一般常理判斷，不會活過二十四小時之所謂死馬當活馬醫的患者。

急診手術患者之體位分類與一般之分類同，唯在其分類等級前冠以"E"字。例如體位分類爲第一等之急診患者爲 E1，第三等之急診患者爲 E3 等。體位等級愈高之患者，其手術麻醉之危險性也愈大。需行急診手術之患者，因不能作充份的術前準備，且患者可能胃內充滿食物，故其手術麻醉之危險性更大。

二、麻醉因素 (Anesthesia factors)：麻醉劑及麻醉技術之選擇可以直接影響病人之安危。適當的麻醉劑及麻醉技術，可以減少手術之危險性。反之，不適當的麻醉劑或麻醉技術，可以增加手術之危險性。麻醉人員之造詣，對病人之安危也有直接的影響。造詣深的麻醉人員，對病人術前之準備，麻醉劑及麻醉技術之選擇均能瞭解，且能判斷準確，病人手術之危險性自然減少。反之則增高。麻醉設備好，能充份讓麻醉人員發揮其技能，則手術之危險性減少。麻醉時或麻醉後，病人發生併發症或意外事件時，麻醉人員能診斷正確，及時處理得當，可減少病人之危險。麻醉時間長，亦增加手術之危險性。

三、外科因素 (Surgical factors)：影響病人安危之外科因素如下：

㈠手術種類：手術範圍之大小可以影響病人之安危。手術愈大，干擾病人之生理愈大，手術之危險性也愈高。F. D. Moore 將手術種類所引起病人代謝之干擾及刺激之大小分成十個等級如下：其等級愈高者，對病人之生理干擾愈大，手術之危險性亦愈大。

表 4-1 外科手術種類引起生理干擾之等級①

等　　級	手　　術　　種　　類　　實　　例
1	足部扭傷或類似之手術。
2	簡單之手術，扁桃腺切除術。
3	闌尾切除術，甲狀腺切除術。
4	子宮切除術，膽囊切除術。
5	總膽管探查，腸胃手術，攝護腺切除術。
6	腎臟切除術，葉切除術。
7	多項器官之手術。
8	肝臟手術。
9	多處創傷，複合骨折。
10	百分二十五以上之燒傷。

　　手術之部位影響手術危險性更甚。重要器官之手術，其危險性較高。各器官之手術，依其手術危險性之大小排列如下：腦、心臟、肺臟、胃腸、肝膽、腎、生殖器、肌肉、骨骼。

　　㈡手術時間：手術時間愈長，麻醉之時間亦愈高，對病人生理之干擾愈大，故手術之危險性亦愈高。

　　㈢醫院之設備：設備愈好，手術之危險性愈小，反之危險性愈大。

　　㈣外科醫師之造詣及技術：外科醫師對患者疾病瞭解之程度，對手術是否預先有嚴密的計劃和準備，以及其手技如何，都可以直接影響到手術的安危。

　　㈤術後照顧病人的護士之經驗及其工作是否負責，都關係着病人的安危。

丙、麻醉之選擇 (Choice of anesthesia)

① Collins, V. J. : Principles of Anesthesiology, 2nd Edition 1976, 186.

病人之病況各異，且其對各種藥物之反應不同，麻醉藥物及技術繁多，外科醫師需求不一，再加上病人教育水準之提高，對麻醉之重視，且常對手術和麻醉一知半解，亂提供意見。因此對麻醉之選擇常常造成困擾。不過對麻醉之選擇，不管如何複雜困難，而當我們選擇時，應嚴守下列四項原則：第一病人的安全最重要。第二合乎外科醫師之需求。第三合乎麻醉技術之適應及麻醉人員之能力。第四病人之舒適問題。把握以上四項原則，再參考病人之狀況，手術之需求，麻醉技術之運用以及患者之意見來決定麻醉之選擇。

一、病人之狀況：

㈠年齡：年紀太大的病人，常伴有血管硬化，血壓過高，心肺功能欠佳等病，而一般人認為這類病人不適用全身麻醉，應選擇半身或局部麻醉。然而這類病人若使用局部麻醉時，因其合作能力不好，尤其時間較長之手術，以及手術時之牽引感覺不舒適而掙扎呻吟，這樣增加病人之刺激反應，可以增高病人之血壓，影響病人之心臟負擔及氧消耗量。若為避免病人之掙扎而給予大量之鎮靜劑，則呼吸可被抑制而影響其功能。若使用脊髓麻醉則因年紀太大的病人常常伴有脊柱退化性病變，在技術上有困難，且行高位脊髓麻醉 (High spinal anesthesia) 時容易誘發血壓突降。不易維持一平穩之血壓。尤其伴有冠狀動脈功能不全的病人，血壓突降更易誘發心臟缺氧。所以這類病人應選用適當的全身麻醉。不過如下肢，肛門，下泌尿道以及陰道等之手術，可用低位脊髓麻醉 (Low spinal anesthesia)。若能小心運用，好好地控制麻醉高度，兩腿事先加以彈性硼帶，則除作腰椎穿刺時之技術困難外，脊髓麻醉仍為一良好的麻醉技術。

年紀太小的病人，多半不予合作。所以不宜選用傳導或局部麻醉。部份較大的小孩，表面上很乖很合作，可是一旦進入手術室，看

到刀及注射器等就會害怕甚或逃走。爲了避免心理上之創傷，縱使選用全身麻醉，在誘導時也要特別講究。麻醉誘導，對表面上合作的病人，可向他講些好聽的故事，讓他進入手術室而後一邊講故事一邊以高濃度無刺激性之吸入麻醉劑作吸入誘導。對根本就不合作的患者則可在病房用直腸或肌肉注射藥物作誘導。小孩之喉頭組織較鬆，使用氣管內插管後容易引起喉頭水腫，而且聲門 (Glottis) 也小，故喉頭水腫時更易引起阻塞，所以小孩應盡量避免氣管內插管之麻醉術。

㈡、胃內存留物：胃出血或腸阻塞的病人，其胃內常含有大量的血或胃液。行全身麻醉時很易發生嘔吐，若將嘔吐物吸入肺內，可以引起肺炎。若行脊髓麻醉則胃出血的病人常因其血量 (Blood volume) 過低，脊髓麻醉後易發生血壓突降，導致休克，而腸阻塞的病人則因脊髓麻醉能阻斷交感神經而增加腸蠕動以導致腸破裂。故這類病人應選擇氣管內插管之全身麻醉，而在誘導時爲了避免嘔吐引起之吸入性肺炎，應作清醒插管 (Awake intubation) 或於胃抽吸 (Gastric suction) 後行急速插管術 (Crash intubation)。再者其他部位手術之患者，若胃內存留物爲固態食物時，行全身麻醉嘔吐後，除可能引起吸入性肺炎外，還可能引起呼吸道阻塞或喉頭痙攣而使病人窒息致死。故這類病人應盡量使用神經阻斷麻醉術，或局部麻醉術。若非用全身麻醉不可時，也應作清醒插管或急速插管之氣管內插管麻醉。

㈢肝臟疾病：對肝臟有病疾之患者的麻醉選擇，可分兩方面來看，一方面是麻醉藥物中有很多是由肝臟去毒的，例如麻醉止痛劑 (Narcotics)，超短時巴比妥酸鹽 (Ultra-short Barbiturates) 等，或由肝臟製造之酶來破壞的如 Succinylcholine 等。肝臟疾病患者其肝功能不佳，可影響這類麻醉藥物之代謝而延長其藥效。對肝臟疾病患者來說，這些藥物雖然不是絕對的禁忌，但用時要特別小心。非極化肌肉

鬆弛劑如 Curarine, Gallamine 及 Pancuronium 等，理論上因肝功能不佳患者血液內之膽素脂酶 (Cholinesterase) 含量低，可能導致患者血液內之 Acetylcholine 較高，而需應用較大之劑量。但事實上仍需特別注意。尤其 Curarine 及 Pancuronium，有一部份仍需在肝臟內去毒代謝的。另一方面是許多麻醉藥物對肝臟本身直接有毒性作用，破壞肝臟，如 Chloroform, Ethylchloride 等，應避免使用。Halothane 是否眞的直接導致肝炎，到現在雖然爭論很多，並無結論，但爲了安全起見最好避免使用。

㈣腎臟疾病：腎臟疾病而有腎功能障礙之患者，對由腎臟排洩之麻醉藥物如 Gallamine 及長時效巴比妥酸鹽類等，應小心應用。Succinylcholine 雖然是在血液裡被破壞，腎功能障礙患者可以使用，但是在腎臟疾病而併有尿毒症 (Uremia) 之患者，則因其血內鉀離子常常過高 (Hyperkalamia)，Succinylcholine 也可使血鉀增高，故有尿毒症之患者，使用 Succinylcholine 時可能有心搏暫停 (Cardiac arrest) 的危險，不可不注意。對腎臟實質有毒性之麻醉藥物如 Chloroform 及 Methoxyflurane 等應避免使用。故腎臟疾病患者以局部或神經阻斷如脊髓及硬脊膜外麻醉爲最安全。

㈤心臟疾病：宜用全身麻醉，詳情請參閱本節第㈠項：年齡。

㈥中樞神經疾病：精神病患者不易合作，應選擇全身麻醉。癲癇患者爲避免癇癲之發作，也應用全身麻醉，若要用神經阻斷或局部麻醉時，應給予較大量之巴比妥酸鹽以防癲癇發作。腦壓增高如腦瘤之患者，應避免選用使腦壓升高之麻醉劑如 Ketamine。麻醉前給藥則應避免選用對呼吸有抑制作用者如嗎啡製劑。因呼吸受抑制後，導致二氧化碳存留而使腦壓增高。但在麻醉期間，使用適當之人工呼吸則不會導致二氧化碳存留而增高腦壓。故此時嗎啡製劑並非禁忌。脊髓

截斷 (Spinal cord transection) 患者，其受傷以下之脊髓已脫離了中樞的控制，若在其管轄下部位給予刺激時可引起一種廣大的反射，所謂集團反射(Mass reflex)。由於這種反射可使體內之 Catecholamine 大量增加而引起血壓突增。為避免這種集團反射之發生，這類病人應選用脊髓麻醉。脊髓受傷肢體癱瘓之患者，使用Succinylcholine 時，可引起血鉀大量增高①。為了防止血鉀突增而導致心律不整甚或心搏暫停，故此類病人應避免使用 Succinylcholine。惡性貧血 (Pernicious anemia) 之患者常併有脊髓病變，故不宜選用脊髓麻醉。

　　(七)燒傷：影響燒傷病人麻醉選擇的因素很多，例如燒傷的部位，燒傷的面積，燒傷的深度，燒傷所引起水和電解質平衡干擾的程度等。假如燒傷病人從第一次做擴瘡術到痊癒而須多次麻醉時，則應從第一次麻醉開始就要有全盤的計劃。尤其對病人的心理變化更需注意。燒傷面積大，深度大的病人，使用 Succinylcholine 時可引起血鉀大量增加而引起心律不整甚或心搏暫停。故此類病人應避免使用 Succinylcholine②。

　　(八)內分泌疾病：如糖尿病，甲狀腺功能過高或過低，腎上腺功能過高或過低，及親鉻細胞病 (Pheochromocytoma) 之麻醉問題請參閱特殊麻醉手技。

　　二、手術之需求：麻醉之選擇與手術之部位，手術種類，手術時間 (Duration of operation) 以及手術時病人之姿勢體位 (Position) 均有密切之關係。下肢及下腹部之手術可選用脊髓或硬脊膜外麻醉。上肢手術可用神經阻斷或局部靜脈 (Intravenous regional) 麻醉。上

---

① Stone, W. A., Beach, T. P., and Hemolberg, W.: Anesthesiology, 1970, 32: 168-9

② Telmle, J. D., Joyce, T. H., and Mitchell, G. D.: Anesthesiology, 1967, 28: 467

軀表淺之手術，可用面罩吸入麻醉。當然四肢需用全身麻醉時也可用面罩吸入麻醉。上腹部手術如胃切除，膽道手術，胸腔內手術如心臟或肺臟手術，以及頭頸部手術如顱內手術，甲狀腺切除，口腔手術，耳鼻喉手術，眼科手術等，需要全身麻醉時，為了要維持一通暢之通氣道（Airway），防止胃內容物被吸入肺內或給予手術醫師更多之空間等，都要行氣管內插管的麻醉。手術病人需側臥時，若手術時間短暫可用口罩吸入麻醉，但時間長的手術因維持一通暢之通氣道不易，故應選用氣管內插管麻醉。俯臥病人，也應選用氣管內插管麻醉。手術需用電灼（Electric cautery）時，若用吸入麻醉則應選擇非爆炸性（Non-explosive）之麻醉劑。預料手術中將有大量出血之手術，如頸部澈底分割（Radical neck dissection）為了要減少其出血量或需要較乾之手術視野之手術，如腦部血管瘤手術等，則需考慮使用控制性低血壓麻醉（Controlled hypotensive anesthesia）。手術時需要大量減少氧消耗量，如需暫時停止局部血液循環或發高燒之患者及心臟手術等，則往往需使用低體溫麻醉（Hypothermia anesthesia）。

　　三、麻醉技術：麻醉技術，在運用上也有一定的限制。尤其麻醉人員的學識和經驗以及醫院之設備更為重要。例如局部麻醉和神經阻斷麻醉，其作用之時間及麻醉區域均受限制。全身麻醉一定要有麻醉機和氧氣之設備。麻醉人員應選擇自己最熟習的麻醉藥物及最熟練的麻醉技術。若要試用新的麻醉藥物或技術時，應對該藥物的藥理，毒性，使用方法及劑量有澈底的明瞭或對該技術之操作有充份的認識，且選擇身體健康的病人，而後在十分小心及嚴密的觀察下去做。

丁、訪視時之醫囑

　　麻醉前訪視時，當麻醉醫師依據病人之病情與病人商討並決定選擇一最合適而安全之麻醉劑和麻醉技術後，即將麻醉前應準備之事項

給予病人詳細之說明，並請病人予以合作與遵守，且交待值班護士監督執行。茲將麻醉前應準備之事項列舉說明於後：

一、簽署麻醉及手術志願書：麻醉前病人應簽署麻醉及手術志願書。表明他同意接受該項麻醉及手術，並應簽署一證明人以茲證明。無自治能力的病人，二十歲以下之未成年者，年齡太大意志不清者，昏睡不醒者，精神病患者等則應由其監護人或親屬代爲簽署。

二、禁食：爲了避免麻醉時發生嘔吐及嘔吐引起之併發症，所有接受手術的病患均應空腹進入手術室。食物在胃內存留之時間因各人之病況及情緒不同而各異。一般來說，手術前八小時卽應禁食。例如清晨八時之手術，在手術前晚九時以後不得食任何食物，只能喝水，午夜十二時後開始禁食，此時連水也不能喝。若病人是小孩則視情形可將禁食時間縮短爲四到六小時。禁食開始之時間不但要向病人及護士交待清楚，並且要寫在醫囑簿上。

三、送往手術室前，應將假牙、眼鏡、義眼、耳環、戒指、手鐲、手錶、項鍊、髮夾，金錢等物取下，交其家人或病房護士保管，以免遺失，損壞或對病人發生意外。

四、病患不應化粧。口紅及指甲油等在送往手術室前均應擦去。以便觀察病人麻醉時之皮膚顏色。

五、訓練病人作深呼吸及有效之咳嗽，用便盆在床上大小便也應事先訓練。

六、送往手術室前，應讓病人刷牙洗臉並解大小便。

七、手術前可視情形給予病人清潔灌腸。

八、除特殊情形外，一般病人應在就寢時給予安眠藥，以保證病人能安睡，得到手術前充份之休息。

九、麻醉前給藥 (Premedications) 應將其藥名，劑量，投藥方式

及時間清楚地寫在醫囑簿上，並當面交待值班護士。

第二節　麻醉前門診之查

　　麻醉的領域，一般人都不甚瞭解，都認爲麻醉的工作只局限於手術時給予病人麻醉。其實不然，麻醉的領域除了手術時給予病人麻醉外，應包括疼痛控制 (Pain control), 呼吸治療 (Respiratory therapy)以及對病人的加護工作 (Intensive care)。國內外之大醫院，多半均已有疼痛控制，呼吸治療及加護中心之設立，由麻醉醫師負責管理及主治。而且早有止痛門診 (Pain clinic) 及呼吸治療門診 (Respiratory therapy clinic) 之設立，以供門診病人就診治療。需要手術治療的病人，其手術前之評估，則全在手術前一晚去訪視病人。直至 1949 年 Lee[1] 認爲麻醉醫師只在手術前一晚去訪視病人而作病情之評估是不够的。Lee 說 "For the anesthetist to see the patient the evening before operation……is not enough"。[2]所以他建議設立一手術前麻醉病人門診 (Preoperative anesthetic outpatient clinic)。給予麻醉醫師有充份的時間去瞭解病人之病況或有足够的時間去爲病人作手術前之準備。Lee 提出這個建議後，獲得大家的讚同。大家都認爲在手術前一傍晚去訪視病人，常常病人有其他客人訪問，或正在用餐，甚或病人已經就寢，諸多不便。更何況麻醉人員在一整天的忙碌工作後，在一個疲倦得要想休息的傍晚去訪視病人，往往會草率了事。同時假如在前晚訪視病人時，發現有問題，而需做進一步的檢查，如心肺功能，肝腎功能之檢查，或病人所服用之藥物，對麻醉之安全有影響而需停藥一些時日，則勢必將手術停止。這樣病人住在醫院裏，等待手

---

① Loder, R.E. and Richardson, H.J.: Lancet, 1954, 1:1177.
② Lee, J.A. : Anesthesia, 1949, 4:169.

術，要多花住院費，而醫院本身則床位給佔據，無法讓其他等待住院治療的病人進住接受治療。這樣對病人和醫院都不好。何況有些病人在手術時需要親友的陪伴，或已安排好親友來陪伴，臨時改期手術，則親友的陪伴又要重新安排，更覺不便，甚或招致病人或其家屬之埋怨。爲了避免上述諸項缺點，所以麻醉前門診之設立是必要的。

疼痛控制及呼吸治療，本書有專章討論。本節僅略討論麻醉前門診。要做好麻醉前門診，全靠外科醫師，麻醉醫師及病人三者的合作，事先週全的安排及事後適當的聯絡。

甲、應診時間

Stewart①認爲病人在手術前兩星期來應診最合適。這樣可以給予麻醉醫師足够的時間去檢查處理。例如外科醫師應送查之一般常規檢查而沒送時，麻醉醫師可以補送。旣送而其結果有懷疑時可以重做。或認爲病人有必要做進一步之特殊檢查時也有足够時間去安排及等待檢查結果之報告。病人所服用之特殊藥物而在手術前必需停止服用時，可做停藥準備。大多數藥物停止服用後仍需一至二週之時間才能全部排出體外。手術前需糾治之疾病如高血壓，甲狀腺功能亢進，糖尿病等，未能使病況糾治至最佳情況時，可在這短時間內加強治療，以期在手術前能使其病況達到最佳情況。

乙、就診病患:

除已住院病患以會診方式去作麻醉前評估外，其他一切安排好需要手術之病患均應約定時間前來麻醉前門診就診。

丙、門診醫師:

病人前來麻醉前門診就診時，原則上應該讓將來負責替他上麻醉的麻醉醫師診察。因爲這樣在門診時可建立一醫師和病人之友誼關係

① Stewart, G.K., Goldstein, p. :Obstet. Gynec. 1972, 40:539.

(Rapport)。替病人解說將來手術和麻醉之過程及討論有關手術及麻醉之其他問題，建立病人對麻醉醫師之信心。這樣可以減少病人手術前不必要之恐懼。也讓麻醉醫師能充份瞭解病人之病況及對病人之麻醉有週全之計劃。

丁、門診工作:

一、簡單病歷訪問: 包括病人生活習慣，有無烟酒之嗜好，有無過敏或其他如心、肺、腎，肝等之疾病。以往有無手術或麻醉之經驗，假如有的話，更應問清曾接受何種手術，何種麻醉，往後有無併發症。是否在服用特殊之藥物。有時應問清服用何種藥物，服用劑量及時間等。

二、簡單的體格檢查: 包括體重，身高，體溫，血壓，脈搏，營養狀況，心肺功能，肝腎功能，通氣道，畸形及局部狀況等。

三、檢驗室報告之檢查及分析: 血液，小便，大便之常規，心電圖，心臟射出容量描記圖 (Ballistocardiogram)，胸部 X 光檢查，假膽素脂酶活性 (Pseudocholinesterase activity) 血液生化之檢查等。這些在外科門診時，外科醫師就應該讓病人去做。來麻醉前門診時應該有以上檢查結果之報告在病歷內。假如不全時，要查明原因，必要時補做或以上報告有懷疑時也得再做，或以上報告發現有不正常時，可做進一步之其他方法檢查或會診各專科醫師，如心電圖不正常時可會診心臟科醫師，肝功能不正常時可會診腸胃科醫師，糖尿病患者可會診新陳代謝科醫師等。

四、治療: 除需要外科手術之疾病外，同時併發有其他疾病的患者，在手術前應該將其治療痊癒後才行手術，若無法痊癒之疾病也該治療到最佳狀況才行手術。

㈠病人之焦慮，上呼吸道之感染，高血壓，糖尿病，輕度之充血

性心臟衰竭或支氣管哮喘等疾病，在門診給予一至二星期之藥物治療，對病人有很大的幫助及改進。

㈡病人服用之藥物對麻醉時有影響或不合適者，可在門診時改換甚或停止服用，以保障手術之安全。

㈢痰多慢性咳嗽如肺膿瘍，支氣管擴張或嚴重之支氣管哮喘之患者，門診時可使病人做物理治療或體位引流以改進其肺功能。

㈣其他較嚴重之疾病如甲狀腺功能過高等，內分泌疾病，有併發症之高血壓，糖尿病等，則應會診該專科醫師，請他們治療。假如認為必須住院加強治療時則應盡早讓病人住院，接受加強治療。

五、聯絡：外科醫師認為病患需要手術治療時，應在預定手術最少兩星期前，將預定手術單填送外科部，排定手術日期。外科部負責人如總醫師或書記將手術日期排定後，通知外科醫師及病人。並安排病人前來麻醉前門診應診之日期，並通知病人，麻醉前門診及病歷室之負責人，以便病人準時前來麻醉前門診應診。若病人未能依時應診時，則應通知外科部，查明原因。無論任何原因而使病人不能在預定日期手術時，也應通知外科部，重新安排並通知外科醫師。

第三節　麻醉前給藥 (Preanesthesia Medication)

麻醉前給藥，可以說是病人接受麻醉之開始。當我們決定好選擇一種麻醉劑和麻醉技術後，就應依據麻醉技術及病人之病情，選擇一種適當的麻醉前給藥。麻醉前給藥可以直接影響將來麻醉之誘導，維持及恢復。適當的麻醉前給藥是將來麻醉成功之前奏。

甲、麻醉前給藥的目的

麻醉前給藥的目的是使將來麻醉之易於誘導，維持及恢復，減少麻醉之不良副作用或併發症及增加病人之安全。具體地說：

一、減少患者之緊張及恐懼，避免心理之創傷。

二、減少痳醉劑之用量，因而減少痳醉劑對病人之毒性作用。

三、抗拮痳醉時之不良副作用，如減少口腔及上呼吸道之分泌，確保呼吸道之通暢，減少呼吸系之併發症。

四、抑制自主神經之不良反射。減少副交感神經反射，降低兒茶酚胺（Catecholamine）之分泌。

五、減低新陳代謝率及氧消耗量。

六、免除病人對痳醉前在手術室不愉快事物之記憶，所謂 Amnesia。

乙、影響痳醉前給藥之因素

一、年齡：基本新陳代謝率（BMR）隨年齡之不同而各異。初生兒之 BMR 爲 30-40 cal/M²/hr，數月後增至 45-50 cal/M²/hr，兩歲增至最高峯爲 55 cal/M²/hr，而後漸減到十二歲時約降至 45 cal/M²/hr，其後進入青春發育期，BMR 又漸次上升，十四歲時約爲 46 cal/M²/hr。而後又漸次下降，成人約維持在 38-40 cal/M²/hr 之間。直至七十歲以上之老人可降至 35 cal/M²/hr 以下。如表 4-2 及圖 4-2。

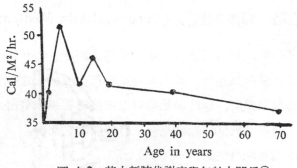

圖 4-2　基本新陳代謝率與年齡之關係①

---

① Collins, V. J.: Principles of Anesthesiology, 2nd Edition, 1976, 215.

表 4-2　基本代謝率與年齡之關係[1]

年　齡　（歲）		初生	1	2	3	5	6	7	8	9	10	11
代謝率	Kcal/M²/Hr 男	30	55	57	55	53.0	52.7	52.0	51.2	50.4	49.5	48.6
	女	30	52	53	52	51.6	50.7	49.3	48.1	46.9	45.8	44.6

續表 4-2

年　齡　（歲）		12	13	14	15	16	17	18	19	20-24	25-29
代謝率	Kcal/M²/Hr 男	47.8	47.1	46.2	45.3	44.7	43.7	42.9	42.1	41.0	40.3
	女	43.4	42.0	41.0	39.6	38.5	37.4	37.3	37.2	36.9	36.6

續表 4-2

年　齡　（歲）		30-34	35-39	40-44	45-49	50-54	55-59	60-64	65-69	70-74	75-79
代謝率	Kcal/M²/Hr 男	39.8	39.2	38.3	37.8	37.2	36.6	36.6	35.3	34.8	34.2
	女	36.2	35.8	35.3	35.0	34.5	34.1	33.8	33.4	32.8	32.3

　　新陳代謝率高者，所需麻醉前給藥之量也大。故一般來說，若以單位體重計算，一至二歲之嬰兒所需麻醉前給藥量最大。老年人所需之量最小。

　　二、性別：女性之新陳代謝率較男性低，故男性所需麻醉前給藥

[1] Ruch, T. C., and Patton, H. D.: Physiology and Biophysics, 19th Edition, 1965, 1045.

之量較女性大。

三、體溫：體溫比正常值每升高華氏一度（1°F），可增高百分之
七的新陳代謝率，故體溫高的病人所需麻醉前給藥之量較大。唯阿托
品（Atropine）可影響體溫之發散，使心跳增快，故體溫增高的病人
應減少阿托品之使用劑量，甚或避免使用。

四、情緒：恐懼和興奮均能增高新陳代謝率。興奮不安的病人，
其新陳代謝率可增高百分之二十。故恐懼興奮不安的病人所需之麻醉
前給藥量較大。

五、痛疼：痛疼亦能增高新陳代謝率。這類病人麻醉前給藥除了
用量要增加外，應給予麻醉止痛劑（Narcotics）。一般認為麻醉止痛
劑除有止痛作用外，對無痛疼病人也有使其新陳代謝率降低的作用。
但 Beecher[1]則認為麻醉止痛劑並無降低新陳代謝率之作用。

六、內分泌疾病：甲狀腺功能亢進，嗜鉻細胞瘤等患者，其新陳
代謝率高，所需麻醉前給藥量較大。甲狀腺功能不全，腎上腺功能不
全及重症肌無力（Myasthenia gravis）患者，其新陳代謝率低，故所
需麻醉前給藥量較小。

七、體型：矮胖的病人，比較安逸，所需麻醉前給藥劑量較小。
長瘦的病人容易緊張，故所需麻醉前給藥劑量較大。

八、慢性疾病：營養不良，貧血，肝臟疾病，臥床良久之病人，
對麻醉止痛劑和鎮靜劑之耐受性均差，應減量使用，而癌症病人，往
往因長期使用麻醉止痛劑或鎮靜劑，而對此等藥物之耐受性高，可用
較大量之麻醉前給藥。

九、休克病人：所需麻醉前給藥量較小，因其週邊循環（Peri-
pheral circulation）不好，不宜皮下或肌肉注射，應在麻醉誘導前數分

[1] Beecher, H. K., J. A. M. A. 1955, 157, 242.

鐘由靜脈注射給予。

十、腦脊髓疾病: 腦脊髓疾病患者, 若其腦壓增高時, 麻醉止痛劑應避免使用, 因麻醉止痛劑可抑制呼吸, 使二氧化碳積留, 進而使腦壓更高。巴比妥酸鹽類及 Valium 有降低腦壓之作用, 故此等病患, 可選擇巴比妥酸鹽或 Valium 爲麻醉前給藥。

十一、慢性酒精中毒之病患: 因酒精對肝細微酵素系統 (Microsomal enzyme system) 有誘發作用 (induction)。所以麻醉前給藥量應較大, 但若酒精中毒情況嚴重而影響到其肝功能不全時則應減少用量。有酒狂 (Delirium) 的病人, 更有人主張用靜脈注射酒精作爲麻醉前給藥。

十二、長期大量服用安眠藥如 Phenobarbital 及抗痙攣藥如 (Dilantin) 等之患者, 因此等藥物有酵素誘發作用 (Enzyme induction)。所以麻醉前給藥用量較大。

十三、麻醉劑及麻醉技術: 用局部麻醉或神經阻斷麻醉時, 爲了預防或減少局部麻醉劑之毒性反應, 麻醉前給藥應給予較大量之巴比妥酸鹽類或 Valium。使用藥效強的麻醉劑時, 麻醉前給藥劑量可減少, 使用藥效弱的麻醉劑時則麻醉前給藥劑量應較大。使用 Ketalar 而需避免腦壓增高時, 麻醉前給藥可用 Valium。

十四、特殊治療劑: 特殊病情患者, 在麻醉前給藥時, 可同時給予特殊治療劑。如冠狀動脈功能不全之病人可給予冠狀動脈擴張劑, 長期服用 Corticosteroid 或腦壓高的病人可給予 Corticosteroid, 支氣管哮喘的病人, 可給予支氣管擴張劑或 Corticosteroid, 糖尿病患者可給予葡萄糖及胰島素等。

丙、常用的麻醉前給藥

麻醉前給藥的詳細藥理作用, 請參閱第三章麻醉與應用藥理學。

本節只簡單介紹數種常用的麻醉前給藥的主要作用，劑量及其用法。

一、麻醉止痛劑 (Narcotics)：

㈠嗎啡 (Morphine)：

1. 中樞神經作用：

(1)止痛作用：增高痛閾 (Pain threshold)，改變病人對痛覺之反應。

(2)鎮靜作用。

(3)可增加腦壓，因其抑制呼吸，使二氧化碳積留，增進腦血流量而使腦壓升高。

(4)對脊髓有刺激興奮之作用。

(5)對體溫調節有抑制作用。

2. 呼吸系統作用：

(1)抑制呼吸中樞，使呼吸次數減少，潮氣量 (Tidal volume) 降低，減少之呼吸次數較爲明顯。

(2)化學品受體 (Chemoreceptor) 對氧及二氧化碳之反應遲鈍。

(3)抑制呼吸道內之纖毛運動 (Ciliary action)。

(4)使支氣管收縮，增加支氣管之張力。

3. 心臟血管系統作用：

(1)抑制血管運動中樞 (Vasomotor center)。

(2)抑制週邊血管 (Peripheral vassels) 使之擴張。刺激組織胺 (Histamine) 之分泌。

(3)減少靜脈回流，故減少心搏出量。

(4)使心跳變慢。

(5)由於以上諸項作用，故可使血壓下降。

4. 消化系統作用：

(1)增加腸胃肌肉之張力。

(2)抑制腸胃之蠕動。

(3)使括約肌收縮。

(4)由於以上諸作用， 故胃內容物存留時間較長 (Delay in gastric emptying) 及引起便秘。

(5)可引起噁心嘔吐， 由於刺激嘔吐化學品受體之引發區 (Chemoreceptor trigger zone) 所致。

(6)對膽道可引起痙攣。

5.泌尿系統作用:

(1)抑制腎絲球之濾過作用，減少腎血流量。

(2)增加抗利尿激素（ADH）之分泌，減少小便形成。

(3)增加輸尿管，膀胱及括約肌之張力，形成小便瀦溜。

6.新陳代謝作用:

(1)可使體溫下降。

(2)增高血糖。

(3)增加類皮質脂酮 (Corticosteroid)，減少 ACTH 之分泌。

7.子宮作用: 臨床劑量對正常子宮無作用，但對子宮收縮劑引起之子宮收縮則有抗拮作用。

8.劑量及作用時間: 成人皮下注射約8-10mg, 肌肉注射5-10mg, 靜脈注射 3-5mg。平均約 0.1-0.2mg/kg 皮下注射約 15-30 分鐘後即有止痛作用，且止痛作用可維持 4-5 小時，肌肉注射約 10-20 分鐘後即有止痛作用，可維持 $2\frac{1}{2}$—4 小時，靜脈注射 2-3 分鐘即有止痛作用，可維持 $1\frac{1}{2}$—2 小時。

(二)配西汀 (Pethidine, Demerol):

1.藥理作用: 本品之藥理作用與嗎啡相似，其藥效較弱，50mg

之止痛藥效約等於 8mg 之嗎啡，100mg 約等於 12mg 之嗎啡。茲列舉其與嗎啡不同之藥理作用如下：

⑴對中樞神經系之鎮靜作用較弱。

⑵同時使呼吸次數及呼吸潮氣量減少，但呼吸潮氣量減少較為顯著。

⑶對支氣管有擴張放鬆之作用。

⑷對心臟有抗心律不整之作用，可直接刺激交感神經系而使心跳變快。

⑸可使腸胃道肌肉鬆弛，但對膽道仍可引起痙攣。

⑹對子宮有輕度之刺激作用，可增強子宮收縮劑對子宮之收縮作用。

2.劑量及作用時間：成人皮下注射約為 75-100mg，肌肉注射為 50-100mg，靜脈注射為 25-50mg。平均約為 1-2mg/kg。止痛作用開始時間與嗎啡同，其維持止痛時間則較嗎啡短，皮下注射約可維持 3—4 小時，肌肉注射 2—3 小時，靜脈注射 $1\frac{1}{2}$—2 小時。

㈢狄勞地特 (Dilaudid)：

1.藥理作用：止痛作用比嗎啡強十倍，鎮靜作用比嗎啡強四倍。對呼吸之抑制作用也比嗎啡強，但其作用時間較短。噁心嘔吐及便秘發生較少。其他藥理作用與嗎啡相若但其作用時間較短。

2.劑量及作用時間：成人皮下注射約為 1.5-3mg，肌肉注射 1-3mg，靜脈注射 0.5-1mg，平均約為嗎啡劑量四分之一。作用之時間與嗎啡相若略短。

㈣Fentanyl

1.藥理作用：其止痛作用為嗎啡之 100-200 倍。對呼吸之抑制作用較強。可以引起呼吸肌肉之僵硬形成所謂 Wooden chest。其他藥

理作用與嗎啡相仿。

　　2.劑量及作用時間: 成人劑量約爲 0.05-0.1mg，皮下注射及肌肉注射約 5-15 分鐘開始有止痛作用，且可維持約 60-120 分鐘。靜脈注射約 3-5 分鐘開始有止痛作用，約可維持 30-60 分鐘。

　　㈤班脫邦 (Pantopon): 本品成份與鴉片所含之植物鹼 (Alkaloids) 相似，其中含嗎啡 50%，作用與嗎啡同，劑量爲嗎啡之二倍。

　　㈥艾生他 (Nisentil): 藥理作用與配西汀相若，止痛作用快，藥效較短。成人劑量約爲 40-60mg，皮下注射五分鐘卽有止痛作用，可維持二小時。

　　二、安眠與寧靜劑 (Hypnotics and tranquilizers)

　　㈠巴比妥酸鹽類: 巴比妥酸是由尿素 (Urea) 及丙二酸 (Malonic acid) 結合而成。其結構式中第五位碳原子之活性極大，可與不同之化學根 (Radical) 結合成爲作用時間長短不一，代謝途徑不同之各種巴比妥酸鹽。臨床上依其作用時間之長短，將其分爲超短時效 (Ultra-short-acting)，短時效 (Short-acting)，中時效 (Intermidiate-acting) 及長時效 (Long-acting) 四種。超短時效巴比妥酸鹽如 Sod, Pento-thal 及 Brevital，其作用快速而短暫，常用作靜脈麻醉劑。在體內代謝去毒雖慢，但迅速重行分佈 (Redistribution)，故其藥效迅速消失。短時效巴比妥酸鹽如 Seconal 及 Nembutal，藥效約三小時，適宜用於不易入睡患者之誘導入眠，絕大部份在肝臟內代謝去毒，很小部份由腎臟排洩。中時效巴比妥酸鹽如 Amytal，藥效約三至六小時，適宜用於夜間易醒，醒後不易再入睡的患者，約 80% 在肝內代謝去毒，20% 由腎臟排洩。長時效巴比妥酸鹽如 Luminal，藥效約大於六小時，適宜用作鎮靜劑，約 20% 在肝臟內代謝去毒，80% 由腎臟排洩。其藥理作用主要爲: 低劑量時抑制感覺有鎮靜，抗痙攣作用，無止痛

作用。高劑量時有麻醉作用，使病人熟睡，甚或失去知覺（Loss of consciousness），抑制呼吸及循環中樞，降低腦壓，抑制平滑肌包括心臟血管之平滑肌，可減少氧消耗量，使血糖升高等。麻醉前給藥常用之巴比妥酸鹽有 Amytal, Nembutal, Seconal 及 Luminal。其劑量約體重每磅 2mg。有痛疼之病患不宜單獨使用巴比妥酸鹽，應與麻醉止痛劑合用。老年患者用後可能有不安焦躁甚或半睡狀態，故也不宜使用巴比妥酸鹽爲麻醉前給藥。

㈡酚噻嗪衍化物（Phenothiazine derivatives）：臨床上作麻醉前給藥,常用的酚噻嗪衍化物如多眠靈（Wintermine, Chlorpromazine）‘芬納根（Phenergan, Promethazine），及斯巴靈（Sparine, Promazine）等。其主要藥理作用爲鎮靜，抗心律不整，抗組織胺，止吐，消除交感神經作用（Sympatholytic）而引起血壓下降及心跳變快，加強麻醉劑之藥效等。單獨使用時可引起不安及焦慮。用作麻醉前給藥時成人之劑量：多眠靈約爲 12.5-25mg，芬納根約爲 25-50mg，斯巴靈約爲 25-50mg，均行肌肉注射。

㈢Benzodiazepine 製劑：常用作麻醉前給藥的有 Valium（Diazepam），Librium（Chlordiazeporide）及 Mogadon（Nitrazepam）。其主要藥理作用爲：鎮靜，無憶（Amnesia），抗痙攣，使肌肉放鬆，降低腦壓，有輕微之止痛作用。對呼吸，自主神經及血壓無影響。其不良副作用是：運動失調（Ataxia），頭昏，疲倦等。作麻醉前給藥時之成人劑量：Valium 約爲 5-10mg 肌肉注射，Librium 約爲 25-50mg 肌肉注射，Mogadon 約爲 10-20mg 口服。

㈣Piperidinedione 衍化物：如 Noludar（Methylprylon）及 Doriden（Glutethimide）。

1. Noludar: 藥理作用不詳,催眠作用及對呼吸,心臟血管之抑制

作用與巴比妥酸鹽相若。其成人劑量約爲 250-500mg 口服。

2.Doriden: 藥理作用: 其作用時間，止痛作用，止咳作用及抗痙攣作用均與 Seconal 相若。劑量大時對呼吸及心臟血管有抑制作用，有抗副交感神經之作用，使瞳孔放大，抑制腸胃道及呼吸道之分泌，抑制腸胃道之蠕動等。其成人劑量約爲 250-500mg，口服。

㈤Droperidol: 其主要藥理作用爲: 鎭靜止吐,加強麻醉止痛劑及麻醉劑之藥效作用。抗心律不整，輕度之 α-receptor 阻斷作用可引起輕度之血壓下降。對呼吸無影響。麻醉前給藥單獨使用 Droperidol 時，可引起焦躁不安。劑量成人約爲 2.5-5mg 肌肉注射。

㈥Vistaril (Hydroxyzine): 其主要藥理作用爲鎭靜，抗組織胺及抗心律不整。成人劑量爲 50-100mg 肌肉注射。

三、副交感神經抑制劑 (Parasympatholytics): 麻醉前給藥常用之副交感神經抑制劑有阿托品 (Atropine)及莨菪素 (Scopolamine)。

㈠阿托品: 臨床劑量之阿托品對神經中樞有刺激作用，可興奮呼吸中樞而對抗麻醉止痛劑對呼吸中樞之抑制作用。汗腺，唾腺，腸胃道及呼吸道之分泌均受抑制而減少。汗腺之分泌受抑制後，體熱發散不易，可使體溫升高，故發燒病人不宜使用。抑制虹膜 (Iris) 的括約肌，使瞳孔放大，對正常眼壓雖無影響，但可增高青光眼(Glaucoma)之眼壓，故青光眼患者應避免使用。抑制支氣管，腸胃道及泌尿道等平滑肌而引起支氣管擴張，腸胃道及泌尿道之張力及蠕動減少。小劑量之阿托品可刺激迷走神經中樞而使心跳變慢，但臨床劑量時則因其能抑制副交感神經作用而使心跳變快。對兒童及老年人心臟之作用不顯著。大劑量之阿托品，可使患者表皮血管擴張，尤其臉部之血管爲然。引起表皮血管擴張之機轉迄今仍未完全瞭解。

㈡莨菪素: 藥理作用與阿托品相若。茲將與阿托品不同之藥理作

用列舉於下：莨菪素對神經中樞抑制作用大，可引起患者安睡及無憶（Amnesia）。但有些老年人可有興奮作用引起不安或譫妄。故老年人不宜使用莨菪素。對心臟，腸胃道及支氣管平滑肌之作用較弱而對汗腺，唾腺，腸胃道及呼吸道之分泌抑制作用及增高眼壓作用則較阿托品強。

四、給藥時間及路徑

㈠麻醉止痛劑及副交感神經抑制劑如嗎啡及阿托品等可用皮下注射，在麻醉誘導開始 90–60 分鐘前給藥。

㈡麻醉止痛劑，副交感神經抑制劑、鎮靜劑及寧靜劑可行肌肉注射，在麻醉誘導開始 60 分鐘前給藥。

㈢口服時應在麻醉誘導開始二小時前給藥。以極少量之水吞食之。

㈣休克患者之麻醉前給藥應在麻醉誘導開始數分鐘前經靜脈注射給藥。

第 五 章

靜脈麻醉之手技　　　趙繼慶

　　史記: Óre 於 1872 年，曾以 Chloral hydrate 作靜脈注射，救治破傷風之病患，Pierre-Cyppien Óre (1829-1891)[1]，乃爲一法國生理學者。其後於 1905 年，又有蘇聯之 Krawkow 應用靜脈注射法。1912 年 Max Page 於倫敦，於 1909 年 Burchardt 分別以哥羅仿及乙醚作靜脈注射，均有歷史上記載。首先合成巴比妥製劑者，乃爲 Fischer 及 E. Mehring 於 1903 年，卽所謂 Diethyl-barbituric acid 或 Veronal。於 1912 年又發現 Phenobarbitone, Somnifaire, 可稱爲首次以巴比妥劑注射於靜脈之藥劑。Thiopental sodium 於 1934年[2]，分別由 Lundy 及 Waters 應用於臨床。於 1941 年 Hans Selye 發現 Steroid 藥劑，可作靜脈注射，又於 1955 年由 Pan 及 Rudel 應用 Hydroxydione 作靜脈麻醉法。法國之 Laborit 於 1949 年創製 Neurolept 藥劑，抑制皮質及皮質下中樞，又於 1960 年製成 Gamma hydroxybutyric acid, 旨在保護或抗拒侵襲。1961 年比國之 Janssen 則又製成 Fentanyl 及 Droperidol 合成藥劑，應用於臨床，意在鎭神止痛。Propanidid (Bayer 1420) 爲一 Eugenal 製劑，於 1961 年已開始作臨床上探討，現已普遍被採用。其後於 1965 年又有解離性麻醉藥劑出現，靜脈或兼作肌肉注射，卽所謂 Ketalar (亦稱 Keta-

---

① Óre, PC: Bull. Soc. Chirurg., 1872, 1, 400.
② Lundy, J.S., Proc. Staff Meet. Mayo Clin., 1935, 10, 536.

mine)。Althesin (CT-1341, Glaxo)，乃爲兩種 Steroid 混合而成，現已漸次出現。Flunitrazepam 爲一小量靜脈麻醉誘導劑， 化學構造上略與 Diazepam 相類似。近來又有 Etomidate 新靜脈麻醉藥劑，作爲超短時效之作用，相繼於 1976 及 1977 年，在麻醉學雜誌上報告。

第一節　巴比妥鹽製劑（Barbiturates）

甲、**Thiopentone sodium**（別名：**Pentothal sodium, Thiopental, Trapanal, Pethiobarbital, Intraval, Nesdonal, Farmotal 及 Ravonal-A 等**）

此藥劑之主要成分爲 Sodium ethyl (1-Methyl butyl) Thiobarbiturate。（圖 5-1）黃色之粉劑爲 H_2S 溶於水而成。2.5-5.0% 之溶液，其 pH 爲 10.81，溶液並不太穩定，但經24 至 48 小時或稍長，且無妨，如有混濁不清時，應棄之不用。

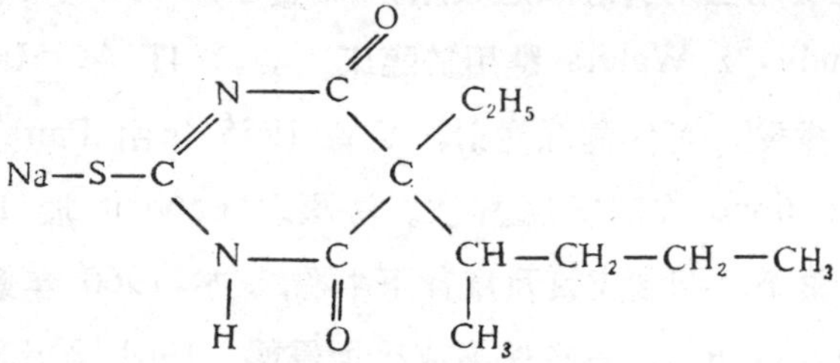

圖 5-1　Thiopentone

本劑在臨床上應用甚廣，可稱爲代表性之靜脈麻醉藥劑，故應詳加敍述，以資參考。

藥理學上之觀點：

對神經系統，恰如其他巴比妥製劑，具有鎮靜、催眠、止痛及麻醉作用等，隨着注射劑量及速度之不同，可引發呼吸抑制作用。血漿中之濃度，並不足以證明麻醉之深度，甚至於腦波，亦無法證實。腦

部氧氣消耗量與腦血流量，容或減少，不過有如正常之睡眠狀態而已，此種現象，皆因腦細胞氧氣利用，發生干擾所導致。

再分布作用：用 Thiopentone 單一小量時，其在血漿中之水準，將快速下降，同時病患亦恢復意識。此下降乃基于藥物對其他體組織之再分布作用而起①。再分布對脂肪則是緩慢，其唯一之理由，乃因其血液供給貧乏所致。注射後約 30 分鐘，分布於內臟及體組織。大量注射後，或再追加小量，其平均血漿水準偏高，可引發足夠之麻醉效果，因 Thiopentone 之代謝較慢，而麻醉繼而延長。（每小時約爲 10-15%）麻醉並不單靠藥物之濃度，同時亦在觀察其組織曝露之時間短暫而定。注射後一分鐘，卽可建立腦與血漿之平衡。

急性容忍量：病患自麻醉清醒，與血中 Thiopentone 之水準及其誘導麻醉之用量，有密切之關聯②。

蛋白之結合性：於末梢血液中，約有 70% 之 Thiopentone，與血漿蛋白相結合，同時亦有其活動性。

呼吸系統：依據注射之速率與數量，對呼吸抑制之程度，亦各有不同。呼吸中樞受抑制後，卽可引起缺氧狀態。如呼吸被強烈的抑制，自然血中之氧壓及二氧化碳壓，均定可受其影響。Thiopentone對副交感性系統，遠較交感性系統爲少，同時喉性及支氣管性之痙攣，亦多因此而引發，恰如咳嗽或 Bucking 爲然。

心血管系統：心臟之收縮性，將因此而減弱，同時心臟亦將可能擴大。對嚴重之心臟病例，同時有心性代償作用，又兼有冠狀動脈狹窄現象，其結果將造成心肌供血之減少，甚至心肌機能停歇，吾人應注意及之。尤以對右向左之通路，更應加倍留意。

① Price, HL: Anesthesiology, 1960, 21, 40.
② Dundee, JW. & Price, HL: Brit. J. Anaesth., 1956,28,344,

喉頭: 痙攣之發生，頗引人注意，既如手術部位之刺激，喉頭之
Vagus 神經末端之刺激,及因血液、粘液、酸性胃內容物等而引發者。

分泌及代謝:

本劑幾乎全部在體內完成代謝，更不因與福來生同時使用而受影
響①。在肝臟經破壞後，氧化其側鎖，對早期恢復其功能，成爲重要
之因素，約有 10-15% 之藥物，每小時均在發生代謝作用。於肌肉組
織，有如腎臟然，可助長其解毒作用。在病患對 Thiopentone 之容忍
度減低前，應愼重考慮肝臟功能不全之程度，如容忍度低，則以長時
間而間歇性劑量給與之。破壞產物，乃自腎臟排出，腎臟病並非不可
使用，卽或尿毒症，只不過較正常人減量卽可。對一血中尿素增高之
病患，將可能延其麻醉之時間。消失之現象，年輕人較年老者爲快，
因此年高者，仍以減量使用爲佳。

其他作用種種: 本劑可進入腦脊髓液，於注射後，迅速進入乳液
中。腦內壓及腦脊髓液之壓力，將有下降之現象，血糖將有上昇之跡
象。對血中酸鹼度，因換氣不良而影響，乃人盡皆知之事實。巴比妥
劑原對 Cocaine 具有對抗之作用。可引發自肝臟分泌之酵素，代謝後
之 Warfarin 與抗凝血劑有關。皮膚發疹偶而可見，對類過敏症之發
生，亦曾有記載。

懷孕子宮: 其彈性將無何改變，對外轉將無效，本劑可通過胎盤
關卡，胎兒血中將可發現高濃度之 Thiopentone 存在。

眼: 瞳孔先擴大，後縮小，對光反應敏銳，眼球常固定於正中，
進入第三期麻醉後，其角膜性、結膜性、眼瞼及眼睫毛反射，均將消
失無存。

理學的特性與溶液: 多種藥物，均以鈉鹽形態，供作臨床應用。

① Rahn, E: Brit. J, Anaesth., 1969, 41, 503.

雖然 5% 之葡萄糖亦可作溶劑，但較其他溶劑爲差，因 pH 較低，易與巴比妥劑發生藥物上之相互作用，則遊離酸因而沉澱。如用乳酸化 Ringer 氏液，或相類似之溶液，常呈現混濁，於一小時內，即可產生沉澱現象。

Thiopentone 鈉鹽，乃爲一黃色收濕性粉劑，味苦，溶點爲 158-159°C (cf. 143-145°C Barbitone; 140°C Thialbabitone; 127°-134°C Thiamylal 93°C Methohexitone)。本劑原溶于水，部分溶于96%之酒精，但不溶于溶劑乙醚及苯。水性溶液爲強鹼性，2.5% 之溶液，其 pH 爲 10.5，則不適于與酸性結合，其中包括鎭痛劑，Phenothiazine 製劑，腎上腺素及箭毒 (dTc) 等。當 Thiopentone 與血珀膽素 (S. C. C.) 混合後，其弛緩劑則發生水解，並於 90 分鐘後，將失去其活動性至 50%。

臨床上多用 2.5% 之溶液，但亦有用 5.0% 者，此時應注意防範注射於血管外，以免局部發生壞死現象。

巴比妥劑之溶液，呈高度之鹼性，對細菌產生穩定性之作用，並可防止微生物之傳播。

將溶液儲存於攝氏 4° 下，可保持較長時間之明亮度，但如有混濁，切不可使用。

測取與測量: Thiopentone 及類似藥物，可用彩色計法，作定量的測知或測量，如紫外線分光光度計，氣體液體套板法 (GLC) 或用薄層套板法 (TLC) 等。以紫外線技術，分析 Thiopentone，依據 Thiobarbituric acids 之紫外線光譜，當檢查酸性媒體，最高須具有 290mμ，鹼性媒體爲 305mμ。如擬意將組織之抽出物，通過強烈之紫外線而被吸收，論其波長，而計測巴比妥劑樣本之內容。詳細的技術，曾由 Hellman Shettles 及 Stran 等介紹。

　　比較的效能：此種效能，有各種不同之效能，恰如藥物所需之數量，決定於所希望腦抑制之程度；最少需要量可導致睡眠，或其需要量可導致麻醉之時限，則各有異。（圖 5-2）

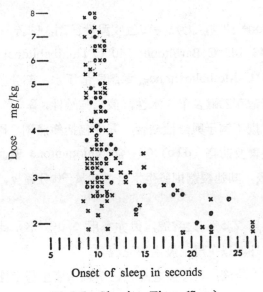

Onset of sleep in seconds

圖 5-2　Sleeping Time (Sec.)

　　吸收、分布與消失之相互關係：應用 Thiopentone，早期卽有報告，因在體內快速破壞，而成爲一超短時效之藥物。連續的注射，量雖小，亦將無法與持續性開放性給乙醚相比較。據實驗結果顯示；連續的給與同量，其麻醉效果，逐漸延長，則產生積存作用。重覆言之；卽超短時效一詞，並非一適當描述藥物作用時間長短之字句。最明顯的作用與再分布有關，遠較代謝爲重要，亦卽大量尚未經過解毒之藥劑，存於體內，但病患仍能恢復其意識。血液與組織間之水準，不斷的在改變，如何能保持平衡，則與不同之組織有關。臨床上麻醉之深度，並不能與 Thiopentone 在血中之水準相平行，更不易判定組織中

之水準，甚爲奧妙。

有三種重要因素，可以影響巴比妥劑之分布與命運；其一爲脂肪溶解能，二爲蛋白結合能，三爲某種程度之電離能。

蛋白質結合能：注射大量之巴比妥劑，在藥理學上成爲非活動性與血漿中之非彌漫性 Constituents 相結合。因着巴比妥濃度之增加，而結合藥物之百分比降低，同時在低濃度下，實際上所有藥物，乃均與血漿蛋白相結合，尤以白蛋白爲然。Thiopentone 進入人體後，並非廣汎地局限于紅血球，在血漿中將有 40% 被發現。

吸收：巴比妥劑透過中樞神經系統與未電離化分子之類脂肪溶解能，具有相互關係。靜脈注射足够劑量之 Thiopentone, Thiamylal, Methohexitone 及類似藥物，迅速卽入睡，乃基于高度類脂肪溶解能及電解化之缺失，因此導致快速的穿過血腦之關卡。其他之因素，與手腦循環時間有關。

解毒率：解毒之快慢，最近漸受人注意，其關鍵亦與降低血漿中 Thiopentone 有關。1952 年 Brodie 計算每小時約有 10-15% 將遭破壞，但 Price 則反駁其藥物再分布之換算（ ？ ）。Shidman 及 Eger 測驗狗肝性動靜脈 Thiopentone 之差別，以類似電腦計算其分布之差，早期減低動脈中水準，乃爲最重要代謝現象之一，同時亦可證實其自麻醉中恢復之跡象。其結論顯示，動脈中濃度之早期下降，乃爲獨一無二之象徵。

容忍度：本劑與揮發性藥劑，迥然不同。大量之 Thiopentone，當恢復時，在體內不起變化，如追加劑量，將會引起積存現象。如長 2-3 小時，則僅須少量，卽可維持，但其睡態，將緩慢降低，造成組織之平衡狀態。對急性容忍度，亦甚重要。最初之劑量，如很高，則須增加劑量，始可維持腦抑制作用之恒久狀態。

　　胎盤通過力: 數年來一直相信 Thiopentone 將能通過胎盤關卡而至胎兒。最小量之藥物，給與母體後，最多經過七分鐘，卽可到達胎兒，但胎兒之水平，將永遠不能與母體相同。

　　腎臟之排泄能: 電離作用之程度，可支配巴比妥之腎臟排泄。未經電離之藥物，將出現于絲毬體而濾過，再經腎小管，呈彌漫性的巡廻循環。此種擴散，將會減少，如藥物電離化，同時形成弱有機酸，則電離作用，可達最高，pH 亦隨之昇高。僅有極少量之 Thiopentone 及 Methohexitone 於不變之情況下，自尿中排出之。

　　新陳代謝: 代謝變形的部分——據動物實驗所得，肝臟乃爲巴比妥劑靜止狀態之起點。

　　1947 年 Shidman 及其同道表示，小老鼠之肝被切除後，Thiopentone 之效果，有顯著之延長 (85-90%)，1953 年又證實有 27% 接受 Thiopentone 注射，於12小時間，卽可消失作用。直至最近幾年來，在人類對本劑可得肝性解毒，其信服情況，仍遠較動物爲少。

　　酵素之引導——在動物加速巴比妥代謝作用之產生，須事先用藥物處理，其中含 Phenobarbitone，可增加肝性微粒性酵素活動性，同時在於肝臟酵素蛋白合成物。

　　破壞——靜脈注射巴比妥劑，些許的小量，毫不改變，卽自尿中排出，雖然其破壞產物，終歸仍經此路自受體排出。

　　化學的反應; 包括巴比妥劑之代謝，一般可分六項記述之:

　　1. 巴比妥環水解開處。

　　2. 代替氧化作用於巴比妥環之第五位, 形成酮氫氧基及酸元等。

　　3. 醇基之缺失，與炭元之第五位相接。

　　4. 醇基缺失與氮元相接。

　　5. Thiobarbiturate 之除硫黃成分（脫硫法）。

6. 對一氮元，追加一甲基羣。

巴比妥劑藥理動力學上之觀點:

實際上得自 Thiopentone 之恢復，乃爲藥物對非神經性組織再分布之結果。恰如解毒時略同，當大量之藥物，留於體內，但其意識亦清醒，此乃爲臨床上與藥理學上，極有趣之理由之一。

如給與小量之 Thiopentone，經重複其劑量後，測知其恢復程度，顯明地積存效果，當在首次之 60-90 分鐘，加以觀察之，其後每一劑量，均將延長其時間。

麻醉如靠間歇性注射巴比妥劑，同時合用笑氣與否，在第一小時之麻醉期間，漸漸地減至小量，其所追加之劑量，需要維持一恒久的麻醉水準。理論上，期能得到長的間隔，其腦容忍量，及血腦水準，須緩慢增量，始能維持其睡眠。

當一大量藥物，未經解毒過程，存於體內，對意識之恢復，曾有報告，卽在手術後之早期，因受鎮靜劑或止痛劑之影響，呈現一種所謂「再誘導性之麻醉效果」。

於臨床上觀察其意識恢復較快者，乃因快速之注射所致，可能成爲臨床上表明所謂「急性容忍能」之現象。

麻醉前準備及前給藥: 恰如一般全身麻醉時相同，茲略述如下:
胃及膀胱保持空虛。

Atropine 或 Hyocine 給與之主要目的: 乃在抑制 Vagus 反射，麻藥性止痛劑，一般並不需要，但對長時間之手術，有如下列之優點:

1. 使病患鎮靜。
2. 可減少 Thiopentone 之用量，更可減輕手術後之抑制作用。
3. 有助于麻醉順利進行，減少肌肉之顫動。

4. 靜脈注射時，比較容易。

麻醉之過程：當一種靜脈麻醉藥劑，施與病患時，須具有如下列之各項工具，以應不時之需。

1. 一具喉頭鏡

2. 氣管內管

3. 氧氣

4. 口罩及呼吸帶

5. 合適之通氣管

6. 可活動之手術臺

7. 吸引器

誘導麻醉法：一般初次注射 Thiopentone 4–8ml 溶液（2.5%），藥劑之濃度到達腦，實決定於注射速度。經驗不足時,可使病患數數,數至第 10–15 數字時，病患既已入睡，如經驗豐富時，可與病患交談，一面注射本劑，當入睡後，卽無反應，再追加 1–2ml 卽可。原則上注射本劑，先注射 1–2ml 觀察其反應如何，作爲試探性，如情況良好，再繼續進行麻醉。快速注射，又劑量太大，當避免之，因呼吸受抑制，可能招致不良之後果。本劑專作誘導麻醉用，只有記憶缺失，並無止痛作用，單用本劑，作小手術，似屬不當。

麻醉恢復期：恢復之快慢，將因麻醉前給藥及 Thiopentone 之用量，迥然不同。麻醉後呈現不安狀態甚少，嘔吐亦甚罕見。早期恢復期，應留意氣道是否通順，及換氣是否充足，宜指派專人護理，直至神志完全清醒爲止，以策安全。門診病患，必須有家屬陪伴，並不宜駕車。

Thiopentone 輔助藥劑：

1. 笑氣與氧氣對比：混合氣體，充分給氧，可節用本劑。

2. Pethidine: 等分的注射 20mgm 用於輔助，其止痛效果甚佳，但兩者雙重作用，會產生呼吸抑制現象。

3. 嗎啡: 2–4mgm 靜脈注射之，有助於 Thiopentone 廐醉進行順利，但因此亦可能導致過深之惡果。

4. 過去曾追加乙醚，三氯乙烯及 C_3H_6，但現階段追加福樂生者，較爲普遍。靜脈及吸入廐醉藥劑，兩者均用少量，較爲理想。

5. 肌肉弛緩劑: 對預防反射之發生及喉頭痙攣出現，比較有用，多與開腹，骨科整復及肛門手術有關。

6. 局部廐醉止痛法: 同時追加 Thiopentone 效果可期,但並不予推崇。

麻醉併發症:

局部性:

血管周邊注射: 可引起疼痛，發紅及腫脹，發生潰瘍者甚少。如注射接近正中神經時，可能招致損傷。如用 2.5%，其症狀，並不嚴重，可用 1% Procaine 10ml，注射於靜脈周邊，以便稀釋中和其溶液，進而使血管擴張並有助於吸收。

動脈內注射: 因不愼注射於動脈內，則病患感覺有燒熱痛，於前膊部或手部[1]。注射 1–2ml，對病患，是否有疼痛感，甚爲重要。注入動脈內，則可能造成壞死現象，因此遭斷臂之命運，突然間發生死亡者，亦有所聞。

㈠手部發白或發紺之手指，乃因動脈痙攣而引起。

㈡皮膚出現斑點、潰瘍或水泡。

㈢前膊及手部浮腫。浮腫部位，漸趨恢復,進而發生血栓或痙攣。

㈣意識不清，稍後方開始。

---

[1]　Cohen, S: Lancet, 1948, 2, 261.

　　此種意外多發於肘窩部、手背及足踝部，其所引起之影響，乃在引起小動脈之血栓，再行干擾運動性衝動之傳導。

　　病理：

　　㈠改變 Thiopentone 混在血中之 pH，因其結果會造成藥劑單獨結晶之沉澱之現象，遮斷微小動脈之小血管通道，同時影響毛細管之水準。

　　㈡主要病灶爲動脈血栓，但 15 日內無法形成。

　　㈢動脈內注射 Thiopentone，因局部儲存之荷爾蒙、腎上腺素，在動脈周邊游離，因此而引起痙攣。

　　治療：當發現有可能注入動脈腔內時，其治療方法如下：

　　先行注射 0.5% 之 Procaine HCl，約 10-20ml，頗爲重要。

　　稀釋已注入之藥劑，解除其動脈性痙攣及疼痛，預防血栓，及其他對症療法。現代的注射法有所改變，如用塑膠針等，注入動脈之機會，已大爲銳減。

　　血栓栓塞症：清潔無菌之注射及靜脈壁受化學性刺激，均可能發生①。如有發生最遲亦有延後 7-10 日者。5% 溶液遠較2.5%之發生率爲高。

　　動物性痙攣：非直接性損害及動脈所發生。

　　神經傷害：尤以正中神經爲甚。

　　斷裂之針頭：針頭根部較易折斷，原則上至少須有半公分長曝露於皮膚外，較爲安全。

　　全身性：

　　呼吸的抑制：多半因藥劑過量，上部氣道阻塞及喉頭痙攣等而引起。進一步由抑制而變成無呼吸者亦有之。

---

① Hulton, AM: Anesthesia, 1957, 12, 467.

循環性虛脫：因過量而引發心肌性抑制及血管性擴張。如將頭部低垂，給氧及間歇性呼吸器及血管收縮劑之注入等，當可望恢復其原態。時間乃爲重要之因素。

喉頭痙攣：直接的刺激；如通氣管、血液、唾液及反嘌性胃液等，較爲常見。刺激其他部位，卽間接性而引發者，如肛門括約肌及子宮頸等。因部分的缺氧，亦有之。

Thiopentone 原本旣有發生喉頭痙攣之趨向，因本劑對喉頭反射有高度之敏感之故，極易引發，今日技術上雖有進步，仍不免會發生，切勿掉以輕心。如已發生，應加壓給氧及靜脈注射 20-30mgm 之血珀膽素（S. C. C.），均可緩和此態。偶而有氣喘病患，一劑之 Thiopentone 注射後，可能引發支氣管性痙攣，變成反射性之無呼吸，如不及時挽救，後果難測，其緊急處理法，與前述略同。

咳嗽：麻醉深度，宜緩慢增加。笑氣、氧氣、福樂生、三氯乙烯及其他藥劑，對於有抗性之病患，更宜注意及之。

噴嚏：眼科手術比較常見，如用足够的局部麻醉法，卽可防止。

術後頭暈、發狂及方位不清：須人陪伴，不宜駕車或下廚。

純皮下過敏：發疹或純血管神經性浮腫。

嚴重的過敏性反應，同時呈現發紺，無法觸摸脈搏，支氣管痙攣，及延長性術後低血壓等，亦有報告。

傳染性肝炎：因濾過性病毒而引起者，約經12週之潛伏期，始能發現。如用過之工具，卽行丟棄之，則可避免之。

Thiopentone 麻醉之優劣：

優點：

(1)簡便快速之誘導法。

(2)不出現興奮時期。

(3)快速恢復，並無嘔吐，或其他不適。

(4)呼吸粘膜，不受刺激。

(5)有快速增加深度之方便。

劣點：

(1)有呼吸抑制

(2)有引發喉頭痙攣之趨勢，尤以嘔吐時爲甚。

(3)安全量，則對腹部肌肉弛緩度不足。

(4)不相配合之肌肉運動。

(5)容易濫用。

適應症：

(1)誘導麻醉不可或缺之藥劑，外科手術時，全身麻醉之誘導用。

(2)短時之小手術、骨科整復、婦科及小兒科小手術或檢查等。

(3)局部麻醉，須要輔助藥劑。

(4)預防因全身或局部麻醉所引發之抽肌用。

(5)精神分析用或作電擊治療用。

(6)爲服務效果良好，須要携帶時，甚爲便利。

(7)爲子癇、癲癇及破傷風之控制發作之用。

禁忌症：乃爲比較性，非絕對性之禁忌。茲列各種病患，當注意及之。

1.小兒四歲以下：因呼吸中樞，易受抑制，上部氣道又比較小，最易引發缺氧症。

2.休克、虛弱、嚴重的貧血及尿毒症例：以小量爲佳，此藥劑易引起血管擴張，並減少心搏出量。

3.病患如因心肺疾患而引發呼吸困難，更宜留意。收縮性心包炎，瓣膜狹窄，全心阻塞等，亦不例外。

4. 呼吸有阻塞現象者。

5. 希望立卽恢復反射之手術病患。

6. 事前應用抗傳染性藥物，如 Sulphafurazole 者，Thiopentone 宜酌情減量，因在血中會影響蛋白結合能。

7. 急性腸阻塞：容易引發喉頭痙攣。

8. 口腔、下顎部及頸部，有急性發炎者。

9. 急喘。

10. 衰弱年邁病患，尚有癡呆者，恢復較慢，並易招致意志不淸。

11. 對外轉向者，Thiopentone 將無效，如生產，則不得超過 250 mgm.

12. 對瘧疾病患，將不適。

13. Dystrophia myotonica 對 Thiopentone 之不正常反應①。

14. Addison's 病及 Myxoedema 等症，亦應注意。

15. Myathenia gravis

16. 病患有肝機能不全，應給予小量。

17. Porphyria，以先天性形態出現，或以急性發作性呈現腹痛，酷似鉛中毒，同時尿呈紅色②。

18. 酒精性中毒及因 Dinitro-ortho-cresol 中毒現象等。

19. 鉀素過高的家族性周期性麻痺。

20. Huntington's chorea

21. 有巴比妥藥劑過敏性歷史者③。

22. 病患有靜脈注射困難之可能性者。

靜脈注射之方法：

① Dundee, JW: Anaesth & Analg., 1953, 31, 257.
② Dundee, JW & Riding, VE: Anaesthesia, 1955, 10, 55.
③ Currie, TT: Brit. Med. J., 1966, 1, 1462.

自 1853 年愛登堡之 Alexander Wood 發明注射用之針與筒,原應用於皮下, 但時至今日, 亦能普遍應用於靜脈注射, 實有朔本求源之必要。

用 10-20ml, 大小之針筒, 以橡皮帶結紮作止血用,先經消毒後, 經皮膚而刺入前膊或手背之表面而注入靜脈, 藥劑通過靜脈, 卽可得到麻醉之效果。確定部位後, 用尖銳之針選定適合之靜脈, 乃爲成功之要訣。如選用肘關節部位時, 應切記勿傷及正中動脈及正中神經, 甚爲重要。其他有注射可能性之部位, 如內靜脈, 腕前靜脈, 外頸靜脈, 鎖骨下靜脈及小兒所值得採用之頭皮靜脈等。

選好一支靜脈, 消毒後, 用 1% Procaine 溶液, 於皮內作突出泡, 恰好在靜脈走向之邊緣, 以銳利之皮下針, 通過突出泡, 再以大針刺入之。近年來, 改用塑膠管針套,內含套針,先以粗針刺破皮膚, 再以針套刺入靜脈, 確定有回血時, 再將套針抽出, 接於點滴管線上, 以便於輸液或作靜脈誘導麻醉之用, 頗爲便利。

有助於靜脈之顯現方法: 止血帶, 摩擦前膊或其他部位, 握緊拳頭, 握 (手) 拳前手向下垂, 局部熱敷, 施傳導性熱及可移動性之光源等, 將收益不少。

藥物與 Thiopentone 之不適合性:

Pethidine, Alphaprodine, Phenothiazine 製劑, Laudexium, Methylsulphate, Suxamethomium salts, Nalophine, Procaine HCl, Papaverine 及 Diazepam 等。

藥物與 Thiopentone 可能引起輕度沉澱: 如過量之 Thiobarbiturates=Gallamine, Papaveretum, Morphine, Levorphan, Pentolinium tartrate, Trimethaphan, Methyl-amphetamine, Methoxamine, Levallorphan, Lignocaine 及 Pitressin 等。

乙、Methohexitone（別名: **Brietal, Brevital**）

此藥劑爲 Methylated oxybarbiturate，其化學名稱爲 Sodium d-d'-1-methyl-5-allyl-5-(1-methyl-2-pentynyl) barbiturate 於 1957 年由 Stoelting 首次記載[1]。

用法約分靜脈、肌肉及肛門等三種，茲分別記述如下:

一、靜脈麻醉手技: 粉劑每 500mgm 須附加 300mgm 之 Sodium Carbonate（圖 5-3）。1% 之溶液，pH 爲 11.1，其效能將爲 Thiopental 之 2.5 至 3.0 倍[2]，恢復清醒之速度亦快。當不愼注入組織內或血管外時，將比 Thiopental 之刺激性爲小，如注入動脈，其危害亦少。交感神經系統之作用，因而引發血管擴張，對心血管之抑制作用，亦較 Thiopentone 爲少。但會發生腹肌顫動、咳嗽及呃逆等。此藥劑將可能爲 Propanidid 之 5.2 倍。1% 之溶液，作誘導麻醉用，約 1.0mgm/kg.（50-120mgm），一般將同時給與笑氧氣吸入之。藥性比較穩定，可貯存數週無妨，但不得與酸性物混合; 如阿托品（硫酸）、剪毒及血珀膽素等。牙科誘導麻醉用，或用於門診之小手術之麻醉等均可。

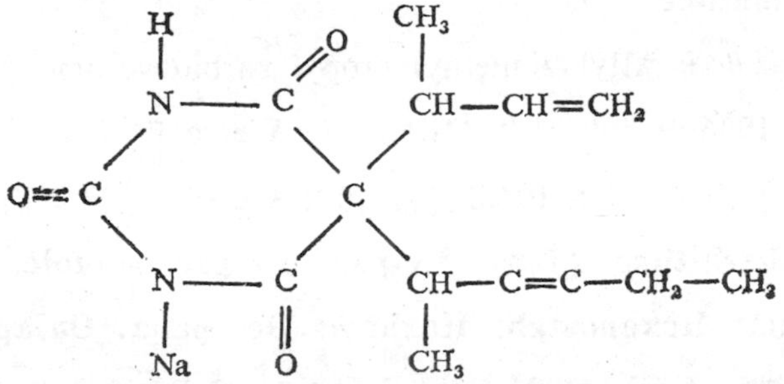

圖 5-3　Methohexitone

① Stoelting, VK: Anaesth. & Analg., 1957, 36, 49.
② Thomas, ET: Anesthesia, 1967, 22, 16.

於 1961 年①吾等接到藥劑樣本，得以作臨床實驗。計有 40 例，應用 1% 之溶液，先以 5% 葡萄糖液溶解之。其結果發現覺醒時間甚速，如用點滴法再附小量之肌肉弛緩劑，術後有 80% 之病患，在手術室即已清醒。麻醉後除有 2 例略感噁心外，其他全無嘔吐發生。麻醉中曾發生呃逆，40 例中有 15 例，乃因麻醉太淺，亦可謂其缺點。偶而發現在誘導麻醉時，出現肌肉顫動，稍一不注意，卽誤認爲全身痙攣，或因缺氧而起，此乃另一缺點。

二、肌肉注射麻醉手技②：約 85% 乃爲小兒病患應用，但須給與足夠之麻醉前給藥爲先決條件。6.6mgm/kg 卽每磅給 3mgm，用 2% 之溶液，注入臀部之外上角。約 10 分鐘後，漸行入睡。如遲遲不睡，可在對側之臀部，追加劑量注射之。麻醉前後所發生之興奮、不安及喉頭痙攣等，皆不足爲慮，唯獨發生無呼吸狀態時，必須仰賴間歇性陽壓呼吸器，加以救助，始能解除其危難情況。

三、經肛門麻醉注入手技③：劑量則爲體重每公斤 20-25mgm 給與之。第二及三項因非主題，就此從簡記述。

丙、**Buthalitone sodium**（別名：**Transithal; Beytenal; Ulbreval; Thialbutone**）

此藥劑乃爲 Allyl-2 methyl propyl barbituric acid 鹽鈉及其合成物，於 1936 年由美國之 Miller 及 Weese 與 Koss 在德國，於 1954 年研製而成。用 5-10% 溶液，因加入 6% 之炭酸鈉而變成鹼性。

丁、**Hexobarbitone**（別名：**Evipan; Evipan soluble; Cyclonal sodium; Hexanostab; Hexanol; Oevipana: Oulapan**）

此藥劑爲 Sodium N-methyl-C-C-cyclohexenyl methylbarbi-

---

① Lee, KY & Chao, CC: Acta Anaesth. Sinica, 1961, 1, 61.

② Miller, JR & Stoelting, VK: Anaesth. & Anal. 1961, 40, 573.

③ Orallo, MO & Eather, KF: Anaesth. & Analg., 1965, 44, 97.

turate, 於 1932 年首次被 Weese 及 Scarpff 所使用，由 Kropp 及 Taub 所合成。一般用 5-10% 溶液，pH 爲 11.3 及 11.5，各有不同。對呼吸及循環，有些許之抑制作用，其強度只爲 Thiopentone 之半。平均誘導麻醉之劑量，約爲 400mgm，對氣喘病患亦無妨。

戊、**Thialbarbitone sodium (Kemithal)**: Sod. 5-cyclo-hexenyl-5-allyl-2-Thiobarbiturate, 於1938 年由英國之 Carrington 所發現，但直至 1946 年尙未作進一步藥理學上之硏究。其麻醉之效果，須 Thiopentone 之倍量，始可達成。

己、**Pentobarbitone sodium**① (別名: **Numbutal; Pentobarbital**)

Sod. ethyl-methyl-butyl barbitureo 於 1931 年由 Lundy 開始應用於靜脈注射。此藥不易引發喉頭痙攣，爲一特徵。 一般使用 7.5% 之溶液，恢復期較易清醒。

第二節　丁香酚製劑 (Eugenals)

Propanidid (別名: Epontol; FBA 1420)

1956 年首次在德國被採用。1964 年在英國及 1966 年我國開始臨床實驗②。 Phenoxyacetic amine 乃爲 Eugenal (Oil of cloves) 製劑，及他種化學成分混合而成。 (圖 5-4)。Propyl 4-NN-diethyl carbomyl-methoxy-3-methoxy-phenyl-acetate, 乃爲黃色油質，備有 5 %溶液，加於 Oxyphenylated castor 油中，成爲 10ml 之玻璃瓶裝。此溶液富粘性，亦可用蒸餾水或食鹽水適度稀釋之。與阿托品、血珀膽素、剪毒及 Gallamine 等，容易混合之。

藥理作用:

---

① Lundy, JS: Surg. Clin., N. AM., 1931, 11, 909.

② Lee, KY & Chao, CC: Acta Anaesth. Sinica, 1966, 6, 83.

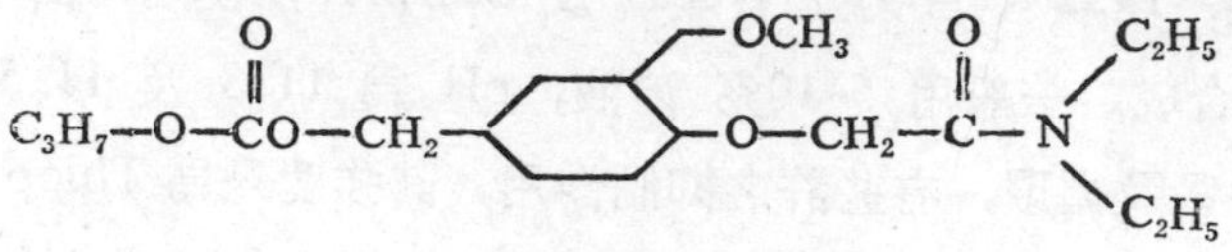

$$C_3H_7-O-CO-CH_2-\langle\ \rangle\ -O-CH_2-C-N\begin{matrix}C_2H_5\\\\C_2H_5\end{matrix}$$

propanidid (Bayer 1420)

圖 5-4　Eugenals

1. 呼吸系統: 靜脈注射後, 引起呼吸加速, 漸漸地進入短時間之無呼吸, 但延長性無呼吸及喉頭痙攣等, 則甚為罕見。 如有抑制現象, 可藉 Bemegride 恢復其原狀。

2. 心血管系統: 最常見者為速脈, 遠較 Thiopentone 為多, 對心血管性之抑制作用, 遠較 Methohexitone 為大, 甚至可引發心跳暫停, 頗值得吾人留意及之。因游離 Histamine, 可發生嚴重之低血壓。對心肌疾患病者, 更宜格外注意。一般對腦波, 卻未發現有任何變化。

3. 消化系統: 較巴比妥製劑, 容易引起惡心與嘔吐。臨床上所用之劑量, 對肝臟並無何毒性。

4. 肌肉緊張度: 可能引發肌肉振動或振顫, 對血珀膽素之神經肌性效果, 有加強之作用出現。

5. 代謝作用: 快速的在肝臟或血流中被破壞, 不致引起再分布現象。

臨床應用: 非抗止痛劑, 可能會引起血栓靜脈炎, 為一短時效而非巴比妥麻醉藥劑, 但有些宿醉現象, 可能出現。 用於短時之小手術, 如牙科門診病患等。 對非去極性肌肉弛緩劑, 不易配合, 卽維持麻醉藥劑, 尚未出現前, 其意識早已恢復, 對氣管內插管, 應妥為配合時效, 方不致遭遇困難。使用劑量, 通常為 5-10mgm/kg 靜脈注射之。過去曾有引起過敏反應之報告①②, 因此立刻或遲發心血管性

---

① Thornton, HL: Anaesthesia, 1971, 26, 490.
② Turner, KJ: Brit. J. Anaesth., 1972, 44, 211.

抑制作用，亦可能因此而遭不治，應及早提防之。

　　本藥劑亦可與新鮮之 Methohexitone 混合使用，其效果較單用時為佳，卻不易引起副作用。其劑量對比爲 25mgm 之 Propanidid 與 Methohexitone 10mgm 混合而成單一 ml，靜脈注射之。

第三節　鎮神藥劑（Neurolept）

　　Neologism 乃記述用一種新而強效的（鎮神）止痛藥劑, 如 Phenoperidine, Pentazocine（1-2mgm/kg）等， 同時用鎮神藥劑 Butyrophenone 系，有如Haloperidol 或 Droperidol。Thalamonal (Innovar) 事先混合成爲 50：1 之 Droperidol 及 Fentanyl， 每 ml 含有 Droperidol 2.5mgm 及 0.05mgm 之 Fentanyl。（圖 5-5, 5-6）

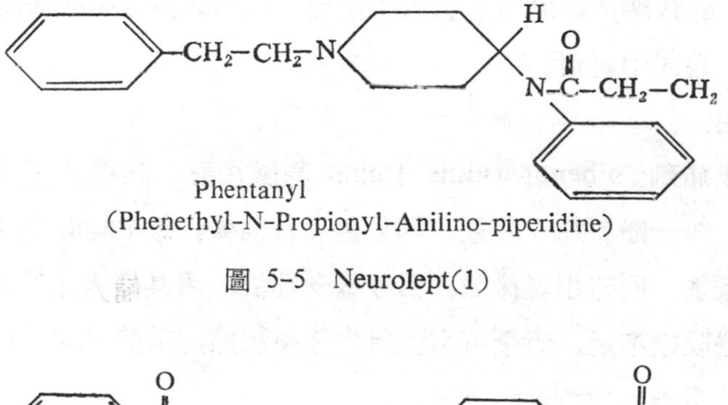

Phentanyl
(Phenethyl-N-Propionyl-Anilino-piperidine)

圖 5-5　Neurolept(1)

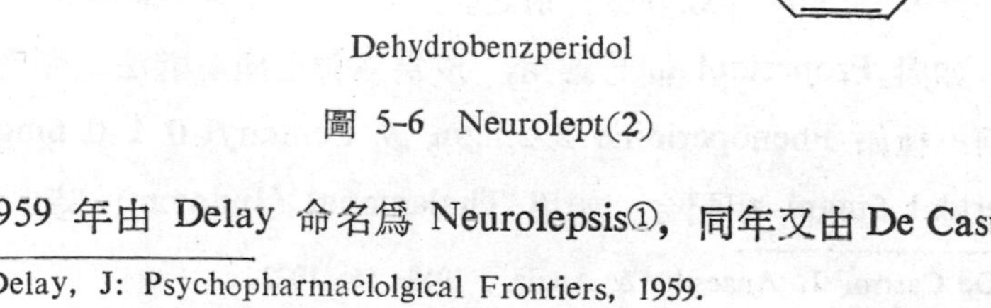

Dehydrobenzperidol

圖 5-6　Neurolept(2)

　　1959 年由 Delay 命名爲 Neurolepsis[1]，同年又由 De Castro 命

---

[1]　Delay, J: Psychopharmaclolgical Frontiers, 1959.

名爲 Neurolept analgesia①。此皆爲發展人工多眠、神經植物性遮斷及 Ataralgesia 之觀念而得名。應用於麻醉之藥劑，其化學之基本原素，均不外爲 Methyl ethylamine 及其有關之 Gamma-Hydrooxybutyric acid (GABA) 而無他。

Phenoperidine hyodochloride (operidine) 及 Fentanyl (Phentanyl, Sublimaze) 在化學上與 Pethidine 有關，但其藥效更強。麻藥性止痛劑，其止痛作用強烈，呼吸則受抑制，瞳孔縮小, 噁心與嘔吐，則因劑量之大小，輕重亦各有異。Fentanyl 0.05mgm，具有嗎啡 10 mgm 及 Pethidine 100 mgm 之止痛效果。對心血管系統之效果, 但呼吸會受抑制，藉 Nalorphine 可發生對抗作用。Phenperidine 之止痛效果，約可維持 40-60 分鐘，但 Fentanyl 則只有30分鐘。Phenoperidine 經代謝後，以同量自尿中排出。Fentanyl 多在肝臟破壞，只有 10% 自尿中排泄。

應用:

1. 止痛劑: Phenoperidine 1mgm 靜脈注射。其藥效 2-3 分鐘卽可出現，每一巔峯爲 5 分鐘，20分鐘卽行消失。0.5mgm 之劑量，卽能加強藥效，同時出現徐脈，因呼吸受抑制，須具備人工呼吸器，以補助其呼吸之不足。大量可引發肌肉強硬狀態，常使 I. P. P. V. 發生困難，非肌肉弛緩劑無法勝過。

2. 誘發性無呼吸: 如胸部外傷等, 其劑量爲 Phenoperidine 5mgm, Fentanyl 0.6mgm 予以靜脈注射之。

3. 如與 Properidol 同時應用，成爲鎮神止痛麻醉法。劑量：兩者任何一種如 Phenoperidine 2.5mgm 或 Fentanyl 0.1-0.6mgm 與 Droperidol 5mgm 相配合。如用 Thalamonal (Innovar) 時，每 ml

---

① De Castro, J: Anaesth. & Analg., 1959, 16, 1022.

含有 Fentanyl 0.05 mgm 與 Droperidol 2.5mgm; 一般可用 2ml。

Droperidol (Dehydrobenzperidol; Droleptan): 乃為 Butyroph-enone 系藥物之一種, 可引起精神上的分離, 缺失自由運動, 對(Chemoreceptor Trigger Zone), 有特殊抑制作用, 使噁心及嘔吐, 得以管制, 對脆弱之 α-adrenergic receptor 有遮斷作用, 併為 Amphetamine 之抗劑, 其麻醉效果, 可超過 12 小時, 作用迅速, 又可遠超過 Haloperidol 之強度。麻醉中發生保護作用, 又可對抗因 Catecholamine 所引起之不整脈。因增加有效性的反射性週期 (ERP), 可使不整脈消失無遺, 減低體內氧氣之消耗, 亦為主要因素之一①。Haloperidol 注射後約 10 分鐘, 其作用卽行開始, 約可維持 24-48 小時之久。對呼吸、心血管及肝機能之影響極小, 大部在肝被破壞, 但 10% 由尿中排泄。如肝臟有任何疾病, 則應酌情減量, 以測安全。

應用於鎮神止痛:

1. 麻醉前給藥: 1-2ml 之本劑, 偶而亦可能經驗一次不愉快之感受, 但應用於止痛目的時, 其劑量當各有不同。普通如燙傷換藥, 小縫合、創傷及注射時, 宜給以足够之劑量, 使能忍受。

2. 某種神經系統之手術, 期能控制病患之意識, 如 Strestactic 外科及 Anterolateral tractotomy 等, 可用之。降低腦脊髓液之壓力, 或有病灶佔據之病患等, 亦可用之。

3. 診斷過程: 動脈血管、氣管及食管攝影術等。

4. 對 Thiopentone 補助藥劑, 肌肉弛緩劑及氣體麻醉藥劑等亦然②。胸壁會引起強硬狀態, 為其特徵, 因對呼吸有影響, 在臨床上甚為常見。

---

① Bertoló, L et al.: Anesthesiology, 1972, 37, 529.
② Molderness, MC: Anaesthesiology, 1963, 24, 336.

5. 在極輕度麻醉時期，可容忍氣管內管。

6. 局部止痛時，可同時出現鎮靜作用。

7. 使用人工心肺時，可防止因吸入麻醉而引發之心血管機能抑制之效果。

8. 年長者及危險率高之病患。

9. 眼科手術，用局部麻醉，同時須要鎮靜效果者①。

10. 耳科手術②。

11. 燙傷換藥。

12. 不可用於懷孕第一期，注意病患是否接受 MAO 抑制藥劑。

13. 加護病室，須具有氣管插管設備並能作 I. P. P. V. 情況者。

The Phenothiazine 製劑: 此類製劑，可達數百種。

Chlorpromazine HCl. （別名: Largactil, Thorazine, Megaphen）

Promethazine HCl. （別名: Phenergan, Atosil）用於前給藥 ）25-50mgm 肌注）

Promazine (Sparine)

1950 年法國之 Charpentier，合成 Chlorpromazine，1945 年則合成 Promethazine，其後於 1951 年③分別由 Laborit 及 Huguenard 應用於麻醉。當時被稱爲強化麻醉 "Lytic cocktail"

Chlorpromazine:

理學的特性: 本製劑易溶於水，灰色結晶粉劑。裝瓶中須充加氮素及抗氧化物。5% 溶液，pH 爲 4.5，如爲 1-2.5% 溶液時，須避免光線。片劑，每片爲 10-25mgm，坐劑爲 100mgm。

藥理學上之觀點: 靜脈注射後須數分鐘始生效。肌肉注射則須15-

① Wine, NA: Am. J. Ophthal., 1966, 61, 456.
② Jones, WM: Anchs, Otolar., 1968, 88, 491.
③ Laborit, H. & Huguenard, P: Presse Méd., 1951, 59, 1329.

30 分鐘，及服用後 $1-1\frac{1}{2}$ 小時後始生效。本劑爲一抗腎上腺素藥劑，抗 Histamine 之效果較弱，所有之 Phenothiazine 均爲 α-Blocking 之藥劑。

1. 中樞神經系統：抑制內網形成（腦），同時抑制所有細胞之活動性，卽所謂麻醉生物效果。解除恐懼，可引發昏睡，但無法抑制高位之中樞，凡是足够之劑量，卽可招致意識不淸，將可無疑。

2. 自律神經系統：抑制交感神經之活動性，在中樞性，則抑制 Diencephalon 之中心，防範介於交感神經間所引起之反應，如出血後發生之血管收縮，外傷及休克等亦同。

3. 呼吸系統：肺換氣量因而減低，支氣管、喉頭反射及分泌物等，均將受抑制。

4. 心血管系統：血壓下降乃因末梢性血管擴張，其結果，將造成中樞性血管運動神經之抑制現象。

5. 嘔吐：抑制位於第四腦室底部之 Chemoreceptor 之 Trigger zone，大量則嘔吐中樞本身受抑制。

6. 體溫調節作用：抑制肌肉緊張度，並抑制溫度調節中樞，又因末梢性血管擴張，將受周邊溫度之影響，再受中樞性之抑制顫抖之影響，溫度降低，則氧氣消耗量，亦隨之減低。

7. 排泄：在體內破壞變成 Chlorpromazine sulphoxide，一部在肝臟，小量則自尿中排出，其色澤爲粉紅色或紫色。

8. 副作用及毒性：因體位性低血壓之影響，發生頭暈。如長期使用，則對肝臟有所損傷。病患有酒精性肝病時，對 Phenothiazine 具有敏感。但對腎臟則無何妨礙。

9. 粒性白血球缺乏症：乃因長期服用或注射，始會發生。

第四節　解離性麻醉藥劑（Dissociatives）

Ketamine 別名：(Ketalar; Ketaject) 1965 年由① Corssen 及 Domino 兩氏介紹於臨床。

2-0-Chlorophenyl-2-methylaminocyclohexanone HCl. 爲一白色結晶物質，附有特殊之氣味，易溶於水　pH　3.5-4.1，其溶液爲 10%。（圖5-7）Corssen 於 1965 年，推介於臨床，證實爲一新藥劑，對鄉間或戰場，較爲實用，並非其他藥劑可與之相比。

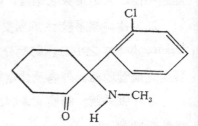

圖 5-7　Ketamine

藥理學上之觀點：本藥劑不論口服，肌肉注射，或靜脈注射，吸收均極迅速，對酒精代謝較爲迅速，後由尿中排泄之。注射治療劑量，可產生解離性麻醉之效果。其引發睡眠現象與傳統上的麻醉，迥然不同。靜脈或肌肉注射後數分鐘，可維持 15 分鐘，鎮痛作用，甚爲顯明。

心血管作用：收縮壓及舒張壓，均有上昇，脈搏亦有增加，此乃基于中樞性交感神經之刺激及抑制 Baro receptors 之變化所致。血漿中 Nor-adrenaline 增加，又可因事先給與 Droperidol 而降低。當應用本劑，其麻醉前給藥；如阿托品或 Propranolol 時，旣不能防止血壓上昇，亦不能使脈搏增加。

呼吸：除非大量，多受抑制，通常具有些許刺激性。無法保證預防異物吸入之危險性。

眼性的：眼內壓有些許上昇，但止于一過性的。對兒童測量眼壓，施用本劑，頗爲值得推崇。眼球移動及眼球震顫難免發生。

① Corssen, G & Domino, EF: Anaesth. & Analg, 1966, **45**, 29.

皮膚：約有 15% 病患，引發一時性之紅斑，但無礙。

夢幻：不愉快的夢，同時有人格解體感覺之報告。用於成人，較易出現，但對兒童，則不甚明顯。如麻醉前給藥及輔助藥劑之給與，可減低夢幻之出現率。無記憶則並非本劑之特性。

精神上之障礙：視覺型之幻覺，無能力協調，思想及言語表達，體位變動，飄飄然之感覺等。

臨床應用：對短時之小手術，做誘導或維持之用，並可單獨應用之。因產生解離性麻醉效果，所以不致發生心臟及呼吸之抑制作用。其適應症例舉如下：

1. 於手術過程中，呼吸不易管理，尤以頸部燙傷瘢痕等，頸部無法伸展，挿管有困難或無法挿管時用之。

2. 爲放射線學診斷或治療時用之。尤以小兒更有需要。

3. 休克狀態時，可維持其血壓。

4. 戰場上只能一人單獨手術之情況，無法用固有之麻醉法。

5. 爲開心手術。

6. 生產麻醉。

7. 小兒之小手術，骨科小手術，或眼科檢查等。

8. 小兒之心導管術。

用量：靜脈注射則爲 1-2mgm/kg，如有必要時，其追加量爲 0.5mgm(1%)。肌肉注射用5%溶液 10mgm/kg，不刺激組織及靜脈。

禁忌：

1. 年齡將爲選用之對象，小兒遠較成人爲多。

2. 高血壓：其收縮壓高於 160mgmHg 者，除非再作進一步之檢查，避免應用爲佳。

第五節　類固醇藥劑 (Steroid)

甲、Althesin[1] (別名: CT 1341 Glaxo; Alphadione)

此藥劑係由二種 Steroids; Alphaxalone, 9mgm/ml, 及 Alpha-dolone 3mgm/ml 製成 3α-hydroxy-5 α-pregnane-11, 20-dione 0.9%, 21 acetoxy-3 α-hydroxy-5 α-pregnane-11, 20-dione 0.3%, Cremophor 等 (有助于溶解) 20% (Polyethylated castor oil) Sod. chloride 0.25%, 加水 100 分而成。全量的 Sterod/ml., Althesin 為 12mgm. 將來可能用鹽水稀釋亦未為不可。 (圖 5-8)

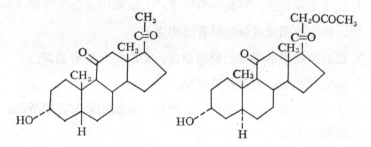

圖 5-8　Althesin

藥理學上的觀點:

1. 心血管系統: 與 Thiopentone 有同樣之效果。注射後血壓有些許之下降，普通劑量血壓下降者，甚為罕見，輕度之速脈[2]，可引發心搏出量維持正常或升高。

2. 呼吸系統: 隨着呼吸之加速，將有代償性之短暫無呼吸出現，但較巴比妥劑為少。

---

① Child, KJ: Brit. J. Anaesth., 1971, 43, 2.

② Coleman, AJ: Anesthesia, 1972, 27, 373.

3. 消化系統: 術後發生噁心或嘔吐者，並不多見。

4. 中樞神經系統: 既非有力之止痛劑，亦並非爲一抗止痛藥劑。

5. 藥劑消失: 自肝臟漸漸消失，卽或肝有些許受損，但亦不致有大影響。

臨床應用: 早期亦有肌肉震顫現象出現，得用 Opioid 藥物加以制止之。意識不清，出現迅速，短時之麻醉，同時恢復亦迅速，出現宿醉者極少，偶而亦有恢復延後之現象。對危險率高之病患亦可用，氣喘、眼科手術、一般外科等之誘導麻醉時，甚爲適合。得給與反覆之劑量，同時亦可用止痛劑輔助之。血栓靜脈炎之罹患率甚低。以生理鹽水稀釋後使用亦可。

劑量: 平均誘導麻醉之劑量爲 0.05-0.08ml/kg。 大約相當於 4mgm/kg 之 Thiopentone 之劑量。0.6-0.9mgm/kg 之單一劑量，約可維持 8-12 分鐘之麻醉。

吾等①於 1976 年，在臺灣大學醫學院附設醫院麻醉科，就此曾做臨床實驗。對 88 位病患做誘導麻醉，其用量爲 0.05ml/kg，其平均入睡時間爲 45 秒鐘。實驗結果顯示; 雖有些微之呼吸抑制，但血中酸鹼度及電解質值， 均無大變化 。 血壓亦有些許下降， 但脈搏亦有增加之跡象。如不需強烈之止痛效果之小手術，則可達成麻醉之功效。對危險率高或貧血病患，亦均可忍受。對呼吸及心血管系統，有抑制作用，如手邊有足夠之救生設備，則可安心使用。

乙、**Hydroxydione Sodium Hemisuccinate**(別名: Viadril; Presuren)

此係 21-Hydroxypregnane-3, 20-dione sodium succinate, 爲一種 Steroid。於 1941 年由 Selye 首先發現其具有麻醉作用，又於 1955 年由 Murphy 首先應用於臨床。此藥劑乃爲一結晶顆粒狀 0.5gm 之

① Hui, YL & Chao, CC: Anaesth. Sinica, 1976, 14, 149.

瓶裝，其溶液將不適于與　Pethidine，剪毒及血珀膽素等同時使用，卻無荷爾蒙之作用，不可單獨使用。當　500-700mgm　注入靜脈後，卽可用喉頭鏡觀察，則不致引起咽喉之活動性，麻醉後昏睡，將持續 1-2　小時，但很少引起嘔吐，乃爲其特性。於低濃度時，亦可出現止痛效果。腹肌之鬆弛作用不足，有時會引起低血壓，對心肌之作用，並不強烈，但有時亦有速脈發生之報告。另一特點，則可抑制因腎上腺所誘發之不整脈。呼吸抑制較 Thiopentone 爲少。唯一之缺點，有發生血栓性靜脈炎之趨向，因此麻醉藥效開始之時間，將可能延後。其最大之優點，乃爲對喉頭反射，有較良好的效果。大部分則自肝臟排出，部分則不經變化由腎臟排出。用量爲　10-15mgm/kg，曾經被推薦可做爲甲狀腺切除術之誘導麻醉專用藥劑，惜時至今日，亦不復應用。

　　於　1961　年吾等①曾就　Presuren　以動物實驗做再評估，研究對呼吸有無抑制作用，以便應用於產科麻醉。據實驗證明，如不合用其他藥劑，如嗎啡等，則不致影響呼吸。如單用並大量，對呼吸之抑制，甚爲顯明，卽呼吸數減少，　同潮氣量亦呈減低狀態無疑　。　如用　15 mgm/kg　之劑量時，其動脈及氧氣消耗量，卻未受任何顯著之影響。

　　於同年有汪氏等②，亦曾有報告，其用量約爲　500mgm，最多至 1,000mgm　不等，　50　例中除 2 例不能入睡外（500mgm），餘則均在 8 分鐘（3-8 分鐘）內入睡，誘導麻醉效果甚佳，並在維持麻醉中，可減少乙醚之用量。藉此誘導而行插管，並未發生喉頭痙攣等之報告。通常用　2.5%　生理鹽水溶液經加溫後，再追加　1 %　Procaine 2ml，曾有　25　例未發生靜脈炎，卻有局部疼痛之現象出現。報告並指出：

　　①　Lin, MK & Chao, CC: Acta Anaesth. Sinica, 1961, 1, 1.
　　②　Wang, FN et al: Acta Anaesth. Sinica, 1961, 1, 67.

50 例中有 11 例發生不正常之肌肉運動，4 例有陣痙攣性肢體之收縮，7 例有全面或全身性肌肉之顫動出現。血壓及脈搏等，均無何變化。

第六節　其他藥劑

Pethidine:

於 1947 年 Neff 等在美國①，1949 年 Mushin 在英國等，分別應用於靜脈注射。與局部止痛法，同時使用於內管鏡檢查。

對于燙傷換藥，可用 Pethidine 與 Quiphenazole，其比率為 3 比 1。Pethidine 之用量兒童為 100-150mgm，成人為 150-250mgm。

病患有嚴重之肝機能不全，酌情減量，即可得治療之效果，不論是手術前中後均可。

優點：此藥可使病患舒適，恢復亦甚迅速。有鬆弛支氣管之作用，促使肺膨脹，抑制上氣道之反射，尤其插管後，更有其重要性。可延長或減少術後鎮靜劑之使用。

缺點：可造成呼吸抑制及呼吸減慢等現象。可注射 Nalorphine, Noloxone 或 Levallorphan 等以對抗之。因心肌受抑制而引發低血壓及循環性抑制，進而發生血管擴張，麻醉應自小量開始，其試量為 10-25mgm，其效果仍可能延長至數小時，宜注意及之。病患有時會發生噁心與嘔吐，如病患已接受 MAO 之藥類治療，亦可引起反應，如高血壓、痙攣及昏睡等。低血壓及 Cheyne-Stokes 呼吸，甚而至於死亡等，亦均有可能發生。

靜脈用 Procaine:

Bier 於 1908 年首次應用。原用於局部靜脈止痛法。其後又對內

---

① Neff, WB: Calif. Med., 1947, 66, 67.

動脈炎作緩和疼痛之用，減少 Tinnitis，減輕黃膽性瘙痒，燙傷換藥止痛等。最近又對惡性過高熱之治療之用（有如 Procaine amide）。

靜脈注射 Lignocaine：

0.5% 溶液，可緩和癌性痛及生產痛，其毒性似乎較 Procaine 爲小。Lignocaine 不被血清中之 Cholinesterase 所破壞。肝臟將有足够之能力，使其破壞，Diethyl-amino-acetic acid 乃爲主要之代謝產物之一。每 5 分鐘注射 40mgm，將可減少因麻醉而引起危害，第一小時不得超過 500mgm，第二小時則可減半，手術中可得止痛效果①。對呼吸及循環性抑制，極爲輕微，術後嘔吐發生率，亦減低，同時容易並早期恢復意識。抑制喉頭反射，亦爲一大特徵。應用本劑，亦可控制癲癎之發作。1% 之溶液，約 200-400mgm，如因血珀膽素而引起之肌肉痛，亦可得到緩解。

Lignocaine 可引發腦抑制，咳嗽反射，緩和喉頭痙攣，對氣喘病患，加強對內管之容忍性。100-500mgm，2% 溶液，靜脈注射之。因藉此可使心室性不整脈，得以復原，尤其於冠狀動脈梗塞後，心臟手術中，手術後，及心房異位搏動等，亦復如是。1-2mgm/kg 注射後，亦可用 0.1% 溶液作靜脈點滴注射之。

急性毒性；自低血壓及減少潮氣量始，漸次抽搐，再進入抽肌。血中濃度達到 5mg/ml，給與止痛劑，如再加倍，則可引發抽肌。欲測知 Lignocaine 在血中之濃度，須用套板計測法。（G.C.）

靜脈注射酒精：

墨西哥之 Marin，於 1929 年曾有報告。近年則有 Schnelle 等，亦有記述。5-10%（W/V）溶液，給與靜脈注射之。其劑量之需要，甚難判定幾許可引人入睡。昏迷後主要症候，乃爲頭痛。麻醉效果·

① Gilbert, CRA: Anesth. & Analg., 1951, 30, 301.

約須 15-20 分鐘，始可產生。靜脈血栓之發生，乃意料中事。

靜脈內 Bromethol：

Kirschner 於 1929 年，首次應用。溶于 1% 之鹽水中，並可滴注之。約有 6% 可引發血栓性靜脈炎。

Gamma-hydroxybutyric acid：

為一基礎麻醉藥劑，曾經風行於法、義等國。此乃自 Gamma aminobutyric acid 中製作所得，自然發生的神經性荷爾蒙，可抑制其衝動通過或穿越中樞或末梢神經節，在藥理學上之作用，為 Conversion aminobutyric 或成為 Lactone①。臨床上之效果，與其在中樞，莫如在腦皮質較多。睡眠自 10-15 分鐘始，最長可維持 60-90 分鐘。可能因 Beta oxidation 而代謝之。呼吸與心血管系統，均無何抑制作用。

一度曾被推薦為小兒外科麻醉之用，其中包括心導管檢查，用量為 70mgm/kg，用於局部止痛或誘導麻醉。

The Benzodiazepines：

本製劑中含有 Chlordiazepoxide (Librium), Diazepam(Valium)① Nitrazepam (Mogadon), Oxazepam (Serenid), Medazepam (Norbrium) 及 Flunitrazepam 等。主要應用於精神科，以便鬆弛其緊張度及不安等。麻醉醫師可用為鎮靜及減少肌肉之緊張。

藥理學上之觀點：中樞神經系統，卻未顯示止痛效果，如病患恰在接受 MAO 藥物，較為安全。因對皮質，無抑制作用，其所產生之無記憶，將是短暫的，同時亦可用來抑制因藥物所引起之 Dyskinesias。噁心及嘔吐，亦不會引發，將為其特徵之一。

呼吸系統：較輕微之呼吸抑制，亦可能發生。

---

① Lin, WS & Shih. CM: Acta Anesth. Sinica, 1966, 6, 15.

肌肉緊張度: 減少肌肉之抽搐，甚爲明顯。

臨床應用: 可用於各種不同之目的。

1. 前給藥，則可減輕精神緊張與不安。10mgm 靜脈注射 10-20 mgm 肌肉注射及 20-30mgm 經口服用之。

2. 誘導麻醉用，0.2-0.6mgm/kg 靜脈注射之。

3. 輔助藥劑用，牙科精神鎭靜劑。

4. 基礎麻醉用（局部止痛）

5. Cardioversion 單一藥物。

6. 氣管鏡檢查用。

7. 抗痙攣用（癲癇用）。

8. 破傷風治療用。

9. 子癇治療用。均應選用較大之靜脈，以防血栓靜脈炎，甚爲重要。

Flunitrazepam，別名爲 Ro-5-4200，爲 Benzodiazepines 中最近出品之一，亦由 Roche 之實驗室所提供。具有強烈之催眠作用，抗痙攣藥劑，及鎭靜作用，化學上與 Diazepam 有相近之化學構造。

誘導麻醉時，在愉快順利之情況下，漸漸失去意識，Euphoria 及斷續的言語，進入睡鄉。平均誘導麻醉劑量，2mgm（1mgm-3.5mgm 之間）靜脈注射之。1975 年[1]在台大醫院麻醉科，曾做臨床實驗，有 101 名臨床麻醉病患，接受本劑誘導，其中只有 5 名未能入睡。呼吸未受抑制，卻有加速之現象。對血壓，脈搏之變化，亦不甚明顯。血中氣體及電解質，除有些許二氧化碳壓力升高外，餘均無顯明之變化。副作用中未曾出現血栓靜脈炎，較輕微之血管痛，卻無法倖免。平均入睡時間爲 90 秒鐘，較 Propanidid 爲長。對危險率高之貧血

① Shih, CM & Chao, CC: Acta Anaesth. Sinica, 1965, 5, 21.

病患，亦多能容忍。

靜脈注射乙醚:

　　用 2.5-5.0％ 溶液與鹽水或 5％葡萄糖結合。12.5-25ml 之乙醚振盪均勻，放于瓶內，其中含有 500ml 之鹽水，加溫至 90°F，乙醚之沸點則爲 98°.6'F，當年用於口腔或內視鏡之術程: 諸如扁桃腺切除術或支氣管鏡檢查等。現已不復適用。

Etomidate:

　　乃爲最新之非巴比妥製劑，超短時效之靜脈誘導麻醉劑，爲一 Inidazole-carboxylate①，其化學構造式如圖 5-9。

　　白色粉劑，備以硫黃型態用之瓶裝 30mgm 之劑量。使用前以溶劑 20ml 裝成每 ml 含 1.5 mgm 之溶液。本藥劑並無止痛效果，須立卽與其他麻醉藥劑相接，較爲適宜。此藥失去意識之時間，

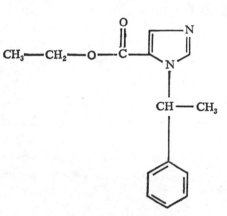

圖 5-9　Etomidate

注射後約 15.7-18.2 秒。於 1971 年由 Jenssen 作動物實驗 (R16659)，後於 1972 年由 Doenicke，首次應用於臨床，作誘導麻醉，作用旣快速又順利，但有時會發生 Myoclonic movements，此乃唯一之缺點。他如在注射部位發生疼痛，當立卽以溶液加以沖淡之，疼痛卽刻可得消失，當無何妨礙。誘導麻醉時 Etomidate 爲 0.3mgm/kg，以體重計算之，他如小手術時，亦可應用之。

　　Etomidate 對血行動力學之作用，亦有報告 (1974)。又於 1979

① Famewo, CE: Canad, Anaesth. Soc, J. 1977, 24, 35.

年①由 Renou 等研究對腦循環之影響；卽用 15mgm 之 Etomidate，再用 2-3mgm/min 點滴注射，其腦血行分佈量，可減少 34%，其代謝亦減至 45%，意卽可加強腦代謝抑制之作用。

① Renou, AM. et al.: BRIT. J. Anaesth. 1978, 50, 1047.

第 六 章

吸入痳醉之手技

第一節　痳醉技術與二氧化碳吸收系統　　石全美

甲、痳醉技術

　　吸入痳醉乃經呼吸道到肺，在肺泡將痳醉劑吸取後，交付血液循環到身體各組織，使人失去知覺及「反射」，使手術得以完成。其排洩仍由呼吸系統吐出。既然是由呼吸道吸入及排除，其型態必定是氣體 (Gases) 或氣態 (Vapour) 之揮發液 (Valatile liquid)。

　　欲求痳醉之安全，包括快速誘導，痳醉深度及痳醉完畢後之恢復；必須了解吸入痳醉之基本原理。痳醉全部過程可分爲兩部：卽先如何將準確濃度之痳醉氣輸送至病人，然後在病人體內吸取後分佈至全身。前者有各種施予之技術及痳醉機，而痳醉劑之吸取分佈，又分肺泡濃度與換氣，血液循環及溶解度，以及組織之血流量等①。

　　一、施予痳醉手技

　　吸入痳醉技術，可依輸送系統(Delivery system)分爲開放(Open)，半開放 (Semiopen)，半閉 (Semiclosed)，及全閉 (Closed) 四種。若依吸氣型態則可分爲不再吸入(Non-rebreathing)，部份再吸(Partial rebreathing) 及全部再吸 (Complete rebreathing) 三式。還可依痳醉劑運送型態分爲點滴法 (Drop)，吹入法 (Insufflation)，往復式 (To-

---

① Wylie and Churchill-Davidson, A Pratice of Anesthesia 1966, 2nd ed, London. Hazell Watson and Viney pp. 227。

and-fro)，循環式（Circle）或其他各式。如以給藥儀器分類則有面罩（Mask），口鈎（Hook），導管（Catheter），氣管內管（Endotracheal tube）及支氣管內管（Eudobroncheal tube）之分。再加上所使用之藥劑不同，常不能以一種分法將吸入麻醉技術表達明白。以上各種分法中也頗有重叠之處。如作開放法卽是不再吸入。部份再吸只在半閉或半開放法中，而全閉法一定是全部再吸。要使別人能明瞭所作麻醉之詳情，應將上述各項保存完善之記錄來表達已用之系統之手技。每次記錄應包括：⑴所使用麻醉劑之名稱：如乙醚，笑氣，福祿生…等。⑵所用之麻醉系統及再吸入情形：如開放，半閉，全閉，及部份再吸或全不再吸……等。⑶麻醉劑給予之型態：如開放點滴，往復式或循環式……等。⑷給予藥劑所用之儀器：如面罩，氣管內管或導管……等。⑸載運氣體之名稱，濃度和流量：如空氣，氧或氧及笑氣之混合氣，並附註其比例及流量。⑹其他：如揮發器之種類及其在吸入系統中之位置，有否使用二氧化碳吸收器……等，都應予註明①。已知輸送系統時可以不標明再吸入情形，因爲可由輸送型態知道。如附註有流量時，則連部份再吸入之多少都可有個大概。總之，將以上各項登錄記載清楚，不但可以使給予麻醉人員能作一有系統之考慮，不致有遺漏或疏忽，而且日後別人作研究統計時利用此記錄也一目了然。能明確知道當時麻醉技術之施行，不致發生混淆不清或誤解等情形。

　　㈠開放系統（Open system）：是指麻醉劑輸送時在吸氣及呼氣時都與外界相通，沒有特別設計加以阻攔，也就是沒有從其中再吸入之貯氣囊。開放系統中如通過面罩呼吸室內空氣，可能將面罩附近，由病人吐出含有稀釋麻醉劑之氣重行吸入之可能，尤其是面罩上加蓋治療巾以求增加吸入濃度之時。

　　① 金華高：臨床麻醉學 1971，臺北，長歌 pp. 144。

1. 開放點滴法（Open drop method）：此法僅適用於揮發性液體吸入麻醉劑，是傳統上最古老之方法。用具簡單（見圖 6-1），將麻醉劑滴在紗布層上使之揮發成蒸氣與空氣混和後吸入肺內就可達成麻醉，Morten 氏當年在波士頓示範卽用此法。最初是把紗布層放在口鼻上，因容易堵塞呼吸，逐漸在口鼻之上留出椎形空間進而形成面罩。歷年來面罩型式很多，其設計原則要顧到有一可供麻醉劑揮發之表面及可容納揮發液之處所。以 Yankhauer 或 Ochsner 式面罩目前最合用也最流行，開放點滴所需之器材除面罩外還只要有一罐麻醉劑及一點滴。面罩是以 6-8 層紗布包在一金屬圈及網上而成。紗布層數之多少要以室溫而定，在熱帶地區有用12層者，目的在保持面罩內麻醉蒸氣之有效濃度。其大小應以病人顏面之大小而定，要足夠遮蓋住口及鼻，不必太大，太大會增加無效腔（Dead space）。點滴可用大型注射針頭刺穿乙醚罐蓋，如此可使空氣由針之一端吸入而液體順另一端滴下，此法之外還可用一軟木塞（Cork）將其兩側各挖一槽，在其

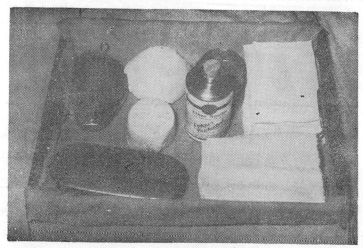

圖 6-1　開放性給乙醚之工具

中之一放一小紗條作爲吸蕊，將此附有吸蕊之木塞放在除去罐蓋之乙
醚罐口，亦可得到均勻之點滴。

　　乙醚對皮膚有刺激，會使燒傷 (Ether burn)，所以應事先在病人
顏面塗抹一層油脂或石臘以資保護。尤其要當心眼睛，不要使之因面
罩邊緣或治療巾擦傷，也要避免因麻醉劑刺激而發生之角膜炎及潰瘍。
預先擦眼油膏，持續注意不使與外物接觸。可用玻璃紙遮蓋隔絕麻醉
蒸氣之侵入。開始給予時應緩慢均勻，整個揮發表面都要利用；然後
逐漸增加點滴速度，但絕不可傾潑乙醚。通常施予者以其慣用之手拿
麻醉劑罐，而以另一手握面罩，將病人頭部夾持在雙肘之間，如此可
將其頭部固定直到病人失去知覺。如有嘔吐應卽將頭偏向一側且放低，
將嘔吐物吸出口外。乙醚之濃度高達 3% 或以上時會刺激有知覺之人，
故應以低於 3% 開始，點滴之速度及大約之濃度如表 6-1。最後之濃

表 6-1

時　　　　　間	點滴速度（每分鐘）	吸入氣之濃度（%）
第　一　分　鐘	12	1
第　二　分　鐘	25	3
第　三　分　鐘	50	6
第　四　分　鐘	100	10—12

度 (10-12%) 是普通 Yankhauer 面罩所能達到之最高濃度，當病人
已進入外科麻醉深度後僅需 6% 卽够維持。乙醚揮發時要吸取熱量而
使面罩溫度降低，低溫之面罩易被麻醉劑飽和，加上呼吸吐出之水汽
使麻醉液不易揮發，應當更換一乾燥面罩。在施行開放點滴中常需要
兩個面罩輪換交替使用，否則將獨一的面罩更換乾紗布亦可行，但比
較不方便。

誘導前要與病人建立良好之友誼，贏得他的信賴，特別是對小孩，要讓他覺得是在玩遊戲，不使他對之有恐懼，以致事後仍存留心理傷害（Psychic trauma）。環境應保持寧靜，給予者態度要溫和，如能設法轉移病人之注意力，譬如講些好聽的故事或談論他有興趣的題材，都能使誘導順利。有時爲求迅速誘導，在面罩外覆加治療巾以增高吸入濃度，成爲半開放性，直到進入外科麻醉深度後移開。

有以乙烯醚（Divinyl ether）作誘導，因它作用快速且刺激性小，作誘導比較舒適易被接受。但其毒性較大，不宜作長時間之麻醉。常常開始誘導時使用乙烯醚，進入麻醉狀態後轉用乙醚。開放點滴乙醚（Open-drop ether）曾被稱爲最安全之麻醉，事實上是乙醚本身之安全度很大。開放點滴在生手操作時並不簡單，因其吸入濃度不穩定，麻醉深度也因之不穩。又易發生分泌過多，閉氣，掙扎，喉頭痙攣及嘔吐等意外。維持通暢之氣道更需技巧。假如使用福祿生（Halothane）氯仿（Chloroform）或氯乙烷（Ethyl chloride）等毒性較強，安全度較窄之麻醉劑作開放點滴時就不很「安全」。開放點滴之用具雖簡單，但爲處置併發症或緊急救生，應同時準備抽吸及救生用具也就不簡單。故近年來開放點滴乙醚除了在表演示範時外，例行麻醉時程中已改用其他方法，不再繼續施用。

2. 重量法（Gravity method）: 所有麻醉氣體及揮發麻醉液之蒸氣，除了乙烯（Ethylene）外都比空氣重。用倒漏斗或柱形裝置之輸送管道將麻醉氣體或蒸氣以地心引力下降至面部，然後吸入到肺達成麻醉。其優點是不直接接觸病人不會使他驚懼，可以安靜，對兒童甚是方便。其缺點是輸送途中有大量空氣稀釋，很難控制其麻醉濃度。

3. 吹入法（Insufflation method）: 此法是將麻醉氣（氣體，蒸氣或混合氣）經導管，口鉤，導氣管（Airway）或其他裝備吹入咽喉，

吐氣則直接吐入室內空氣中。使用此法要有載運氣（Carrier gas）之來源及控制氣流之設備，如用揮發液還要用揮發器使先成蒸氣，假使用細小之氣管內導管以噴氣法（Jet）吹入麻醉氣；病人應有自動呼吸。氣管內導管不能完全封閉會厭裂縫，病人以瀰散原理可得足夠之氧，但會有若干二氧化碳貯聚。此法本為顏面及口鼻部手術。因使用面罩及氣管內管會防礙工作。但近年來氣管內管之連接管有改良，且手術者也習慣氣管內管，加上以氣管內管維持氣道之通暢較有把握，也不會有 CO_2 貯聚，對病人比較安全，故逐漸被氣管內插管麻醉所替代。

4. 不再吸入法(Non-rebreathing method)：此法是利用「不再吸瓣」(Non-rebreathing valve) 之特殊裝置使吸入之氣與呼出之氣方向不同，因此吐出之氣不能再被吸入。「不再吸瓣」為單向管制瓣，只能向一方排出氣體，不能反向吸入。這種不再吸入瓣有多種設計，以金屬或塑膠作成管狀，內裝一瓣單向開放。阻力則以愈小愈好。有 Lewis-Leigh, Dighy-Leigh "A" 及 "B"，Fink 氏壓力瓣及魯本氏 (Reuben's) 瓣……等等。此法既沒有再吸入也就沒有空氣稀釋、濃度控制準確。誘導時可依需要給予一定濃度，不會因再吸入而沖淡，故能迅速誘導。使用此法時之氣流量至少要有病人分呼吸量之二倍以上。其優點是易於控制對病人安全，缺點則為最浪費麻醉劑且使手術室有很嚴重之空氣污染，影響工作人員之健康。

㈡半開放系統 (Semiopen system)：此系統之麻醉是病人在呼氣與吸氣時都與大氣相通，只不過其間加了一貯氣處所。不加用二氧化碳吸收設備，盡量以技巧避免再吸入與空氣沖淡麻醉氣。

1. 半開放點滴法(Semiopen drop method)：此法與開放點滴作法相同，只不過在面罩上加蓋一治療巾或小毛巾，以增加吸入氣之麻醉劑濃度，加速麻醉深度。用此法時因增加呼吸無效腔(Dead space)，

故有若干二氧化碳積聚。通常僅在誘導時使用，等病人已進入外科麻醉深度後轉用開放點滴法。施行此法時還應注意有無缺氧，如覺有缺氧之情況應以導管在面罩下通入氧之供應，增強吸入氧之濃度。

2. 愛氏 T 型管（Ayre's T-tube）：愛氏 T 型管有開放及半開放系統兩種模式，其分別在吐氣之一端，如果很短，空氣吸入量大則爲開放模式，如加以延長管，有若干之再吸入則爲半開放型。T 型管爲一種三通路管，一端連接麻醉氣之來源，另一端通入病人之呼吸道，而第三端爲吐氣用。如圖 6-2，此法無阻力很安全。要注意及顧慮的有兩點：第一是輸入麻醉劑混合氣之流量，第二是吐氣管之適當正確長度。輸入氣之流量與病人之分呼吸量有比例，太低之流量會爲空氣冲淡，產生再吸入之結果，太高則在肺泡及氣道中產生陽壓。當每分鐘流量爲病人分呼吸量之 2–3 倍時，可得最少之再吸入及空氣冲淡[1]。如氣流量

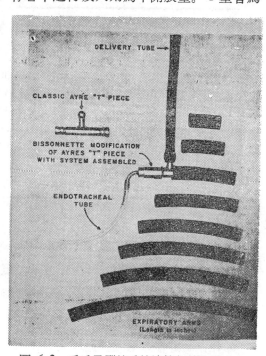

圖 6-2　愛氏 T 型管系統連接氣管內管之一端也稱作病人端是吸入端，在給新鮮氣體之遠端爲吐出端，有不同長度之橡皮管可供選用。

二倍於分呼吸量，吐氣管（貯氣）應有 20% 潮氣量之容積，如氣流

[1] Inkster, JS; Brit. J. Anesth. 28:512, 1956.

量增至分呼吸量之三倍，則吐氣管之容量則應有潮氣量的三分之一。此法常應用在小兒麻醉，故對小兒呼吸之潮氣量與分呼吸量之估計，及吐氣管之長度都該有詳細測算。下表是已算出小兒自新生至五歲，日常所用之數值①。

表 6-2

年　齡	體重(lb磅)	呼吸次/分	潮氣量 ml	吐氣管長 （吋）	輸入氣流量 （ml/分）
新生兒	6	50	20	$1\frac{1}{2}$	1,800
三個月	12	45	30	2	2,700
六個月	16	45	40	3	3,200
一　歲	20	40	50	4	4,000
二　歲	30	35	65	5	4,500
三　歲	35	30	80	6	4,800
四　歲	40	25	100	7	5,500
五　歲	45	25	125	9	6,250

根據 Onchi

　　3. 修正之 T 型系統（Modifications of T-systems）：在原來氏 T 型設計上加以貯氣囊，管道及吐氣瓣，可使成爲半開放或不再入之半閉系統。有：1. 麥氏(Magill)系統，爲自動呼吸時所設計，氣口無瓣，在病人之近端。貯氣囊在吐氣口之後而進氣口更在遠端如此，新鮮輸入氣流量應以病人休息時之分撈氣量計算。而且吐氣應在貯氣滿時張開，不可使之過於膨脹。實際使用時常不如依理論測那麼合適。2. 芮氏（Rees）或馬氏（Mapleson）"D" 型裝置②此型是爲控制呼吸所設計。其輸入新鮮氣之進口在病人之近端，而

---

① Onchi, Y. et al.: Far East J. Anesth. 1:30, 1957.
② Collins, VJ et al.: Anesth & Analg. 40:392, 1961.

氣口在遠端。此設計應將輸入氣流量以病人分呼吸量的一倍半至兩倍計算才能防止二氧化碳貯留。3. 巴氏 (Baraka) 雙 T 系統 (Baraka double "T"): 巴氏綜合上述兩種而設計，利用兩個 T 形管。自動呼吸及控制呼吸都可用，是在貯氣管道之兩端各裝一 T 型管。如由病人近端 T 管輸入麻醉劑卽用作自動呼吸，假如作控制呼吸則由病人遠端之 T 管輸入新鮮麻醉氣。

　　㈢半閉系統 (Semi-closed system): 此系統是由貯氣囊中直接吸入與吐出，不與大氣相通。新鮮的麻醉氣也不斷的輸入貯氣囊，吐氣時將多餘之氣由吐氣瓣溢出，其他則被再吸入，也就是部份再吸入。半閉系統因呼出之氣有部份重行吸入，應有二氧化碳吸收裝置，如果沒有則該使用高流量，也就成爲半開放系統了。旣有部份之再吸入之氣到肺泡會沖淡吸入肺泡之新鮮麻醉氣，要經過若干時間才能使接近輸入新鮮氣之濃度，達到平衡。這經過之時間要視輸入新鮮麻醉氣之速度及量而改變。輸入氣，應持續且具有麻醉濃度，其流量應達到或超過吸呼量。如以低流量病人能取得之氧比輸入混合氣中氧成份更低，三數分鐘後卽可有若干程度之缺氧。補救之法可提高輸入氧之百分比或增高流量。如以 20% 氧則該用 8 1/min 以上之流量。

　　愛氏 T 型管附加貯氣囊是修改而成之半閉系統，適合作小兒麻醉，呼吸之阻力最小。但如果排氣孔在貯氣囊之尾端，先洩出是新鮮氣體，應將輸入氣流量加到病人分呼吸量二倍以上。

　　㈣全閉系統 (Closed system); 此法乃是呼氣與吸氣都不與外界相通。而且呼出之氣完全不洩出，全部再吸入，也稱爲完全再吸入 (Complete rebreathing)。呼出氣內所含的麻醉劑與氧都可再吸入重被利用，但其中之二氧化碳必須在再吸入前移除，通常都是用二氧化碳吸收劑達成此目的。此法於 1850 年爲 Johs Snow 首先採用，但由

Water 氏發展推廣其應用於臨床麻醉。

　　爲了容納吐出之氣必需裝有貯氣囊，二氧化碳之吸收也是決不可缺少的。氧之供給至少得足够新陳代謝之需要，正常成人不得少於300ml。應用全閉系統時欲求密閉所以每個接頭必須緊密。其優點是可以保持溫度與濕度，節省藥劑並可減少爆炸危險及空氣污染，只是在施用時要注意阻力。影響阻力之因素有：氣體本身之黏度（Viscosity）及密度（Density）；管道之大小，長短，形式，及內面之光滑程度；流量之速度；吸收二氧化碳藥劑顆粒之大小；吸收罐（Canister）之形狀與容積；及各種瓣膜及出口之大小都有關係。全閉系統以輸送麻醉劑之形態可分爲往復式及循環式兩種。

　　1. 往復式（To-and-fro system）：是在病人接受麻醉劑之面罩或氣管內管與貯氣囊之間放置二氧化碳之吸收罐如圖 6-3 所示。新鮮氣則由吸收罐之前方輸入，如此在呼與吸之間，氣體往返通過二氧化碳吸收罐各一次，無效腔及阻力自然增大。而且因吸收罐太靠近病人，

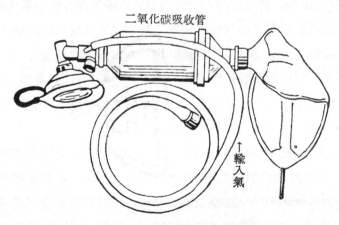

二氧化碳吸收管

↑輸入氣

圖 6-3　全閉麻醉系統往復式

常可能將罐內細粉末吸入病人肺中。另外還有因二氧化碳吸收時之化學變化產生熱所提升溫度，使吸入氣溫過高，燙傷病人皮膚，要常更換吸收罐（換一端使用或另換一罐）都是使用此法時不方便之處。

2. 循環式（Circle system）（見圖 6-4）: 此法乃將二氧化碳吸收罐移放在離病人較遠的位置改進而來如圖6-4所示。呼氣由吐氣瓣經貯氣囊及二氧化碳吸收罐，然後連同新加之輸入氣，通過吸氣瓣，由病人吸入，這樣週而復始的循環不已，故稱為循環式。此法因為氣流一直循環着，無效腔小，且吸收罐隔離病人身體較遠，熱量不會直接影響病人。但因有兩個單向瓣控制氣流方向，加上管道較長，又有二氧化碳吸收罐，所因阻力會較大，此外還有機械比較複雜，較易發生故障。

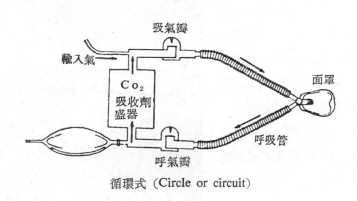

循環式（Circle or circuit）

圖 6-4　全閉麻醉系統

此法是臨床麻醉最普通常用之方法，使用時先要顧慮到所使用之麻醉劑是否適合作全閉式之用，如三氯乙烯（Trichloroethylene）與二氧化碳吸收劑接觸後會分解產生對人體有害之化合物，故在全閉系統時不能使用。此外因在全閉系統所用之氣體流量很小，在麻醉開始時會有麻醉劑稀釋現象，是被存留肺內餘剩氣所冲淡，故在身體內要有

除氮作用（Denitrgenation）。除氮亦可稱爲氮之去飽和作用（Nitrogen desaturation），是以直接沖流（Flushing）或以高流量（High flow）除去身體中之氮。其過程可以顯分爲肺系統及組織中兩部份，氮之移除速度受換氣量大小，有效剩餘氣腔（Functional expiratory capacity），無效腔，氣體流量，麻醉系統之容積及肺泡內氣體之混合……等影響。盡量直接沖流麻醉系統，在數分鐘後，肺泡內之氣仍有若干百分比之氮存留[1]。以與分呼吸量相等之流量換氣，平均需 $2\frac{1}{2}$ 分除氮，如以 1/4 分呼吸量則延長至 15-18 分鐘[2]。旣如此，有人以高流量之半閉系統或不再吸入方式先行除氮，完成作用後轉換成全閉系統。除此之外還應考慮麻醉劑之漏逸，除了接頭處不能嚴密或橡膠軟管破損處可以部份逸出外，橡膠本身也會吸收麻醉劑，排出至外界[3]。人體皮膚也可排洩小量麻醉藥劑[4]。

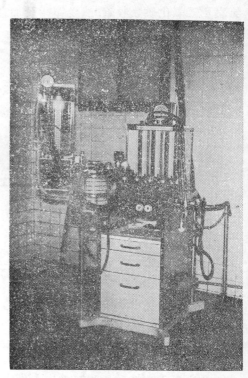

圖 6-5　　DM5000型多種用途麻醉機及人工呼吸器

---

① Collins, VJ; Principles of Anesthesiology 2nd ed, pp. 298.
② Miles, GG et al.: Anesthesiology 17: 213, 1956.
③ Waters, RM, Anesth. & Analg. 3: 20, 1924.
④ Stoelting, RK & Eger, EI, II; Anesthesiology 30: 279, 1969.

二、痲醉機（Anesthetic machines）：痲醉機之種類及廠牌很多，以其給予氣流量之原理可分爲連續流量及間歇流量兩類。

㈠連續流量痲醉機(Continuous anesthetic machine)：此種痲醉機是連續不斷給予痲醉氣（氣體及揮發蒸氣），有很多款式（見圖6-5及圖6-6）。但每臺痲醉機上應有氣體來源，減壓活塞，流量計，揮發器，吐氣瓣及管道面罩等。

1. 氣體來源（Source of gases）：通常在痲醉機旁或後裝有氧及笑氣之鋼筒（

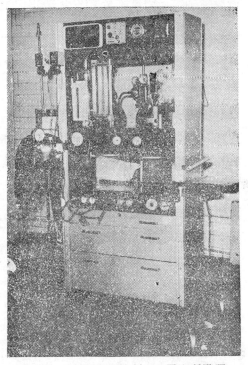

圖 6-6　710型痲醉管制中心及七種監視系統

Cylinder）。有些痲醉機上還裝有環丙烷或其他氣體之接頭及管道。各種氣體之接頭及管道口應有特殊之形狀，那樣才不會把錯誤的氣體聯在不是它的管道及流量計上。也有以中央系統供應氧及笑氣。視各手術室之設計及痲醉機之款式各個不同，都能够應付痲醉之需求。

2. 減壓活塞（Reducing valve)：是專爲各種不同氣體設計之減壓瓣，用以調節爲維持連續輸送固定流量，使之不因筒內壓力或溫度之改變而增減。

3. 流量計（Flow meters)：是經特別精心設計之透明管，內有

一旋轉軸陀，因氣流量之多少升至不同高度，標示出流量。

4. 揮發器 (Vaporizers)：每臺麻醉機上附有兩個或以上的揮發器。當揮發液揮發成蒸氣時需要攝取熱量，如用銅壺 (Copper kettle) 型之揮發器，將壺中之飽和蒸氣加以稀釋至想要用之濃度，因揮發時攝取熱量使壺的溫度下降，在較低溫度下飽和蒸氣壓 (Vapor pressure) 也低①，不能維持固定濃度。要使揮發器保持一定溫度有用溫水包 (Water bath) 供給揮發所需之熱量，Oxford 型之乙醚揮發器則利用氯化鈣維持在 29°C 之溫。，也有利用對溫度靈敏可自動調節輸入口大小之設計，矯正因溫度而改變之揮發量，而得穩定濃度。至於 Venturi 原理是用小量氣流通過揮發液攝取麻醉劑，利用這原理之揮發器也很普遍。要求得各種揮發器在臨床使用時有準確濃度，必須日常維護保養②。新的設計在不斷進步中推出，現有專門為 Halothane 用之 Fluotec, Methoxyflurane 用之 Pentec, Enflurane 用之 Enflutec 及其他等等。都是特別精心設計可達到準確穩定的直線濃度，不受溫度及流量之影響，如 Fluotec Mark III③ 就是將 Fluotec Mark II 改良，使之不在低濃度時受流量之影響④。現更提高警覺到揮發器關閉後，漏出微量之麻醉氣，對空氣之污染都有調查⑤。總之現代臨床麻醉時需要不受溫度影響，揮發速率不變，有準確穩定濃度，簡單易於操作，而且不漏氣污染手術室之揮發器。

---

① Gartner, J & Stoelting, RK; Anesth. & Analg. 53: 182, 1974.

② Noble, WF; Canad, Anesth. Soc. J. 17: 135, 1970.

③ Paterson, GM et al.: Brit, J. Anesth. 41: 109, 1969.

④ Latto, IP; Brit. J. Anesth. 45: 563, 1973.

⑤ Cook, TC et al.: Anesth. & Analg. 56: 793, 1977.

5. 吐氣瓣 (Expiratory valve)：這是單向由彈簧控制之活瓣，吐氣時應具有最小之阻力。開瓣時之壓力應比使貯氣囊縮扁之壓力大，自動呼吸時可以完全打開。二氧化碳再吸入之量受氣體流量之影響多於呼氣瓣之張力①。

6. 面罩 (Face mask)：應具有簡單構造，容易沖洗及消毒，耐用，抗電力而且價錢便宜等。設計好的面罩不但與顏面密合，且僅加最小之無效腔。試驗指出面罩增 78-198ml 之無效腔與成人之生理無效腔相等或稍超過② 。在小兒特別是新生兒及嬰兒更應注意無效腔之影響。現也有用過卽丟之面罩。

㈡間歇流量麻醉機 (Intermittent flow machine)：此種麻醉機之設計只在吸氣時有麻醉氣流輸入，而吐氣時氣流自動截止。有華氏麻醉機 (Walton machine) 及馬氏麻醉機 (Mckesson machine)。這種間歇流量之麻醉機需要良好定期保養，否則氣流之準確度就不可靠，特別是當麻醉機已使用數年之後。因爲此種維護保養較麻煩，故有僅使用連續流量麻醉機之趨勢。

三、麻醉劑之吸取及分佈③④

吸入麻醉是由呼吸道攝取麻醉劑，故除了本來是氣體之形態外，液體也得揮發成氣態才行，所以麻醉劑之吸取及分佈要聽命各種氣體定律 (Gas Laws)。這些定律管制彌散，溶解及氣體之體積與壓力及溫度之關係。如果使用混合氣會依分壓定律吸取。此外麻醉劑本身之

① Hunter, AR; Anesthesia 15:61, 1960.
② Harrison, GG et al.: Brit. J. Anesth 31:269, 1959.
③ Bourne, JG; Anesthesia 19:12, 1964.
④ Symposium on Pharmacolkinetics of Inhalation Anesthetic Agents. Brit. J. Anesth. 36:123, 1964.

藥效強度（Potency）的影響也甚大，高強藥效之藥劑只需很小之血液濃度就能達到外科麻醉深度。反之藥效低之藥劑在無缺氧之最高濃度仍然不夠達到該深度，常需另加其他藥劑或方法輔助。

㈠肺泡濃度與換氣：肺泡濃度是由麻醉儀器所給予之濃度，肺換氣情形與麻醉劑進入血液循環之速度而定。

1. 吸入濃度(Inspired concentration)：由揮發器或流量計等算出給予麻醉劑之濃度，要經呼吸道加溫及稀釋，如果功能肺餘氣（Functional residual volume）量大時，稀釋情形更爲明顯。現常用最低肺泡濃度（Minimal alveolar concentration, MAC）來表示各種藥劑間最低有效量及等效量。吸入濃度高會使肺泡濃度增高迅速，很快達到平衡，以笑氣爲例見圖 6-7①。

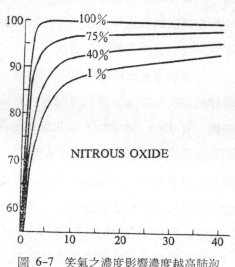

2. 換氣（Ventilation）：增加換氣是新鮮氣通入肺泡量增加，肺泡內麻醉劑濃度升高至吸入濃度之速度也快。如圖

圖 6-7　笑氣之濃度影響濃度越高肺泡氣達到吸入濃度越快。

6-8 所示，無論是笑氣，Halothane 或乙醚，以 4l/分換氣時，濃度上升弧線遠在以 8l/分換氣率之下。影響換氣量之因素很多，如呼吸肌受藥物抑制或神經傳導不良，胸腔有瘤腫，脊椎彎曲或駝背，胸腔積水或氣胸，腹腔腫瘤或積水壓迫橫隔膜，疼痛，肺氣腫及麻醉時之體位

① Eger, EI. II; Anesthesiology 24:153, 1963.

皆影響換氣。體位中以摺刀式之體位減少換氣量最爲屬害。換氣之作用在肺泡內接觸，不能達到肺泡之氣，或氣雖已到達肺泡但無血流通過，兩者都無法換氣。前者要依據無效腔之大小，而後者則依據換氣與灌注比例（Ventilation-perfusion ratio）。

3. 無效腔（Dead space），解剖上之無效腔是指留在上呼吸道各處之氣不進入肺泡不能換氣者。潮氣量減去無效腔量才是氣體眞正能到達肺泡之量，假如放有氣管內管可以減小無效腔。至於生理上之無效腔是：因在肺泡之氣體太多超過可供交換之氣量，以及有氣之肺泡卻無血流通過無法作氣體交換，此類不能作交換之氣好像在無效腔

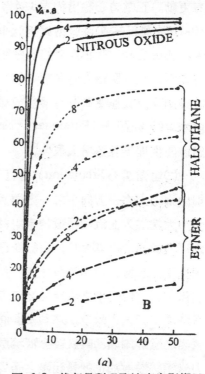

圖 6-8　換氣量對吸取速度之影響以三種不同之換氣量（每分鐘 2, 4, 及 8 公升）對肺泡濃度之變化

中，故稱爲生理無效腔。另外還有麻醉機中之無效腔，但對換氣之影響不大。以肺泡換氣計算方式則是已經除去無效腔，平均爲 2.0–2.5 l/分/公尺^2 體表面積。

4. 換氣——灌注比例：單個肺泡吸入氣之容量與血液通到該肺泡之量的關係，就稱爲換氣——灌注比。在正常有知覺之人，肺臟上部與下部略有差別。乃是灌注上下無差，而氣體充塡上部較下部稍多。如肺有疾病此比例有改變也就成爲缺氧之主因、麻醉中之人此比例也

有更動。正常時心輸出約有 1-4% 不能接觸換氣①．而在麻醉中增至 10-15% 或更高②。呼吸型式對此也有影響，胸腔打開後胸壁之拉力消失，或由自動呼吸轉換成控制呼吸都使靜血混雜(Venous admixture) 有改變、吸氣所佔之時間應足夠，且應該有對抗肺組織之阻力。麻醉藥劑③ 及其他藥劑④ 可增加或減少肺血管壓力 (Pulmonary aterial pressure) 及阻力 (Pulmonary resistance)。血液量更是有直接影響，出血使生理無效腔增大很多。

　㈡血循環 (Circulation)：麻醉氣在肺泡及血液中之張力如有差距則由張力大之一方向小之一方瀰散。在誘導時肺泡內麻醉劑濃度高，張力大就進入血液由循環帶至組織，在組織中與血液也同樣有張力差距 (Tension gradiant)，由組織攝取或吐出麻醉劑。如雙方張力相等則是平衡狀態、達到平衡之速度與麻醉劑在血液中之溶解度有很大的關係⑤。溶解度小之氣體如笑氣及環丙烷等，血液中很快已飽和不能再繼續由肺泡中吸取，達到平衡狀態。換言之也就是誘導快速。溶解度高之麻醉劑如乙醚就被血液溶解大量帶走，流至肺血液中麻醉劑張力只能緩慢增加也就是緩慢之誘導及恢復。欲求得快速之誘導還可以增高吸入麻醉劑之濃度來補救，如要快速之恢復就沒有什麼好的辦法。此種緩慢增加血液，腦及心臟組織麻醉劑之張力在新手給予麻醉時會增加麻醉安全度。流經肺臟血液量大時，麻醉劑移至組織較多達到平衡之時間要較長，會使麻醉深度較淺，延長誘導期。所以心輸出 (Cardiac output) 小的病人要特別注意，因他心輸出量小,經肺血流量小,麻醉深度容易過深且誘導很快。如圖 6-9 所示。

---

① Cole, RB & Bishop, JM; J. Appl. Physiol. 18:1043, 1963.
② Nunn, JF; Brit. J. Anesth. 36:327, 1964.
③ Wyant, GM et al.: Curr Res Anesth. 41:338, 1962.
④ Aviado, D; Pharmacol, Rev. 12:159, 1960.
⑤ Eger, EI, I & Larson, CP, Jr; Brit. J. Anesth 36:140, 1964.

正常有知覺人體中有很小部份血液由右心輸出不攝取氧，這稱作靜血混雜（Venous admixture），其中有生理上及解剖上之來源，血液經 Thebesian 及支氣管血管系統供給肺及心臟營養及氧可稱爲生理之捷路（Shunt）。如有解剖上（病理）之缺陷，如心中隔缺損及心導管閉鎖不全等皆爲解剖捷路。但病人在痳醉中一部份血液流經充氣不足的肺泡。好像也是捷路，也稱爲分佈不勻（Maldistribution）。這種分佈不勻使動脈中氧張力明顯降低，因爲二氧化碳之分離弧線（Dissociation curve）爲直線而氧是曲線，再者在動——靜脈之氧差爲 60mmHg 而二氧化碳差爲 6mmHg。造成分佈不勻之因素還可能有缺少自動之深呼吸，這稱深呼吸也稱爲"嘆息（Sigh）"。是在有知覺人士在不自覺中每隔不久自動深深吸入空氣，約莫每小時九次，藉以矯正肺組織之血液分佈及換氣——灌注比。其他之體位不變動及痳醉劑直接抑制，或肺泡內生產 Surfactant 作用被干擾皆可加深「分佈不勻」。補救之法可加製若干「人工嘆息」，同時還要增加吸入氧之濃度、臨床上痳醉中吸入氧之濃度應在 30% 以上。

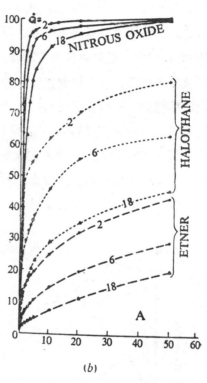

圖 6-9　心輸出量對吸取之影響每分鐘不同之心輸出量（2, 6, 18公升）對肺泡濃度及時間之關係。

㈢組織分佈 (Tissue distribution)：麻醉劑由肺泡氣體交換到血液，再經循環至組織。組織攝取或排出麻醉劑要依組織與血液中的麻醉劑張力之差距而定。由張力高之一方瀰散至低之一方，與肺泡換氣之原理一樣，除此之外血液通過該組織之量也對麻醉劑攝取速度甚有關係，血液供應豐富者會快速，反之缺少血液供給者攝取少而緩慢。Bard 氏將全身組織略分為四類①，卽 1. 血管豐富組：包括腦、心、肺及腎等器官，2. 中等豐富組：卽肌肉及皮膚，3. 脂肪組：包括各處之脂肪組織，4. 血管貧乏組：如骨骼靱帶及軟骨等組織。組織攝取麻醉劑以不易溶之笑氣為例如圖 6-10 所示。此外各組織麻醉劑之溶解度及親和力都會改變組織中麻醉劑之濃度。吸入麻醉劑是以氣態進入身體，其溶解度與體溫成反比，體溫高則溶解度小，反之則大。

四、臨床麻醉徵象及分階

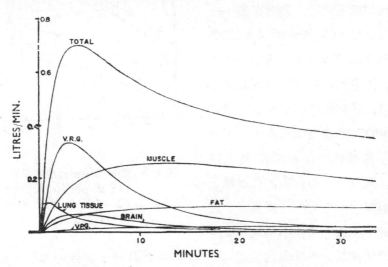

圖 6-10　笑氣（不易溶之麻醉劑）在組織之攝取

① Bard, P: Medical Physiology p. 240 4th Ed. St. Louice, Mosby Cc.

臨床麻醉徵象以疼痛感覺之存失，意識消失與否，呼吸型態，瞳孔大小，反射之強弱及肌肉麻痺之程度來觀察。以往單純以一種麻醉劑作任務時，各種不同麻醉劑所表現示出之情形，經由多位麻醉前輩分成若干階，其中以 Guedel 氏於 1920 年根據乙醚開放點滴麻醉時觀察所得之各種徵象，研究分析而製成沿用數十年之麻醉深度分階，最具權威也最完美。現時麻醉中所給予之麻醉劑不侷限於一種，也常借重肌肉鬆弛劑，止痛劑及鎮神劑等等之協助，麻醉深度以徵象來分階頗為困難。但麻醉劑對身體之各種影響，以其程度漸深而呈現之徵象，仍為學習麻醉學應該知道之知識。現僅介紹 Guedel 氏之乙醚麻醉之分階，乙醚麻醉深度共分四階，且在每階之內又細分若干段。

第一階 (Stage I)：也就是誘導期 (Induction period) 或稱為無痛階 (Stage of analgesia)。此階自完全正常漸至意識模糊，不能思考和記憶，感覺逐漸遲鈍，痛覺也漸消失，在此階之末85%之病人能得到完全無痛之效果。麻醉開始時，病人自覺飄浮。可能有窒息感。對聲音特別敏感，故應使室內寂靜無聲，瞳孔呈反射性擴大、心跳因恐懼而加速，血壓及呼吸通常是不變或可稍受抑制。此階之中仔細再研究可分為三段，第一段為無痛前或無憶前段，即已有鎮定作用，第二段為部份無痛而全無記憶段，第三段即全無痛，無憶也無知覺段。

第二階 (Stage II)：為無知覺階段，細分為大腦皮層抑制及全大腦抑制兩段。在此階中高級神經中樞受抑制。對外界刺激反應最強，易失控制，所以也稱為興奮階，病人因肌肉張力增強，呼吸不規則，心跳快，眼球左右轉動，瞳孔擴大，對光反射強，吞嚥反射亢進。胃受麻醉劑之直接刺激容易發生嘔吐。

第三階 (Stage III)：也就是麻醉階或外科手術階。自睫毛反射消失起至肋間肌完全麻痺止，各種保護性反射漸次消失，是作手術之理

想情況。又可細分爲四段，第一段是自睫毛反射消失至眼球運動消失止，呼吸深而規則，如同熟睡之中，脈搏及血壓正常，瞳孔收小有反射，全身反射雖有抑制卻仍存在。第二段乃在呼氣與吸氣之間略有停頓，眼球不動，固定于中央上方、角膜反射遲鈍，肌肉開始鬆弛，終至肋間肌痲痺，循環方面之脈搏心跳正常。第三段自肋間肌開始痲痺起至完全痲痺止。呼吸漸以橫隔肌爲主，吸氣比呼氣時間明顯減短，肌肉顯著鬆弛，瞳孔擴大，角膜及對光反射消失。血壓下降，心跳加速，內臟牽引反射也消失。第四段時呼吸全靠橫隔肌，吸氣時胸廓內縮。至橫隔肌痲痺，全身癱瘓無任何反射，循環深度抑制但尚未停止。

　　第四階 (Stage IV)：也是延腦痲痺階，所有生機暫停，可再分爲兩段。前段呼吸暫停循環尚存，後段則心跳脈搏都暫停。

　　全身痲醉中腦波之變化也依痲醉深度有固定特別之樣式。臨床上如有特別需要，可加上腦波監視，以便隨時參考痲醉深度。

乙、二氧化碳吸收系統

　　當使用全部或部份再吸入也可稱爲全閉式或半閉式之痲醉方式時，痲醉氣完全不溢出或僅有少量溢出痲醉系統，病人消耗氧，產生二氧化碳。此二氧化碳是在身體中之無用的氧化成品，要設法將之移除，不能讓它存聚在體內。早于 1915 年 Jackson 氏在動物實驗中，就曾利用吸收技術移除此二氧化碳。當第一次世界大戰時 Wilson 發覺單獨使用氫氧化鈉，腐蝕性過強且產生過多熱量，因而設計出蘇打石灰。至 1924① 及 1926② 年 Water 氏才報導蘇打石灰之臨床應用。

　　一、二氧化碳吸收原理

　　㈠二氧化碳吸收過程：吸收二氧化碳是一中和作用之化學反應，

---

① Waters, RM; Anesth. & Analg. 3:20, 1924.
② Waters, RM; Anesth. & Analg. 5:160, 1926.

將二氧化碳轉變成碳酸鹽。據研究之經驗，鉀及鈉之氫氧化合物最爲有效，但因其腐蝕性太大，臨床應用時無法裝備，故以鋇及鈣之氫氧化合物混合使用，卽日常所用之鋇鹽石灰（Baralyme）及蘇打石灰（Soda lime)。這兩種製劑各造成小顆粒，化學作用就在顆粒表面進行。顆粒表面的總面積並不很大，但其表面有似海綿之小孔（Pore），加上小孔所增加之面積可至原來百倍以上[1]。假如這些小孔被水汽佔滿則大大減少其可參與作用的表面。所以溫度很影響吸收作用強弱[2]。但也需要水份與吸收劑作用，促進其化學作用。一般商品中都已加入適量10-15%之水，雖然在 10% 濕度之下仍有吸收能力，但最佳之濕度爲10-22%。水份也可以與吸收劑有化學結合，如氫氧化鋇就帶有八個結晶水。($Ba(OH)_2 \cdot 8H_2O$) 它與二氧化碳作用後，每 100gm 產生 4.5 ml 水。旣然鋇鹽能自行產生水，雖然其顆粒中僅含 5% 之水，不必另加水也足够作用。

　　顆粒大小以篩孔爲標準。所謂篩孔（Mesh）是以每吋中所含鋼絲條數計算，一吋中有幾條鋼絲則爲幾孔。在二氧化碳吸收時適當之篩孔爲 4 到 8，也就是顆粒中之最大者都能通過每吋有四條鋼絲之孔，而最小者也應該留在 8 篩孔之上不能通過。此種大小顆粒之表面最適宜吸收作用，因爲太大顆粒之表面積不够應付吸收作用，而過小之顆粒又會增加太多對呼吸之阻力。

　　呼吸氣流之阻力可用 $R = \dfrac{KLV}{A}$ 方程式表達，R＝阻力；L＝容器之長度；V＝氣流之速度；A＝有效吸收面積之橫斷面，K爲特定之常數。如以 4-8 篩孔之蘇打石灰，每分鐘 1 公升氣流會產生 1 毫米水柱之阻力[3]。用大型吸收罐，每分鐘 100 公升氣流或是成人最大呼

① Brown, WS; Anesthesiology 19:208, 1958.
② Adriani, J; Anesthesiology 6:163, 1945.
③ Elam, JO, Anesthesiology 19:99, 1958.

吸量時，也不超過 10 毫米水柱之阻力，當然麻醉機內各單向瓣，管道和接頭等等之各種阻力並不包括在內。

㈡吸收劑（Absorbents）

1. 蘇打石灰（Soda lime）：是表面不平有小孔之石灰顆粒，含95％ 左右之氫氧化鈣（Calcium hydroxide），4％ 氫氧化鈉及 1％氫氧化鉀。氫氧化鉀是較佳之催化劑（Activator）。常加少量之矽以增加其硬度且使不易碎裂。矽份愈高則愈硬愈無碎屑，但卻使其吸收二氧化碳之效用減小，通常僅加入 0.2％ 以下之矽。硬度之檢驗以 15個一定大小鋼球放入標準鋼盤內與蘇打石灰一齊震盪半小時，然後放在 40 篩孔上再震盪三分鐘。能遺留篩內顆粒超過原有量 75％ 者爲合格。二氧化碳在潮濕之石灰顆粒表面與水化合成碳酸。繼而分解成氫離子及碳酸基、碳酸基與從氫氧化鉀或鈉游離之鉀或鈉離子結合成鉀鹽或鈉鹽，再由碳酸鉀或鈉轉成鈣鹽，最後終以碳酸鈣存留下來。其反應方程式如下：

$$CO_2 + H_2O \longrightarrow H_2CO_3 \longrightarrow 2H + CO_3$$
$$2NaOH \longrightarrow 2OH + 2Na$$
$$\downarrow$$
$$2H_2O + Na_2CO_3$$
$$Ca(OH)_2 \longrightarrow 2OH + Ca$$
$$\downarrow$$
$$2H_2O + 2NaOH + CaCO_3$$

2. 鋇鹽石灰（Baralyme）：爲氫氧化鋇與氫氧化鈣之混合物。前者約佔 20％，而後者約 80％。氫氧化鋇帶有八個結晶水，固連在其化學分子上，當起化學作用時可利用這結晶水去溶解二氧化碳，可靠而且有效[1]。其反應方程式如下：

$$Ba(OH)_2 \cdot 8H_2O + CO_2 \longrightarrow BaCO_3 + 9H_2O$$

[1] Adriani, J. & Batten, DH; Anesthesiology 3:1, 1942.

$$9H_2O + 9CO_2 \longrightarrow 9H_2CO_3$$

$$9H_2CO_3 + 9Ca(OH)_2 \longrightarrow 9CaCO_3 + 18H_2O$$

二、二氧化碳吸收系統之應用

㈠吸收能量 (Absorptive capacity)：以含有二氧化碳之氣通過吸收劑之後，仍留有可測察之微量。標準試法是在溫度 20°C，以含 2% 二氧化碳，濕度爲 85% 之空氣通過 150m 之吸收罐，氣流速度爲每分鐘 3.5 立方公升。蘇打石灰與鋇鹽石灰之吸收能量相似，在單室吸收罐之吸收能量爲每 100gm 吸收劑可吸收 10 至 15 公升，在雙室吸收罐可增加吸收能量至每 100gm 吸收劑可吸收 18-20 公升。

㈡指示劑 (Indicater)①：加化學指示劑在吸收劑顆粒中，用以標示其酸鹼度。這種指示劑本身具有酸及鹼雙重性質，在不同之酸鹼度時變更成爲酸性或鹼性且由不同顏色表現出來。蘇打石灰之指示劑如 Ethyl violet 及 Clayton yellow 都在 pH 12 以下改變顏色。Ethyl violet 爲無色之鹼與碳酸作用變成碳酸鹽。當 pH 在 10.3 之下呈現紫色。Clayton yellow 在鹼性，高 pH 中呈粉紅色，在酸性中則改變成黃色。鋇鹽石灰也可用 Ethyl violet 作指示劑，也可用 Mimosa 2 作指示劑，它在鹼性 pH7.8 之上呈粉紅色，如果吸收劑之效用已不良之時改變成藍色，但當吸收劑完全衰竭之時卻呈灰色。

㈢吸收衰竭 (Exhausted absorption)：吸收劑在連續使用相當時間後即告衰竭，指示劑顏色改變，吸收作用能力大減。此際如能放置一段時間，讓它「休息」，其顏色又可轉變回來，又能有吸收作用，稱爲吸收劑之復元作用 (Regeneration of absorbent)。但第二次之吸收能量不及前次，持續吸收之時間也較第一次短，以後再次放置「休息」，皆可恢復吸收能力。只不過維持吸收作用之時效總比前次短暫。

---

① Adriani, J. Anesthesiology 5: 15, 1944.

最好能使用透明容器，隨時觀察其顏色之改變。

臨床上病人如有呼吸增強 （Hyperpnea） 及血壓升高 （Hypertension） 即可懷疑是否二氧化碳吸收不良①。從透明之吸收罐可觀察其顏色有無改變，如指示劑已變色則表示吸收衰竭，應當更換新鮮吸收劑。如指示劑顏色沒變，應察看吸收劑之溫度有無改變，在吸收劑起化學變化時會產生熱量，升高溫度，所以溫度升高則表示吸收劑有作用。如果吸收劑沒變色且發熱有作用，而發生呼吸增強血壓升高等臨床徵象，就應該檢查方向瓣是否有效用，換氣量是否適當……等去找尋其他原因。

㈣吸收體系 （absorber system）

1. 往復式 （To-and-fro）： 以吸收劑容器放置在病人與貯氣囊之間。呼出及吸入之氣都必需經過吸收罐，每次呼吸氣體要經過該罐往返各一次，氣與吸收劑能接觸的時間短、吸收效果較差。成人使用之罐，長 13cm 直徑 8cm，裝滿蘇打石灰後充氣量為 375-425ml，應用時靠近病人之一端的吸收劑先行作用，先發熱也先行衰竭。這種吸收罐常常首尾兩端一樣，可以顛倒使用。每半小時更換一次，靠近罐壁的吸收劑先有作用，因其阻力較小，氣流順着罐壁流進。隨着吸收劑之衰竭，無效腔逐漸增加，每小時約莫增加 50 到 75ml②。吸收罐在此種方式下，距離病人呼吸道很近，有吸入灰塵碎屑之可能，應注意加以防範。在此種二氧化碳吸收方式下由吸收劑作用產生之熱和水，使由呼吸失去之水份及熱量極小。裝滿之吸收罐如果沒有蓋好，可以在數日後失去吸收效用，應當特加注意。

2. 循環式 （Circle）： 循環式吸收體系乃由單向瓣控制，將吐出

① Brown, ES. et al.: Anesthesiology 20:41, 1959.
② Ten Pas, RH et al.: Anesthesiology 19:231, 1958.

之氣流向吸收罐，然後再回到病人①。氣流是間歇地通過吸收罐，除非是潮氣量大於罐內之充氣量，吐出之氣必須快速通過外，一般情形都是可以停留讓二氧化碳與吸收劑接觸時間長至可以完全吸收。吸收罐與貯氣囊之相對位置與氣流是在吐出時或吸入時通過吸收罐對吸收效果都有影響。

(五)吸收罐 (Canister)：吸收罐之大小容積要依病人產生二氧化碳之量而定，病人潮氣量大小及有否氣溝 (Channel) 形成都影響吸收。罐內吸收劑餘下之空間是所有顆粒間之空隙的總和。如罐內空間與吐氣量相等或稍大，所吐出之氣將在一呼吸週期內與吸收劑接觸②。假使呼氣量比罐內空間大得很多則有部份吐出之氣跳越吸收罐直接進入貯氣囊不與吸收劑接觸。每隻罐裝滿時空間約佔 47%，40-60% 之間③。以往所使用之吸收罐容積較小。常因溫度增高及吸收力減弱需要時常更換新鮮罐，也有裝有兩罐或在罐中分左右兩隔，用旋鈕開關來控制交互使用。近年來都改用大型透明分上下兩層之罐，吸收效率可達每 100gm 吸收 20 公升之二氧化碳。如果潮氣量超過有效空間不大，吸收劑之功效應達 60-80%。高溫度之蘇打石灰理想之吸收能量是每克 (gm) 吸收 250ml，即每 100 克吸收 25 公升。但因罐內難免有許多氣溝 (Channel) 就減低至每 100 克僅能吸收 15 公升之二氧化碳。成人每分鐘產生約 200-300ml 之二氧化碳，也就是每小時 12-18 公升，在全閉式循環體系中 100gm 可供一小時吸收之用。在使用半閉式時，有一半氣體由吐氣瓣通過不入吸收罐。吸收劑使用之時間可增加一倍。巨型吸收罐分二層。上層是作用層，下層僅將上層遺留之二氧化碳完全吸收盡淨。且能將水份凝聚重行蒸發至上層，

① Sword, BC.; Anesth. & Analg. 9: 198, 1930.
② Conroy, WA. & Seevers, MH.; Anesthesiology 4: 160, 1943.
③ Brown, ES.; Anesthesiology 20: 613, 1959.

充份供應作化學變化時所需之水份。因此在使用大型雙層罐時，蘇打石灰中之水含量不甚重要，不像在使用單層罐時蘇打石灰要含水 12% 才適合。 與吸收罐同時所用之單向瓣 （Unidirectional valve） 也是移除二氧化碳之必需用品，其目的在控制氣流朝着單一方向進行，如果其作用效果不良，就會有回流及重行吸入二氧化碳。高時甚至可到 6 ％二氧化碳之濃度①。

㈥吸收罐之準備 (Preparation of canister)

準備裝塡吸收罐應該仔細塞勻裝滿，避免形成氣溝不能充份發揮吸收效能，特別在往復式時使用之罐更應注意裝滿塡實。如果搖幌後下陷使之不滿，使用時罐置放在水平，罐內上端由首至尾就會有一開放徑路，氣流由彼徑路來回不能與吸收劑接觸。不適當的障隔板也相當的減小吸收效能②，Neff 氏曾訂立下列各條。以作裝塡吸收罐之守則③。

1. 用手或濾網將蘇打石灰自庫存中取出，切勿由小洞口傾倒，這樣可以避免擠壓破碎。

2. 不用的蘇打石灰應存貯在密封容器內以防潮濕。

3. 每放入二、三把蘇打石灰後應將罐輕搖，如此幫忙將罐塡實塡滿。

4. 裝塡完畢後要試吹氣數次，如此可以吹出石灰碎屑也可以測試阻力。

蘇打石灰之碎屑粉末吸入體內對人有傷害，也可燒傷裝塡人員之手掌，在拿取蘇打石灰時，應先用篩子篩濾然後裝塡入罐。

如果使用巨型雙層吸收罐，在全閉系統中可供 9–15 小時之吸收，

① Kerr, JH. & Evers, JL.: Canad. Anesth. Soc. J. 5:154, 1958.
② Elam, JO.: Anesthesiology 19:403, 1958.
③ Neff, WB.: Anesthesiology 3:688, 1942.

也就是可中和 160-270 公升之二氧化碳。假如使用半閉系統，新輸入之氣流與分呼吸量相等之時，可能長至 60-90 小時還有效能[1]。循環式中之吐氣瓣自然不會裝在輸入新鮮氣的那一邊。在雙層上下二室之吸收罐，上層先行吸收作用且改變顏色，等到上層效用減弱時，下層會輔助將剩餘之二氧化碳吸收。上層之吸收劑將近衰竭之時，下層尚具有吸收效能。更換時可以僅更換上層，移下層至上層將新裝好之罐放在下層，如此作來甚是方便而且非常經濟節省，如圖 6-11 所示。

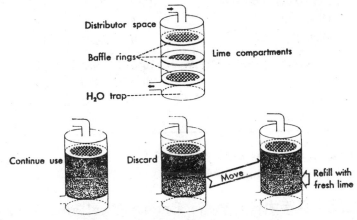

圖 6-11　雙層吸收罐之設計及更換方法

　　施行吸收技術時需要了解各吸收罐之性能，茲將數種常用吸收罐之特性及效能列下表（表 6-3）。

　　吸收劑呈鹼性，具有相當高度殺菌力，因此氣體通過之後沒有細菌，雖然如此在帶高度傳染病之病人用後，仍應消毒或換新所用過之吸收劑等措施。三氯乙烯在與蘇打石灰接觸時分解產生有毒之 Phosgene 及 Dichloracetylene，所以在使用三氯乙烯作吸入麻醉時不可同用蘇打石灰二氧化碳吸收技術。其他藥劑也應先知道是否有禁忌。

① Brown, ES. et al; Anesthesiology 25:31, 1964.

表 6-3　各種吸收罐之特性及效能

設　計　及　製　造　者	罐腔容積 ml	蘇打石灰重量 gm	空隙容量 ml	有效時間小時*
單室型				
Foregger to and fro	635	570	300	1.5*
	445	400	205	1.5*
	285	260	135	1.5*
	112	100	53	1.5*
Foregger morris	635	570	300	3.5*
Mc kesson 1200	1380	1250	650	12.0*
Ohio 9 B	865	780	405	5.5*
Ohio 19	1220	1100	575	11.0*
雙室型†				
Anesthesia Associates RPA	1060	960	500	9.5‡
Foregger Jumbo	1000	910	470	9.0‡
Ohio 20	1500	960	705	14.0‡
Quantiflex	1650	1500	775	15.5‡

† 所有資料僅爲上層所計算
* 以吐出氣內二氧化碳達 1% 爲標準　　　　　（根據 Elam 及 Brown）
‡ 以上層指示劑完全變色爲標準

第二節　氣管內管麻醉術 (Endotracheal anesthesia)

石全美

　　氣管內管麻醉乃利用一特製的管子，可由金屬，橡脂，或塑膠各種材料製成，稱爲氣管內管 (Endotracheal tube)，通經口腔或鼻腔插入氣管中，麻醉氣體則由此氣管內管輸入或排出。在肌肉鬆弛劑應用以前，盲目經鼻腔插管已很流行。肌肉鬆弛劑之應用，特別是 Succinylcholine，使肌肉會很快速且完全鬆弛，口腔可以張大。加上有改良之喉頭鏡更使氣管內插管法非常容易、簡單、快速而且不會造成創傷。應用肌肉鬆弛劑時常需要使用控制呼吸如間歇陽壓人工換氣 (IPPV)

有氣管內管麻醉技術才能更容易控制病人。

甲、簡史

1543　A. Vasalius 在動物作氣管插管術。

1788　L. Kite 爲溺斃者作救生術，描述通口及通鼻之插管[1]。

1858　John Snow 在動物作氣管切開之麻醉。

1878　MacEwen 以觸覺導引在有知覺病人插入氣管內管[2]。

1871　Trendelenburg 首次使用充氣之氣銬（Cuff）阻塞氣管[3]。

1920　Magill 首創氣管內麻醉術[4]。

1928　Guedel 及 Waters 二氏首先設計氣管內管氣銬（Endotracheal cuff）。

1939　Langton Hewer 重行使用可灌氣之氣銬，並附加一小氣囊作爲銬內充氣之指標[5]。

1941　Macintosh 創用彎形喉頭鏡片[6]。

乙、指標及優點 (Indications and Advantages)

應該用氣管內管麻醉之指標雖然各人見解不一，但其基本的兩個理由則是：1.維持呼吸道通暢及 2.方便操作人工換氣。

一、指標 (Indications)

㈠手術時之指標

1.所有手術，長短都不拘，除了插入氣管內管外無法維持氣道通暢時，如有血液流入口腔之手術或有壓迫氣管之可能時都應該插管。

---

[1] Davidson, MH Armstrong: Brit. J. Anesth. 23:238, 1951.

[2] MacEwen, W.: Brit. Med. J. 2:122, 1880.

[3] Trendelenburg, F.; Arch. Klin. Chin, 12:121, 1871.

[4] Magill, IW.: Brit. Med, J. 2:817, 1930, Anesthesia 33:580, 1978.

[5] Hewer, C. Langton: Recent Advances in Anesthesia and Analgesia p. 115, 1939 3rd Ed London: Churchill.

[6] Macintosh, RR.: Brit. Med. J. 2:914, 1941.

2. 爲防止嘔吐之可能嗆吸 （Aspiration） 之危險，爲腸道阻塞或尚存有胃容物之時都應插管。

3. 開胸手術必需加用人工控制陽壓呼吸時。

4. 因體位之影響氣道不易控制之時，如俯臥姿態。

5. 全部開腦手術都應插管。加強換氣可以洗除二氧化碳使腦血管收縮，腦組織縮小方便手術，還可以在病人呼吸暫停時立卽給予人工換氣。

6. 耳鼻喉，眼科及牙科之大手術也該插管。

如果希望能得到一安靜不動之手術環境，需要深度之肌肉鬆弛，再要避免發生喉頭痙攣，最好是插一氣管內管以策安全。

㈡非手術時之指標

1. 爲無自動呼吸之病人作人工換氣，此種情形也包括呼吸極度抑制，換氣量不足應付需要者。

2. 爲吸取清理氣管及支氣管內之痰及分泌物。

3. 爲解救上呼吸道阻塞，如痙攣或水腫使上呼吸道口不通時應該插管。

4. 爲作支氣管攝影術，可將注入之染料在攝影後盡量吸取清除。

㈢反指標 （Contra-indication） 都爲相對非絕對的反指標。

1. 上呼吸道感染：包括肺臟本身之感染在內，因陽壓換氣可能將細菌更推至肺之深處，除了救命手術外，患急性喉頭炎時不要插管。

2. 主動脈弓有動脈瘤時盡量避免插管，怕引起動脈瘤爆破。

3. 有開放性肺結核之病人要看情形決定插管與否。

二、優點 （Advantage）。

㈠協助維持氣管之通暢，保持通暢之氣道是麻醉中隨時隨地都在注意的事情。插管後不怕因麻醉較深或肌肉鬆弛劑所致的換氣不足，也

不怕麻醉太淺時可能發生之喉頭痙攣，還不怕由氣管外面所加之壓力。

㈡減無效腔至最低量，此點與用面罩時比較甚爲明顯，但在小兒麻醉時要注意挑選最適當大小的管子，以免增加太多的阻力。

㈢易於控制呼吸，加壓換氣不至使胃充氣膨脹。

㈣隨時可轉換改成控制呼吸加上陽壓。當一側胸腔打開之後，腔內負壓消失，可以使胸中隔移位，由氣管中加以陽壓兩側壓力一樣，可阻止胸中隔移位，而且還可幫助施行人工換氣。

㈤可以容易抽吸氣管及支氣管之分泌物。

㈥可隨心所欲放置或改換病人體位、俯臥、側臥或彎曲都不致影響氣道通暢。

㈦依手術之需要可將給予麻醉之人員由手術部位挪開，在顏面及五官手術或小兒手術時，移開給予麻醉人員有很大方便。

三、缺點 (Disadvantage)：氣管內管麻醉之缺點多半是手技方面的疏忽與設備方面之簡陋。作這種手技應該有特別的設備用具及熟練的專門人員。因爲此種作業比較煩瑣，且要在較深之麻醉深度才能忍受揷管。如技術不良併發症之發生率就高，包括創傷，堵塞及組織反應。血壓可能升高① 也可發生心律不整② 。但揷管術之缺點皆可以人力補救。如有合適之人材，完善之設備，精良之手技，加上週密之觀察可將缺點全部抹殺。僅得其優點之利。故時下氣管揷管術爲全身麻醉之例行步驟。

丙、用具 (Equipments)

一、氣管內管 (Endotracheal tubes)：早期之管子是用金屬製造，後因爲太硬改用橡皮。近來各種塑膠所製之管子，種類繁多，應付各

① Fox, EJ. et al.: Anesthesiology 47:524, 1977.
② Steelting, RK.: Anesth. & Analg. 57:197, 1978.

種情況之需要，隨時都有新型設計問世。製造氣管內管要能符合數項特殊條件，第一要無刺激性，無毒性不使組織對它起過敏，經過消毒——無論是化學消毒或加熱消毒都不會使之變質。第二就是要具有光滑之表面，既不損傷粘膜又便於清洗。第三要有相當硬度，可保持其弧度及管道內空間，使通暢不被壓扁。此外最好能有導電力，在日常氣候中便於收藏不變形變質，管內直徑不會因管有弧度而有差異。應有各種大同大小的管子可供選用，且明顯標示其大小之標準。現時之管子分爲四類:

㈠金屬類: 是以金屬線圈外蓋以乳液橡膠 (Latex)，是一種不能被壓扁或紐結 (Kink) 之管，有 Flagg, Woodbridge 及 Rovenstine 三種廠牌。

㈡半硬管，以線圈或粗絲嵌在橡膠、橡皮或其他合成有伸縮性物質管形壁內。有 L. A. Woven Catheter (Anode) 及 Tovell。

㈢軟管: 可分爲

1. 橡皮管 (Rubber)

　　Magill: 橡皮或 Neoprene 化合物製成大型管，有各式大小。

　　Murphy: 橡皮製，鈍頭，邊附有氣銬 (Cuff) 及指示氣囊。

　　Cole: 爲嬰兒所特製之氣管內管，其上端口徑粗而進入氣管內之部份較細之管。

　　"RAE": 特製爲小兒用之管，容易固定①。

2. 塑膠管 (Plastic): 是用合成化合物作成之柔軟管。有透明及不透明兩種，不易曲折但能被壓扁，有聚乙烯塑膠 (Polyethylene-Portex) 及乙烯塑膠 (Vinyl)。

3. 橡膠乳液 (Latex) 管: 有 Sanders 型,將聯續環圈之尼龍絲

────────────

① Ring, WH. et al.: Anesth. & Analg. 54:273, 1975.

埋在橡膠乳液壁內。

㈣支氣管內管 (Endobroncheal tubes)，是比較長的管子放入任何一邊之支氣管內。有金屬製之 Ruth Baily 管，長 35cm。橡皮製的 Magill 管，長 32cm。Carlens 管則為雙層腔管導管，並有乳狀突起，卡在氣管分支 (Carina) 處。另外為右側支氣管特製之 Bonica 型管，是在斜尖邊上加一左側突起。最新出一種有管內阻塞之新管，在最遠端即已進入支氣管之內一段有一由內壁堵塞之氣鋳，可阻塞氣流通過，氣流只能由管旁之孔至另一側支氣管，此種管較 Carlen 氏管較易插管，名為「Winnard」支氣管內管。其他還有為支氣管鏡特製之導管①②③。

氣管內管大小之標準共有五種: Magill 標準由 00, 0, 1 到 10 各號。法式導管制 (French catheter gauge) 以管外圍直徑 (毫米 mm) ×3，由 13 號到 40 號。另外還有少用之 Davol 系統由 0 到 12 與法式標準 12 到 42 相當，直接以管子之外圍直徑或內圍直徑來標誌大小是另外的兩種方法。這幾種標準之比較列在下表 (表 6-4)。

口管與鼻管之分別不多，口管較為彎曲而且尖端斜度較大，為 45 度，鼻管為 30 度。

挑選氣管內管最重要的是挑合適可能放入最大的管子，不要用力擠進但有良好的通氣。一般嬰兒用 12-19 號法式標準，小兒16-28號，成人 28-40 號。管子長度也因年齡及體格而定，氣管內管之選擇如下表。(表 6-5) 臨床還可在病人身體上測量應放入之長度，由頸部到嘴角，不可超過環狀軟骨 (Cricoid cartilage)。氣管分支點在 Lewis 角處或是第二肋軟骨。

二、喉頭鏡 (Laryngoscope)

① Welsh, BE. & Conn, AW.: Canad. Anesth. Soc. J. 17:183, 1970.
② Cullum, AR. et al.: Anesthesia 28:66, 1973.
③ El-Naggar, M.: Brit. J. Anesth. 47:390, 1975.

表 6-4　氣管內管粗細標準之比較

Magill 編號 (Magill sizes)	法式導管制 (French gauge)	外徑 (E.D. mm)	內徑 (I.D. mm)
00	13	$4\frac{1}{2}$	4.0
	14	$4\frac{2}{3}$	4.0
	15	5	4.0
0 A	16	$5\frac{1}{3}$	5.0
0	17	$5\frac{2}{3}$	5.0
1	18	6	5.0
	19	$6\frac{1}{3}$	6.0
2	20	$6\frac{2}{3}$	6.0
	21	7	6.0
	22	$7\frac{1}{3}$	7.0
3	23	$7\frac{2}{3}$	7.0
	24	8	7.0
4	25		8.0
	26		8.0
5	27	9	8.0
	28	$9\frac{1}{3}$	9.0
6	29	$9\frac{2}{3}$	9.0
7	30	10	9.0
8	31	$10\frac{1}{3}$	10.0
	32	$10\frac{2}{3}$	10.0
	33	11	10.0
9	34	$11\frac{1}{3}$	11.0
	35	$11\frac{2}{3}$	11.0
	36	12	11.0
10	38	$12\frac{1}{3}$	12.0
	40	$12\frac{2}{3}$	12.0

表 6-5 氣管內管選擇指導

	年　　　歲	管號（法式）	內　徑　mm	長　度　cm
嬰　兒	0 — 1	12—18	4.0— 5.0	10—14cm
幼　兒	1 — 5	16—24	5.0— 7.0	12—20cm
小　兒	5 —15	22—32	7.0—10.0	16—24cm
成　人		29—40	9.0—12.0	24—30cm

　　1895 年 Alfred kirstein 發明直視喉頭鏡。直到 1907 年 C. Jackson 介紹使用U形手把之喉頭鏡，1912 年 Elsberg 採納作爲痲醉用具。自此以後喉頭鏡是痲醉作業氣管挿管術中很重要用具之一。由於技術之需要，有各種不同型之設計。目的在使挿管更方便，順利，有把握，也更安全，絕對避免組織創傷。

　　喉頭鏡分爲三部份，卽鏡片（Blade），手把（Handle）及光源（Light）。

　　㈠鏡片（Blade）：又可分爲壓舌板（Spatula），凸緣（Flange）及尖端（Tip）三部，有許多不同之型式。壓舌板有直形，全彎型及部份彎型，作用在壓迫下頜之軟組織推向一側，使會厭（Epiglottis）及喉頭呈現在眼前。彎形壓舌板始由 Kirstein 設計，1913 年 Janeway 再試用，但卻在1943年以後 Macintosh 才使之流行。使用時其尖端放置在會厭前方，不觸及會厭下之迷走神經分佈區域，可減免喉頭痙攣。直形鏡片有 Elam-1935, Melbourne-1952, Searles-1950, 及 Fink-1954……等各型。凸緣乃壓舌板之一邊緣特別厚而凸起。在橫斷面上可看出不同形式，有O形, C, U, Z 或反 Z（＞）等等。尖端是直接或間接挑起提高會厭，使之不阻擋視線，而能看到喉頭。尖端有起脊（Ridged），彎曲（Curved），分溝（Slotted），甚至鈎狀（Hooked）各種形

狀。爲要避免創傷組織，尖端都是加厚而且不銳利。

　㈡手把: 分 U 形及 L 形兩種。手把與鏡片之角度各個型都不相同。銳角者有 Guedel 型是 72 度,其他鈍角者有 Bowen-Jackson 是 100 度，而 Macbeth–Baunister 135 度。 手把內可裝電池， 乃自 1913 年 Janeway 才開始把電池裝在手把之中。

　㈢光源: 初期用具都使用近端光亮、鏡頭、頭燈、或菱鏡反射光都曾經試用過。Einhorn 之電燈泡發明後使 Jackson 於 1907 年利用裝置在鏡片遠端照明。現時只偶然使用近端或半近端照明，各種鏡片在圖 6-12。

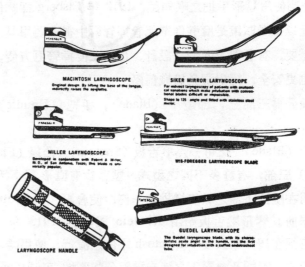

圖 6-12　數種流行之喉頭鏡片

　爲解決困難之插管而設計之各式喉頭鏡都有其特點， 如 Phillips 及 Duerksen 利用 Miller 氏之尖端及 Jackson 之鏡片體而合成一新型鏡片①。Hoffman 利用菱鏡製成直接——間接之喉頭鏡②。 Siker

---

① Phillips, OC. & Duerksen, RL.: Anesth. & Analg. 52:69, 1973.
② Huffman, JP.: Anesth. & Analg. 54:404, 1975.

氏之鏡面鏡片(Mirror blade)也很合用①。也有爲盲目通鼻挿管之新鏡
片②。還有利用內視鏡之原理纖維光學（Fiberoptic）喉頭鏡之新型設
計，更是爲困難挿管帶來莫大進展。此乃利用細且軟之管可隨心意改
變尖端方向，可以經各種角度探測氣管開口後而挿入，再將此細管作爲
嚮導，再套上氣管內管順著挿入。纖維光學喉頭鏡也可作通鼻挿管③，
也可爲嬰兒挿管④。有好的嚮導及保護，可避免創傷⑤，甚至在手術
中也能重行改變管子的位置⑥，故此許多報導皆認爲有很好幫助⑦⑧，
其外形如圖 6-13。

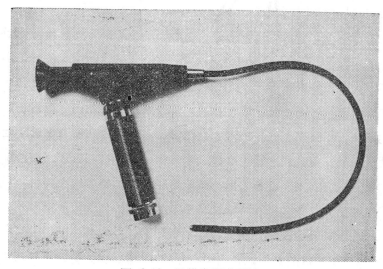

圖 6-13　纖維光學喉頭鏡

① Tahir, AH. & Renegar OJ.: Anesthesiology 39:337, 1973.
② Liban, JB. & Liban, SR.: Brit. J. Anesth. 49:1279, 1977.
③ Conyers, AB. et al.: Canad. Anesth. Soc. J. 19:654, 1972.
④ Stiles, CM. et al.: Anesth. & Analg. 53:1017, 1974
⑤ Wang, JF.; Anesth. & Analg. 56:126, 1977.
⑥ Moyers, J. & Gregory, GA.: Anesthesiology 43:685, 1975.
⑦ Tayler, PA. & Towey, RM.: Brit. J. Anesth. 44:611, 1972.
⑧ Barson, PK. et al.: Anesth. & Analg. 52:619, 1973.

三、氣銬（Cuff）

氣管內管之大小與氣管不可能恰巧密合，故有氣銬之發明。目的使麻醉系統不漏氣，同時也保護氣管及支氣管不致有嗆吸（Aspiration）之危險。在氣銬發明之前或沒有氣銬之時，只能咽腔填塞（Pharyngeal packing）。咽腔填塞是用一條或一捲柔軟繃帶浸以潤滑劑放入填塞管子四週。可用食指摸索盲目放入或用夾子看着填塞，只要填到不漏氣之程度，要切記留下若干長度之帶子在口角外邊，提醒記憶在咽腔內有填塞物。乾燥或鹽水繃帶都不理想，因為不是填塞不緊密就是會有創傷引起插管後之咽喉粘膜發炎。

可灌氣之氣銬，分為固定連在氣管內管壁上的及單獨氣銬要另行裝上的兩種。另行裝上的有時大小不合，而且其邊緣與氣管內管表面粘合不牢固或相連處不平滑。加上灌氣之小管與氣管內管分開，常在插管過程中阻礙。氣銬壁分雙層及單層，形狀可突起或平坦。還有自動灌氣之氣銬，用時應先將氣銬內的氣抽盡，插管後讓空氣自動吸入至氣銬填滿氣管。氣銬內之壓力在灌入過多氣，超過 8-12ml，會增加。假如氣銬上有弱點，就會凸出，可能堵住氣管內管尖端之通口，也可能使氣銬破裂。長久插管時氣銬環壓迫氣管壁，使之血流灌注不良，可以發生潰瘍甚至壞死。因此有容量大壓力低及容量小壓力大兩種氣銬。銬內之壓力最高也不應該高過心舒壓 [1]，雖然容大壓低之氣銬對氣管之損害較壓高容小之氣銬為少 [2]，但手術後喉疼之發生卻在壓高容小之氣銬較少 [3]。是否因接觸之面積小使喉疼之機會減少。以 Silicone 所製之氣銬較聚乙烯（Polyvinyl）或橡膠乳液製成者銬內壓較小 [4]。

[1] Levesgue, RR.: Anesth. & Analg. 55:595, 1976.
[2] Lederman, DS. et al.: Anesth. & Analg. 53:521, 1974.
[3] Peagle, RD. & Bernhard, WN.: Anesth. & Analg. 54:340. 1975.
[4] Dobrin, PB. et al.: Anesth. & Analg. 53:456, 1974.

雖然頭部位置及意識淸醒程度會影響氣錡內壓力，而且氣錡內之壓力並不是均勻分佈①。還有一重要原因是痳醉氣體之瀰散力強，在痳醉開始後逐漸進入氣錡，在開始之數小時中壓力會逐漸增大②。痳醉氣體中，氧、環丙烷、乙烯及笑氣都可瀰散進入氣錡③，其中尤以笑氣最強④。補救辦法可以將錡內之氣定期放掉再重行灌氣⑤，如果以注射針筒吸出錡內已混有笑氣之混合氣，將此氣重行灌入至不漏氣之程度。因錡內氣中已有笑氣，就不會繼續瀰散進入笑氣也就不致再增加錡內壓。或者用特制之放氣瓣，每當錡內壓力超過瓣放氣之壓，氣就自動溢出⑥。自動灌氣之氣錡因與外界空氣相通，錡內壓力不會因有痳醉氣瀰散而增高。但在使用揷管及拔管之時，要以空針抽出錡內之氣，常常不易抽盡，以致錡略有鼓漲，不易操作。灌氣入錡時應緩慢且提高注意，不要太大量，僅以達到不漏氣之程度就足够。

　　四、接頭（Connectors ＋ adaptors）：隨各種情形需要有各種樣式。氣管內管上端之短而硬之接頭，有金屬製及硬塑膠製品，分直型、彎型及銳角型三種，隨氣管內管內徑之大小有一系列大小接頭可用。見圖 6-14，與痳醉機相接之各種 Y 形接頭見圖 6-15，與面罩連接之接頭見圖 6-16，都有各種大小式樣可供選擇，另外還有可隨意彎曲之長型而且不能壓扁之接頭，多爲顏面或口腔手術時所用，稱爲鵝頸接頭（Goose neck connector）。見圖 6-17

　　五、通條（Stylets）：是放在管內使之有一固定弧度也加強硬度，便利揷管之金屬條。特別是在困難揷管時，加裝進入氣管內管中，使

① Knowlson, GJG. & Basseti, HFM. : Brit. J. Anesth. 42:834, 1970.
② Revenas, B & Lindholm, CE: Acta Anesth Scand. J. 20:321, 1976.
③ Stanley, TH. Anesth. & Analg. 53:480, 1974.
④ Stanley, TH. et al.: Anesthesiology 41:256, 1974.
⑤ Stanley, TH. Anesthesiology 42:637, 1975.
⑥ Stanley, TH. et al.: Anesthesiology 43:478, 1975.

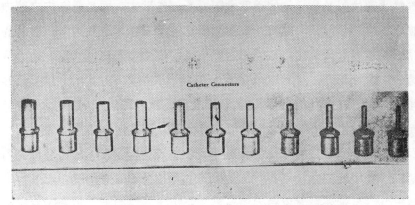

圖 6-14　一系列之氣管內管接頭

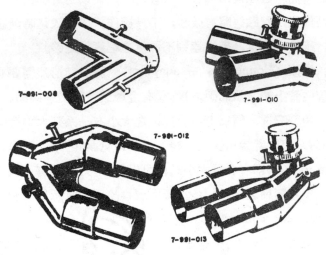

圖 6-15: 數種Y型接頭

尖端弧度依需要彎曲在固定角度。有專門已設計妥當附有長度限制器
者，如圖6-18，其實用任何軟硬適度之金屬條（銅、鋼或合金均可）
彎折起來以定其長度都可以適合應用，通條放入後應距離內管之遠端
出口至少 1cm 左右，不宜太接近出口，怕用力插管時推之伸出管口

外，傷害咽喉組織。理想之通條應具
安全、光滑、易於操縱彎曲，經久耐
用，並且可以消毒，有用 Polyolefin
作通條外衣藉以增加光滑程度①。

六、咬墊（Bites）: 在口腔上下牙
齒之間應放一咬墊，當牙齒咬合時不
致堵塞氣管內管。有製妥之塑膠，橡
皮及金屬等各種型式可供選用，見圖
6-19，最簡單方便而也實用之法是以
紗布或布條捲成，加上一繫帶可作固
定之用。

七、潤滑劑（Lubricants）: 任何
不刺激氣管粘膜之油質皆可敷塗在氣
管內管外，使順利插管。此種方法所
使用油質之量甚小不會引起油肺炎
（Oil pneumonia）。如以 1/2ml 石臘
在 30-38 號法式管作潤滑劑，插管後

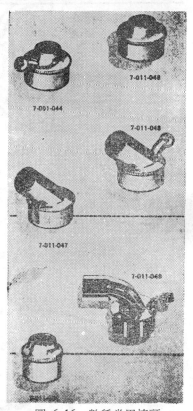

圖 6-16　數種常用接頭

二小時取出，管壁上仍存留 1/3ml，僅 1/4ml 流失在氣管。與估計
需要 60-100ml 油質產生油肺炎之量，差距甚遠②。局部麻醉劑會使
聲帶活動減小，因之也使創傷機會少，所以水溶含局部麻醉劑之凍
膏（Jelly）如 Xylocaine jelly 是普通喜用之潤滑劑。水溶性潤滑劑
要防範乾燥，因乾燥後可黏連在氣管壁不易拔管，如果沒有合適可用
之潤滑劑，清潔之水也是很合用，可以代替潤滑劑。

---

① Linder, GS: Anesth. & Analg. 53: 341, 1974.
② Collins, VJ: Principles of Anesthesiology p. 354, 2nd ed.

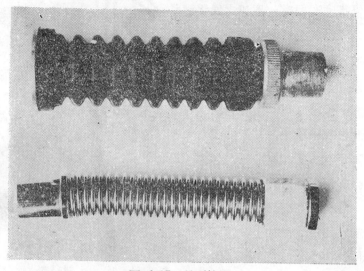

圖 6-17　鵝頸接頭

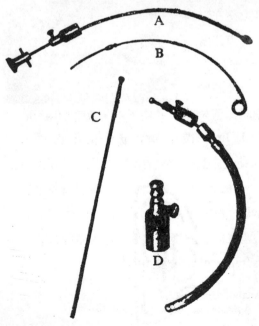

圖 6-18: 各式通條

A: Bishop-Grillo 通條帶有限制器。

B: Foregger 嬰兒用通條有可調節之限制器。

C: 銅絲通條。

D: Guiffre 限制器。

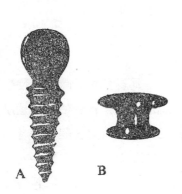

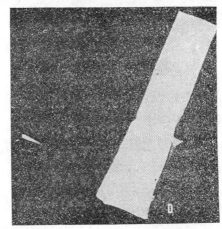

圖 6-19　各式咬墊

八、抽吸導管 (Suction catheter)：標準之導尿管可以作抽吸用。成人用 14–16 號，小孩用 10–14 號．再小之嬰兒可用輸尿管導管。特製之導管有 Wistle tip 導管，Silk woven 導管，現時為防有感染有「用過卽丟」之導管。

九、插管鋏 (Forceps)：為導引氣管內管尖端之方向，特別是通鼻直視下之插管，也可利用放置胃管或加咽腔塡塞。常用者有 Magill

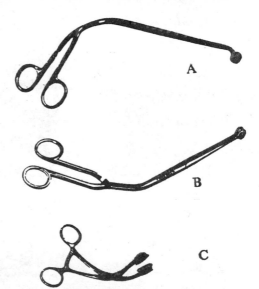

圖 6-20　插管用之鋏子
A: Rovenstine 改良之 Magill 鋏。
B: Magill 鋏（單用）。
C: 舌鋏（附有橡皮墊）。

或 Rovenstine 改良之 Magill 鋏。見圖 6-20。如無特製之插管鋏可利用手術使用之無鈎長鋏 (Long pean) 也很合適。

丁、氣管插管手技

一、插管前之準備

㈠病人之評估 (Evaluation of patient)：爲避免插管時可能發生之困難及求得最安全起見，要在麻醉前訪視病人並預行評估。凡是以前有插管困難之病歷或咽喉口腔曾有外傷記錄及在該處曾經手術者，都應特加注意。肉眼能見之面部畸形，後陷之下頜，肥胖之短頸或僵直不動之頸椎都會影響插管。鼻孔是否通暢，口能否張開，頜骨是否固定；口腔內舌之大小，牙齒情況以及氣管有無被壓，向一側移位,狹窄……等等都要檢查。聲帶活動也要由發聲來評估。是否有上呼吸道之感染及氣道之通暢有無阻礙都要顧慮週到。

㈡插管前用具之準備: 清潔無菌之氣管內管，大小號碼應齊全。光線明亮之喉頭鏡，鏡片大小適宜。並應準備人工換氣設備，可在插管前給氧。抽吸機附抽吸導管隨時可用爲抽吸痰及嘔吐物。可預

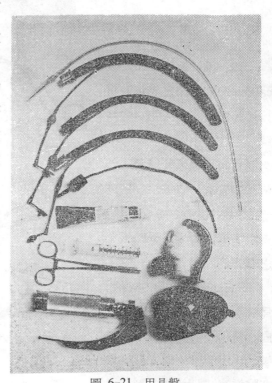

圖 6-21　用具盤

備一托盤將所有應當使用之物件放置其上，以消毒巾蓋好，如圖6-21，也可事先備妥數盤，要用之時隨取隨用；非常方便。要準備血壓計量血壓。在插管前最好給數分鐘純氧以免在插管程序中缺氧。其他各種監視器要看情形裝置，常用者爲脈搏及心電圖監視器。

二、插管之手技：插管技術可依三種方式達成，最方便也最常用的是直視下插管，利用喉頭鏡從口腔看見氣管上端入口之聲帶而將氣管內管插入。此管可由口通入也可由鼻通入。第二種方法是盲目插管，乃由鼻通入以感覺將管插入氣管內。第三種是以觸覺插管，在沒有喉頭鏡時利用手指觸摸導引插管。

㈠直視經口氣管插管術 (Direct vision oro-tracheal intubation)：所有用具依次放在托盤或推車 (Cart) 平臺上且在伸手可及之矩離內，將供氧及換氣之設備整理妥當，隨時可給予病人氧之供給。讓病人平臥，盡量保持安靜，頭在正中仰臥，讓它在日常習慣之自然姿態。除了「醒時插管 (Awake intubation)」外，其他的都先給誘導劑及肌肉鬆弛劑，令病人睡着且完全鬆弛，插管較爲容易也少發生創傷。誘導前要確知病人是已經準備妥當，曾經足够禁食時期，再檢查口鼻有無畸形，異物，牙齒有無鬆脫搖動，是否裝有可活動之義齒，要謹愼小心盡量避免觸及暴突之牙齒。

施行此術時，左手持喉頭鏡，緊握手把，以尺側掌緣在鏡片與手把所成角之面平行，右手拇食二指撥開唇及齒，將鏡片由病人嘴右角滑入，順勢向下移，將舌推到左方。鏡片尖端至舌根處時尋找會厭，伸鏡片尖端至會厭前 1/2-1cm 處，以與鏡片成直角之力向上提，切忌以門齒爲支點，窺視氣管上端開口可見聲帶。如正常肌肉鬆弛劑作用良好時聲帶張開，使聲門如一孔洞，或使聲帶如窗帘。肌肉鬆弛不良時聲帶關閉則較難插入，可輕壓病人胸腔或趁病人吐氣時聲

帶張開之際插入。　不宜將鏡片尖端放置過深，　特別是用 Macintosh
之彎形鏡片。除了因神經分佈之原因會發生喉痙攣外，還在過深時常
常誤將食道入口當着氣管上端，結果成爲食道插管。如果放置過淺，
則無法提高，也看不見氣管上端及聲帶，無法插管。用噴霧法將局部
麻醉劑麻醉喉頭及聲帶，可以避免發生痙攣及 Bucking，如血壓高或
腦內壓高之病人，可用此法增加安全度。氣管內管插入時應很輕易，
不可使用蠻勁勉強擠入。放入之深度僅需將氣銬超過聲帶一點就够，
不要太深免得插入一側之支氣管內。管子放妥後，灌氣入銬，隨卽放
入咬墊，確知在氣管之內後將之固定並接上麻醉機。

　　當氣管上端之聲帶看不見之時，千萬不可盲目亂插，徒然創傷組
織，引起喉痙攣及水腫。有些病人頸項粗短，喉頭部位太前或組織僵
硬無法提高，就是下壓甲狀軟骨也無法看見聲帶，只要能看到一線邊
緣或披裂軟骨（Arytenoid cartilage），可藉通條之助，固定管彎曲弧
度，將之順着會厭軟骨後方向前推進，試圖插入氣管，但不可使用猛
勁。　也有先用圓頭尿道探條（Olive-tipped urethral bougie）插入
氣管，然後再將氣管內管套在探條上順勢滑入。如有纖維光學喉頭鏡
（Fiberoptic laryngoscope）之設備，　可用來尋找氣管上端開口處，
是爲困難插管之最佳用具。

　　插管前可用靜脈麻醉或吸入麻醉誘導。吸入麻醉至合適之深度是
很適宜插管，該時自動呼吸仍尙存留，時間上可以很充裕，聲帶也會
隨呼吸張合，可以容易識別。但施插管術者要等到麻醉深度已有肌肉
鬆弛後才能試行插管，需要較長時間。以肌肉鬆弛劑協助插管，任何
去極化及非去極化之肌肉鬆弛劑皆可應用，　但以去極化之 Succinyl-
choline　作用最快，　鬆弛最完全①②。　非去極化鬆弛劑中以新問世之

　　①　Young, HSA et al.: Anesthesia 30:30, 1975.
　　②　Mehta, S. et al.: Canad. Anesth. Soc. J. 24:270, 1977.

Fazadinium 作用快①。其他如箭毒素及 Pancuronium②都很好用。但作用之快速以給予劑量大小有關③，較大之劑量會較快速。當操作插管時，病人處於無呼吸狀態中，故必須先行以純氧加強換氣及除氮。而且操作插管之時間是越短越好，最長也不宜超過一分鐘。如果在限期中不能完成插管，可再予給氧再作加強換氣後再試，在操作時應作心臟監視，如果沒有監視器，可以另請一人以手摸病人脈搏來監視。

　　醒時插管（Awake intubation）是在病人清醒時作插管術。在初生兒，口腔內生腫瘤，頸部或上縱隔腔腫瘤壓迫氣管者，畸形、飽腹、或腸阻塞可能嘔吐者都適用。先將舌根咽喉局部麻醉後才能放置喉頭鏡及插管。麻醉法可用棉球醮局部麻醉劑放置在梨狀窩等處作接觸表面麻醉，或作穿氣管注射法（Transtracheal injection）亦可，還可用噴霧法，直接噴入麻醉藥，由舌根、會厭、咽腔、梨狀窩、聲帶以及氣管內部，用喉頭鏡直視下逐一麻醉。麻醉劑常用 Xylocaine 4%，Pontocaine 1% 也可用。Cocaine 因毒性較大比較少用。麻醉劑之用量應有限度，最好不超過 2-3ml。因粘膜吸收力很強，幾乎與靜脈注射相似。在爲防止施行插管術時影響心臟及血壓時也可利用噴霧法作局部麻醉④。

　　㈡直視下經鼻插管術（Direct vision naso-tracheal intubation）

　　作口腔內手術時，如扁桃截除，咽成形術，顎裂修補或其他牙科手術…等等，往往嫌經口之氣管內管妨礙手術操作，希望把管子的位置放在後面。有時因喉頭生得太前，因經口插管困難而改由經鼻插管。事前必須先檢查鼻孔大小及通氣情形，有無畸形或發炎，先用4-10%

---

① Corell, IM et al.: Brit, J. Anesth. 49:615, 1977.
② Cotton, DV. & Browne, RA: Canad. Anesth. Soc. J. 19:305, 1972.
③ Hey, MF: Anesthesia 28:32, 1972.
④ Denlinger, JK. et al.: Anesthesiology 41:409, 1974.

Cocaine 使粘膜收縮。管之外壁要塗足量之潤滑劑。放入時動作要緩和，盡可能避免創傷出血。當管子尖端到達口腔之後，就與直視下經口插管操作步驟相似，只是不能使用通條。要利用插管鋏，夾着管子尖端導向氣管開口處。如果鋏子使不上力，可請別人依插管人之命令，輕輕推進或拉出鼻孔外邊之氣管內管，幫忙將管子插入氣管。經鼻之插管較易創傷組織。應該依據鼻孔之大小選用管子之管徑，常常不能放入與經口可放入之大小，這樣因管徑較小，阻力會增加。此外經鼻插管，管子外壁與鼻腔粘膜緊貼通過。因而携帶細菌導入氣管，易引起菌血症①、所以除非有特殊理由，不會考慮經鼻插管。

　　㈢盲目經鼻插管術 (Blind naso-tracheal intubation)，當病人之關節僵直，牙關鎖閉 (Trismus)，疤痕收縮或下頜骨折…等不能張口之情形下，無法經口窺視，不得已只能以盲目法試行插管。在插管術發展之初期，喉頭鏡尚未發明前，盲目法是當時流行之插管法。其他如顏面外傷無法使用面罩或口咽流血不便直視之情況也可用盲目插管法，此法於醒時或誘導後皆可施行。醒時且有自動呼吸時盲目插管比較安全，良好之咽喉局部麻醉，輕緩手技及通暢氣道都是操作時應顧慮週到之條件。如將病人在誘導後失知覺時作盲目插管以 Propanidid 為最受歡迎的誘導劑②。因注射 Propanidid 後有一加強呼吸期，如能利用此期趁機插入。肌肉鬆弛劑也可應用，但要有把握能維持通暢氣道，否則就冒較大危險。施術時之準備與直視經鼻插管同樣。當管尖已經入咽腔後，應緩慢推進，以耳傾聽呼吸聲藉以確定管端進入之方向是否正確、手指之感覺也很重要，如遇到阻力就應改變方向，不可用力猛推。如插入後管內無氣進出，則是已誤入歧途，應抽出若干長

① Berry, FA. et al.: Anesth & Analg. 52:873, 1973.
② Oyezunle, AO: Brit, J. Anesth. 47:375, 1975.

度，重行試挿。此法對組織之傷害較大，操作不易，非不得已不予使
用。但當管已在位後固定較易，且使病人對之較能忍受，如需長期挿
管也常選擇經鼻挿管[1]。

㈣觸摸挿管術：此法是歷史陳跡，現代很少可能作此方法，在沒
有喉頭鏡，缺乏設備下又一定非挿管時或許可以一試。現僅聊備一格，
讓大家知道可以利用手指觸覺導引挿管。

㈤支氣管挿管術 (Endobroncheal intubation)：爲防止有病變一
側之肺將其分泌物擴散至健康之一側，或爲防止一側肺出血把氣管堵
塞，都可用此法。有 Magill 管是以小氣囊阻塞患側，有 Rovenstine
之雙氣銬管，及現時常用之 Carlens 雙腔內管，見圖 6-22。Carlen's 管
分左右用兩種，爲挿入左或右側支氣管。挿管法與一般普通之經口挿
管法亦無不同。只因其遠端氣銬後有一突起物，即爲卡在氣管分支之
設計，常在挿管通過聲帶時發生阻礙。有人以線用活結將它綑住，使
之伏貼在管壁，待已通過聲帶後再行鬆開把線抽出。經驗豐富之人不
綑紮也能挿入，但究竟不太方便，所以又有新式之加上內壁氣銬阻塞
之 Winnard 管。雖然爲挿管是比較方便但在固定位置來講，Carlen

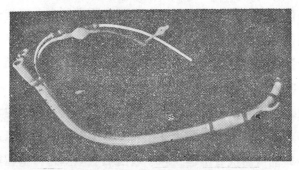

圖 6-22　Carlens 管

[1]　Blanc, VF et al.: Canad. Anesth. Soc. J. 24:1, 1977.

管之突起有其作用，還是有特殊方便之處。

戊、氣管內管麻醉之併發症（Complications）

一、施行氣管插管術之併發症：可分為三期，卽施行插管術時，氣管內管在位時及拔管後。

㈠施行插管術時之併發症：此時最常見之併發症是創傷。可傷及嘴唇、舌頭、牙齒、咽喉、聲帶，沿途都可以有出血，淤血或氣腫。反射性之併發症有：　喉──迷走神經反射發生支氣管痙攣，　呼吸暫停，心律不整或血壓降低。喉──交感神經反射可有心跳加速及血壓上升。至於喉──脊椎神經反射則生咳嗽，嘔吐及 Bucking 等。在麻醉深度較深下施行插管、反射之影響較小。

㈡氣管內管在位時之併發症：此時常見之併發症是管道不通。假使挑選之管徑太小，雖容易插入，但阻力會很大。特別在小兒麻醉時，應挑選最大可能放入之管。管道不通的原理很多，諸如管壁太軟，咬合阻塞管內空間，氣銬灌氣太多至一邊凸出堵住通氣孔或尖端出口處，尖端斜面恰好與氣管壁貼合，再就管內可能有異物──如血塊痰液，及其他外邊進入之物。管子折彎（Kinking）或接頭分離也使管道不通。氣管內管在位時如果搬動病人不小心仍可有頸椎創傷，氣銬爆破，脫落，氣管裂傷（特別是在老年人組織脆弱）可致氣腫及氣胸。插管可以誤插至食道。意外之拔管也是另外之併發症。還有可能發生之氣管及支氣管嗆吸（Tracheobroncheal aspiration）①。

㈢拔管時之併發症：氣銬如果過大可以在聲帶後被卡住。潤滑劑乾燥使管子粘在氣壁上或接頭堵塞在氣銬之灌氣管口上使氣銬內的氣不能洩出…等都可使拔管困難。忘了取出咽喉塡塞物，遺留與氣管內管脫離之氣銬在氣管內，會使換氣不足。喉痙攣及水腫也是常見之併

① Mehta, S.: Brit. J. Anesth. 44:601, 1972.

發症。

二、後遺症 (Sequelae)①：就是遲來的併發症，下列各症狀都有報導。

㈠喉疼 (Sore throat)：如在吸入氣中加濕度可能對病人有益處。

㈡啞嗓 (Aphonia)：如果不是傷及聲帶可能只是暫時性。無論是直接創傷聲帶或手術時傷及喉神經都可能發生永久性啞嗓。

㈢創傷性喉頭炎 (Traumatic laryngitis)：披裂軟骨及上聲門水腫可致無聲或發聲困難。

㈣感染 (Infections)：可有喉潰瘍、喉炎、鼻竇炎、膿疱，及呼吸道感染。

㈤喉頭肉芽腫 (Laryngeal granuloma) 及息肉 (Polyps)。

㈥聲帶麻痺 (Paralysis of vocal cords) 及聲帶粘連 (Synechia of vocal cords)。

㈦喉頭纖維性變 (Laryngeal fibrosis)。

㈧氣管狹窄 (Tracheal stenosis)。

三、後遺症之成因

㈠傾向因素：

1. 年齡(Age)：小兒比較能够忍受長期插管，成人容易生肉芽腫。

2. 性別 (Sex)：女性較易發生喉疼。

3. 喉頭及氣管粘膜之脆性 (Fragility of laryngotracheal mucosa)。

4. 其他解剖上之特徵 (Anatomical characteristics)：喉之囊腫 (Cyst)，及腫瘤 (Tumor)，面部及頸部之畸形、短頸、肥胖，後陷下頜都易使插管困難，而有發生後遺症之傾向。

---

① Blanc, VR & Trembley, NAG: Anesth & Analg. 53:202, 1974.

㈡輔助因素（Adjuvant factors）：

1. 影響恢復之情況如病人有慢性貧血，缺維生素或蛋白質，在類固醇（Steroid）之治療中及酒精中毒都影響恢復及痊癒。

2. 易生水腫之情況如上呼吸道感染，水份過多，心臟及腎臟機能不全，過敏…等都易發生水腫。

3. 粘膜情況：太乾之粘膜加上乾燥麻醉氣長時間之曝露，會有損傷、水份過多則易水腫。

4. 鼻胃管（Naso gastric tube）：氣管內管旁再加上鼻胃管，使之更容易有感染，水腫及狹窄等後患。

5. 頸部手術。

6. 手術後不用聲帶時間太久。

㈢直接或決定因素（Direct or determinant factors）：

1. 插管時之創傷：要盡量避免創傷就會有最少機會得後遺症。

2. 插管時間之久暫：放置管子在位之時間越長，得後遺症之機會越大。

3. 氣管內管在喉頭之移動與磨擦：要盡量避免淺度麻醉時之Bucking，當拔管前抽吸時，病人頭常左右擺動，要以手固定管子減少其移動磨擦

4. 氣銬內之壓力：前面已經詳述，應僅將氣銬灌氣至剛好不漏氣之程度。如手術時間過久，應以空針筒吸出銬內氣再重行灌入。如能用有出氣瓣之氣銬，在特別長時間之手術就更理想。

5. 刺激物，製管之材料可以刺激粘膜、潤滑劑或其他化學藥品皆可能有刺激，盡量選用刺激小之物品。

四、長期插管（Prolonged intubation）

長期插管是基于有長期留置之需要，在非手術情形下之插管，什

九都不可能時間短暫。長久的有氣管內管在位會導致發生後遺症，也需要特別照顧。但因病人有此需要，如不留置氣管內管就只能以氣管切開來代替，而氣管切開也是有它的併發症及後遺症。Aass等在1975年報導氣管切開與長期插管之比較，不能批判優劣①。 遠在十九年前人們就認爲如果插管手技溫和，選用能有足夠換氣之最小外徑管子，時間不超過七天就不致發生嚴重之併發症②。 除以上之各項外，當留置管在位期間要有良好之護理和有效之物理治療③， 及使用壓力低之氣銬④。雖如此防範仍難完全避免併發症， 如披裂軟骨移位⑤， 瘻管形成⑥， 還有意外吞入假牙因堵塞而致死⑦…等， 有許多類此的病例報導。近來有報導在小兒心臟手術後，五歲以下之小兒可留置氣管內管長達數星期之久，而結果良好⑧。 一般來講小兒是比成人較少發生肉芽腫，能忍受長期插管。到底能留置氣管內管多久，實在因人而異。普通一般都認爲七天之內不會有問題。到了留置之第六——七天時，應用喉頭鏡直接檢查， 觀看咽喉情形。如果沒有組織反應，粘膜情況良好就可以繼續留置，如有發炎或其他反應，應放棄留置辦法而以其他方法代替⑨。

第三節 吸入麻醉劑（麻醉氣體及揮發性麻醉劑）

石全美

甲 麻醉氣體

① Aass, AS. et al.: Acta. Anesth. Scand. J. 19:127, 1975.
② Abbott, TR: Brit, J. Anesth. 40:347, 1968.
③ Allen, TH & Steven, IM: Brit, J. Anesth 44:835, 1972.
④ Jenicsk, JA. et al.: Anesth & Analg. 52:252, 1973.
⑤ Prescrtwanitch, Y, et al.: Anesthesiology 41:516, 1974.
⑥ Slogoff, S. et al.: Anesthesiology 39:453, 1973.
⑦ Kroesen, GA & Haid, BC: Anesth. & Analg. 55:438, 1976.
⑧ Battersby, EF. et al.: Anesthesia 32:154, 1977.
⑨ Sellery, G.R. et al.: Canad. Anesth. Soc. J. 25:140, 1978.

一、氧化亞氮 （N_2O，笑氣，Nitrous oxide）

自 1772 年 Priestley 製造成功，至 1799 年 Humphrey Davy 爵士發現它具有麻醉特性。1844 年 Colton 為 Horace Wells 表演拔牙無痛失敗，雖然 Wells 仍然使用，卻被大家遺忘，且被乙醚之效能掩沒。直到 1867-8 年 Colton 重行提出其麻醉作用才受牙科人士注意。1868 Evans 將它介紹至英國倫敦[1]，同年卽以壓縮在鋼筒內供應。1878 年 Edmound Andrews 在芝加哥將它與氧在長時間手術時合用，到今日此劑仍是最普通廣泛使用之吸入藥劑。它可與止痛劑，鎮神劑，安眠劑，肌肉鬆弛劑，靜脈麻醉劑及其他各種吸入麻醉劑合用。至 1956 年丹麥之 Lassen 報導長久 N_2O-O_2 麻醉會使骨髓再生不良[2]（Aplastic）近日以鼠實驗認為與濃度有關。淋巴球（Lymphocytes）先減少，35 天後各種白血球都減，但在停止 N_2O 後第三日開始恢復[3]。

㈠製造: 將硝酸銨加熱至 240°C $NH_4NO_3 \xrightarrow[240°C]{\text{加熱}} N_2O+2H_2O$ 收集製出之氣，加以淨化後裝入 51 大氣壓之加壓鋼筒，筒身漆藍色，輸出口應裝減壓活塞。鋼筒有各種不同大小。製造過程中不純之物有 NO 及 NO_2，特別是過度加熱時，輸出時 NO 比 NO_2 較先[4]。此種不純物有毒，可使病人發紺呼吸困難及循環衰竭，要立時治療。筒內純度應抽樣檢查，現時製造可達 99% 以上純度。簡單試法可用澱粉碘鹽紙條放入大空針筒，加入要查之 N_2O 及 25% 氧，放置 10 分鐘，如不純之物超過 300ppm 紙條變藍色[5]。鋼筒內容量應當以重

① Evans, TW.: Brit. J. Dent. Sci, 2:196, 1868.
② Lassen, HCA.: Lancet 1:525, 1956.
③ Kripke, BJ. et al.: Anesthesiology 47:342, 1977.
④ Grant, WJ.: Brit. J. Anesth. 41:396, 1969.
⑤ Kain, ML. et al.: Brit. J. Anesth. 39:425, 1967.

量計算，因其為液體，僅上部是加壓氣體，當液體尚未完全揮發盡時壓力不變。以每磅液體轉變成 242.65 公升或 64 加侖換算。液體變氣體時吸收熱量，故減壓活塞上常有水份凝結。

㈡理化性質：此劑為一無刺激，無色之無機化學氣體。具甜味，沸點為 —89°C，分子量 44，臨界壓為 71.7 大氣壓，臨界溫度為 36.5°C，比重為 1.5，即比空氣重一倍半，不燃燒也不爆炸，但可分離氧以作助燒之用。高溫 450°C 以上可分離成氮及氧。其油脂／水溶分比為 3:2，水可携帶 100vol%，而血漿可携 45vol%，其溶解度為氧之 15 倍。性穩定與蘇打石灰不起作用，在人體內代謝甚少，不與血紅素或其他體內物質有化學變化，兩分鐘之內大部由肺無變化排出。能透過橡皮，吸取與排出同樣迅速。

㈢藥理性質：純 N_2O 為一弱效麻醉劑，僅達乙醚效能之 1/4。大腦皮質功能迅速受抑制[1]， 各種感覺如視、聽、味及嗅覺都遲鈍，隨即觸覺，溫度感、壓力感及痛覺減退，痛覺減退很為明顯。味覺減退使它與帶刺激性之吸入麻醉劑合用時大有助益。大腦皮層下各中樞稍有影響，有眼球震顫 (Nystagmus)，小腦功能改變，動作不協調合作，延腦各中樞皆有抑制[2]， 呼吸中樞雖少抑制但因喉頭之敏感度低，使咳嗽反射抑制，運動神經未受阻斷無類箭毒素之作用。

心臟之頻率及輸出皆無改變，不直接抑制心肌[3]， 血壓靜脈壓，血液量及成份，及四週阻力可因二氧化碳貯存[4] 及缺氧或增加腎上腺素分泌等影響。因鎮靜影響可有微弱表皮血管擴張，皮膚溫暖，加上 Halothane 則前臂血流增加[5]， 有類交感神經刺激作用，平均動脈壓

① Faulconer, A. et al.: Anesthesiology 10:601, 1949.
② Block, M.: Brit. J. Anesth. 35:631, 1963.
③ Goldberg, AH. et al.: Anesthesiology 37:373, 1972.
④ Lunn, JK. et al.: Canad. Anesth. Soc. J. 24:571, 1977.
⑤ Smith, NT.: Anesthesiology 32:410, 1970.

及右心房壓增加。如與嗎啡同時使用時可抵消嗎啡之血液動力影響，推斷它可平穩血液動力功效①。

呼吸不受影響，喉頭及氣管之敏感度減低，可使喉痙攣減至最少。纖毛運動沒有抑制，分泌也不增加。因 N_2O 排出很快，在麻醉末，肺泡中因冲淡可致氧不足，應給予純氧換氣至少 2-5 分鐘。如有輕度支氣管堵塞，麻醉後 N_2O 很快被吸收瀰散而產生肺擴張不全(Atelectasis)。

腸胃蠕動不變，肝及脾之功能都維持原樣。腎機能雖無影響，但麻醉後會有小便貯留，因想解小便之感覺減低而且可能已給過多的水份，或其他藥物影響。懷孕生產時子宮張力及收縮都無改變，N_2O 很快通過胎盤②。對骨骼肌肉沒有鬆弛作用。N_2O 麻醉時抑制許多酶素系統③。

㈣臨床應用：以 N_2O 作麻醉誘導時，濃度越高換氣量大需時越短④。有人甚至主張用純（100%）N_2O 至失知覺或開始發紺之際。此種方法比較危險，仍以與氧同時給予較爲安全。如用半閉系統很容易大約估計 N_2O 與 O_2 之百分比，如表6-5。調節 N_2O 濃度是簡單容

表 6-5

總 流 量	N_2O分流量	O_2分流量	O_2百分比	備　　　　　　　　　　　　　　　註
3 l.	3 l.	0 l.	0	注意發紺
5	4	1	20	如空氣中 O_2 成份，可短期使用
4	3	1	25	比空氣中 O_2 成份稍多
3	2	1	33	一般麻醉中用
3	1½	1½	50	需要多給氧時用

① Stoelting, RK. & Gibbs, PS.: Anesthesiology 38:45, 1973.
② Marx, GF. et al.: Anesthesiology 32:429, 1970.
③ Hosein, EA. et al.: Anesthesiology 16:708, 1955.
④ Smith, WDA. et al.: Brit. J. Anesth. 46:3 and 13, 1974.

易，但要注意病人之反應，千萬不要弄錯開關。新型之痲醉機如果氧尚未給予時，N_2O 不能開，或自動停止，是很好的安全措施。N_2O 痲醉可以達到痲醉程度，由 Clement 氏分爲四階[1]。第一階爲無痛階，第二階爲失知覺並具誇大反射，第三階爲外科痲醉階，又分爲淺、中及深三級，第四階爲延髓痲痺及呼吸停止時。知覺回轉很迅速，如痲醉時間不太長久，僅 1 分鐘之內可以甦醒。應與病人輕輕交談，不要讓他迷糊恐懼，如無缺氧，噁心及嘔吐皆少發生。以 N_2O 爲輔助痲醉劑是近年來之趨勢。因 N_2O 爲無毒之痲醉氣，吸取達到平衡及排出都很快。 可以與任何強效之吸入痲醉劑同時用， 加止痛劑鎮神劑及 Ketamine 都非常合適。

㈤施用 N_2O 應注意事項

1. 缺氧 (Hypoxia)：因 N_2O 效能不強，常需增加濃度以求迅速達到預期之痲醉深度，加上肺內換氣——灌注比因痲醉時間較久而改變，可有不同程度之缺氧。如以 N_2O 爲主痲醉劑才有此種病例報導。只以之爲輔助劑，如有缺氧是施給人員之疏忽。

2. 瀰散缺氧(Diffusion hypoxia)：因 N_2O 瀰散作用甚強，當停給之後，第一分鐘可瀰散出 1500ml，使肺泡 O_2 由 14% 減至 10%，在體弱及換氣不良之病人會有危險。爲防止此現象應在停給N_2O時以高流量給純 O_2 數分鐘，如氧之進氣濃度夠，瀰散氧 (Diffusion hyperoxia) 可超過瀰散缺氧[2]。

3. 以 N_2O 作痲醉時如人體內有含氣體之腔 (Cavity) 可因 N_2O 瀰散影響。腔內壓增加，故有氣胸，胃腸阻塞[3]，肺囊腫，氣栓或作過

[1] Clement, FW.: Nitrous oxide-oxygen Anesthesia. 3rd Ed. Philadelphia Lea & Febiger, 1951.
[2] Markello, R. et al.: Anesth. & Analg. 53:233, 1974.
[3] Lewis, GBH.: Canad. Anesth. Soc. J. 22:200, 1975.

大腦氣體攝影者最好不用。如要作攝影也應用 N_2O 作注射之氣代替空氣①。施行鼓膜成形術時也因人工鼓膜不易貼牢，最好免用。已作過耳部手術者也可因 N_2O 麻醉導致併發症②。

㈥預混之 N_2O 及 O_2: 1945 美國就有預混之 $N_2O-O_2(80:20)$ 裝在鋼筒出售③，以後有 50:50 或 60:40 各種比例，氧是氣態，而 N_2O 有液及氣兩態存在，混合之比例因環境溫度，放置時間及位置，可使混合氣比例不勻④。先給時 O_2 比例高而剩餘 N_2O 比例高。雖然有將鋼筒在 $52°C$ 倒轉三數次防止分離⑤。現在 "Entonox" 特為給予預混 50:50 之設計，可用在外傷換藥止痛，作肺部物理治療或其他止痛用⑥，還可在救護車上用⑦。N_2O 之止痛作用很好，有利用手術後止痛至 96 小時者⑧，但要有仔細的護理照顧，因為以 50% N_2O 止痛時可能有嗆吸的危險⑨。

二、環丙烷 (C_3H_6, Cyclopropane, $\begin{array}{c} CH_2{-}CH_2 \\ \diagdown\;\diagup \\ CH_2 \end{array}$

1882 年 Freund 首先製成，至 1928 年 Lucus 為貓作麻醉，Henderson 是第一使用環丙烷作麻醉⑩。1930 Waters，臨床報導⑪，同時 Stiles 及 Rovenstine 研究報導其藥理作用⑫。

㈠製造: 環丙烷亦稱三甲烯 (Trimethylene)，可由天然氣提出，

① Paul, WL. et al.: Anesth. & Analg. 55:849, 1976.
② Owens, WO. et al.: Anesth. & Analg. 57:283, 1978.
③ Barach, AL. & Rovenstine, EA.: Anesthesiology 6:449, 1945.
④ Cole, PV.: Anesthesia 19:3, 1964.
⑤ Brooks, RC. & Goldman, V.: Brit. J. Anesth. 40:985, 1968.
⑥ Parbrook, G.: Brit, J. Anesth. 40:365, 1968.
⑦ Baskett, PJF. et al.: Brit. Med. J. 2:41, 1970.
⑧ Petrovsky, BV. & Yefuni, SN.: Brit. J. Anesth. 37:42, 1965.
⑨ Rabin, J. et al.: Brit. J. Anesth. 49:1005, 1977.
⑩ Lucas, GHW. & Henderson, VE.: Canad. Med. Ass. J. 21:173, 1929.
⑪ Waters, RM. & Schmidt, ER.: J.A.M.A. 103:974, 1934.
⑫ Stiles, J.A. et al.: Anesth. & Analg. 13:56, 1934.

或由三甲乙醇製造，其反應式如下：

$$CH_2OH-CH_2-CH_2OH+2HBr \longrightarrow CH_2Br-CH_2-CH_2Br+2H_2O$$

(Trimethylglycol)　　　（溴酸）　　　　$\downarrow$ +Zn　（Trimethylene dibromide)

$$CH_2$$

(cyclopropane)$CH_2-CH_2+ZnBr_2$　（溴化鋅）

㈡理化特性：環丙烷是一甜香氣體，超過40％對呼吸道有刺激。分子量爲 42.05，蒸氣密度 1.42，較空氣(1.0)重，沸點爲 -34°C，凝點爲 -127°C，只需加 5 大氣壓，卽每平方吋 75 磅，卽能凝成液體。只要用細出口卽可，不必用減壓活塞。在血中溶解係數是 0.415 (N_2O 爲 0.468），是比較不溶的氣體。因此誘導及甦醒都快速。不與鹼作用可經蘇打石灰不變，瀰散力強可透過橡皮。雜質有丙烯, Allene, Cyclohexan, 鹵化物——溴丙烷及氮。丙烯量以不超過 3％ 爲限。裝盛在鋼筒出售，有 A—D 四種大小，貯氣 40，100，185，及 230 加侖，筒漆橘紅色。

㈢藥理性質：在血中溶解甚少，僅 0.204 (ether 爲 15.61)。有部份與血淸蛋白聯合，誘導時需較高之濃度，如欲得快速誘導可給 1:1 之濃度卽50％，病人深深吸入五、六次後，30秒之內卽能失去知覺。偶而全身會有半分鐘不自主之抽動，大多數有短暫之不呼吸。4％ 環丙烷可達止痛程度，6％ 就能使失知覺，8％ 有輕度麻醉，而 20-30％ 卽至深度麻醉。寒冷適應會使環丙烷需要量增加[1]。

環丙烷在 50％ 之下對呼吸道黏膜無刺激，超過 50％ 時可有反射性喉痙攣。雖然它是膽鹼激性 (Cholinergic)，但無刺激。所以咳嗽，喉痙攣及支氣管痙攣都不常見。對呼吸抑制嚴重，肺阻力稍增[2]，　呼

[1]　Reitan, JA. et al.: Brit. J. Anesth. 48:509, 1976.
[2]　Hickey, RF. et al.: Anesthesiology 31:334, 1969.

吸安靜漸趨狹淺。如不輔助呼吸，CO_2 之貯存勢必存在。特別是給有強效之麻醉前給藥時，很容易控制呼吸。

　　血壓一般很易維持，血管阻力依濃度增減，使四肢血流量減少[1]。血壓常比手術前高，原因可能是 CO_2 貯留或是循環中的 Catacholamines 增多。動物實驗證明血壓升高由中樞控制，切斷延腦可預行阻止[2]，環丙烷可直接抑制中樞血管加壓系統[3]。假使血壓下降會連帶心速減慢是過量時的危險徵象。心輸出量在淺麻醉時因交感神經被興奮而釋出 Nor-epinephrin 收縮外週血管反而增大，在吸入濃度超過 20-25% 時才逐漸減少[4]。中央靜脈壓增高所以手術時出血，特別是滲血增多。環丙烷麻醉中常出現心律不整，如因迷走神經過敏以致心率過慢——每分 50 跳，及結節頻率，只要維持血壓就無大礙。心室額外跳 (Ventricular ectopic beats) 常單個或成羣出現，可致心室顫動及突然死亡，有下列各種原因： 1. 過量，環丙烷麻醉中處理心律不整首先要減低濃度[5]。 2. CO_2 貯留，雖各人對 CO_2 出現心律不整之閾不同，對老年人及有心臟病者應特加注意[6]，但較 Isoflurane 及 Halothane 環丙烷對有病變之心肌影響少[7]。 3. 鄰苯二酚胺(Catacholamine) 濃度增加[8]，腎上腺素使敏感心臟發生心律不整，無論怎樣控制換氣及麻醉深度，仍有 30% 發生[9]。 4. 缺氧，Griffith 認為保持通暢氣道及輔助不足之換氣是最要緊的[10]。 5. 阿托品 (Atropine)： 靜脈

① McArdle, L. & Black, GW.: Brit, J. Anesth. 35:352, 1963.
② Price, HL. et al.: Anesthesiology 24:1, 1963.
③ Fukunage, AF. & Epstein, RM.: Anesthesiology 40:323, 1974.
④ Jones, RE. et al.: Anesthesiology 21:380, 1960.
⑤ Waters, RM.: Surg. 18:26, 1945.
⑥ Strong, NJ. et al.: Anesthesiology 29:295, 1968.
⑦ Hashimoto, Y. et al.: Brit, J. Anesth. 45:1178, 1973.
⑧ Price, HL. et al.: Anesthesiology 20:563, 1959.
⑨ Matteo, RS. et al.: Anesthesiology 24:327, 1963.
⑩ Griffith, HR.: Anesthesiology 12:109, 1951.

注射阿托品可出現心律不整①。　如必須注射阿托品應將濃度冲淡減速注射。

如以此劑達到肌肉鬆弛是能够，但伴有呼吸抑制及 CO_2 貯留，應加輔助呼吸。腸胃道在淺蔴醉時收縮而在深時張力減低。肝，腎及 Splanchnic 血液供給減少②，可能有噁心嘔吐。血糖可昇高，但對肝無影響。能自由通過胎盤，十五分鐘後胎兒體內濃度與母體相等③。因使用環丙烷時常用高比例氧，爲肝、心疾之病患都有利益。

㈣臨床應用：因環丙烷有高度爆炸性，又售價昂貴，故都不用開放系統而習慣用循環式全閉系統。因其溶解度低且效能强故誘導非常迅速比 N_2O 更快。幼兒缺 Brown adipose 組織，吸收較少④，單純以環丙烷 50% 在氧中僅數次呼吸卽誘導完成。如病人仍動，肌肉無鬆弛或喉痙攣表示太淺，心律不整及血壓下降表示過深。長久蔴醉中因組織業已飽和，只需少量卽可維持。休克及衰弱之病人也只需小量。環丙烷有强力交感刺激，周圍血管收縮，雖有失血卻仍能維持血壓。如當時未曾補充足够，當手術完畢蔴醉漸淺時，環丙烷濃度低影響少，血管放鬆擴大，血量就嫌不足而致休克，以往稱爲環丙烷休克。預防之方法在及時補充失去血量，如已休克也應立卽以大量血及液補充，卽可恢復。

此劑之最大優點是氧之供給充份，故於任何危險病人都適用。但因爆炸故不能使用電氣器具及燒灼手術，也不可抽吸，因刺激交感神經，對氣喘、糖尿、嗜鉻細胞瘤及心臟傳導失常等病人都要禁用，以圖安全。

①　Jones, RE. et al.: Anesthesiology 22:67, 1961.
②　Price, HL. et al.: Anesthesiology 26:312, 1965.
③　Howard, JP. et al.: Anesthesiology 10:151, 1949.
④　Rackow, H. & Salanitre, E.: Brit. J. Anesth. 46:35, 1974.

三、乙烯 (Ethylene, $CH_2=CH_2$)

1923 Lockhardt 在芝加哥初次臨床應用[1]，因其效能較 N_2O 高，故很快受大眾注視。當時一般都喜用在室溫易揮發之藥劑，比較容易給予及控制，直到麻醉機及以氧携帶麻醉蒸氣之觀念形成後才轉變興趣到其他麻醉劑。乙烯流行約 30 年，逐漸為環丙烷，一種比較更有效之麻醉氣體代替。

乙烯為無毒無色之未飽和之碳氫化合物，分子量為 28.03，比重為 0.97，是唯一比空氣輕之麻醉氣。臨界溫度為 10°C，臨界壓力為 48 大氣壓(729 Psi)，裝在紅色鋼筒。用乙醇加熱至 140°C 以濃硫酸去水份製成，（如溫度低則製乙醚） $CH_3-CH_2OH \longrightarrow H_2O+CH_2=CH_2$。不純成份有乙醇，乙醚，甲烷，丙烷，甲烯，$H_2S$……等。藥用乙烯需經淨化，純度在 99% 以上。吸入濃度 25-50%，血液濃度為 50-100mg%，是無痛覺階，吸入增至 60%，血液濃度至 120mg% 卽到無知覺階，至外科手術階則吸入濃度為 70-80% 而血液濃度為 140-160mg%。無痛覺階好似 N_2O，只是其效能較強約 30%。如無其他輔助藥劑除用至缺氧之劑量無法達成外科手術階第一段深度。誘導快速舒適，如有適當之麻醉前給藥作不需肌肉鬆弛之手術都能完成，但爆炸性大。

乙烯不大溶於水，在血中也只有 0.14 溶於 1ml 全血，30% 在血漿而 70% 附在血球之類油脂 (Lipoid) 上。瀰散快，腎臟、腎上腺、腦、心、脾及肝依序飽和，肌肉因血液灌注較差，達到飽和較遲。乙烯小部在肝有新陳代謝[2]，90% 在 3 分鐘內由肺排出，病人兩分鐘就可醒轉，但完全排淨需數小時，因油脂吐出較慢。因瀰散快也可有

---

[1] Herb, I.: Curr, Res. Anesth. 2:230, 1923.
[2] Van Dyke, RA. & Chenoweth, MB.: Anesthesiology 26:348, 1965.

瀰散缺氧現象。如氧供給足夠，乙烯是很安全，很少抑制，咳嗽，血管動力（Vasomotor），呼吸及嘔吐中樞都無影響，心臟功能及血壓不變，體溫調節中樞稍有抑制，與其他麻醉藥劑不起作用，可與蘇打石灰合用。

　　乙烯之優點在其無毒性，吸取及排除快速，無不良後果，對年老衰弱之人很適合。但應注意吸入氧之量，氣道通暢及換氣足夠就不會有併發症。因其可燃性高，絕不可與燒灼、電氣用品、或有火花及加熱器具同時使用。就是用面罩常需要不時拿開及放上，為怕有靜電火花也最好避免使用此劑。

乙、揮發性麻醉劑（Volatile anesthetic agents）

　　一、乙醚（Diethyl ether $C_2H_5-O-C_2H_5$）：是臨床麻醉所用最古老藥劑，迄今仍然普遍使用，且常以之為其他麻醉劑之標準。

　　自 1940 年由 Valerius Cordus 首先製造，稱為礬之甜油（Sweet oil of vitriol），臨床應用是 1842 年 Rochester, N. Y. 之 Clarke 用於拔牙。Crowford Long 在 Georgia 之 Jefferson 作小手術，但都無正式報導。公開示範是在 1946 年 10 月 16 日，波士頓麻省總醫院 Morten 所作。至於其藥理及臨床特性則由 John Snow 1847 年出版 On the Inhalation of Ether Vapour.

　　㈠製造：以乙醇混濃硫酸加熱在 130°C 以下卽得，反應式如下：

$$C_2H_5OH+H_2SO_4\longrightarrow C_2H_5HSO_4+H_2O$$

$$C_2H_5HSO_4+C_2H_5OH\longrightarrow H_2SO_4+C_2H_5-O-C_2H_5$$

　　㈡理化特性：乙醚為一無色揮發性液體。沸點為 36.8°C，有特殊之辛辣味。分子量為 74.12, 在室溫 20°C 其蒸氣壓約為 460mmHg。很易燃燒，在空氣中自 1.83 到 48.0% 和在氧中 2.10-82.5% 都可燃。比重較空氣重，在 25°C 時為2.6。血液中之溶解度約為 15, 是

易溶之麻醉蒸氣。不與蘇打石灰起作用，可用任何吸入麻醉方式。如曝露於空氣及亮光中會加速轉變，有過氧化物 (Peroxide) 及酮 (Aldehydes)。這些雜質傷害呼吸道之纖毛[1]，此種轉變過程因銅、鐵及水銀等延緩，所以裝貯乙醚之罐含有銅成份，而且應藏置在陰冷之處。

㈢藥理性質: 開始時有心跳加速,其原因有循環中 Catacholamine 增多，交感神經刺激及迷走神經之抑制。後漸穩定，淺麻醉使四週血管收縮而深階麻醉時擴大，都由血管中樞控制。一般因交感刺激血壓都升高，除了麻醉深到使四週血管擴大時才會下降[2]。與 N_2O 合用時血管稍有收縮[3]，脾臟也因交感刺激而收縮使循環之血球增多。 乙醚不增加心肌對 Catacholamine 之敏感,可以安全地與腎上腺素同時用，心律不整很少見。有以少量乙醚加在環丙烷中，希望能保護心肌，減免心律不整[4]。加在 halothane 中也有同樣作用[5]。 其抗心律不整可能因刺激呼吸道加深換氣，CO_2 貯留減少，及阻斷交感神經節及抑制迷走神經，也阻擋 Catacholamine 對心肌之作用。乙醚較其他吸入麻醉劑之 CO_2 貯留影響循環小[6]，還減少因缺氧而致的血管收縮[7]。

乙醚當誘導時已有止痛功效，繼之興奮而後隨之以麻醉。淺度麻醉時肌肉反射增強，深時才有鬆弛。延腦在相當深度時但在心臟前被抑制，腦膜及大腦血管擴張，顱內壓增高，交感神經中樞刺激而副交感神經中樞抑制，故血漿中 Noradrenaline 增多，結果加速心跳，升高血糖，脾臟收縮，腸胃擴張且蠕動減低,冠狀動脈擴大，瞳孔擴大，

① Bourine, W.: Anesthesiology 7:599, 1946.
② Black, GW. et al.: Anesthesia 24:168, 1969.
③ Smith, NT. et al.: Canad. Anesth. Soc, J. 19:42, 1972.
④ Milowsky, J. & Rovenstine, EA.: Anesth. & Analg. 21:353, 1942.
⑤ Dobkin, AB.: Anesthesiology 21:13, 1960.
⑥ Gregory, GA. et al.: Anesthesiology 40:301, 1974.
⑦ Sykes, MK. et al.: Brit. J. Anesth. 49:293, 1977.

四肢血液減少，血管阻力增加，呼吸頻率也增多①。

　　乙醚蒸氣刺激氣管支氣管粘膜也刺激呼吸中樞。開始麻醉時呼吸運動增強，如有大量麻醉前給藥特別是嗎啡及巴必妥鹽等之影響下，可能不顯著。麻醉深度漸增而呼吸運動漸減，直到外科深度之第四段就嫌不足，呼吸頻率增但量淺狹。呼吸中樞對血液中 CO_2 張力反應，直到外科深度仍正常，過深就不能如此。如果誘導時濃度過高，因其刺激可發生咳嗽、喉痙攣及反射性不呼吸。唾液增多，但支氣管分泌不增。支氣管肌肉鬆弛，對氣喘病人有利。噁心及嘔吐常見，約有50%，腸胃張力減低，小腸比大腸更甚。肝機能減低，可在 24 小時後恢復，膽液及膽鹽分泌減少。小便量減少，因腎血管收縮及抗利尿素（Antidiuretic）增多——腹部手術比四肢手術更甚②，停止麻醉後立卽恢復。有孕之子宮收縮減少使之鬆弛，很快通過胎盤，使嬰兒體中濃度與母體一樣，胎兒血液携氧之容量不變。

　　乙醚麻醉可有代謝性酸中毒（Acidosis），主要原因是乳酸增加，Pyruvate 也增加，非酯脂酸及酮也能測得。因肝及肌肉之牲粉糖化（Glycogenolysis）使血糖增高，這類血糖及乳酸增高可用交感神經阻斷防止。乙醚對骨骼肌有三重作用，它抑制運動，運動前，錐體及錐體外等中樞，投射至椎角細胞。它也擴張肌肉血管，增加局部乙醚濃度。還可直接作用在運動終板，有箭毒樣作用。遠自 1914 年卽以爲是神經肌肉接合處之阻斷③，可用 Neostigmine 抗拮逆轉④，Karis 實驗證實的確在神經肌肉結合處，結合後膜(Postjunctional membrane)

①　McArdle, L. et al.: Anesthesia 23:203, 1968.
　　Black, GW. et al.: Anesthesia 24:168, 1969.
②　Oyama, T. & Kimura, K.: Canad, Anesth. Soc. J. 17:495, 1970.
③　Auer, J. & Meltzer, SJ.: J, Pharma. & Experi, Therap. 5:521, 1914.
④　Sabawala PB. & Dillon, JB.: Anesthesiology 19:587, 1958.

是最敏感處①。

　　乙醚抽搐 (Ether convulsion) 早於 1926 就有病例報導,但乙醚並不特別增加抽搐之發生率,定要有其他因素存在。第一是病人本身體質,小兒因中樞神經系統不穩,較易發生抽搐。本身有羊癇之趨勢者也較多發。再就是疾病、膿毒,高燒及失水都使之較易發生。第三是麻醉劑及其深度。其他如麻醉前給藥之顛茄 (Belladonna),室溫過高,覆蓋過厚,CO_2 排除不良及組織缺氧都是助促之原因。治療方法很簡單,先凉卻病人,給充份氧及液體,再加止抽藥劑如 Chlorpro_mazine。

　　㈣臨床應用: 乙醚是一安全容易使用之吸入麻醉劑。不必一定要特別設備,簡單的開放點滴法同樣的可以作成麻醉。藥效強大,安全度寬,可應用於各種手術也適合各種病人,小兒,氣喘,心臟疾病及身體衰弱者都能承受此麻醉。因血液溶解度高,誘導及恢復較慢。刺激呼吸粘膜,現時乙醚開放點滴已很少使用,只在教學上及乙醚麻醉深度上仍視爲標準。因它刺激交感神經,血糖升高,不宜給予糖尿病,酸中毒及有呼吸系統疾病者。顱內壓增高,對開腦,嗜鉻細胞瘤 (Pheochromocytoma), 腎臟實質病變及低血量休克等情況亦不適合。其肌肉鬆弛良好,可以不加肌肉鬆弛劑作成手術。

　　乙醚可燃燒也爆炸,要時刻牢記並予以預防,不可用燒灼術,電器用具如挿頭都應絕緣及隔離。要防止靜電火花。用專門爲麻醉的乙醚,其容器開罐後要在 24 小時內用完,如有變色或容量減少者該抛棄不用,以免變質之乙醚分離毒性物質危害人體。雖然乙醚抽搐發生很少,但仍應觀察如臉部小肌肉有抽搐,漸擴至四肢及身體各部,應立卽停給乙醚,並予純氧輔助換氣,設法降低病人體溫,處置後多半

　　① Karis, JH. et al.: Anesthesiology 27: 42, 1966.

會停止抽搐。如仍繼續有抽搐則可給控制抽搐藥劑。乙醚直接灼傷病人，不能滴在病人粘膜及皮膚上，作開放點滴時更應小心保護眼睛及顏面皮膚。

二、乙烯醚 (Divinyl ether, vinethene $C_2H_3-O-C_2H_3$)

1887 年 Semmler 描述乙烯醚，但別人無法依其法製造。1931 Ruigh 及 Major 人工合成①，Leake 及 Chen 描述其麻醉作用②，首次臨床報導由 Gelfan 及 Bell 1933 年提出③。

乙烯醚爲一無色透明液體，氣味不刺激略帶大蒜味。在空氣及氧中皆可燃燒，空氣中濃度自 1.7 到 27.0% 及氧中 1.85 到 85.5%。分子量爲 70.09，蒸氣壓在 20°C 時爲 2.20，沸點爲 28.4°C，比乙醚低故甚易揮發。

乙烯醚是不飽和之脂油化合物 (Aliphatic compound)，由乙烯醇製成。乙烯醇是不飽和直鍊醇中最簡單的化合物，可以很快變成醛 (Aldehyde)。製造時先製成雙氯化醚，加融化之氫氧化鉀卽成。化學反應式如下：$CHCl_2-CH_2-O-CH_2-CHCl_2+2KOH\longrightarrow CH_2=CH-O-CH=CH_2+2KCl+2H_2O$。製造中有若干雜質，如 Chloroethyl-vinyl ether, 醛及 Dioxane, 乙炔 (Acetylene) 及乙烯 (Ethylene)。

乙烯醚之穩定性頗差，熱，光及空氣皆使之分化成過氧化物及醛，以氨及胺可防止。出售乙烯醚中以0.01%Phenyl-alpha naphthylamine 加入防止氧化，使之略呈紫色螢光。也有加 3.5-4% 純酒精以維持穩定④。開罐後應在 12 小時內用完，如有剩餘該拋棄，假使開罐後又密封則 7-10 天仍有效能。

① Ruigh, WL. & Major, RJ.: J. Am. Chem. Scc. 53:2662, 1931.
② Leake, CD. & Chen, MY.: Anesth. & Analg. 10:1, 1931.
③ Gelfan, S. & Bell, IR.: J. Pharma. & Experi. Therap. 47:1, 1933.
④ Adriani, J.: Anesthesiology 2:191, 1941.

　　乙烯醚可用開放點滴，半閉式或全閉式應用，誘導愉快迅速，一般約爲 1-2 分鐘。2％ 可至止痛深度，2-4％ 到無知覺而 4％ 卽血濃度 28mg％ 到麻醉深度，呼吸暫停則需 6％。由呼吸道不經改變排出，3-5 分鐘內可回復知覺，但仍可在汗及尿中測得微量。

　　乙烯醚對呼吸道有局部刺激及分泌，呼吸量增加，好似乙醚。對心臟血管亦如乙醚，使心跳快，輸出高，外週血管擴張，誘導時可以有心律不整。重覆使用可以有無尿症，增加腸胃張力減少收縮。對肝之影響有如氯仿，有中央壞疽，但不似氯仿那麼嚴重，可用高醣食物預防。大腦皮層特別是運動區常被刺激[1]，有不自主無意義之運動，多見 4-6 歲間之女性，也稱爲「乙烯醚綜合病徵 (Vinethene Syndrome)」缺氧及濃度太高都可加速其發生，以純氧及輔助呼吸可以使之停止。乙烯醚也可導致酮血 (Ketonemia) 及血糖過高。

　　三、其他醚: Ethyl-vinyl ether $CH_3-CH_2-O-CH=CH_2$[2]

　　Methyl-n-propyl ether $CH_3-O-CH_2-CH_2-CH_3$[3]

　　Isopropyl methyl ether $\begin{matrix}CH_3\\CH_3\end{matrix}\!\!>\!CH_2-O-CH_3$[4]

　　Ethyl-n-propyl ether $CH_3-CH_2-O-CH_2-CH_2-CH_3$[5]

　　Cyclo-aliphatic ether $\begin{matrix}CH_2\\ \diagup\ \diagdown\end{matrix}\ CH_2-CH-O-CH_2-CH_3$[6]

　　四、氯乙烷 (Ethyl chloride CH_3-CH_2Cl)

　　1847 年 Flourane 首先描述其麻醉性，1848 Heyfelder 臨床應

[1]　Di Giovanni, AJ. & Dripps, RD.: Anesthesiology 17:353, 1956.

[2]　Dornette, WHL. & Orth, OS.: Anesth. & Analg. 34:26, 1955.
　　　Sadove, MS. et al.: Anesth. & Analg. 34:235, 1955.

[3]　Dundee, JW. & Lawson, JIM.: Anesthesia 7:34, 1952.

[4]　Carr, CJ. et al.: Anesthesiology 8:53, 1947.

[5]　Brown, WE. & Lucas, GHW.: Canad. Med. Ass, J. 43:526, 1940.

[6]　Krantz, JC. et al.: J. Pharma, & Experi. Therap. 75:30, 1942.

用，到 1901 McCardie才使之流行①。是略具醚味之無色清液，沸點
12.5°C，低於室溫，揮發特高，常盛在噴霧器中出售。分子量 64，
蒸氣比重 2.2，血液溶度 5vol%。燃燒成刺激之鹽酸煙，不可以與蘇
打石灰同時使用。係以乙烯或乙醇加鹽酸製成，其化學分子式爲 CH_3-
CH_2Cl。

　　本劑雖對呼吸道粘膜稍有刺激，但尙能被病人接受,喉痙攣甚少。
呼吸首先快旋卽轉慢。開始時興奮迷走神經以致心跳慢。後則加快，
應於每次使用前以阿托品作麻醉前給藥。抑制心肌，血壓下降。增強
腎上腺素對心肌之激惹。嚼肌可有痙攣，不能以增加深度使之鬆弛。
全身可發生抽搐，如發生此現象應轉換用其他藥劑。噁心及嘔吐常見。

　　本劑 3-4.5% 吸入卽達麻醉，血液濃度在 20-30% 之間。藥效
強，揮發性高，常易濃度過深及缺氧。安全度窄，不易控制。以往常
作乙醚前之誘導或作極短之麻醉，因其應用範圍小不易操作，故近來
不用此劑作吸入麻醉。

　　五、氯仿 (Chloroform $CHCl_3$)

　　1831 年德國 Leibig, 美國 Guthrie 及法國 Soubeiran 各自分別
發現，稱爲氯化醚，碳之氯化物……等。1847 年先有 Flourens 用動
物，後有 Simpson 於人身②應用其麻醉特性。1894 年 Guthrie 報導
對肝之損害。是一無色有甜味液體，分子量爲 119，蒸氣比重爲 4.1,
不燃燒，但在高溫產生光氣 (Phosgene)。沸點爲 61°C，液體刺激粘
膜而蒸氣不刺激。雖然在鹼中可分解仍可以與蘇打石灰合用。由乙醇
製成 ($CHCl_3$)，裝在有色瓶內避光。誘導時需 4%，血濃度 25-40
mg% 是淺度麻醉。其效能強乙醚十倍，40-70mg% 可停止呼吸，但

①　McCardie, WJ.: Lancet, 1:698, 1901.
②　Simpson, JY.: Lancet 2:549, 1847.

持久之 2% 也可致呼吸停止。使心跳暫停之劑量只需 20-30mg%，是在呼吸暫停之前，所以安全度非常狹窄。大部由肺不變排出，少量轉成 Methylene chloride[1] 。血壓依濃度加深而下降，是因抑制血管動力中樞和心肌，也抑制血管壁肌肉，常有心律不整，也可突然心搏暫停 (Cardiac arrest)，因心室顫動及直接之心肌抑制，淺麻醉時則因抑制迷走神經。又使心肌對腎上腺素敏感，易誘發心室顫動。此劑對肝有毒性，由脂肪變性，中央壞死到急性黃色萎縮，毒素影響肝之中央 Acinus[2]，當有缺氧及 CO_2 貯留時更是嚴重。腎臟則影響腎小管發生暫時性蛋白尿。肌肉鬆弛良好但常伴低血壓，也使子宮鬆弛。

　　此劑藥效強，味甜不刺激，但易在淺麻醉期發生心搏暫停，且對肝有毒性影響，所以使用時必需特別小心。如以特製可給固定確實濃度之揮發器比較安全，能應用光譜查測血濃度就更穩妥[3]，但如此操作十分麻煩，既有其他合適吸入藥劑可用就不再繼續使用此劑。

　　六、三氯乙烯 (Trichloroethylene, Trilene $CHCl=CCl_2$)

　　1864 年 Fischer 首先描述，僅作工業溶劑。1911 年 Lehmann 報導其麻醉效用而 1933 年美國 Jackson 臨床應用[4]。 1935 Striker 有 300 病例報告[5]，至 1941 Hewer 才使之流行[6]。是無色液體具似氯仿氣味。分子量 131.4，沸點為 87°C，揮發性較低，不太溶於水卻溶於脂肪。效力強，臨床所用之濃度不燃燒爆炸，在氧中 10% 以上可燃。高溫 (125°C) 時分解成光氣 (Phosgene) 及鹽酸以及 Dichloroacetylene，能使腦神經麻醉，以三叉神經及面神經最嚴重。

---

① Van Dyke, R. & Chenoweth, MB.: Anesthesiology 26:348, 1965.
② Scheller, KL.: Brit. J. Anesth. 42:603, 1970.
③ Poobalasingam, N.: Brit, J. Anesth. 48:953, 1976.
④ Jackson, DE.: Curr. Res. Anesth. Analg. 13:198, 1934.
⑤ Striker, C. et al.: Curr. Res. Anesth. Analg. 14:68, 1935.
⑥ Hewer, C. et al.: Brit. Med, J. 1:924, 1941.

滑車，動眼，迷走及副神經也有損害，可爲暫時性亦可有永久性者，不能與蘇打石灰同時用。蒸氣比重爲 4.35,盛裝在褐色玻璃或鋁製容器。加藍色(Waxoline blue)使容易識別,爲減少分解加0.01%thymol。藥效很強，深度麻醉之副作用很多，只宜作淺麻醉。止痛作用特強，在未失知覺時已能止痛。吸入 0.5-1% 卽可失知覺。呼吸增快，特別是麻醉深時甚爲明顯，因它刺激肺泡之澎漲及放氣兩種反射末梢，使換氣淺狹快速。嚴重時可致缺氧[1]。淺麻醉也可氣促，是因外科刺激之故，能加 Pethidine[2] 或 Pentazocine[3] 制止，唯麻醉恢復稍慢。血壓大致不變卻常發生心律不整。有由迷走神經張力增高之短暫徐脈，及較嚴重之多數心室額外收縮 (Multiple ventricular extrasystole) 及多原心室頻率（Multifocal ventricular tachycardia）。雖然它不影響血漿 Catacholamine 濃度[4]，卻使心肌對之敏感，不宜使用腎上腺素。有報導在低濃度（0.6%）吸入時用少量（總量不超過 0.5mg）腎上腺素作局部滲透無不適現象，但要避免換氣不足[5]。麻醉後噁心嘔吐較乙醚及氯仿少。對肝及腎之毒性不明顯,偶有酮尿。血糖不變,在止痛濃度不影響子宮收縮。

　　此劑由呼吸給予，因揮發不良誘導慢。大部份由肺排出，小部轉換成三氯乙醇及二氯醋酸，由尿排出。此劑適用於開放式加輔助呼吸[6]，爲止痛最是適合，如換藥及排膿等小手術，尤其是燙傷換藥比Methoxyflurane更好[7]。爲生產止痛更是普遍，常以特製之吸入器，

[1] Dundee, JW.: Brit. J. Anesth. 25:1, 1953.
[2] Buchan, AS. & Bauld, HW.: Brit. J. Anesth. 45:53, 1973.
[3] Unni, VKN. et al.: Brit. J. Anesth. 44:1593, 1972.
[4] Unni, VKN. et al.: Brit. J. Anesth. 42:429, 1970.
[5] Matteo, RS. et al.: Anesthesiology 23:156, 1962.
[6] Pembleton, WE.: Anesth. & Analg, 53:730, 1974.
[7] Laird, SM. & Gray, B M.: Brit. J. Anesth. 43:149, 1971.

套在病人手上，讓病人自行給予，失知覺後手自動垂下。吸入器之濃度並可事先調節，總量也有一定，也很安全。此劑安全度狹小不宜作深及長之麻醉。

七、福祿生 (Halothane, Fluothane $CF_3-CHClBr$)

1951 Suckling 在英國卜內門實驗室人工合成名之爲 Halothane, Raventos 在動物作研究，而 Johnstone 作臨床麻醉[1]。

㈠理化性質: 爲無色液體，有特殊甜味，無刺激，不爆炸也不燃燒。分子量爲 197.39，蒸氣比重爲 8.81、沸點爲 50.2°C，與蘇打石灰不起作用，其分子式爲

$$F-\overset{\overset{\displaystyle F}{|}}{\underset{\underset{\displaystyle F}{|}}{C}}-\overset{\overset{\displaystyle Br}{|}}{\underset{\underset{\displaystyle Cl}{|}}{C}}-H$$

。在室溫裝在隔光之棕色瓶中加有 0.01% Thymol 作穩定劑，相當穩定。在光亮下慢慢分解成光氣，鹽酸及其他鹵酸。液體福祿生侵蝕橡皮使之軟漲。最低肺泡麻醉濃度爲 0.87%，加上其他藥可減低最低肺泡濃度[2]，如以笑氣與 30% 氧合用則最低肺泡濃度爲 0.28%[3]。 其溶解度在各組織不同，肝腦多於腎，肌肉則更少[4]。

㈡藥理性質: 比乙醚藥效強 4-5 倍，較氯仿也強兩倍。蒸氣不刺激，好聞。誘導時需 2-4%，而維持僅要 1-2% 或更少。血壓降低且依吸入濃度成正比，其原因是交感神經阻斷[5]。 血管動力抑制及直接抑制心肌[6]， 同時還鬆弛血管之平滑肌[7]。 但近來動物研究認爲福祿

註 ① Johnstone, M.: Brit. J. Anesth. 28:392, 1956.
　② Tsunoda, Y. et al.: Anesth. & Analg. 52:390, 1973.
　③ Leonard, PF.: Anesth. & Analg. 54:238, 1975.
　④ Steward, A. et al.: Brit. J. Anesth. 47:423, 1975.
　⑤ Raventos, J.: Brit. J. Pharma, 11:394, 1956.
　⑥ Burn, JH. et al.: Brit. Med. J. 2:479, 1957.
　⑦ Burn, JH. & Epstein, HG.: Brit. J. Anesth. 31:199. 1959.

生麻醉中交感活動僅稍爲減少，體位變壓反射未被抑制，心臟血管之抑制是因外週對中樞神經系統之影響[1]。 血壓降低之主因是抑制心肌收縮，減少心輸出[2]。 在福祿生麻醉中使用神經節阻斷藥劑要特別小心，普通劑量可達到深度低血壓。出血及體位改變對血壓也有很大影響，但四肢之血流量減少不多[3]，升血壓藥劑有效。 外週血管擴大，休克時容易快速輸血，也容易使氧濃度高[4]。

　　福祿生麻醉雖不增加循環中之 Catacholamine，仍有心律不整，因增強心肌興奮，有心室額外收縮，心室搏過速，甚至心室顫動都可發生。影響之因素有 CO_2 貯留[5]，淺麻醉時之感官刺激，阿托品注射[6]，及腎上腺素注射[7]。有麻醉中灌注腎上腺素致心動暫停之報導， 但也有同時使用兩者沒有關係。有以爲 $10\mu g$/分之速度之腎上腺素不致發生心律不整[8]，心室額外收縮以靜脈注射 β 抗腎上激性藥劑如 Propranolol 0.5-1.0mg 卽可消除[9]。 血壓低時常伴以心跳過緩，注射阿托品可消除，但應注意要慢速度注射，怕引起心室之心律不整。

　　不刺激也不增多唾液，粘液及胃液，麻醉後之噁心嘔吐少且輕，有以爲淺到不够麻醉之劑量有抗嘔吐作用[10]。 它是一完全麻醉劑，止痛作用並不佳，但也無抗止痛作用[11]。有使用後發生抽搐之報導[12]，顱內壓增高[13]。 使用福祿生可達到中等程度之肌肉鬆弛，嚼肌較早鬆弛

[1] Skovsted, P. et al.: Anesthesiology 31:515, 1969.
[2] Prys-Roberts, C. et al.: Brit. J. Anesth. 44:634, 1972.
[3] Edwards, JC. & Fuzzey, GJJ.: Brit. J. Anesth. 42:514, 1970.
[4] Johnstone, M.: Brit. J. Anesth. 30:435, 1958.
[5] Black, GW. et al.: Brit. J. Anesth. 31:238, 1959.
[6] Johnstone, M. & Nisbet, H.: Brit. J. Anesth. 33:9, 1961.
[7] Miller, RA. et al.: Anesthesia 13:164, 1958.
[8] Andersen, N. & Johansen, SH.: Anesthesiology 24:51, 1963.
[9] Hellwell, J.& Potts, MW.: Anesthesia 20:269, 1965.
[10] Haumann, JCR. & Foster, PA.: Brit. J. Anesth. 35:114, 1963.
[11] Robson, JG. et al.: Anesthesiology 26:31, 1965.
[12] Munson, ES. & Eobro, WJ.: Anesthesiology 46:11, 1977.
[13] Brakensick, AL. & Bergman, NA.: Anesthesiology 33:341, 1970.

易作喉頭鏡。如欲達到完全腹部鬆弛就非要到相當深之麻醉深度，可以使子宮無力收縮，以此劑作麻醉生產後出血特別多，僅 0.5% 也有影響。其影響與 Enflurane 及 Isoflurane 相似①。 為作外表胎位倒轉術是非常合適。

福祿生是呼吸抑制劑，呼吸頻率增加但深度淺狹。加在空氣中作誘導，因換氣不足可使動脈血氧不飽和，應加輔助呼吸。擴張支氣管，是為氣喘及支氣管痙攣時最佳藥劑。擴大之作用可能是阻斷收縮之反射而不是直接鬆弛支氣管肌肉②。 容易控制呼吸， 喉及咽反射很早被抑制。不刺激、無分泌。控制換氣時應注意血量，當血量不足時回心血少則血壓更低， 血壓雖低四肢之血流量卻未減少③。

1958 年就有福祿生麻醉後肝大量壞死之報導④，到1963大眾對此有普遍注意⑤， 也有無臨床症狀之肝炎⑥ 。然後有大規模之回顧調查⑦， 包括全美國家科學研究。由福祿生麻醉後肝壞死之發生率很低，多半有其他原因存在， 又沒有組織學上之特別損害， 不認為此劑比其他麻醉劑對肝更有害，如有毒性作用也是非常稀少。但連續多次給予會使人體起過敏作用以致肝損害。連給予麻醉及手術工作人員也要考慮有無可能⑧。另一解釋是因酵素誘導使新陳代謝物積聚。 而此代謝物有毒性⑨。肝之血液流量及心輸出依福祿生給予濃度減少⑩，肝缺氧

----

① Ahlgren, I. & Trägärdh, B.: Acta Anesth. Scand. J. 18:89, 1974.
② Virtue, RW. & Payne, KW.: Anesthesiology 19:562, 1958.
③ Brody, GC. & Sweet, RB.: Anesthesiology 24:29, 1963.
④ Lecky, JN. & Cohen, PS.: Anesthesiology 33:371, 1970.
⑤ Bunck, JP.: J.A.M.A. 197:775, 1966.
⑥ Gall, EA.: Anesthesiology 29:233, 1968.
⑦ Mc Caughey, W.: Brit. J. Anesth. 44:918, 1972.
⑧ Linda, HW. & Bruce, DL.: Anesthesiology 30:363, 1969.
⑨ Hallen, B. et al.: Acta Anesth. Scand. J. 14:17, 1970.
⑩ Juhl, B. & Einer-Jensen, N.: Acta Anesth. Scand. J. 18:114, 1974.

也是可能原因之一。在手術室空氣中及給予痲醉者所吐之氣都能測得福祿生，有人主張同一病人兩次福祿生痲醉之間應隔兩到四週。甚至有些醫師放棄使用此劑。 1972 有一回顧檢討報導①。 留在揮發器中之福祿生雜質雙氯六氟丁烷 (Dichloro hexafluorobutane) 如升至0.03% 以上對腎臟有害②。 如果認爲有「福祿生肝炎」存在，但臨床上，生化及組織學它與傳染性肝炎並無不同。手術後出現黃膽，要考慮輸血，休克，膽管炎及其他藥劑影響種種原因。甚至還可能有同時存在之濾過性病毒肝炎。動物實驗以帶標誌之福祿生靜脈注射、隨即在肝有積聚③。

　　福祿生對各種內分泌影響不一。血漿中生長激素增多④、由腦下垂體前葉刺激腎上腺皮質⑤, 血清之甲狀腺素 (Thyroxine) 增多⑥。對細胞分裂在植物扁豆根尖細胞分裂能解散其分裂束 (Mitotic spindle)⑦。血液中之胰島素改變很小④， 血糖不增高,但對胰島素敏感度增加,當有糖尿病之人用胰島素治療者要小心注意，給福祿生痲醉要避免血糖過低。福祿生之代謝物有溴鹽及氯鹽及三氟醋酸 (Trifluoroacetic acid) 由尿排出，三星期之久才逐漸排盡⑧。 三氟醋酸常被認爲是刺激過敏者⑨。

　　病人在福祿生痲醉下因安靜而熱量產生少。誘導之後體溫常會下降。因外週血管擴大，皮膚溫度升高可到 4 度，熱量散失多，特別是

① Strunin, L & Simpson. BR.: Brit. J. Anesth. 44:919, 1972.
② Cohen, EN. et al.: Anesthesiology 26:140, 1965.
③ Cohen, EN.: Anesthesiology 31:560, 1969.
④ Oyama, T. & Takazawa, T.: Brit. J. Anesth. 43:573, 1971.
⑤ Oyama, T. et al.: Canad. Anesth. Soc. J. 15:758, 1968.
⑥ Oyama, T. et al.: Anesthesia. 27:2, 1972.
⑦ Nunn, JF. et al.: Brit. J. Anesth. 43:524, 1971.
⑧ Halsey, MJ. et al.: Anesthesiology 35:43, 1971.
⑨ Rosenberg, PH. & Wahlström, T.: Anesthesiology 38:224, 1973.

長期曝露在低溫手術室中，體溫可以下降甚多，以致手術後醒轉時顫抖。因福祿生麻醉時血壓下降，如與降血壓藥劑同時使用，應調節降血壓劑份量，只需小量卽能得預期效果。與肌肉鬆弛劑之 Pancuronium 合用時，血壓改變較少。與箭毒素合用則下降甚多，因兩種藥劑皆下降血壓，應小心注意。Gallamine 可阻斷迷走神經，不使心跳變慢與福祿生合用很是合適。此劑對 Succinylcholine 雖有抗拮，但無臨床使用時之重要性。

　　㈢臨床應用：本劑為一完全麻醉劑，適用於各種吸入麻醉技術及各種手術。其優點是不燃燒爆炸，誘導及恢復迅速，效力強大，不刺激呼吸道粘膜，不增加分泌，擴張支氣管，可與蘇打石灰同時使用。其缺點是血壓低，有14％心律不整，肌肉鬆弛僅達中等，腦脊液壓增高，可能有肝之損害，使子宮鬆弛出血多，在心肌衰弱，心機衰竭，肝臟疾病及例行產婦都不宜使用。卽使短時麻醉，七小時後還不能恢復肌肉控制①，門診使用時應加注意。

　　㈣福祿乙醚（Fluoether）

　　1958 年 Hudon 報導應用乙醚與福祿生混合劑②，認為取得兩種藥劑之優點而摒棄其缺點。是由各種比例試出以 68.3％ 福祿生及 31.7％乙醚，揮發後也是同樣之比例，故亦稱為同沸點混合液（Azotropic mixture）。此種混合液不爆炸也穩定，價格較廉又不影響血壓，心臟不規則很少③。對呼吸循環都很穩定④。因不比單獨用福祿生有特出優點，在用福祿生經驗豐富後就很少繼續用此混合液⑤。

　　① Korttili, K. et al.: Anesthesiology 46:20, 1977.
　　② Hudon, F. et al.: Canad. Anesth. Soc. J. 5:384, 1958.
　　③ Wyant, GM. et al.: Canad. Anesth. Soc. J. 7:91, 1960.
　　④ Dobkin, AB. et al.: Anesthesiology 21:13, 1960.
　　⑤ 石全美、趙繼慶: 中華麻醉學雜誌, 16:19, 1978.

八、福祿麻 (Fluoromar, Fluroxene)

此劑是三氟乙烷乙烯醚，分子式為

$$F-\overset{\overset{\displaystyle F}{|}}{\underset{\underset{\displaystyle H}{|}}{C}}-\overset{\overset{\displaystyle H}{|}}{\underset{\underset{\displaystyle F}{|}}{C}}-O-\overset{\overset{\displaystyle H}{|}}{C}=\overset{\overset{\displaystyle H}{|}}{C}-H$$

1953 由 Lu 及 Krantz 首先發現[1]，1956 Dornette 臨床應用[2]。是一無色清液，沸點 43.2°C，易揮發。在 4% 濃度以下不爆炸，但臨床可能使用高達 4% 故應避免燒灼。盛裝有色瓶內加 0.01% N-phenyl-1-naphthylamine 使穩定。

此劑對呼吸道不刺激，不增加分泌。誘導及恢復迅速，呼吸可以加快及變淺，需要輔助。血壓可以稍降，以左心室噴出時間與噴出前期間比例為心臟功能之標準來看，比福祿生優[3]。對內臟血流量及心輸出影響不如 CO_2 貯留之影響大[4]。四週血管阻力增高，心速減少[5]。顱內壓增高但可以加強換氣來補償[6]。對子宮鬆弛程度與劑量成正比[7]，對肌肉只有中等鬆弛，可與任何肌肉鬆弛劑合用。此劑有毒性，可能是其代謝物三氟乙醇 (Trifluoro ethanol) 所引起[8]，對某些動物毒性甚為顯著[9]。此劑不可使用電燒灼、臨床應用不廣。

九、朋睡靈 (Methoxyflurane, Penthrane)

1959 紐約 Artusio 及 Van Poznak 首先臨床應用[10]，是鹵素換

① Lu, G. et al.: Anesthesiology 14:466, 1953.
② Dornette, WHL,: Cal. Med. 85:311, 1956.
③ Rasmussen, JP. & Sorensen, B.: Acta Anesth. Scand. J. 19:104, 1975.
④ Juhl, B. & Einer-Jensen, N.: Acta Anesth. Scand. J. 21:449, 1977.
⑤ Juhl, B. & Einer-Jensen, N.: Acta Anesth. Scand. J. 20:271, 1976.
⑥ Jörgensen, PB. & Henriksen, HT.: Brit. J. Anesth. 45:599, 1973.
⑦ Zargham, I. et al.: Anesth. & Analg. 53:568, 1974.
⑧ Johnston, RR. et al.: Anesth. & Analg. 53:998, 1974.
⑨ Harrison, GG. et al.: Anesth. & Analg. 55:529, 1976.
⑩ Artusio, JF. et al.: Anesthesiology 21:512, 1960.
　　Van Poznak, A. & Artusio, JF.: Toxicol. Appl. Pharma. 2:374, 1960.

轉二甲烷基乙烷基醚: 分子式為 $H-\overset{\overset{\displaystyle Cl}{|}}{\underset{\underset{\displaystyle Cl}{|}}{C}}-\overset{\overset{\displaystyle F}{|}}{\underset{\underset{\displaystyle F}{|}}{C}}-O-\overset{\overset{\displaystyle H}{|}}{\underset{\underset{\displaystyle H}{|}}{C}}-H$，為一揮發

性無色液體，有特殊味道。不燃燒也不爆炸，性穩定不與蘇打石灰起作用，價昂貴，商名朋睡靈 (Penthrane)。沸點為 104.6°C，飽和之蒸氣壓僅 25mmHg，因此在日常室溫及壓力下不能得到超過 4% 之濃度。但其藥效很強，最小肺泡濃度(MAC)僅需 0.16，如加有 60% N_2O，則可減至 0.07%[1]。

藥理性質: 有呼吸抑制，呼吸量較呼吸頻率減低更快，宜輔助呼吸甚至控制呼吸[2]。 對氣管粘膜刺激較乙醚小。深度麻醉時血壓降低，極少出現心室顫動， 就有 CO_2 貯留時也不例外[3]。 不增加交感神經張力[4]， 所以可安全使用腎上腺素灌注。血糖增高[5]。 不似福祿生，有很強之止痛作用，如生產止痛[6]， 燙傷換藥[7]， 及小兒有疼痛之作業[8]只需 0.7% 濃度就有良好效果。對肝之影響不比其他吸入麻醉劑高。有相當良好之肌肉鬆弛，是因對中樞神經抑制之結果，並非在肌肉神經交接處作用[9]。麻醉後之噁心與嘔吐不多。

大部份給予之藥劑不經改變由肺排出，但也有可觀之量經新陳代謝。已證實之代謝物有: CO_2， 氟離子，雙氯醋酸，Methoxyfluoro-acetic acid 等。代謝物由尿排洩可延至 12 日之久， 可能是腎臟中毒

① Stoelting, RK.: Anesthesiology 34:353, 1971.
② Black, GW. & McArdle, L.: Brit. J. Anesth. 37:947, 1969.
③ Black, GW. et al.: Acta Anesth. Scand. J. 11:103, 1967.
④ Miller, RA. et al.: Brit. J. Anesth. 42:366, 1970.
⑤ Roberts, RB. & Cam, JF.: Anesthesia 19:126, 1964.
⑥ Latto, IP. et al.: Brit. J. Anesth. 44:391, 1972.
⑦ Marshall, MB. & Ozorio, HPL.: Brit. J. Anesth. 44:80, 1972.
⑧ Firn, S.: Brit. J. Anesth. 44:517, 1972.
⑨ Ngai, SH. et al.: Anesthesiology 24:136, 1963.

之原因。在 Methoxyfluorane 麻醉後有報導發生多尿量之腎臟機能衰竭①。 屍體檢查在腎小管找到大量草酸結晶②。 許多病人在此劑麻醉後有尿量增多現象，病人因之失水，血清之滲透力，氯鹽及血尿素都增加。雖然補充水份及增加血壓藥劑，都無法使尿濃縮。此劑在腎臟對 Adenosine triphosphatase 系統有抑制作用③，無機之氟化物濃度高就對遠側腎小管有毒性作用就發生尿多④。 如吸入濃度低，血中氟化物少就不致發生腎臟機能不全現象，有報導以0.2-0.25％吸入達 270 分鐘沒有影響⑤。有認爲總劑量如不超過 16ml 時，即使有腎機能缺損現象，也是短暫性⑥。 腎臟自動調節腎小球滲透及血流量之能力因此劑之影響減低⑦。 以此劑爲生產止痛在產後兩小時氟離子達最高濃度，新生兒之尿中也可測得氟化物⑧。此劑對腎臟中毒之發生率很低，有報導在 17,000 例中僅佔 0.03％⑨。美國國家科學院研究之結果認爲此劑雖對腎臟有特殊之影響， 但仍可使用，但要繼續研究⑩。大量肝壞死也有報導⑪。

　　臨床應用: 本劑適合各種麻醉給予技術。雖因其蒸氣壓力小，但可爲其特強之藥效補償。有專給此劑之揮發器，但亦不超過 4％。橡皮吸收大量藥劑，常使誘導時間增至很長，常利用其他藥劑輔助。恢

① Paddock, RB. et al.: Anesthesiology 25:707, 1964. Rickey, JE. & Smith, RB.; Anesthesia 27:9, 1972.
② Francino, JA. et al.: New Eng. J. Med. 283:676, 1970.
③ McIntyre, JWR. & Russell, JC.: Canad. Anesth. Soc. J. 18:131, 1971.
④ Taves, DR. et al.: New Eng. J. Med. 214:918, 1970. Hamilton, WFD. & Robertson, GS.: Brit. J. Anesth. 46:54, 1974.
⑤ Perkins, HM. & Tham, MK.: Anesth. & Analg. 53:80, 1974.
⑥ Dahlgren, BE. & Goodrich, BH.: Brit. J. Anesth. 48:145, 1976.
⑦ Leighton, KM. et al.: Canad. Anesth. Soc. J. 20:173, 1973.
⑧ Cuarnay, OS. et al.: Anesth. & Analg. 56:646, 1977.
⑨ Lapointe, A. & Bele-Binda, N.: Canad. Anesth. Soc. J. 17:145, 1970.
⑩ Special Report: Anesthesiolngy 34:505 1971
⑪ Becker, FP.: Lancet, 2:719, 1970.

復也慢。爲產婦止痛很合適。因對腎臟毒性致有多尿之腎機能不全，宜用低濃度及較小之總劑量。

十、Enflurane (Ethrane)

1966 Virtue 報告其在動物及人體之初步觀察①，繼有 Dobkin② 報告漸趨流行。是一氟化醚，其化學方程式如下:

$$\text{H}-\overset{\overset{\displaystyle\text{F}}{|}}{\underset{\underset{\displaystyle\text{F}}{|}}{\text{C}}}-\text{O}-\overset{\overset{\displaystyle\text{F}}{|}}{\underset{\underset{\displaystyle\text{F}}{|}}{\text{C}}}-\overset{\overset{\displaystyle\text{F}}{|}}{\underset{\underset{\displaystyle\text{Cl}}{|}}{\text{C}}}-\text{H}$$

其基本理化性質與福祿生相似，爲一易揮發液體。沸點 56.5°C。在 20°C 時蒸氣壓力爲 225mmHg，比重爲 1.517。蒸氣在空氣及氧中皆不燃燒③。脂溶解度與最低肺泡濃度（MAC）有密切關連，其乘積約爲 200④。Enflurane 也如此，它的最低肺泡濃度爲 1.68%⑤，但在笑氣及30%氧中僅爲 0.65%⑥。在人類之麻醉濃度在 0.5-1.5% 間。誘導迅速，僅 100-180 秒，恢復也快，約 2-3.5 分⑦。

藥理性質: 在病人未失知覺前此劑沒有止痛作用。自動呼吸時，如分呼吸量能維持，則 $PaCO_2$ 不會增，比同麻醉度之其他吸入麻醉劑呼吸抑制小，在深度麻醉仍能有足夠自動呼吸量之報告⑧，但亦可見換氣不足及呼吸次數增加。此劑蒸氣不刺激，很少增加唾液分泌，喉

① Virtue, RW. et al.: Canad. Anesth. Soc. J. 13:23, 1966.
② Dobkin, AB. et al.: Anesthesiology 29:275, 1968.
　Dobkin, AB. et al.: Anesth. & Analg. 48:477, 1969.
③ Vichter, JV.; Anesthesiology 35:4, 1971.
④ Eger, EI. II. et al.: Anesthesiology 30:129, 1969.
⑤ Gion, H. & Saidman, LJ.: Anesthesiology 35:361, 1971.
⑥ Leonard, PF.: Anesth. & Analg. 54:238, 1975.
⑦ Egilmez, A. & Dobkin, AB.: Anesthesia 27:171, 1972.
⑧ Helrich, M. & Coscorbi, HF.: Anesthesiology 31:370, 1969.
　Lobowitz, MH. et al.: Anesth & Analg. 49:1, 1970.

痙攣，咳嗽或摒氣。麻醉中可能發生呃逆，對慢性肺阻塞病 (COPD)
病人可以使用與福祿生相似[1]。

　　因此劑抑制心肌[2]，血壓可以稍降而脈搏稍加速[3]。對血量減少
時之忍受力很小[4]。心輸出因 $PaCO_2$ 而改變，心律不整很少發生。
如無心臟疾病或甲狀腺機能亢進，注射腎上腺素也無影響[5]，特別是
在皮下注射相當安全[6]。比福祿生之發生心律不整要少得多，為7與
1之比[7]。血糖及胰島素濃度也不降低[8]。對內分泌不增高血漿中之
生長素。此劑本身在腹腔手術時能供足夠之鬆弛。與箭毒素同時使用
有明顯之增強作用，但對琥珀醯膽鹼 (Succinylcholine) 無影響[9]。
Neostigmine 不能完全抗拮以 Enflurane 加強之神經肌肉阻斷。

　　此劑增深腦波波峯之高度，因此以為它能够引起癲癇[10]，此種腦波
變化並不立刻出現，也許在第二或三天開始，頂尖在第四或五天，單
次麻醉後可延至十六天。這可能是因其影響不是由於 Enflurane 本身
而是由其代謝物而來[11]。大腦血流量在 Enflurane 麻醉中增多[12]。眼
內壓降低[13]。此劑在人體內生化轉變很少[14]，僅有2.4%吸入之 En-

① Rodriguez, R. & Gold MF.: Anesth. & Analg. 55: 806, 1976.
② Merin, RG. et al.: Anesthesiology 45: 501, 1976.
③ Marshall, BE. et al.: Brit. J. Anesth. 43: 996, 1971.
④ Horan, BF. et al.: Brit. J. Anesth. 49: 1189, 1977.
⑤ Konchigeri, AN. et al.: Anesth. & Analg. 53: 894, 1974.
⑥ Lippmann M. & Reisner, LS.: Anesth. & Analg. 53: 886, 1974.
⑦ Reisner, LS. & Lippmann M.: Anesth. & Analg. 54: 468, 1975
⑧ Oyama, T. et al.: Anesthesia 27: 179, 1972.
⑨ Lobowitz, MH. et al.: Anesthesiology 33: 52, 1970.
⑩ de Jong. RH. & Heavner, JE.: Anesthesiology 35: 474, 1971.
⑪ Julien, RM. & Kavan, EM.: JP & ET 183: 393, 1972.
⑫ Michenfelder, JD. & Cucchiara, RF.: Anesthesiology 40: 575, 1974.
⑬ Radtke. N. & Waldman, J.: Anesth. & Analg. 54: 212, 1975.
⑭ Cohen, EN.: Anesthesiology 35: 193, 1971
　　Chase, RE. & Holeday, DA.: Anesthesiology 35: 262, 1971.

flurane由尿排出，其中之 0.5% 爲無機之氟鹽。血漿中之氟離子之濃度也很低，尿多之腎機能衰竭及氟離子中毒在 Enflurane 麻醉後不大可能發生①。長時間之 Enflurane 麻醉，雖然減低尿滲透作用(Osmolality)，但氟離子影響閾比預估較小②，所以因此劑發生之腎衰竭應該很少，正常人不會發生③。肝壞死④及肝機能異常⑤之報告都有，但其肝機能之檢查不比使他藥劑之結果壞⑥。對子宮肌肉之抑制與福祿生相當⑦。也能促成惡性體溫超高 (Malignant hyperpyrexia)⑧。

臨床應用: 此劑最大之優點爲對心臟及循環系統之穩定性，又有相當之肌肉鬆弛。在門診之小兒麻醉有認爲與福祿生相似，但並不較優⑨。近來在欲求對心臟血管系統影響最少之時，喜用此劑，由吸入麻醉，有專用之揮發器。

十一、Isoflurane (Forane)

此劑之基本物理性質與 Enflurane 相似，分子量爲 184.5，沸點爲 58.51。37°C 時蒸氣壓爲 250, 是 Enflurane 之異構體⑩，其化學方程式如下:

$$\begin{array}{ccccc} & F & & H & F \\ & | & & | & | \\ H - & C & - O - & C & - C - F \\ & | & & | & | \\ & F & & Cl & F \end{array}$$

① Maduska, AL.: Anesth. & Analg. 53:351, 1974.
② Mazze, RI. et al.: Anesthesiology 46:265, 1977.
③ Corall, IM. et al.: Brit. J. Anesth. 49:881, 1977.
④ Reis, VL. et al.: J.A.M.A. 227:76, 1974.
⑤ Berlinger, JK. et al.: Anesthesiology 41:86, 1974.
⑥ Dobkin, AB. et al.: Anesth. & Analg. 48:477, 1969.
⑦ Munson, ES. & Eobro, WJ.: Anesthesiology 46:11, 1977.
⑧ Pan, TH. et al.: Anesth. & Analg. 54:47, 1975.
⑨ Steward, DJ.: Canad. Anesth. Soc. J. 24:603, 1977.
⑩ Vichter, JV.: Anesthesiology 35:4, 1971.

誘導很快，兩分鐘卽失知覺。外科手術可於 3-5 分後實行，無興奮期，八分鐘可放置氣管內管。不增加唾液，不咳嗽或喘息[1]。恢復也很快，80% 以上皆可在三分鐘內醒轉[2]。此劑減低分呼吸量及潮氣量，其抑制程度較其他吸入麻醉劑更深[3]。手術之刺激影響其所抑制之呼吸[4]，但有人認爲 $PaCO_2$ 增加甚微並不重要[5]。血壓降低依劑量而變[6]、但心臟對腎上腺素之影響可以不計[7]。無迷走神經刺激，抑制副交感比交感神經系統多，所以心跳加速[8]，達到發生心律不整之劑量比福祿生大[9]。對心臟冠狀動脈有病變之人比福祿生優[10]，恢復後有顫抖[11]。

Isoflurane 不改變單個刺激 (Twitch rate) 但增加無反應時間 (Refractory period)，與福祿生同麻醉程度下僅需 1/3 箭毒素之量達到 50% 抑制單個刺激之高度[12]，用 Pancuronium 也是一樣[13]。琥珀醯膽鹼 (Succinylcholine) 也被增強[14]。抑制中樞神經系統[15]，腦波與其他吸入麻醉劑相似[16]。不似福祿生或 Methoxyflurane，在肝臟之代謝甚少[17]。增加血漿中之甲狀腺素[18]，有實驗認爲在腎臟有脂肪存

① Dobkin, AB. et al.: Canad. Anesth. Soc. J. 18:264, 1971.
② Cullen, DJ. et al.: Anesthesiology 36:21, 1972.
③ Dolan, WM. et al.: Canad. Anesth. Soc. J. 21:557, 1974.
④ Eger, EI. et al.: Anesthesiology 36:544, 1972.
⑤ France, CJ. et al.: Brit. J. Anesth. 46:117, 1974.
⑥ Joas, TA. & Stevens, WC.: Anesthesiology 35:48, 1971.
⑦ Byles, PH. et al.: Canad. Anesth. Soc. J. 18:387, 1971.
⑧ Skavsted, P. & Sapthavichaikul, S.: Canad. Anesth. Soc. J. 24:304, 1977.
⑨ Tucker, WK. et al.: Brit. J. Anesth. 46:392, 1974.
⑩ Mallow, JE. et al.: Anesth. & Analg. 55:135, 1976.
⑪ Panca, AC. & Dripps, RD.: Brit. J. Anesth. 45:697, 1973.
⑫ Miller, RD. et al.: Anesthesiology 35:38, 1971.
⑬ Miller, RD. et al.: Anesthesiology 37:573, 1972.
⑭ Vitez, TS. et al.: Anesthesiology 41:53, 1974.
⑮ Kavan, EM. & Julien, RM.: Canad. Anesth. Soc. J. 21:390, 1974.
⑯ Eger, EI. et al.: Anesthesiology 35:504, 1971.
⑰ Cohen, EN.: Anesthesiology 35:193, 1971.
⑱ Oyama, T. et al.: Canad. Anesth. Soc. J. 22:474, 1975.

聚①。

　　臨床應用與其他吸入麻醉劑相似，最低肺泡濃度約爲 1.3%，依年齡增多而減小②，如加用笑氣可減至 0.70%，因此劑對肝之影響甚小，可以在有肝病者考慮使用。

　　十二、其他藥劑: 甚多，在試用及實驗階段。

$$\text{Savoflurane} \quad CH_2F-O-\overset{\displaystyle CF_3}{\overset{\displaystyle |}{CH}}-CF_3③$$

1-bromo-1, 2, 2-trifluoro cyclobutane④

Thiomethoxyflurane⑤

第四節　毒性及空氣汚染　　　　何維柏

　　自從使用吸入麻醉 (Inhalation anesthesia) 以來，就發現吸入麻醉可以引起許多併發症: 如肺炎、肝炎、腎衰竭及心搏暫停等。這些併發症除極少數是由病人之體質而造成外，其餘大部係由於麻醉劑或麻醉術之使用不當而引起的。所以說麻醉藥是一種毒藥，當我們使用適當時，可以替病人解除痛苦，拯救病人免於死亡。使用不當時，則可引起許多不良之併發症，甚或致病人於死地。麻醉之毒性可分急性者:如病人接受 Fluothane 麻醉後引起之肝炎，Penthrane 麻醉後引起之腎衰竭等，慢性者: 如在手術室內之工作人員，長期暴露在少量之麻醉劑中，而引起流產，嬰兒畸型，慢性肝病，腎病等。故我們麻醉工

①　Consias, MJ. et al.: Anesthesiology 38: 557, 1973.
②　Stevens, WC. et al.: Anesthesiology 42: 167, 1975.
③　Wallin, RF. et al.: Anesth. & Analg. 54: 758, 1975
　　Cook, TC. et al.: Anesth. & Analg. 54: 827, 1975.
④　Holaday, DA. & Fiserova-Bergerova, V.: Anesth. & Analg. 55: 853, 1976.
⑤　Tanifugi, T. et al.: Anesth. & Analg. 56: 387, 1977.

作者，爲了病人的安全及自己的健康，在工作時應特別謹愼小心。本節將討論吸入麻醉劑對人體之毒性及手術室內空氣污染之處理方法。

甲、急性毒性 (Acute toxicity):

　　吸入麻醉劑之毒性作用，主要是對肝臟、腎臟及免疫等功能之抑制及損壞。吸入麻醉後，肝臟、腎臟及免疫之功能，都有程度不同之被抑制，這些功能之被抑制是可逆性及暫時性的。停止麻醉後數小時至數天卽可自動地恢復正常。吸入麻醉後發生嚴重的肝炎，肝壞死或腎衰竭，極少數是單獨由麻醉劑或麻醉技術之不當所引起的，多半是由多種因素同時存在而引起的。例如手術之種類，手術之時間，術前併發之其他疾病（肝病，腎病，休克，心臟病等）以及術前服用之特殊藥物等。麻醉劑及麻醉技術只是這許多因素中之一環。

　　一、對肝臟之毒性 (Hepatotoxicity)：氯仿 (Chloroform) 麻醉後引起黃膽及肝壞死，Van Dyke[1]認爲氯仿在人體內代謝時產生一活性極大之短暫中間代謝物 (Ephemeral reactive intermediate)。如 $.CCl_2$ 或 $:CCl_2$ 化學根 (Radical)。這種化學根可與肝細胞某些成份結合而引起肝壞死。Fluothane 麻醉後引起肝炎或肝壞死，其眞正原因，至目前爲止，仍然爭論很多，沒有結論。許多學者認爲 Fluothane 引起肝炎之可能性有三:

　　㈠Fluothane 在正常情況下代謝時，所產生之氧化 (Oxidative) 代謝物三氟醋酸 (Trifluoroacetic acid, CF_3COOH) 對肝臟並無毒性，而在缺氧情況下所產生之某些還原 (Reductive) 中間產物，可能是引起肝炎之主要因素，這種中間產物可能是 $CF_3\dot{C}Cl_2$。

　　㈡Fluothane 代謝時，產生一種附着劑 (Haptens)，這種附着劑附着在肝細胞裏引起抗原抗體反應 (Antigen-Antibody reaction)，造

---

① R.A. Van Dyke: Anesthesiology, 1969, 30:257.

成敏感性肝炎。

㈢Fluothane 代謝時所產生之毒性產物，在正常時可很快地排出體外，不致影響肝臟，若不能很快地排出體外時，則由於這些毒物在體內之積留而引起肝炎。

以上三種可能性中，Cohen①認為第一種可能性最大。Johnstone②則認為 Fluothane 引起之肝炎是一種潛在性之濾過性毒肝炎（Virus hepatitis），經麻醉及手術後，因免疫能之被抑制而這種潛在性之濾過性毒肝炎被誘發成為有症狀的肝炎罷了。而這種肝炎，任何麻醉及手術均可誘發不為 Fluothane 麻醉專有。Fluroxene 在某些動物體內可代謝成一俱有毒性之三氟乙醇（Trifluoroethanol），但在人體內則代謝成一無毒性之三氟醋酸，其對肝臟之毒性在人體內是否有二氟乙醇為短暫中間產物而引起則有待研究。Methoxyflurane 及 Enflurane 亦有文獻報告對肝臟具有毒性。

二、對腎臟之毒性（Nephrotoxicity）：吸入麻醉劑中引起腎臟衰竭者以 Methoxyflurane 為著。Methoxyflurane 代謝後產生之代謝物有二氧化碳,甲氧二氟醋酸（Methoxydifuoroacetic acid),草酸（Oxalic acid）及無機氟鹽（Inorganic fluoride）。無機氟鹽是對腎臟俱有毒性之化合物。腎臟損害之程度與在血液中無機氟鹽之濃度成正比。血液中無機氟鹽之濃度又與麻醉時使用 Methoxyflurane 之濃度及時間成正比。故麻醉時間越長，使用 Methoxyflurane 之濃度越大，引起腎臟之毒性反應亦越大。草酸雖亦是對腎臟具有毒性，但需要Methoxyflurane 麻醉後產生血液中草酸十倍以上之濃度才會損害腎臟。Enflurane 及 Isoflurane（Forane）代謝產物中也有無機氟鹽，

---

① E. N. Cohen: Annual Refresher Course Lectures（A. S. A.）1976, 207.

② M. Johnstone: 麻醉學雜誌, 1978, Vol. 16 No. 1, 09.

但其濃度甚低，不致引起腎臟之損害。假如病人長期使用酵素誘發劑
(Enzyme inducing drugs) 如 Phenobarbital 後，經 Enflurane 或
Isoflurane 麻醉時，則因其促進 Enflurane 及 Isoflurane 在體內之
代謝，使血液內之無機氟鹽含量增高，仍可能導致腎臟之損害。同理
使用過酵素誘發劑之病患，經 Methoxyflurane 麻醉後更容易導致腎
臟之損壞。

　　三、對免疫能之影響 (Immunologic effects)①: 麻醉及手術刺激
對免疫能之影響是件很複雜的問題，關於這方面之研究報告甚多，但
意見紛紜，目前為麻醉研究者之一熱門課題。

　　㈠對細胞分裂 (Cell division) 之影響: 長期暴露在所有麻醉劑
中均可引起細胞分裂之被抑制，造成白血球減少或貧血。這種事實，
Lassen 早在 1956 年使用笑氣治療破傷風之患者時發現。手術麻醉，
因時間短暫，不易造成白血球減少現象。

　　㈡對白血球運動 (Leukocyte migration) 之影響: 在動物試驗中，
白血球運動可受 Fluothane 麻醉之抑制，但在人體上尚無結論。

　　㈢對白血球附着作用 (Leukocyte adherance) 之影響: 全身麻醉
對白血球附着作用之影響雖無研究報告，但 0.5-2.0% 之 Xylocaine
確有抑制白血球附着作用之現象。

　　㈣對白血球吞噬作用 (Phagocitosis) 之影響: 全身麻醉在人體中
對白血球之吞噬作用有輕度之抑制作用。

　　㈤對網狀內皮系 (Reticulo-endothelial system) 之影響: 全身麻
醉對網狀內皮系也有抑制作用；且其抑制作用在手術時間長久及併有
低血壓時為最顯著。

　　㈥對淋巴球變性作用 (Lymphocyte transformation) 之影響:

① P.G. Duncan et al.: Anesthesiology, 1976, 45: 522.

Fluothane 麻醉有抑制淋巴球變性之作用，且其抑制作用與所使用 Fluothane 之濃度成正比。但 Cyclopropane 及 Ketamine 在臨床劑量下無此作用。

㈦對抗體（Antibody）之影響：麻醉對抗體形成（Production）及其功能（Functional activity）之影響尚無定論。

㈧對感染（Infection）之影響：對感染影響之研究更爲困難，因影響感染之因素太多。但麻醉和手術，或多或少對免疫能有抑制作用，所以我們可以想像得到麻醉和手術對感染應該會有影響的。

㈨對腫瘤（Tumor）之影響：爭論甚多，有謂麻醉和手術可促進腫瘤之惡化轉移，有謂麻醉和手術對細胞分裂有抑制作用，故可以抑制腫瘤之生長，亦有謂對腫瘤之生長並無影響。但是我們可以想像得到的是麻醉和手術所引起對免疫能之抑制，可能會有利於腫瘤之惡化及轉移。

㈩對臟器移植後之排斥作用（Transplant rejection）之影響：動物實驗顯示，麻醉對臟器移植後之排斥作用無何影響。

㈢對過敏性（Anaphylaxis）之影響：麻醉雖然在臨床上可以減輕過敏性引發之症狀。但並不能防止過敏性之發生。

綜合以上所述，免疫能雖然有部份受麻醉及手術之抑制，且手術後之感染及腫瘤之惡化轉移確顯示與麻醉及手術有關，但這種影響究竟是由麻醉或手術的單因素引起或是二者引起，與其在臨床上之重要性，則仍有待我們去努力探討了。

乙、慢性毒性（Chronic toxicity）：

吸入麻醉慢性中毒雖早在 1956 年從笑氣治療破傷風的病患中發現其引起白血球嚴重減少的一事實證明，但並沒有被一般從事麻醉工作者所重視。直至 1967 年 Vaisman 在蘇俄的調查研究中發現麻醉

工作者易於發生頭痛，疲倦，不安，噁心，發癢，懷孕之女性易於流產，早產甚致產下先天性畸型之嬰兒。這個報告說明了麻醉工作者之健康可能遭受其工作環境之損害。從此卽引起大家的注意，世界其他各地也陸續有類似的調查統計報告及動物實驗報告。

一、調查統計報告

㈠流產發生率：

1967 年　Vaisman：麻醉工作者 58%。

1970 年　Askrog　：1. 手術室內麻醉工作者 20%。

　　　　　　　　　2. 手術室外工作者　　 10%。

1971 年　Cohen　：1. 麻醉醫師　　　　　38%。

　　　　　　　　　2. 手術室護士　　　　30%。

　　　　　　　　　3. 手術室外之醫師及護士 10%。

1972年Knill-Jones：1. 手術室內工作之麻醉醫師 18.2%。

　　　　　　　　　2. 手術室外工作之麻醉醫師 13.7%。

1974 年　A.S.A.　1. 手術室內工作之孕婦其流產發生率比手術室外工作者高出 1.3-2 倍。

　　　　　　　　　2. 丈夫在手術室內工作，而孕婦不在手術室內工作時，其流產發生率無影響。

1975年Knill-Jones：1. 手術室內工作之女性爲 15.5%。

　　　　　　　　　2. 手術室外工作之女性爲 10.9%。

　　　　　　　　　3. 手術室內工作男性之妻子其流產發生率並無顯著之增高。

㈡嬰兒先天性畸型之發生率：

1972年Knill-Jones：1. 女性麻醉工作者 12%。

　　　　　　　　　2. 女性非麻醉工作者 6%。

1974 年 Corbett ： 1. 做麻醉之麻醉護士 16.4%。

2. 不做麻醉之麻醉護士 5.7%。

1974 年 A. S. A. ： 1. 麻醉護士中做麻醉者比不做麻醉者高出 60%。

2. 麻醉女醫師爲非麻醉女醫師之兩倍。

3. 麻醉男醫師比非麻醉男醫師高出 25%。

1975年Knill-Jones: 1. 手術室內工作之男性 3.09%。

2. 手術室外工作之男性 2.35%。

㈢癌症:

1968 年 Bruce ： 美國麻醉學會從 1947 年至 1966 年之二十年當中，會員死亡共 441 位，其中患網狀內皮系及淋巴系癌症而死亡者比一般多。

1974年 A. S. A.： 1. 手術室內女性工作者之癌症發生率比一般人高，男性無影響。

2. 手術室內女性工作者之白血病及淋巴癌之發生率比一般人高出三倍。

㈣其他疾病:

1974年 A. S. A. 1. 在手術室內工作者不論男女性其慢性肝病之發生率均增高。

2. 腎臟病之發生率女性工作者較一般增高。

㈤手術室內吸入麻醉劑之含量:

1969 年 Linde ： 平均 Halothane 爲 27ppm, 笑氣爲 428ppm。

1970 年 Askrog: 麻醉工作者範圍內 Halothane 85ppm 笑氣 7000ppm。

1971年Corbett: Methoxyflurane 之濃度在麻醉工作者範圍內

爲 2-10ppm, 在外科醫師範圍內爲 1-2ppm。

二、動物實驗報告:

1963 年 Green ： 老鼠在 24-48 小時之 Halothane 或笑氣麻醉後，其白血球可減少 50%。

1966 年 Bruce ： 老鼠經 Halothane 麻醉後，其中性白血球之運動被抑制。

1967 年 Bruce ： 老鼠經六小時 1% 之 Halothane 麻醉後，其白血球之吞噬作用受抑制。

1967 年 Fink ： 懷孕八天之老鼠暴露在 50% 之笑氣中兩天以上可造成鼠胎肋骨或脊椎骨之畸型及增高鼠胎之死亡率。

1968 年 Basford： 懷孕老鼠暴露在 0.8% Halothane 及 25% 氧氣中十二小時以上，可造成鼠胎骨骼之畸型。

1970年Chenoweth： 將老鼠，天竺鼠及兔子暴露在 200ppm 之 Methoxyflurane, 500ppm 之 Halothane 及 2000ppm 之 Diethyl ether 中，每天七小時，每週五天,共暴露七星期後將之解剖，發現在 Methoxylflurane 及 Halothane 兩組之動物中，肝臟肥大，並有輕度至中等度之肝中葉脂肪變性。而在 Diethyl ether 組中之動物則無此現象。

1972 年 Stevens： 老鼠及天竺鼠經三十五天吸入 150ppm, 50ppm 及 15ppm 不同濃度之 Halothane 後，發現對肝臟均有損害。

1973 年 Corbett: 懷孕早期之老鼠暴露在 1000ppm 之笑氣中,
可增高鼠胎之死亡率。

1974 年 Bruce : 將懷孕之老鼠暴露在 16ppm 之 Halothane
中, 每天七小時, 每週五天, 共暴露六星期,
謂低濃度之 Halothane 對老鼠之懷孕並無
毒性發現。

1974 年 Bussard: Hamster 懷孕十一天時, 將其暴露在 60%
笑氣, 0.6% Halothane 及 40% 氧氣中三
小時, 發現鼠胎死亡率增高, 平均鼠胎體重
減少。

1976年 Lansdown: 懷孕老鼠每天暴露在 1600ppm 之 Halo-
thane 中八小時, 並沒發現對鼠胎之發育有
何影響。

1976年 Kennedy: 雌雄鼠在交配前五天, 每天暴露在 1.4% 之
Halothane 中一小時, 雌鼠懷孕後每天繼續
暴露一小時, 並沒發現對老鼠之生殖有何影
響。

以上調查統計報告顯示, 在手術室內工作之醫生及護士其流產、
嬰兒先天性畸型、癌症、肝病及腎病等之發生率均比手術室外工作者
高。且手術室內之空氣確被少量之吸入麻醉劑所污染。Fink① 認為在
手術室內之工作人員, 除了長期暴露在少量之麻醉劑中外, 其情緒之
緊張也是引起以上所述發生率偏高原因之一。動物實驗之報告則有許
多不同之結果。固然不能證明長期暴露在少量之吸入麻醉劑中一定能
引起毒性之影響, 但也不能確信無毒性可言。最少我們認為在某些情

① B.R. Fink et al.: Anesthesiology, 1976, 45:79.

況下長期暴露在少量之某些吸入麻醉劑中，確實對我們的健康有所損害。

丙、空氣污染之預防及麻醉廢氣之處理

近年來，爲了手術室內工作人員健康之安全，對防止手術室內空氣污染之研究文獻很多。茲將普通防止空氣污染之法，及麻醉廢氣之處理列舉於下。爲了大家的健康，有賴我們同業努力澈底去實行。

一、緊密之麻醉裝備 (Low leakage anesthetic equipment)：麻醉裝備之設計，一定要做到緊密不漏氣。雖不能做到完全不漏氣，也要做到使漏氣程度減至最少。新近出產之麻醉機已注意到這點，但是老式的麻醉機則未能合乎這種要求。尤其是排洩麻醉廢氣的 Pop off valve 更將麻醉廢氣排洩在手術室內，無法收集引流到室外。這種老式的麻醉機應將其 Pop off valve 改裝，使麻醉廢氣能收集排出室外。

二、裝備之維護 (Equipment maintenance)：所有麻醉裝備都應作定期之檢查。最少每三個月檢查一次。配件有損壞引起漏氣時應立卽換新。二氧化碳吸收系統 (CO_2 absorber system) 是麻醉裝備上最易漏氣者，每次換裝新 Sodalime 時，應檢查是否有漏氣現象。

三、廢氣清理 (Waste gases scavenging)

㈠廢氣之收集 (Collection of waste gases)：新近出產之麻醉機均裝有特製緊密不漏氣之麻醉廢氣排洩瓣，麻醉廢氣排洩管可直接接連在該排洩瓣上。當使用呼吸機時，可使用 Y 形接管將排洩瓣及呼吸機之排洩管一起接連在麻醉廢氣排洩管上。如圖 6-23。若使用 Jackson-Rees System 時，可在呼吸袋之尾巴上接上一塑膠管，再將此塑膠管接在麻醉廢氣排洩管上。　如圖 6-24。　牙科使用高流量笑氣止痛麻醉時，可使用特製之面罩 Mckesson mask 如圖 6-25。

㈡廢氣排洩(Disposal of gases):

1.專用排洩管道直接通往室外: 將麻醉廢氣排洩管接在此管道上，麻醉廢氣可直接排出室外。爲免呼氣時之阻力過高，故此管道之直徑要與一般蛇形管相等或更大。爲減少細菌污染，此管道應用銅質製造。本法行使簡便，使用普遍。其缺點是:

(1)管道可能被異物阻塞。或被麻醉劑腐蝕破壞。

(2)麻醉氣體比空氣重。排出後向地面下沉，對醫院環境之空氣將會污染，但麻醉廢氣被稀釋後，可能對人體無害。

2. 經由中央抽吸系統排出: 將

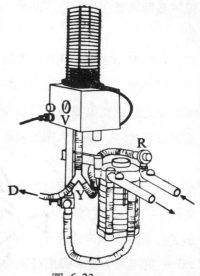

圖 6-23
V＝呼吸機
R＝特製排氣瓣
Y＝Y形接管
D＝麻醉廢氣排洩管

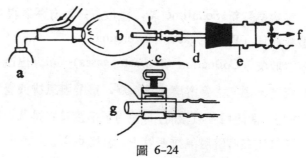

圖 6-24

a＝病人　　　　　　　　b＝呼吸袋
c＝夾子（控制排氣量）　d及e＝接頭
f＝麻醉廢氣排洩管　　　g＝塑膠管

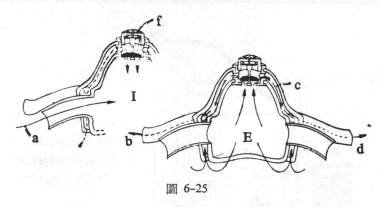

圖 6-25

I ＝吸氣時　　　　　　　　　E ＝呼氣時
a ＝O₂ 及麻醉劑　　　　　　b 及 d ＝接往麻醉廢氣排洩管
c ＝麻醉廢氣　　　　　　　　f ＝空氣入進孔

麻醉廢氣排洩管接在中央抽吸系統上，則麻醉廢氣可經此系統排出手術室外。其缺點是：

(1)中央抽吸系統之管道可能被麻醉劑腐蝕破壞。

(2)中央抽吸系統之母機均裝在室內。此法只將麻醉廢氣抽送到另一室內，並沒排出室外。

(3)使用不當時可使患者呼吸道內產生負壓。

3.使用活性碳，麻醉廢氣經過活性碳後，可將一般有機吸入麻醉劑吸收，但不吸收笑氣。故其缺點是笑氣仍無法處理。如圖6-26。

4.利用不再循環空調系統 (Nonrecirculating air conditioning system)：此空調系統之空氣排出窗應安裝在麻醉機附近。將麻醉廢氣排洩管之管口直接安裝在此窗內。

以上所述麻醉廢氣排洩的方法均不理想。著者認為麻醉廢氣應先經過活性碳之處理，將有機麻醉劑吸收後，再將活性碳無法吸收之笑氣經由專設之排氣管道排出室外。而且每間手術室都應裝置不再循環

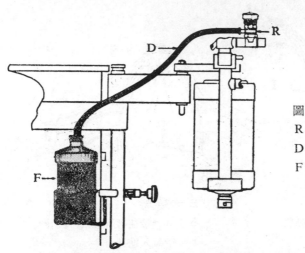

圖 6-26
R＝特製排氣瓣
D＝麻醉廢氣排洩管
F＝活性碳過濾器

空調機。使手術室內經常換入新鮮空氣。這樣縱使由麻醉技術或習慣不良所引起極少量之麻醉劑也經常被推出室外，以祈手術室內所含之吸入麻醉劑達到最少量。

四、麻醉技術及習慣

除開放點滴（Open drop）之麻醉術外，若使用之面罩及氣管內管都很合適而不漏氣，且適當地採用上述麻醉廢氣收集及排洩方法。無論採取關閉系統（Closed system）或半閉系統（Semiclosed system）麻醉術，在理論上，手術室之空氣都不應該被污染，但由於麻醉裝備及使用方法不可能做到絕對不漏氣。故仍會有少量之麻醉廢氣漏出而污染手術室之空氣。尤其加添麻醉劑時，不小心將麻醉劑潑出或溢出氣化器（Vaporizer）外，換新 sodalime 時或氣管內抽痰時不先關閉麻醉劑或麻醉完畢忘了關閉麻醉劑等，是污染手術室空氣之最大來源，也是麻醉作業之不良習慣。我們身為麻醉工作者，為了手術室內大家的健康，應該養成良好之麻醉作業習慣，使手術室空氣污染之程度減

少到最低限度。

五、空氣監示（Air monitoring program）

　　手術室內空氣是否被污染或污染到什麼程度，除了直接測定空氣中所含痳醉劑之濃度外，別無他法。所以手術室空氣中所含痳醉劑之濃度應該持續探測，以便瞭解室內空氣被污染之程度，隨時加以處理。吸入痳醉劑種類繁多，要在手術室空氣中測定每種痳醉劑之含量花費昂貴且不容易。現行痳醉技術，不論使用何種吸入痳醉劑，多半均與笑氣同時使用。故笑氣可視爲其他痳醉劑之迹象（Tracer）。而測定笑氣濃度之紅下線分析法(Infrared analysis) 簡單且易行。如圖 6-27。

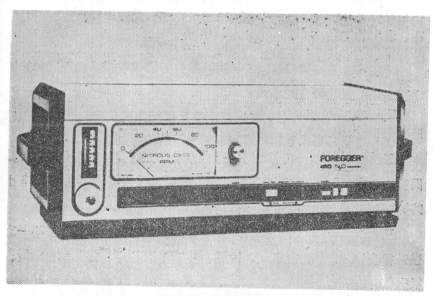

圖 6-27　笑氣測定器

故手術室內空氣監視一般認爲只測定笑氣之濃度卽可瞭解一般。目前世界各國仍沒有痳醉劑最低毒害濃度之規定。美國職業安全及健康管理處（Occupational Safety and Health Administration, OSHA）認爲

手術室內空氣中麻醉劑之允許安全含量為笑氣在 25ppm 以下，其他強烈麻醉劑 (Potent Agents) 如 Fluothane 等則在 1ppm 以下。

第五節　器械消毒法　　　　　張傳林

甲、前言:

麻醉器械之消毒，在整個麻醉工作範圍中佔有相當重要之地位，但卻常被忽視，這是很危險的事。因為消毒不良，用於全身麻醉者可直接引起患者手術後呼吸道之併發症。如喉炎、支氣管炎、肺炎等。用於半身麻醉者可引起腦脊神經系統之併發症如腦膜炎、脊髓炎等，後果非常嚴重。本章特闢「器械消毒」一節，用以重視。

乙、消毒的定義

「消毒」是一個很籠統的名詞，嚴格的說來有很多的不同釋意，下列各詞代表其特有的意義:

一、Disinfection（消毒）: 將病原菌或病原體破壞。 通常僅指使用殺菌化合物殺死生長細胞而非殺死微生物的芽胞而言。

二、Sterilization（滅菌）: 通常係指用熱將微生物完全破壞毀滅而言（如在 120°C 的蒸氣高壓下 15 分鐘或 360–380°C 乾熱下 3 小時）或藉殺菌性化學藥物消滅微生物。

三、Antiseptic（防腐劑）: 一種抑制微生物之生長發育而不一定殺滅微生物的物質。如酒精、丙酸、木焦油、昇汞、氯化鈉、木炭、鞣酸等。

四、Disinfectant（消毒藥）: 分完全與不完全兩種:
完全消毒藥: 能破壞芽胞及生長型微生物;
不完全消毒藥: 只能破壞生長型的微生物而不能損傷芽胞。

五、Chemical cleanliness（化學物質之清除）:

致病原雖經化學方法將其殺死破壞，但並未清除，例如病原體之蛋白質雖經消毒，仍可使人誘發致熱反應。又如腰麻穿刺針，雖經化學性之消毒劑消毒，但仍可因其附有未清除之化學消毒劑之殘餘物質，造成化學性之污染，導致無菌性之腦膜炎 (Aseptic manigitis)。

化學物質之清除，卽是將已經消毒破壞之病原體以及用以消毒之各種化學製劑，在正式消毒之前，予以澈底清除。此種消毒前之清除工作與消毒同樣重要。

丙、消毒之方法

消毒之方法很多，但應依其製造之品質不同而異：

一、物理方法 (Physical methods)：

如冷凍法、乾熱法、巴斯德法 (Pasteurization)、煮沸法 (Boiling)、高壓蒸氣法 (Autoclaving)、紫外線照射法 (ultraviolet radiation)、珈瑪線照射法 (Gamma radiation) 等。

二、化學方法 (Chemical methods)：

如㈠殺菌溶液 (Germicidal solution)，㈡殺菌性蒸氣 (Germicidal vapors)

三、氣體消毒法 (Gas sterilization)

㈠ethylene oxide 消毒 (Sterilization)，㈡ethylene oxide 灌氣 (Aeration)。

四、離子輻射線消毒法 (Sterilization by ionization radiation)：

目前國內對全身麻醉之器械消毒多採用化學消毒法，半身麻醉之器械多用物理消毒法，特殊用具如 Transducer 及 Dome 等均用氣體消毒法。

丁、化學消毒之作用機轉

化學消毒劑對微生物之消毒作用一般都是使細菌細胞破裂，蛋白

質凝固，變性，或酵素變質，而將其破壞。例如熱就有使細菌之蛋白凝固之作用。而酚之化合物（Phenolic compounds）則可使細胞膜溶解。

戊、有效的化合物質消毒劑可分成下列數種

一、石炭酸、肥皂、醇、及其有關之化合物；

二、表面活化劑（Surface-active compounds）；

三、重金屬類（Heavy metals）；

四、鹵素類（Halogens）；

五、醋酸（Acetic acid）；

一、石炭酸、肥皂、酒精及其有關之化合物：

㈠石炭酸：本類化合物，於高濃度時爲一殺菌劑，低濃度時僅爲一制菌劑。在有機物質環境中效力特佳。但因其氣味不佳，且對皮膚有刺激性，故其最大的用途是用於地板及傢俱之消毒。對器械消毒價值甚少。

㈡肥皂：其主要之作用是在降低表面張力，除去污垢，抗菌作用非常小。

㈢乙醇酒精（Ethyl alcohol）：75% 之乙醇水溶液爲一速效之表面消毒劑及防腐劑（Antiseptic and disinfectant）。純液態之酒精對皮膚之危害很小，僅有乾燥及去脂之作用而已。因爲水份是去毒作用中必需的反應物。故 75% 的酒精要比純酒精有效。

㈣甲醛（弗馬林）（Formaldehyde）：甲醛是一種有效的病房消毒劑，高濃度之氣態會發生聚合作用產生白色沈澱之聚甲醛，需 70% 之濕度以達最大的活性。其安定之水溶液爲一有效之殺菌劑。若非氣味不佳，可能會被廣泛採用。它具有殺死芽胞之性能，但必需連續泡浸在水溶液 24 小時。以前曾用於內視鏡之消毒，現已被戊二醛（Glutaraldehyde）取代。甲醛不適用於麻醉裝備之連續兩天以上之消毒，但若有足夠的良好通氣，對自動呼吸器（Ventilator）之消毒用處最好。

㈤戊二醛（Glutaraldehyde）：Pepper 與 Chandler 發現戊二醛之毒性及化學刺激比甲醛小，在常溫下具有消毒之全部條件。（見表 6-6 所示）。

表 6-6　常用化學消毒劑之主要消毒作用

常　溫　消　毒　劑	效　　　　應					抑制劑	缺　　　　點
	細菌	結核菌	芽胞	病毒	黴菌		
酒精～（乙醇）	+	+	○	±	+	−	揮發性
～（異丙醇）	+	+	○	±	+	−	同上
酒精～（甲醇）	+	+	±	+	+	−	毒性，刺激性揮發劑
酒精～碘	+	+	○	+	+	−	染色
氯（如 Warexin）	+	±	±	±	+	有機物	腐蝕性
氯（如 Phisohex）	+	○	○	±	+	有機物	效慢
弗馬林（Formalin）	+	+	±	+	+	−	毒性，刺激性蒸發
戊二醛（緩衝劑）（如 Cidex）	+	+	+	+	+	−	對芽胞需10小時，其他10分鐘
碘（Iodophors 如 Betadine）	+	+	±	+	+	−	對乾芽胞具抗性在 pH3—4 時最有效
石炭酸衍化物（如O-Syl）	+	+	○	±	+	−	氣味不佳有刺激性
汞化合物（Merthiolate）	±	○	○	±	−	有機物	抑菌，非殺菌
四基性陽離子去汚劑（如 Eephrine）	+	○	○	±	±	肥皂與有機物	假單胞菌具高抗藥性，

註：＋＝很好，±＝尚好（需較大濃度及多次使用），＝○無作用。
摘自 Roberts and Stark, Sterile Procedure in the doctors office. Med. Surg. Rev. 6:24, 1970.

在 2% 的濃度，其 pH 爲 7.5-8.5，10 小時可將芽胞殺滅，10 分鐘可殺死病毒，而對生長型之細菌幾乎在瞬間卽可殺死，卽結核分枝桿菌之效果尤強。故可供結核病患者手術後麻醉器械之消毒劑。

Borick 指出戊二醛之緩衝液對麻醉器械之消毒有下列之優點：

1. 對有鏡片裝備之器具安全。

2. 不破壞抗靜電橡膠用具的傳導性。

3. 其表面張力低，有穿透力，故易於清除污穢。

4. 不會使橡膠或塑膠品變質。

5. 不會使蛋白質或血液之凝固。

例如 cidex: 是由 2% 戊二醛與重碳酸鈉配成之緩衝液，可保存兩個星期之有效濃度，爲今日最有效之冷液消毒劑。

二、表面活化劑 (Surface-active compounds)

表面活化劑種類很多，如爲眾所週知的有 Winthrop Lab. 所出的 Zephrine 或 Benzalkonium chlorlde 等。表面活化劑是屬於清潔劑，其作用僅在制菌性的消毒劑，對革蘭氏陽性菌較爲有效，對革蘭氏陰性則幾乎無效。故有時可用爲製作鑑別培養基。

由於它們是以陽離子形態作用於表面張力，故若遇到肥皂及其他陰離子則失去作用。在溶有鈣與鎂離子的硬水裏效力大減。其表面活化性在 pH 降低時減少而溫度昇高至 37° 時則提高，特別要強調的是本劑對假單胞菌 (*Pseudomonas*) 及結核分枝桿菌 (*M. tuberculosis*) 無抵抗力。

三、重金屬 (Heavy metals)

重金屬鹽類，特別是有機汞化合物，僅有制菌性，且因其容易被蛋白質抑制，及不能殺滅芽胞，又有使患者引起過敏現象，故用途不廣，唯用於黴菌感染治療甚爲有效。

四、鹵素

氟氯溴碘四鹵素中僅氯與碘，值得一提。氯對飲水及污水處理佔有重要地位，但對麻醉器械之消毒卻用不上。碘在麻醉工作中主要用於腰椎麻醉之皮膚消毒，例如 Betadine 或 2.5% Iodine 等。

五、醋酸 (Acetic acid)

0.25% 之醋酸可用來消毒人工呼吸器之潤濕器 (humidifiers)。Price 等證實，用此法可將人工呼吸器之潤濕器 (Humidifiers) 之感染率自 84% 降至 10%①，但 Grieble 等卻說無效。因此醋酸之消毒效果尚待證實。

己、各種麻醉用具之消毒法:

麻醉用具之消毒，應視其與病人接觸之部位及其本身之品質而定。如塑膠品或橡膠品等多不宜用高壓蒸氣消毒，因可使其變質變性，失去原有功能。又如 transducer, dome 等特殊用具則必需用氣體消毒 (Gas sterilization)，至於喉頭鏡葉片 (Blade)，管鉗 (Mugill forcep) 等用具，則可以清水沖洗乾淨，再以 75% 的酒精擦拭乾淨卽可。

若環境許可，多用 dispossible 的用具，當可減少消毒之麻煩。

目前國內各大教學醫院對麻醉用具之消毒方法雖不盡一致，但大致相同，茲表列如后（表 6-7）以供參考。

第六節　併發症　　　　　　張傳林

甲、前言:

麻醉併發症，可分為麻醉中及麻醉後兩大類。由於麻醉患者可能同時具有多種疾病存在，麻醉之併發症也就形形色色，不勝枚舉。有些是不可避免的，其原因部分是疾病本身造成的，其次是操作技術與

---

① David C.C. Stark: Sterilization by Chemical Agents IAC. Vol. 10 NO 2 1972.

表 6-7

醫院名稱　消毒方法　項目	三軍總醫院	臺大醫院	榮民總醫院	馬偕醫院	長庚醫院
氣管內管 Air way 接頭、抽吸管	1:1000 Zephrine 泡 2 小時	泡入 cidex 液中 10 分鐘	cidex 半小時	1:30 Savlon 泡 5 分鐘	泡入 1:30 Savlon or 75% Alcohol 30 分鐘
面罩呼吸管、呼吸袋	仝上	仝上	1:1000 Zephrine 3 小時	自來水沖洗	水洗後 1:1000 Eephrine
喉鏡片 (blade)	75% Alcohol 擦拭 Zephrine 10'	仝上	cidex 半小時	1:30 Savlon 泡 5'	1:30 Savlon or 75% Alcohol 30'
Transducer 及 Dome	氣體消毒	潔淨之	cidex 30'	cidex 泡 10'	1:'1000 Eephrine
腰椎及神經阻斷包	高溫高壓 270°F 20 Lbs 45'	高壓消毒	高溫高壓 270°F 27.Psi 4 分鐘	高溫高壓 250°F 15 Lb 30'	高溫高壓 270°F 15 Lb 15'
腰麻用藥 (如 Tetacaine 等)	高溫高壓 270°F 15 Lbs 10'	高壓消毒	高溫高壓 250°F 16 Lb 10min	高溫高壓 250°F 15 Lb 15'	高溫高壓 270°F 15 Lb 5'
其他：特殊感染患者麻醉後用具消毒法，如 T.B.、變疸等	175% Alcohol or cidex 泡24小時	cidex 20' 或更長	用完丟藥	cidex 泡 30'	①高壓 270°F 15 Lb 30 min ②cidex 10 min
備考	溶液每二週更換一次	液體每週更換一次	溶液每二週更換一次	液體每週更換一次	液體每週更換一次

〔1〕資料均由各診院麻醉科負責人提供。

經驗不足造成的。輕者可致患者不適，重者可致病人於殘廢終生，故蔴醉時應隨時注意不可稍有疏忽。

乙、蔴醉中常見之併發症:

一、循環系統:

㈠心律不整 (Cardiac arrhythmia)

心律不整是蔴醉中，尤其是誘導蔴醉中最常見的併發症。據報告在氣管內管挿管時之發生率高達 90% 以上[1]。 而心律不整之種類繁多，臨床一般可分爲三大類:

1. 心律不整之分類:

(1)心跳過速 (Tachycardia):

A. 竇性心跳過速 (Sinus tachycardia)。

B. 房性心跳過速 (Atrial tachycardia)。

C. 結節性心跳過速 (Nodal tachycardia)。

D. 心房撲動 (Atrial flutter)。

E. 心房顫動 (Atrial fibrillation)。

F. 室性心搏過速 (Ventricular tachycardia)。

(2)心跳過慢 (Bradycardia)

A. 竇性心搏過慢 (Sinus bradycardia)。

B. 結節性心搏過慢 (Nodal bradycardia)。

C. 心室自身節律 (Idioventricular rhythm)。

(3)心律不規則(Irregular rhythm)。

A. 心房顫動 (Atrial fibrillation)。

B. 房性早期收縮 (Atrial premature contraction, APC.)。

C. 結節性早期收縮(Nodal premature contraction, NPC.)

---

[1] 王學仕: 蔴醉中之心律不整，最新蔴醉學，第八章 p.111, 1972.

    D. 室性早期收縮 （Ventricular premature contraction, V. P. C.）。

    E. 竇性心律不整 （Sinus arrhythmia）。

    F. 竇性靜止 （Sinus arrest）。

    G. 竇房傳導阻滯 （Sino-atrial block）。

    H. 房室傳導阻滯 （A-V block）。

    I. 房室傳導分離 （A-V dissociation）。

  2. 誘發原因：

    麻醉中心律不整之原因很多，諸如精神緊張，血量變化，電解質與酸鹼度之失衡，迷走神經之反射，藥物作用，血壓過低，體溫過低，二氧化碳存積過多，低氧或缺氧。新陳代謝率過高，以及對心臟直接之刺激作用等均可造成。

    茲將常見者分述於后：

    (1)心跳過速：指心率，成人每分鐘在 100 次以上，兒童每分鐘在 120 次以上，嬰兒每分鐘超過 150 次以上。

    主要之誘因： ①麻醉太淺，或能致體內 Catecholamine 釋放增加之病情； 如二氧化碳存留 （Hypercarbia）， 輕度缺氧， 嗜鉻細胞瘤 (Pheochromocytoma)， 乙醚及環丙烷麻醉等。②血循環量減少。③新陳代謝增加之各種病情如甲狀腺機能亢進、發燒等。

    心電圖上，若 P 波正常，後面各跟一個 ORS-T 波者是為竇性心跳過速。若 P 波消失，而 ORS-T 波仍正常時，可能是結節性心跳過速。(如圖 6-28)。

    處理方法： 原則上應先找出原因，將其除去，自然會恢復，不必急着用藥。若心輸出量足夠，通常毋需治療，若心輸出量減少或有異位性心搏過速出現時，則應予以適當之治療，小量之 Vasoxyl (2.5-

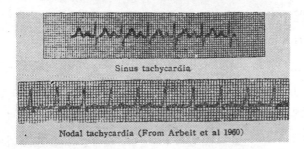

圖 6-28　竇性及結節性心跳過速（Sinus and Nodal Tachycardia）

5.0mg）或 Xylocaine（50-100mg）卽可奏效。若心跳超過 140/min，而心輸出量正常，可用 Inderol 矯治之。

(2)心跳過慢：指心跳成人每分鐘在 60 次以下。

主要誘因：迷走神經過度興奮，如頸部手術，第四腦室之刺激，腹膜牽引，麻醉過淺，氣管內管插管，三叉神經手術，藥物作用：Sch. Holuthane, Methoxamine（Vasoxyl）Neo Synephrine, Neostigmine，腦壓增高，低體溫，缺氧等。

心電圖上：傳導循正常方向進行；P 波後跟隨 ORS-T 綜合波。（如圖 6-29）。

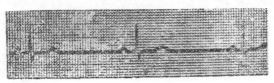

圖 6-29　竇性之心跳過慢（Sinus Bradycardia）

若不及時給予適當治療可造成下列後果：①心搏出量減少，②誘發 VPC 而使心搏出量更低。③心跳暫停。

處理方法：靜脈注射 Atropine 0.4-0.6mg 多可奏效。但低體溫（Hypothermia）時，心跳減慢是自然現象，不須治療。腦幹（第四

腦室）附近手術，心跳變化是「活命中樞」受傷程度的指標，不應隨便使用 Atropine。

⑶心房撲動 （Atrial flutter）: 指每分鐘之心率在 250-350 之間，是由心房上的異位點發出的急速衝動所致。心電圖上呈鋸齒狀波動，ORS 綜合波節律規則。房室之比率可爲 2:1 或 3:1 或 4:1，5:1。（如圖 6-30）多半發生在有疾病的心臟。若心室之跳動超過100次／分以上應立卽治療，以防心臟衰竭。

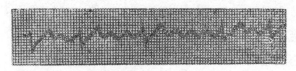

圖 6-30　心房撲動 （Atrial flutter）

處理方法: 用速效之毛地黃製劑如 Lanatocide C. 或 Digoxin。

⑷心房顫動 （Atrial fibrillation）: 心房率爲 350-450 之間。此種快速之心房顫動可致心肌缺血，久時更可造成心肌梗塞 （Myocardial infarction），必須立卽治療。處理方法如心房撲動相同。（如圖 6-31）

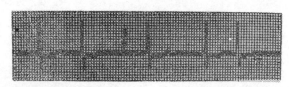

圖 6-31　心房顫動 （Atrial fibrillation）

⑸室性心跳過速 （Ventricular tachycardia）:

指心室率每分鐘在 150-200 次之間。由於一般都只有一個心律點所以心搏尚仍規則，但因其隨時可發生心室顫動 （Ventricular fibrillation） 而致心搏暫停，故應特別注意。

處理方法: 絕不能用毛地黃製劑。因該劑本身能增加心肌之應激能，使心室加速搏動。常用的藥物有 ①Xylocaine (Lidocaine). 50-100mg. IV. 或 200-500mg 之 Xylocaine 溶於 500ml 5% 葡萄糖水中，靜脈點滴之。②Procainamide (Pronestyl): 50mg IV. 必要時可重複注射。③Propranolol (Inderal). 1-3mg IV.

(6)心室早期收縮（VPC）: 由兩側心室的異位點發出衝動造成。EKG 上 ORS 波形態怪異，加寬並有切迹。T 波與正常相反（圖 6-30）因可變成室性心跳過速，或心室顫動，故應立即矯治。

處理方法: 與室性心跳過速同。

(7)房室性傳導阻滯（A-V block）: 指房室傳導係在希氏束以上受到障碍。因其障碍之程度不同，又分為 :

第一級、第二級及第三級（完全）阻滯（圖 6-32）。

圖 6-32　心室性過早收縮（PVC）

第一級阻滯: P-R 間延長 0.2 秒以上。（圖 6-33）。

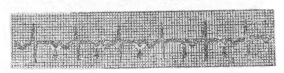

圖 6-33　第一級阻斷（First-degree Block）

第二級阻滯: P-R 間延長 0.21-0.32 秒，又稱 Venckebach phenomenon。（圖 6-34）

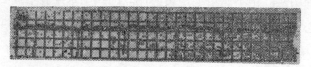

圖 6-34　第二級房室阻斷 (From Marriott 1962)

第三級（完全）阻滯: P-R 間延長至 0.92 秒以上。且P波與
ORS 波無一致之關係（圖 6-35）。

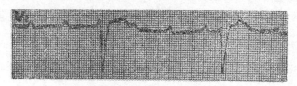

圖 6-35　第三級阻斷或完全阻斷

　　處理方法: 心跳在每分鐘40次以下時可用 Isoproterenol (Isuprel)
2-5mg 溶於 500ml. 5% 葡萄糖中靜脈繼續點滴。或在麻醉前，使
用 Electronic cardiac pacemaker。

　　⑻房室傳導分離 (A-V dissociation): 乃心房與心室之節律完
全自主，心電圖上與 A-V block 相似，其主要不同是心房率較心室
率為慢，而 A-V block 則相反（圖 6-36）。

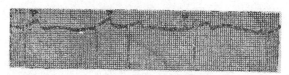

圖 6-36　房室分離 (A-V Dissociation)

　　處理方法: 同 A-V block，或注射 Atropine。

　　⑼P-W-P 綜合病徵 (Polff-Parkinson-White Syndrome): 乃
　　因有一輔助傳導束起自心房內結節傳導束 (Internodal bun-

dles）繞過房室結節而抵達心室， 故部份之心房興奮波毋需經過房室結節之正常阻滯而直接傳到心室，以致部份之心室肌肉因此提前興奮，而其餘的心室肌肉則仍需待循正常途徑傳導抵達之衝動興奮之。因此，EKG 上 P-R 間距離縮短、ORS 變寬、且R波上昇端之早期出現一小波，其T波和 S-T 段則多與 ORS 波羣主波之方向反①。本病多為先天性。

處理方法: 與心跳速同。或以 Oninidine 先予控制。

（二）血壓過低 (Hypotension):

指收縮壓低於 70mmHg，或低於原有血壓的 2/3者。

誘因: (1)麻醉前給藥過量: 尤其是使用鴉片製劑後，可因血管舒縮中樞抑制，肌肉張力減低，末梢血管擴張、呼吸抑制、組織胺釋出等誘使血壓下降。尤其於65歲以上之老年人，切忌過量。

(2)麻醉前曾使用抗高血壓劑或其他強效藥物治療者: 如 Riserpine Corticosteroids, 長效寧神劑 (Tranquilizers) 等。可導致麻醉中血壓降低。應注意之。

(3)麻醉過深: 因為幾乎所有的麻醉劑，對於血管舒縮中樞，心臟本身等都有抑制作用，因此使用過量都會造成血壓下降。

麻醉之劑量及深度要看病人對該藥之耐量而定，並與年齡、體質，血循環量之多寡有關。尤其是老年人用藥多不能按正常體重來計算，通常都要減少一些，以免發生過量之危險。

預防: ①盡量避免不必要之深期麻醉。②給藥之速度不可操之過急，宜緩緩進行。③長時間之手術，麻醉量要減少。

(4)體位因素: 由於血液重量的關係， 不利的體位可使血壓下降，如頭高 30 度即可誘發明顯的血壓降低，孕婦仰臥可因胎兒壓迫

① 金華高：麻醉併發症之處理: 臨床麻醉學，第 36 章 p.797, 1972.

下腔靜脈，血壓降低等。

(5)呼吸道壓力過高：麻醉中若使用控制呼吸，則因胸內負壓消失而正壓增加，使胸腔內之大血管及肺內血管受壓迫，使回流心臟血管減少，輸出量減少，血壓下降。設法減低呼吸道之壓力，可預防之。

(6)失血：失血過多，有效血循環量不足，造成休克，稱爲失血性低血壓，或失血性休克。及時補充血液及液體可預防之。

(7)手術牽引：手術牽引和壓迫造成血壓降低的機轉是經自律神經反射。尤以膽囊、闌尾、子宮、腸系膜、腹膜、縱膈臟器、關節腔、骨膜刺激等易發生。此種因牽引而致血壓下降一般都伴有心率減慢的特徵。麻醉太淺時，或手術者動作粗魯時尤易發生。矯治方法是除去牽引動作並注射 Atropine 以拮抗之。

(8)心臟功能減退：如心臟衰竭，心肌疾病，心律不整等因心輸出量減少，血壓降低。

(9)血管栓塞（Embolism）：常見者肺栓塞（Pulmonary emboilsm）脂肪栓塞 Fat embolism），空氣栓塞（Air embolism），羊水栓塞（Aminiotic fluid embolism）等。肺栓塞多因末梢靜脈血栓所造成，脂肪栓塞多見於骨折患者，空氣栓塞則常發生於頭頸部手術及加壓輸血之患者，而羊水栓塞則僅發生於孕婦生產時。當栓塞之範圍很廣時，患者不但發生休克，發紺（Cyanosis），呼吸困難等現象，而且在清醒者常伴有胸骨疼痛、咳嗽、咳血等症狀。

(10)體液，電解質及內分泌失衡：

如燙傷、燒傷、高燒、嘔吐、腹瀉、禁食太久等都可致血循環量減少，麻醉中極易發生血壓下降。腎上腺皮質激素（Corticosteroids）含量不足及酸中毒患者亦易發生血壓下降。

(11)其他: 如脊髓麻醉過高，輸血不合之反應，過敏反應，使用神經節阻斷劑，突然放鬆止血帶等均可誘使血壓降低。

㈢血壓過高 (Hypertension)。

麻醉中誘發血壓過高之原因很多，主要有①技術問題，②藥物反應，③疾病本身的因素。

1. 技術問題: 如通氣不足 (Hypoventilation) 造成二氧化碳存留，初期血壓可昇高。通氣不足可能由於肺本身有病，呼吸道阻塞，或呼吸運動受阻，或二氧化碳吸收劑 (CO$_2$ absorber)，失效等因素造成。故遇有血壓昇高，應常常先試摸二氧化碳吸收劑罐是否發燙，若上了很久的麻醉，而未發燙，表示吸收劑已失效，應立即更換。然後再試呼吸道有無阻塞等原因。有時麻醉太淺，可因痛感而使腎上腺交感神經系統興奮，血壓上昇。

2. 藥物反應: 手術中使用腎上腺素止血，剖腹產中或 D&C 中使用 Pitocin. Oxytocin 等藥物都可使血壓上昇。

3. 其他: 疾病本身原來有高血壓，再加手術及麻醉之壓力麻醉中血壓更高，如甲狀腺機能亢進，嗜鉻細胞瘤。此外，當下半身麻痺 (Paraplegia) 高達 T$_5$ 時，手術刺激可誘發自律神經過度反應 (Autonomic hyper-response)，血壓驟然昇高。

處理方法: 找出原因，改正技術之錯誤。如仍無效，可用降壓劑。

㈣心搏暫停 (Cardiac arrest): 是麻醉中或麻醉後最緊急也是最嚴重的併發症，因為無心搏即無血循環，無循環則活命中樞得不到血氧的供應。腦細胞的缺氧極限是 3-4 分鐘，若超過四分鐘，即患者僥倖不死，但因其腦組織產生永久性的損傷會造成輕重不同的後遺症。尤為嚴重。

臨床上, 心搏暫停可分爲三種: ⑴心臟靜止 (Cardiac standstill)。 或稱無心縮 (Asystole): 指心肌完全無收縮呈靜止狀態。⑵心室顫動 (Ventricular fibrillation): 指心室之肌肉纖維各自亂縮而無協調作用, 故而無從發揮有效之心臟正常幫浦功能。 ⑶ 無效收縮 (Ineffective systole): 指心肌收縮之步調雖一致, 但是收縮力量太弱, 而不能發揮 有效之心搏功能而無法推動血液循環。因爲種類不同, 在治療上頗有 區別。

麻醉中造成心搏暫停之誘因極其複雜, 且多非單純一個因素。唯 臨床上最多見的誘因有缺氧 (Hypoxin), 無氧 (Anoxia), 迷走神經 反射 (Vagal reflex), 二氧化碳存留 (Hypercarbia), 大量失血 (Massive hemorrhage), 大量輸血 (Massive transfusion), (因未經加溫 之血庫血 (Bank blood) 使心肌之溫度驟降而發生心室顫動)。心臟 衰竭, 麻醉劑過量, 藥物中毒 (如 Procainamide, Oninidine, Digitalis 等對心臟直接作用), 體溫過高, (Malignant hyperpyrexia), 體溫過 低 (Hypothermia), 空氣栓塞 (Air embolism), 心肺衰竭, 以及直 接壓迫或刺激心臟等。

處理方法: 心搏暫停之正確處理有賴確實之診斷, 心電圖監視器 (EKG monitoring)爲正確診斷之必備儀器, 心電圖儀上若是心室顫動 (Ventircular fibrillation), 或無效收縮, 最有效的治療方法應是去顫動 Defibrillation, 使成爲心臟靜止, 然後待其自然恢復。心電圖儀上若 是心臟靜止 (Cardiac standstill), 則應注射腎上腺素 (Epinephrine), (1:1000) 0.3-0.5ml, 靜脈注射或者心內注射, 多數學者主張心內注 射 (intracardiac injection) 之效果要比靜脈注射快而好。因爲旣然心 搏暫停, 其血循環已完全或幾乎完全停止, 若自週圍靜脈注射, 卽使 能達到心臟, 亦需較長的時間, 而自心內注射可立卽發生作用。自然,

心內注射要準確才行。氯化鈣 Calcium chloride 10ml. (1:1,000) 及 Isuprel 對心臟靜止型的心搏暫停亦有幫助。若有心律引發器 (Pace maker) 亦可試用以激發心律。

除用 Defibrillator 或 Epinephrine 將心律暫時恢復外，更需配合其他步驟施以復甦之。依美國心臟協會議定甦醒順序爲 A. B. C. D. E. F. G. H. I.，謹介紹如後：

A＝Airway (呼吸通道)：將患者頭部後仰。

B＝Breath (呼吸)：急速作人工呼吸。(因爲卽心跳回來，如無呼吸供氧，亦是罔然)。

C＝Circulation (循環)：壓迫胸骨，使心臟受擠壓，血液得以搏出。

D＝Drugs (藥物)：Epinephrine 0.3–1mg. iv. Im 或 I.C. 可重復注射。Sod. Bicarbonate 1–2mEq/kg。iv. 可重複注射，其劑量可以 Gilston (1965)之公式計算之，$MEq\ NaHCO_3 = \dfrac{Wt(kg) \times min.\ of\ arrest}{10}$。靜脈輸液，視情形而定。

E＝EKG (心電圖)：鑑別係心室顫動？心臟靜止？

F＝Fibrillation treatment (去顫治療)。

G＝Gauge (測量)：觀察及矯治心搏暫停之誘因

H＝Hypothermia (低體溫)：當中樞神經系統恢復不良時，立卽將體溫降低至 30–32°C

I＝Intensive cure (加護治療)：用人工呼吸、供氧、監測器、控制搐搦等。

上述順序，A. B. C. 爲急救治療，組織和氧。D. E. F. 爲完整治療，循環重建。G. H. I. 爲支持治療。

預防：預防重於治療，在廐醉中如果能留意上述誘發心搏暫停之

各項因素，並注意觀察各種前驅徵象之發生，然後予以適時之防範矯治使其不發生是爲最佳之預防。

二、呼吸系統:

㈠氣管挿管併發症:

1.組織損傷: 由喉頭窺鏡及導管挿入操作時所造成者有嘴唇及舌頭之損傷，牙齒損壞或脫落，咽喉損傷及流血，聲帶或僞聲帶損傷及粘膜下淤血，鼻腔瘜肉或腺樣增殖體脫落，阻塞管腔影響呼吸，皮下或縱膈氣腔 (Emphysema) 等。

2.氣管內管功能不暢: 管壁下陷，折摺 (Kinking)、口咬、異物存留，或氣囊 (Cuff) 滑下封閉管口，誤挿進食道，等。

3.其他: 異物進入氣管，如血塊，分泌物，腺樣增殖體等。急性胃擴張 (Acute gastric dilation)，乃因導管誤入食道未能及早發覺將氣擠入胃內造成。

迷走神經不良反射，引起心律不整。(因氣管係迷走神經分佈故挿管時可能會引起不良反應，唯此種反射一般係認爲與 CO_2 存留，缺氧等因素有關。

㈡挿管抽出後之併發症。

1.喉頭痙攣，氣管下陷，(於頸部腫瘤包括甲狀腺患者，因氣管軟骨軟弱可能於氣管內管抽出後而下陷)。分泌物或嘔吐物吸入，及窒息 (喉頭塡塞物遺忘取出或固體嘔吐物吸入等而導致窒息) 等，可於氣管內管抽出後立卽發生。

2.喉痛、聲啞，氣管粘膜潰瘍，或壞死，聲帶肉芽腫，喉頭水腫，(多半由於損傷及傳染) 等可於稍後發生。

㈢呃逆 (Hiccough, Hiccup): 乃是因反射引起之橫膈膜間歇性攣縮。每次呃逆時枝氣管腔也呈攣縮，會厭也關閉。手術中發生呃逆，

其刺激多是在內臟，尤其是上腹部，經由迷走神經傳入，常發生於麻醉太淺，二氧化碳存留或大量麻醉氣體進入胃內。

其矯治方法爲將原因除去，或用過度通氣 (Hyperventilation)，或用肌肉鬆弛劑。唯於肌肉鬆弛劑作用過後又再復發。最近有人用 Ketamine 治療，效果尚待證實。

㈣氣胸 (Pneumothorax)：可發生於臂神經叢阻斷術及肋間神經阻斷術之患者，空氣經由穿刺針或刺破之肺泡進入肋膜腔內形成氣胸。偶而也可發生氣管挿管時損傷氣管而誘發氣胸。若空氣只能進入而無法逸出肋膜腔時，則稱緊張性氣胸(tension pneumothorax)。此種氣胸，因肋膜腔內貯積空氣過多，壓迫肺臟及大血管，並可將氣管及心臟推向對側卽發生呼吸困難及循環衰竭或休克。麻醉中祇要能於胸部作叩診或聽診檢查，診斷並不困難。

處理方法：只需於前胸第二肋間腔挿入一粗針頭或作液面下引流或使用一特製之單向塑膠瓣膜以導出肋膜腔內之氣體便可救命。

㈤嘔吐及吸入胃內容物：此一併發症可發生於麻醉中，尤其當挿氣管內管時，亦可發生於麻醉後。

含有胃酸的嘔吐物，若其酸度在 pH 2.4以下時，則可誘發所謂 Mendelson's 症狀羣。這是一種因受化學刺激而發生之滲出性水腫。患者呼吸困難，心跳急速，發紺。檢查時有全面性之異常呼吸音及枝氣管痙攣徵象。X光檢查並無肺擴張不全或氣道阻塞現象，但可見散在性之糢糊斑點。

Mendelson's 症狀羣多發生於產婦，因爲產婦大多未曾禁食而易於嘔吐。

處理方法：採取易於引流之體位，如頭低 10-15 度，或側臥等，若一旦發生胃容吸入，則務必儘量抽出之。至於有人主張用鹽水沖洗

氣管，但亦有人反對。因爲沖洗固然可稀釋酸度減少刺激，但亦可將其擴散使受傷面積加大。大量注射 (IV). Hydrocortisone，或將其局部滴入氣管內，及大量注射抗生素可預防枝氣管水腫及發炎。再輔以抗痙藥物及呼吸治療。

㈥氣管牽曳 (Trachea tug)：乃指氣管於吸氣時向下急跳的動作。造成之原因是喉肌受麻醉或肌肉鬆弛劑所麻痺，橫膈四週之肌纖維和肋間肌亦都鬆弛，但其中央尖端之腳狀纖維 (Crural fibers)，尚未完全麻痺而仍能繼續收縮，以致橫膈腱部在吸氣時向下收縮，因而使氣管，枝氣管等縱膈臟器隨之下降所形成之徵象。多發生於第三期第三、四級之深度麻醉①。此外，於肌肉鬆弛劑作用部份恢復時亦可造成此種現象。

氣道阻塞，或嚴重休克之患者，也常出現此種現象，曾被認爲是死亡的前奏。

處理方法：針對誘因或給予管制性呼吸。有時會自然消失。

三、中樞神經系統之併發症：

麻醉中發生之中樞神經併發症可分成腦組織缺氧及腦血管意外 (Cerebral hypoxia and cerebral vascular accident, C. V. A) 兩類。

㈠腦組織缺氧：乃指腦組織一般性的缺氧。(Generalized hypoxia)

腦神經細胞對於缺氧非常敏感。且以分化程度越高者對缺氧之耐受力越差。如皮質細胞祇需要三、五分鐘缺氧就會產生永久性的損害，而腦幹各活命中樞約爲 25-35 分鐘；脊髓中樞則爲 40-60 分鐘，自律神經中樞則對缺氧具有相當的抵抗力。

腦組織缺氧可因心搏暫停，血流阻滯，血壓過低，血氧過少 (Hypo-xemia) 等造成。其臨床徵候依腦細胞所受損害之程度輕重而異。諸

① 金華高：麻醉併發症處理，臨床麻醉學，第 36 章 p.804.

如腦水腫，靜脈充血，微小出血，甚而嚴重者可有細胞壞死等。患者於術後有神智不清醒，言語困難，記憶力衰退、人格改變，搐搦 (Convulsion)。重者可變成所謂的「Vegetable life」。

㈡腦血管意外：包括局部性和一般性的腦血管栓塞 (Cerebral embolism)，血栓 (Thrombosis)，和出血 (Hemorrhage) 等。局部性者，術後患者清醒，但可能會有單側肢體麻痺，或軟弱無力等症狀。一般性者則和上同。

處理方法：在於預防誘發原因之發生。老年患者於手術儘量少用 Narcotics 以減少呼吸之抑制。

四、外週神經之併發症

㈠臂神經叢麻痺 (Brachial plexus palsy)：是麻醉中最常見的一種外週神經併發症，其誘發原因主要因為手術中上臂過度外展（超過 90 度時最易發生），使臂神經叢受到過度牽引及壓迫而致。

處理方法：麻醉中儘量將上肢與身體平行放置則可避免。

㈡顏面神經麻痺 (Facial nerve palsy)：發生率很低，乃由於下顎骨前提或頭帶過緊壓迫到面神經之頰枝 (Bucal branch) 造成。因該枝係自腮腺之前緣出來而分佈於口輪匝肌。

㈢橈尺骨神經之麻痺 (Radial and ulnar nerve palsy)：橈骨尺骨神經之麻痺，臨床亦很少見。其誘發原因多因手術醫師及機械重量壓迫造成。有時注射刺激性很大之麻藥 (如 Pentothal) 外溢時刺激引起。

㈣總腓神經麻痺 (Common peroneal nerve palsy)：多發生在泌尿外科（如 TUR）或婦產科（如經陰道子宮摘除或會陰修補等手術）取截石術位 (Lithotomy position) 時，一方面因為助手的壓迫，另一方面膝下之保護墊不夠造成。

手術中避免壓迫當可避免。

㈤正中神經麻痺 (Median nerve palsy)：誘因與橈尺骨神經相似，多因注射刺激性之藥物外溢刺激引起。

處理方法：發現藥物外溢時，可立卽注射 1% lidocaine 以防止組織受刺激。

㈥坐骨神經麻痺 (Sciatic nerve palsy)：於臀部肌肉注射大量刺激性藥物時發生。若將注射部位改於大腿內側，則可避免。

五、眼睛倂發症：常見者是角膜潰瘍，結膜炎等，多半由於面罩磨擦，壓迫，或藥物的刺激所造成。麻醉中將眼睛用紙膠布蓋起，避免面罩壓迫可預防之。

六、惡性過高熱 (Malignant hyperpyrexia)：為一種原因不明性內遺傳因素影響生物對藥的反應 (Pharmacogenetic disorders)。多發生於全身麻醉中，其臨床特徵有心跳快而不規則，體溫急速上昇（每小時是 2°C 以上），肌肉僵硬（或無），呼吸急促，皮膚發紺，若無及時適當治療，其死亡率極高。目前尚無特效療法。麻醉中使用體溫計及心電圖監視器，早期發現，早期停止麻醉是唯一有效措施。據報告其發病率：兒童為 1:15,000。成人：1:50,000（全身麻醉）。年齡自 1-78 歲，年齡愈小，發病率愈高。男性較多。死亡率：64-70%。(Britt. 1970)

麻醉中若發現體溫昇高在每小時超過 2°C 時，則應懷疑及此，則應立卽停止麻醉作有效之處理。其預後及死亡率與發現時間有很大的關係。Britt 1972 的統計，在十分鐘以內發現而停止麻醉，其生還率可高達 100%。10-40 分鐘為 55%，40-70 分鐘則僅有 25%。亦卽發現愈遲，死亡率愈高①。

---

① 張傳林等，全身麻醉中惡性過高熱，中華民國麻醉學第十四卷第一期 p.31-44.

處理重點: 立即停止麻醉，設法降低體溫，包括體表 (Surface cooling) 及體腔水液灌注 (Internal cooling); 矯治 Tachycardia, arrhythmia. 矯治酸中毒，利尿，避免缺氧，及大量使用 Steroids 等。

常用的藥物: ①Procaine Procainamide=40mg/kg IV. 繼以 0.2 mg/kg/min. IV，點滴，需注意大量使用此藥應準備 Isuprel，必要時以對抗其強烈之心肌抑制作用。② Dantrolene sod. 為一新近發現有效於此病之藥物，可降低體溫及解除肌肉強直之進行。劑量是 1-3 mg/kg. IV. (0.5mg/ml)，最大量 7-10mg/kg. IV。

用法: 稀釋後作靜脈點滴，配製方法如下:

Dantrolene sod.	300mg
Mannitol	26.640gm
Sod. Hydroxide	48mg
Water to make	600ml
IV. drip	

③Steroids: Dexamethasone 1-2mg/kg iv.
Hydrocortisone: 1-2gm iv.

預防方法: 過去病史及家族史，有無類似病史發生，注意肌肉病變如肌肉萎縮等。檢查 Serum enzyme 如 C.P.K. 等。

七、燒傷 (Burn): 麻醉中因用電燒不慎而引起之灼傷 (Electric burn) 時有報告，多因電燒器漏電，或與皮膚接觸不良造成皮膚灼燒。應注意之。

八、其他: 如肌肉收縮 (Convulsion)，或用 Halothane 後造成所謂的「Halothame shivering」等亦可能發生。

丙、麻醉後常見之併發症:

一、呼吸道阻塞: 是麻醉後最常發生的併發症，多因口腔內分泌

物或異物存留，或外在壓力（如甲狀腺手術後，敷料或血塊等之壓迫）造成。諸如口鼻腔之手術患者，常有血塊，組織棉花或紗布等都曾經有過報告。

處理方法：除去阻塞原因。情況緊急時先設法作氣管內管插入。因頸部手術血腫引起者則應立即將傷口縫合線切開，挖出血塊，則立即通暢，如挿管困難，可用 15 號針頭自環甲膜（Cricothyroid menbrane）處挿入亦可救命。

二、氣腔（Pneumothorax）：亦可發生於手術中。但有時在手術中沒有發現，而待麻醉後至恢復室內引起呼吸困難，影響循環時才發現。詳情已於手術中合併症述及。

三、肺擴張不全：乃因呼吸道分泌物瀦留引起，麻醉中因吸入高濃度之氧氣，症狀不顯，麻醉後吸入氣內含氧濃度降低，因而症狀漸漸明顯，胸部X光照像，可確定診斷。

處理方法：抽出呼吸道之分泌物，包括刺激咳嗽，使用化痰劑，（如 Acetylcystine）氣管及枝氣管鏡抽吸（Bronchoscopic aspiration），體位引流等。

四、噁心、嘔吐：噁心、嘔吐也是麻醉後常見的併發症。如果嘔吐物再被吸入，則造成更嚴重的另一併發症——吸入性肺炎或窒息。

嘔吐之發生與手術之部位，體型等有關。女性較易發生。如上腹部之手術，肥胖者，或給予大量鴉片製劑者等。

處理方法：麻醉後最好將患者之頭偏向一側，頭低 10-15 度，或側臥。抗吐劑如 Phenothiazine 等亦可奏效。

第 七 章

肌肉鬆弛劑之應用　　　　石全美

第一節　簡　史

1812, Brodie及Watterton 遠在十九世紀初年發現箭毒素致死原因是由於窒息，曾以人工呼吸用風箱經氣管切開，維持實驗驢之生命。

1850, Claude Bernarde 證實箭毒素之鬆弛作用在神經肌肉會合處①。

1914, Dale 描述醋酸膽鹼（Acetylcholine）之生理作用②。

1935, King 由原始藥物分離提鍊純箭毒素且找出它的化學方程式③。

1942, H. R. Griffith 及 E. Johnson 在加拿大將箭毒素應用於手術之麻醉，開創了麻醉另一紀元④。

1944, Waters 報導箭毒素與笑氣及氧同時合用⑤。

1947, Bovet 人工合成 Gallamine，而 1948 Huguenard 作臨床試用⑥。

1948, Barlow 及 Ing 描述 Decamethonium, 1949 Organe 臨床

---

① Bernard, C.: C. R. Soc. biol., Paris, 2: 195, 1851.
② Dale, H. H.: J. Pharmac. exp. ther. 6: 147, 1914.
③ King. H.: J. Chem. Soc. 57: 1381, 1935.
④ Griffith, H. R. & Johson, G. E. : Anesthesiology 3:418, 1942.
⑤ Water. R.: Anesthesiology 5: 618, 1944.
⑥ Huguenard, P. & Boue, A.: Anesth. & analg. 7:1 1950.

應用①②。

1951, von Dardel 在瑞典與 Mayerhofer 在奧國分別首次試用琥珀膽鹼 (Succinylcholine)③。

1961, Foldes 報導 Toxiferine 之臨床應用④。

1962，臨床介紹 Nortoxiferine (Aleuronium)⑤。

1967，臨床介紹 Pancuronium (Pavulon)⑥。

1973，臨床介紹 Fazadinium (AH 8165)⑦。

尚有若干其他肌肉鬆弛劑已經試用或正在研究中, 不能一一列出, 今後是否仍然要繼續找尋新型肌肉鬆弛劑, 其答覆不僅是「一定要」, 而是「絕對要」。因理想之肌肉鬆弛劑應該具有下列各特性: 1. 作用持續時效短。2. 無積聚作用。3. 非去極化 (Non-depolarizing)。4. 有迅速之作用開始及恢復。5. 可被立即抗拮逆轉。6. 臨床施用時無心臟血管, 自律神經, 及循環動力等各方面之副作用⑧。目前所用之藥劑尚未能有完全符合上列各點之理想。

第二節　肌肉鬆弛劑之基本原理

甲、正常之神經肌肉傳導 (Normal neuromuscalar transmission)

一、神經肌肉會合處 (Neuromuscular junction)

神經末梢與肌肉會合之處稱為運動終板 (Motor end plate), 用電子顯微鏡觀察及照像已經證明確實, 有輸運動神經纖維將抵達肌肉

① Barlow, R.B. & Ing, H.R.: Brit. J. Pharma. 3: 298, 1948.
② Organe , G.: Lancet 256:773, 1949.
③ Thesleff, S.: Nord. med. 46:1045, 1951.
④ Foldes, F.F. et al.: Anesthesiology 22: 93, 1961.
⑤ Lund, I. & Stovner, J.: Acta. Anesth. Scand. 6:85, 1962.
⑥ Beird, W.L.M. & Reid, A.M.: Brit. J. Anesth. 37:775, 1967.
⑦ Saveger, M. et al.: Anesthesia 28:253, 1973.
⑧ Savarese, J.J. & Kitz, R.J.: Anesthesiology 42:236, 1975.

纖維前卽分成無鞘神經纖維細枝，伸入肌肉纖維之中。神經纖維最末端是一層膜爲 Schwaun 氏細胞之末膜 (Terminal membrane) 是神經膜 (Neuro lemma) 亦稱會合前膜 (Prejunctional membrane)。由此到肌漿尚有小間隙是神經下腔 (Subneural space) 或稱聯會裂縫 (Synaptic cleft)。間隙後有會合後膜 (Postjunctional membrane) 是肌肉膜 (Sarcolemma) 亦稱肌漿膜 (Sarcoplasmic membrane)①。神經化學傳導在神經下腔中進行，有細小泡狀體分泌及洩放釋出醋酸膽鹼，同時有醋酸膽鹼酯酶 (Acetylcholinesterase) 隨時破壞放出之醋酸膽鹼。

二、神經肌肉傳導 (Neuromuscular transmission)

神經肌肉傳導與神經傳導相似，當靜止時會合後膜呈極化狀態，膜內是負電荷而膜外帶正電荷，此膜乃是半滲透膜，膜內鉀離子濃度高於膜外，而膜外是鈉離子較高。當神經衝動 (Nurve impulse) 達到末膜，醋酸膽鹼被釋出使膜之半滲透性消失，鉀離子由膜內向外移，相反的鈉離子則由外向膜內移，卽成去極化狀態，這種變化稱爲去極化作用 (Depolarization)。存在神經下腔的醋酸膽鹼酯酶旋卽將醋酸膽鹼分解，膜之特性立卽恢復又呈半滲透性，鉀及鈉等離子又移返原先狀態，卽膜內鉀離子高而膜外鈉離子高，這種恢復過程稱爲再極化作用 (Repolarization)

醋酸膽鹼之作用：醋酸膽鹼在神經傳導甚爲重要、貯存於神經末梢突之小泡內，每一小泡含有數千至數萬分子、靜止時醋酸膽鹼尚在先驅 (Precursor) 階段與蛋白資聯結成不活動型，待神經衝動到達迅卽釋放，使會合後膜有去極化作用而產生終板電位 (End plate potential)。靜止時以細微電極也能測得 0.5 MV 之電位差，稱爲微小終

① Zachs. S. I.: The Motor End Plate, 1964.

板電位 (Miniature end-plate potential)，表示卽使在靜止時也有小量的醋酸膽鹼釋出，只是強度不足不能達到去極化作用程度使肌肉收縮。醋酸膽鹼釋放後立卽被醋酸膽鹼酯酶(Acetylcholinesterase) 所分解、醋酸膽鹼酯酶也稱眞膽鹼酯酶與僞膽鹼酯酶(Pseudocholinesterase) 有別。這種分解非常迅速，幸虧醋酸膽鹼釋出後與其所作用之感受體距離很近，所以能够有作用。重行製造醋酸膽鹼賴 Choline acetylase CoA，這種酶在聯會點及傳導組織中存有高濃度，重製所需用之熱能則由 ATP 供給。

　　總之醋酸膽鹼之製造，貯存，釋出及其與會合後膜感受體作用之任何階段受擾，神經肌肉傳導就有阻斷。如以 Hemicholinium 阻抑醋酸膽鹼之合成，botulinus toxin 能影響醋酸膽鹼之釋出。茲將醋酸膽鹼之合成及生化轉變及其所可能受影響因素綜合列如下:

過　　　程	阻　抑　因　素
醋酸膽鹼之合成 ↓ 醋酸膽鹼之貯聚 ↓ 神經衝動→醋酸膽鹼動員釋出 ↓ 通過間隙 ↓ 感受體致活	Hemicholinium {Botulinium 阻斷 {電解質改變─Ca^{++}, K^+ 增加，Mg^{++} 減少， 　抗膽鹼酯酶 (Anticholinesterase) {箭毒素（感受體佔據） {Succinylcholine 第二期作用(感受體不敏感)
肌肉纖維膜滲透性改變	{全身麻醉 {Hexafluorenium
↓ 離子移轉	鈉及鉀的改變
↓ 動作電位及肌纖維收縮	肌肉疾病

乙、神經肌肉傳導阻斷 (Neuromuscular block)

　　一、阻斷種類: 神經肌肉傳導之阻斷主要有下述二種:

㈠去極化阻斷 (Depolarizing block) 肌肉受醋酸膽鹼作用產生去極化作用，其時間甚是短暫，但與再次去極化作用之間必定還有一段時間不能接受刺激。將此兩次去極化作用之間不能接受刺激時間延長，就是去極化阻斷，能夠獲得肌肉鬆弛作用。此類藥劑就稱爲去極化肌肉鬆弛劑 (Depolarizing muscle relaxants) 以 Decamethonium 及 Suxamethonium(Succinylcholine) 爲代表。尤以後者在臨床之應用很大很廣。

㈡非去極化阻斷 (Non-depolarizing block)，是以藥劑阻斷衝動由神經傳達到肌肉。其作用機轉乃以藥劑搶佔醋酸膽鹼作用之感受器，使醋酸膽鹼無處所發生功效，而不能有去極化作用。此類藥劑甚多，最原始應用的是箭毒素。以箭毒素達成的肌肉麻醉有時也稱爲已箭毒化。Gallamine 及 pancuronium 也是常用的此類藥劑，稱爲非去極化肌肉鬆弛劑 (Non-depolarizing muscle aelaxants) 亦可稱爲競爭性肌肉鬆弛劑 (Competitive muscle relaxants)。既然是競爭，那一邊的濃度大就能有作用，如醋酸膽鹼濃度增高，它能起作用之機會就加多，可達到去極化作用。以抗膽鹼酯酶藥劑如 Neostigmine 使醋酸膽鹼不被立卽銷毀，能貯聚到較高濃度，則能與感受器作用。近日研究感受器有在會合處前也有在會合處後，很多藥劑對前後的感受器都有作用[1]。

其他阻斷尚有:

㈢短缺阻斷: 藥劑影響醋酸膽鹼之釋出，如 Procaine; Mg^{++} 及 $PO_4^=$ 高; Ca^{++} 短缺; Neomycin 及其他抗生素; Bacillus botulinus 之毒素都能減少醋酸膽鹼釋出。至於 Hemicholinium 則影響醋酸膽鹼

[1] Lee, C.M. et al.: Cand. Anesth. Soc. J. 24:212, 1977.

之合成。

㈣雙重阻斷: (Dual block) 此種情形僅在使用大量或重複多次使用以致總量也成大量之去極化鬆弛劑時才會發生。其第一期 (Phase I) 去極化阻斷已過去，感受器之敏感度減弱使傳導不能通過，其表現有如箭毒素作用相似，稱爲第二期 (Phase II) 也稱爲非去極化期 (Non-depolarization phase) 又稱爲去敏感阻斷 (Desensitization block)。

㈤混合阻斷 (Mixedblock): 同時使用去極化及非去極化之肌肉鬆弛劑時，有若干運動終板受一種藥劑作用，而另外之運動終板受第二種藥劑作用之混合阻斷。這兩種藥劑彼此之間又有相剋作用。這時誰也不能預估藥劑效用究竟如何! 是不應該存心作成之情況。

㈥抗醋酸膽鹼脂酶 (Anticholinesterase): 在大劑量時有阻斷神經肌肉傳導作用，平時使用之小劑量只能有抑制膽鹼酯酶之作用。

㈦非競爭性阻斷(Non-competitive block): Dixahexadecane (Prestonal) 雖有好似箭毒素之阻斷，卻又不能被 Neostigmine 抗拮逆轉。

二、阻斷之測定及鑑別

神經肌肉阻斷之測定有主動及被動的各種方法，對有知覺及麻醉中之人作各種測定。有知覺之人多用主動方法如抬頭握拳，也可用特製之機械測量，以量肺活量，潮氣等被動方法可以用作臨床評估。在無知覺時只能用被動方法。被動方法除上述測量呼吸量之外尙有很多，以用電刺激法最普遍應用，是極具價值的臨床使用肌肉鬆弛劑時，鑑別及測定之方法[1]。 不但可以識別阻斷之種類[2]，還可以定量測定阻斷恢復之程度[3]。各種測定方法列下表[4]:

[1]　Sazaki, H. et al.: Brit. J. Anesth. 47:592, 1975.
[2]　Katz, R.L.: Brit. J. Anesth. 45:849, 1973.
[3]　Lee, C.M.: Anesth. & Analg. 54:649 1975.
[4]　Katz, R.L.: Anesthesiology 26:204, 1965.

有知覺之人

　　握拳力量，（彈簧及水銀動力計）

　　電刺激神經，看其轄管肌肉抽動反應

　　肺活量

　　潮氣或分吸氣量

　　最大呼氣壓 (Maximum expiratory pressure)

　　X-光透視橫膈肌

　　抬頭測驗

無知覺——麻醉中之人

　　抽動——強直——抽動聯序之反應

　　神經刺激之抽動反應

　　呼吸描記錄（橫膈肌及肋間肌）

　　吸氣力量 (Inspiratory force)

　　對堵塞氣道之所能產生陰壓力

　　對呼吸系統作用之藥物測驗 (Respirogenic drug test)

　　潮氣或分潮氣量 (Wright respirometer)

　　電肌描記: Electromyographic technic(Fink) 腹肌 IEMG

　　人類肋間神經——肌肉製品

　　藥劑抗拮反應 (Neostigmine 或 edrophonium)

　　當神經受單個刺激使其所管轄肌肉纖維收縮，稱爲「抽動收縮（Twitch contraction)」如兩個連續刺激,其間隔比無反應期(Refractory period) 長，但接近得可使反應聯合,這種作用稱爲「綜合現象 (Summation)」。如連續給予一聯串之快速刺激，第三、四刺激不再增加反應強度，卻使肌肉一直維持在收縮狀態，稱爲「強直收縮 (Tetanus contraction)」。在強直刺激後休息數秒鐘再予以一單個刺激，其反應

將較比平常單個刺激之抽動收縮要強大，這現象稱爲「強直後易壯（Post tetanic fascilitation)」。肌肉收縮反應在繼續反覆中能維持一段時間，然後反應逐漸衰弱，稱爲「疲乏 (Fatigue)」。但在非去極化肌肉鬆弛劑作用中，單個或強直刺激皆能使反應逐一變小，這種現象是爲「消褪（fade)」現象。

三、去極化阻斷與非去極化阻斷之區分

㈠去極化阻斷之特性

1. 神經刺激時，能維持單個及強直刺激反應之收縮，沒有消褪現象，也沒有強直後易壯現象 (Post-tetanic fascilitation)。

2. 有簇束收縮 (Fasciculation)。

3. 抗拮劑增強其作用。

4. 非去極化鬆弛劑抗拮其作用。

5. 低溫時效用增強。

6. 重複使用可產生去敏感甚至到無敏感，成爲類非去極化阻斷狀態，也就是雙重阻斷。

㈡非去極化阻斷之特性

1. 神經刺激時，單個刺激及強直刺激都不能維持同等收縮，有消褪 (fade) 現象，且有強直後易壯現象。

2. 沒有簇束收縮。

3. 抗拮劑可抵消其作用。

4. 用去極化鬆弛劑可抗拮其作用。

5. 低溫時效用減弱。

6. 有積聚作用，不產生去敏感。

使用抗拮劑對去極化肌肉鬆弛劑之作用雖然增強，但是當去極化阻斷已經轉變到雙重阻斷之第二期 (Phase II) 時，卻可能被逆轉並

抗拮其作用。用短效之抗拮劑如 Edrophonium 可幫忙測定是否已有雙重阻斷。

　　臨床上使用小型外週神經刺激器，以電極刺激肘部或腕部之尺骨神經①，以刺激所得到的反應作判斷鑑定。有許多新式設計②，電功能轉送器③，安全電極④，和其他記錄方法⑤。如果對單個刺激及強直刺激都能耐受，反應不變且無強直後易壯現象是去極化阻斷。單個及強直刺激有消褪現象又有強直後之易壯發生則為非去極化阻斷。假使想作定量測定阻斷之程度，判斷恢復情形，在非去極化阻斷時可用四列車（Train of four）之方法。四列車乃以 2Hz 或 2.4Hz 頻率連續單個的電刺激，兩次之間隔 10 秒鐘，以第一收縮與標準（即未受阻斷以前者）收縮之比及第四收縮與第一收縮之比皆可了解阻斷情況⑥，特別是第四收縮與第一收縮之比非常有意義。在比例等於或小於 0.6 時有明顯的肌肉無力，與臨床之舉手測驗吻合⑦。也和呼吸作用力量顯示同步⑧。Ali 氏曾以不同之頻率試用，得不到有明顯分別之測定結果⑨。Lee 氏以十種不同方法同時比較箭毒素在神經肌肉傳導敏感度之測定，以四列車效用最好⑩。還有以半無反應期（Half-refractory period）之四列車來判斷鑑定恢復阻斷之程度、報導不多，效果尚待

①　Armstrong, J.E. et al.: Anesthesia 32:480 1977.
②　Gerbes, H.P. et al.: Anesthesiology 46:35, 1977.
③　Shanks, C.A. & Harrison, G.A.: Brit. J. Anesth. 45:75, 1973.
④　Kopman, A.F.: Anesthesia 44:343, 1976.
⑤　Walts, C.F.: Cand. Anesth. Soc. J. 20:706, 1973.
⑥　Ali, H.H. et al.: Brit. J. Anesth. 43:473, 1971.
⑦　Ali, H.H. et al.: Brit. J. Anesth. 43:478, 1971.
⑧　Ali, H.H. et al.: Brit. J. Anesth. 47:570, 1975.
⑨　Ali, H.H. et al.: Brit. J. Anesth. 42:967, 1970.
⑩　Lee, C.M.: Brit. J. Anesth. 48::1045, 1976.

印證①。

四、阻斷之順序：人體上不同部位的肌肉羣對於肌肉鬆弛劑之反應在時序及程度上都各不相同，其影響之因素可能有下列各項：

㈠解剖位置：由主動脈先分枝之動脈所供給之肌肉先有作用，顏面之肌肉因血液循環時間最短故其麻痺也最早出現。

㈡運動單位之大小：越細緻的動作越先受影響，運動單位大者影響小。

㈢血液供給：除了上述因解剖位置血液供應早或遲之外，還有血管壁張力，血管擴張或收縮及溫度和電解質對血管之影響都有關係。

㈣肌肉本身不同之感受性：肌肉分爲感受性低,慢作用的「紅肌」及感受性高，快作用之「白肌」。這種分法尚未被臨床接受，只是嚼肌，腓腸肌及橫膈肌皆屬「紅肌」，是慢作用感受性低的肌肉。Bodeman 氏曾於淸醒之人以箭毒素作實驗，其描述之順序如下②：

　　小肌肉羣 (Small muscle groups)

　　　動眼肌肉——眼瞼肌肉

　　　口部肌肉——臉部肌肉

　　　手指之小伸肌——繼以屈肌

　　中肌肉羣 (Median sized muscle groups)

　　　舌及咽肌肉

　　　嚼肌

　　　肢體之伸肌繼以屈肌

　　大肌肉羣 (Large muscle groups)

　　　頸肌

① Lee, C.M. et al.: Brit. J. Anesth. 49:555, 1977.
② Bodeman, R.I.: Anesth. & Analg. 9:5, 1952.

肩肌

腹肌

背肌

特殊肌肉羣（Special muscle groups）

肋間肌

喉肌

橫膈肌

去極化鬆弛劑之阻斷順序與上述之箭毒素之阻斷大致相同，只不過屈肌常在伸肌之前被阻斷[1]，與非去極化之伸肌在屈肌之前被阻斷恰巧相反。至於爲呼吸的肌肉——肋間肌及橫膈肌最晚才被阻斷。臨床上病人全身癱瘓麻痺之際，呼吸雖有抑制但仍存有，這是一種保護生存之機能。司呼吸作用之肌肉最後被麻痺而最先恢復，雖然如此，使用肌肉鬆弛劑時仍需要隨時注意呼吸量是否足够。

五、影響阻斷程度之因素

㈠藥劑功效（Potency of drugs）：在清醒之人以握拳及肺活量所作各藥劑功效之比較如下：Decamethonium＞Dimethyl tubocurarine＞Succinylcholine＞d-Tubocurarine＞Laudexium＞Gallamine.

臨床使用肌肉鬆弛劑常在麻醉下，麻醉方式及其他各因素也影響其作用。以 Pentothal—N_2O 麻醉下能達到外科鬆弛程度之順序是：Decamethonium＞Imbretil＞Dimethyl tubocurarine＞Benzoquinonium＞Succinylcholine＞d-Tubocurarine＞Laudexium＞Gallamine[2].

因箭毒素是最早使用之鬆弛劑，後來新試用之藥劑常與之比較。以藥劑功效來比，Pancuronium 比箭毒素強五倍，而 Alcuronium 僅

---

[1]　Foldes, F. F. et al.: New Eng. Med. J. 247:596, 1952.
[2]　Collins, V. J.: Principles of Anesthesiology pp. 567 2nd Ed. 1976.

為 2.5 倍，Imbretil 也是箭毒素之五倍①，Fazadinium(AH8165) 則僅及其十分之一②，Gallamihe 約為它五分之一倍。

藥效作用開始時間: 最快的是 Succinylcholine，一分鐘之內藥效已有作用，Fazadinium 與它相似，箭毒素在靜脈注射後約需五分鐘才開始有作用。

藥效持續時間: 以較大之劑量自然可以得到較長之持續效用,但各種藥劑藥效相當之劑量下各個作用持續時間各自不同。以c-Toxiferine I 最長，其順序為: c-Toxiferine I＞Laudexium＞c-Curarine I＞Imbretil ＞ d-Tubocurarine ＞ Dimethyl-tubocurarine＞ Gallamine＞Pancuronium＞Decamethonium ＞ Benzoquinonium ＞ Fazadinium ＞Succinylcholine。

重複劑量: 非去極化之鬆弛劑顯然有積聚作用。續給之劑量應酌量減少，當所有箭毒素效用之跡象消失後（約 45 分）只需給原來劑量之半即能達到原來同等之功效，所以建議如需要重複給予鬆弛劑時只要給原來開始劑量之二分之一至三分之一就足夠。相反的去極化肌肉鬆弛劑可能發生遲鈍反應（Tachyphylaxis），在 30 分鐘後再重行給予相同劑量得不到相同的效用，連續灌注時藥劑功效也漸漸的越來越小，這種遲鈍反應之起因推測是運動終板產生對去極化之阻力所致。

㈡血流量: 血流量是對去極化之肌肉鬆弛劑影響很大的因素，血流量增加時就有較迅速之開始作用，但阻斷強度較弱而且持續時效也較短，反之，血流量減少時，開始作用較慢但有較強之阻斷及較長之持續時間，其解釋是因為血流量大時，藥劑被匆匆帶來自然開始作用快，但也迅速被帶走，所以持效時間自然短且效用較弱，如果是抗拮

---

① Pandit, S.K. et al.: Anesth. & Analg. 50:926, 1971.
② Hartley, J.M.F.: Anesthesia 32:14, 1977.

性或接合性高之藥劑, 血流量之增減只能影響藥效開始時間之快或慢, 對阻斷之強度及持續時效都沒有改變①, 這樣血流量與阻斷之關連就不多, 對年老體衰或外週循環不良之病患, 心輸出及血液動力有改變, 阻斷作用可持續長達數小時之久, 故不能不斟酌各個情形, 單獨作決定, 絕不可不分彼此的一視同仁。

㈢體溫: 降低體溫會抗拮非去極化鬆弛劑而加強去極化鬆弛劑作用, 但使用 Succinylcholine 於嬰兒時, 體溫降低而鬆弛作用會加強, 這是體溫影響血清中膽鹼酯酶作用②, 三個月之內嬰兒無論用那種鬆弛劑, 低溫都使呼吸抑制③, 加溫到正常體溫後立即恢復正常, 這種情形在施用低溫麻醉時, 隨時在測量體溫並且加以控制, 對所使用肌肉鬆弛劑之影響也有警惕, 就怕並非存心而意外的降低了嬰兒體溫沒有覺察, 所以應特別注意每個麻醉中嬰兒體溫, 要確實維持在正常溫度。

㈣年齡: 嬰兒之神經肌肉傳導與成人不太一樣, 有似重症肌無力 (Myasthenia gravis) 之病人, 有強直刺激後之疲乏, (Post-tetanic exhaustion), 使用 Succinylcholine 時並沒有簇束反應, 一般以為嬰兒對非去極化鬆弛劑較為敏感, Bush 及 Stead 二氏報導對新生兒之研究, 認為僅十天之內初生兒對箭毒素較為敏感, 其他幼兒與成人無異④, Bennett 氏以箭毒素 250μg/kg 予初生兒, 而增至 500μg/kg 予 28 天嬰兒, 皆可得安全之肌肉阻斷, 如給 Pancuronium, 其強度為箭毒素之六倍⑤, Goadsouzian 及其助理以四列車監視證實半有效劑

---

① Goar, V.A.: Brit. J. Anesth. 48:69, 1976.
② King, J. & Dixon, R.I.: Brit. J. Anesth. 41:1029, 1969.
③ Salanitre, E. & Rackow, H.: Anesthesiology 22:194, 1961.
④ Bush, G.H. & Stead, A.L.: Brit. J. Anesth. 34:721, 1962.
⑤ Bennett, E.J.: Brit. J. Anesth. 48:687, 1976.

量（ED_{50}）都相同，只不過十天內之初生兒對箭毒素較有抗力而回復較快①，動物實驗中新生之鼠對箭毒素確較爲敏感②，在嬰兒使用去極化肌肉鬆弛劑時因其膽鹼酯酶較低，很容易變成雙重阻斷，這點也必須特別當心。老年人因肌肉萎縮，使用的肌肉鬆弛劑也應該相對的酌量減小。

㈤生物化學影響（Biochemical influence）

1. 水份平衡：（Fluid balance）失水之人對肌肉鬆弛劑較爲敏感，臨床經驗也支持這點，失水使神經肌肉興奮減低③，細胞外水份少就增加血漿濃度使作用增強④，加上失水時腎臟排洩作用差，小便量小也使肌肉鬆弛劑排出少，自然它的作用就增強而且延長。

2. 電解質不平衡（Electrolytes imbalance）

(1)鈉：當鈉離子短缺時運動終板之動電位減低，實驗中得到類箭毒素之阻斷，自然增強箭毒素之作用，但對 Succinylcholine 之靈敏度減小需要使用較大之劑量。

(2)鉀：鉀離子短缺時會穩定終板防止去極化，可增強終板對類箭毒型阻斷，僅用小劑量就可有長久之呼吸抑制⑤。靜脈注射鉀鹽可改善肌肉力量，以氯化鉀 40-80mg/min 注射可抗拮箭毒素之作用⑥。中日戰爭時四川之肌肉麻痺症也是以鉀鹽注射來治療。如在鉀短缺時使用去極化鬆弛劑就需要大量才有效，不過大劑量之去極化鬆弛劑容易達到雙重阻斷，在雙重阻斷的第二期時氯化鉀也能幫助恢復。

(3)鈣：在正常神經肌肉傳導中需要鈣幫助釋出醋酸膽鹼，及

① Goudsouzian, N.G. et al.: Anesthesiology 43:416, 1975.
② Kelley, S.S. & Roberts, D.V.: Brit J. Anesth. 49:217, 1977.
③ Cailer, J. et al.: anesth. & Analg. 14:486, 1956.
④ Cohen, E.N. et al.: Anesthesiology 18:300 1957.
⑤ Foldes, F.F.: Anesthesiology 20:464, 1959.
⑥ Li, T.H. et al.: J. Pharma. & exp therap. 104:149, 1952.

穩定終板膜電位，鈣離子短缺時，醋酸膽鹼釋出量小，抑制傳導也就
延長箭毒素功效，病患因胰臟炎致血鈣過低，僅給中等劑量之箭毒素
就發生長久不呼吸症狀[1]，給予鈣鹽可抗拮類箭毒作用。 低血鈣濃度
也使去極化容易，這可以加強 Succinylcholine 作用[2]，狗實驗中氯化
鈣明顯抗拮 Succinylcholine 所抑制之呼吸[3]。

(4)鎂： 鎂在神經肌肉之作用與鈣相反，它減少終板對醋酸膽鹼
去極化作用之敏感，又減少神經衝動傳導所產生醋酸膽鹼之量，以鎂
鹽治療產前驚厥 (Pre-eclampsia) 而有鎂中毒之病患，曾發生長久不
呼吸情況[4]。

3. 酸鹼度及二氧化碳： 箭毒素分子含有四價氨基 (Quaternary
ammonium) 在酸中呈示鹼性，它又含有氫氧酚基 (Hydroxyphenol)
在鹼中呈示酸性。在人體正常酸鹼度 pH 7.4 時約有 30-50 ％之箭毒
素與血漿蛋白接合為不活動型，其餘的則為自由型。 當酸度增高 pH
減低時，接合中之箭毒素減少，就有較多的自由型可產生作用。相反
的 pH 高鹼度增加時接合中不活動型增多，可導致作用之自由型就減
少。 由於換氣不足積聚二氧化碳或吸入 5-10 ％ CO_2 及酸中毒時（
Acidosis) 都延長箭毒作用[5]。二氧化碳本身也能抑制抽動反應，Gal-
lamine 及 Dimethyl-tubocurarine 等無氫氧基之藥劑，在酸中毒及二
氧化碳增高時作用減低，而 pH 高時則增強。這乃因為它影響膽鹼脂
酶，使醋酸膽鹼能積聚，此時酸中毒之作用好似加了生理之抗拮劑。
去極化鬆弛劑也是在酸性中增強，因膽鹼酯酶作用減少以致去極化藥

---

① Mc Kie, B.D.: Brit. J. Anesth. 41:1091, 1969.
② Irwin, R.L. et al.: Anesthesiology 17:759, 1956.
③ Bedola, R.P. et al.: Brit. J. Anesth. 43:1027, 1971.
④ de Silva, A.J.C.: Brit. J. Anesth. 45:1223, 1973.
⑤ Higashi, H. et al.: Brit. J. Anesth. 44: 1128, 1972.

劑不能快速水解，結果得到持續的作用①。

第三節　常用肌肉鬆弛劑

甲、去極化肌肉鬆弛劑

一、Decamethonium(Syncurine)

此藥劑是 Bis-methylammonium decane dihalide, 原名 C_{10}，1948年介紹問世，翌年 Organe 氏首次應用於臨床。係白色晶體、溶於水，中性，性穩定，加熱也不分解，可與巴比妥製劑及生物鹼合用，且對血管及組織都無刺激，其分子式如下：

$$CH_3\diagdown \qquad + \qquad\qquad + \qquad \diagup CH_3$$
$$CH_3-N-(CH_2)_{10}-N-CH_3$$
$$CH_3\diagup \qquad\qquad\qquad \diagdown CH_3$$

Decamethonium

本劑之鬆弛作用在延長會合後膜之去極化,與醋酸膽鹼作用相似,但不易被偽膽鹼酯酶 (Pseudocholinesterase) 所水解，所以效用持續時間較長，約為 15 分鐘。對肌肉阻斷之順序與箭毒素相同，呼吸肌是最後受影響，但達到適當腹部鬆弛時呼吸已有明顯抑制，握拳力量減少 95 ％時肺活量減少 61 ％,同樣情況改用箭毒素則僅減 30 ％。靜脈注射後有簇束反應 (Fasciculation)，但程度不及 Succinylcholine。大劑量及重複劑量可以有雙重阻斷。對心臟，大腦及中樞神經系統及自律神經節等一般均無影響。能釋出組織胺 (Histamine) 但量很微小不及箭毒素釋出之一半，不引起支氣管痙攣 (Bronchospasm)，可能擴大瞳孔。本劑不能通過胎盤柵欄。

① Baraka, A.: Brit J. Anesth. 39:786, 1967.

成人以 2-5mg 一次注射量，3-4 分鐘後卽達到作用巔峯。維持劑量為 1-3mg，沒有積聚現象，卻有遲鈍反應 (Tachyphylaxis)。本劑在體內部份代謝成三價化合物，但大部份不經代謝，由腎臟排洩。

本劑很少在臨床應用，因為它作用不太固定，難以預先評佔，且又常伴有血壓降低。

二、琥珀醯膽鹼 (Succinylcholine, suxamethonium)

琥珀醯膽鹼是 Hunt 及 Tavean 二氏 1906 合成①，Bovel 及助理，Castillo 及 de Beer② 描述它的麻痺功能，顯示其作用開始迅速且持續時效短，臨床首次應用是瑞典的 von Dardel 及 Thesleff 和奧國的 Brüke 及 Mayerhofer③，1952 年 Bourne 氏及其全人發現低血膽鹼酯酶④所造成的持久性不呼吸，1953 年找出它的原因是由遺傳性之異常。

本劑是琥珀酸之雙膽鹼酯，由人工化合使在琥珀酸分子鍊之兩端各有一四價氨製劑，以甲烷基聯在上為 Suxamethonium 如易以乙烷基則為 Suxethonium，其化學分子式為:

$$CH_3-\overset{CH_3}{\underset{\underset{Cl^-}{CH_3}}{N^+}}-CH_2-CH_2-O-\overset{O}{\overset{\|}{C}}-CH_2-CH_2-\overset{O}{\overset{\|}{C}}-O-CH_2-CH_2-\overset{CH_3}{\underset{\underset{Cl^-}{CH_3}}{N^+}}-CH_3$$

Succinylcholine Chloride

(Succinyldicholine; Suxamethonium; Diacetylcholine)

係白色晶體，不甚穩定，在溫熱環境及鹼性液中易失效，應該藏在冰箱, 有下列各種製劑: Suxamethonium chloride B. P. (Succinylcholine

① Hunt, R. & Tavean. R.: Brit. Med. J. 2:1783, 1906.
② Castillo, J.C. & de Beer, E.C.: J. Pharma. 99: 458, 1950.
③ Mayerhofer, O.: Brit. Med. J. 2:1332, 1952.
④ Bourne, J.G. et al.: Lancet 1:1225, 1952.

chloride, Scoline, Anectine, Relaxan) 分 10 c. c. 及 50 c. c. 裝，
每c. c. 含 2mg或5mg. Suxamethonium bromide B. P. (Succinylcholine
bromide, Brevidil M 粉劑) 每支含 60mg 乾粉，Suxamethonium
iodide (Celowrine succinylcholine iodide)。

㈠藥理作用: 本劑對肌肉之作用如同醋酸膽鹼，在運動終板有去
極化作用，然後阻止醋酸膽鹼與膽鹼激性(Cholinergic)感受器作用，並
使終板附近之肌纖維不能興奮。這種去極化作用引起肌肉簇束收縮（
Fasciculation)。特別是在頸及四肢更厲害，可使麻痺後發生肌肉酸痛，
尤以手術後自由行動之人更易發生也更嚴重[1]，能夠持續數日之久[2]，
簇束收縮很快過去緊接着就是肌肉順序的鬆弛，也是呼吸肌特別是吸
氣肌最後才受影響[3]。鬆弛僅能維持 3-5 分鐘逐漸消失。給予大劑
量 3-5mg/kg 一次注射[4]，或重複注射多次[5]，都可使其作用轉變至
雙重阻斷 (Dual block) 之第二期 (Phase II)。除去神經之肌肉在
動物實驗，以電顯微鏡觀察與正常肌肉一樣[6]，對電刺激之反應是
標準的去極化反應: 單個及強直刺激都不改變，也沒有強直後易壯
(Post-tetanic fasilitation) 也不消褪 (Fade)。

　本劑對心臟無直接影響，單個劑量對心跳速度也沒有大改變，但
重複注射可使心跳變慢。繼續給予大量也能使心跳加速，也有心電圖
上 T-wave 之變化[7]。動物實驗顯示，它有正和反（增強及減弱）時
間影響 (Chronotropic effect)，使心跳加快也使心跳減慢，與雙重阻

① Churchill-Davidson, H.C.: Brit. Med. J. 1:74, 1954.
② Craig, H.J.L.: Brit. J. Anesth. 36:612, 1964.
③ Hatch, D.J. & Kerr, A.A.: Brit. J. Anesth. 47:66, 1975.
④ Lee, C.M.: Brit. J. Anesth. 47:841, 1975.
⑤ Lee. C.M.: Brit. J. Anesth. 48:91, 1976.
⑥ Schiff, H.I. et al.: Anesth. & Analg. 53:650, 1974.
⑦ Chao, C.C.: Acta Anesth. Sinica 3:11, 1963.

斷類似之作用①，能以阿托品（Atropine）或非去極化鬆弛劑防止這種加強迷走神經作用之危險②。 當血液鉀離子濃度高時可導致心室顫動③。 Succinylcholine 可增高血壓，可能是刺激自律神經節的影響，它只微不足道的稍增血中 Sarotonin④。

　　臨床使用劑量下，本劑對中樞神經系統沒有影響，但對腦脊液壓有顯著增高。在給予後一分鐘之內就已開始， 3分鐘到最高，甚至病人在過度換氣之下也有此現象⑤。

　　本劑有類蕈毒樣作用，增加胃分泌及唾液，使胃內壓增加，但在小孩卻減小，稍長之小孩僅輕微增加⑥。因 Succinylcholine 是以僞膽鹼酯酶水解，如肝肌能失常而使僞膽鹼酯酶低就會發生長久不呼吸。能釋放組織胺，但比箭毒素小僅及其百分之一。但仍有因使用 Succinyl-choline 引起支氣管座攣之報導 ⑦，也有過敏性的報導，有心跳快（Tachycardia），血壓低，皮膚紅斑及水腫出現⑧。

　　對眼內壓之影響： 單一插管劑量可增加眼內壓 7mmHg，注射後一分鐘就開始增高，3-4 分達到最高峯，然後立即回復到正常⑨。在眼科手術時仍可使用此劑，但在眼球破裂或眼球內部手術已開始之後，不宜使用。青光眼（Glaucoma）及網膜剝離（Detachment of retina）等病患也最好不用。

① Goat, V.A. & Feldman, S.A.: Anesthesia 27:149, 1972.
② Mathias, J.H. et al.: Brit. J. Anesth. 42:609, 1970.
③ Roth, F. & Wutrich, H.: Brit. J. Anesth. 41:311 1959.
④ Kaniarie P. et al.: Anesth. & Analg. 52:425, 1974.
⑤ Collins, V.J.: Principles of Anesth. pp 612, 1976.
⑥ Salem, M.R. et al.: Brit. J. Anesth. 44:66, 1972.
⑦ Katz, A. M. & Mulligen, P.G.: Brit, P.G.: Brit. J. Anesth. 44:1097, 1972.
⑧ Mandappa, J.M. et al.: Brit. J. Anesth. 47:532, 1975.
⑨ Pandy, K. et al: Brit. J. Anesth. 44:191, 1972.

　　血中鉀離子濃度因肌肉中鉀離子被釋出而增高①，特別是當病患本身有燒傷②，嚴重外傷③，脊椎神經損傷④，及上級運動神經損傷⑤時，鉀離子增加更多。增加過高可導致心律不整（Arrhythmia）及心搏暫停⑥。病人受傷後約 3-5 天就會有此危險，燒傷後 2-3 個月，而在上級運動神經損傷後 3-6 月仍有些危險⑦。雖然用 Pancuronium 20μg/kg 或以 thiopentone⑧，或以 Mg SO$_4$ 1gm⑨，靜脈注射等方法在注射 Succinylcholine 之前可預防，使血鉀不致升高。如能避免使用則更安全，不動用（Immobilized）之肌肉也釋出較多之鉀離子⑩。

　　胎盤柵欄(Placental barrier)：此劑雖能通過胎盤柵欄,但量不多,以 ^{14}C 誌號之 Succinylcholine 在猴實驗證實它很快通過胎盤。因胎兒之偽膽鹼酯酶低，Succinylcholine 之生化轉變較慢。它由母體到胎兒比由胎兒返回母體快⑪，孕婦接受此劑之反應與平常人一樣⑫。在血液供應充分之組織濃度較高⑬，血漿之膽鹼酯酶及作用持續時間都與沒懷孕者相似⑭。為避免給予過量，最好利用外週神經刺激來監視。因有報導由於母體在生產過程中接受 Succinylcholine 而使初生兒換氣不足⑮，無論如何，本劑仍為作帝王切開（Caeserean section）術時最

① Weintraub, H.D. et al.: Brit. J. Anesth. 41:1048, 1970.
② Lin, C.C.: Acta Anesth. Sinica 13:95, 1975.
③ Fahmy, N.R. et al.: Anesthesiology 42:692, 1975.
④ Stone, W.A. et al.: Brit. J. Anesth. 41:1048, 1970.
⑤ Gronert, G.A. & Theye, R.A.: Anesthesiology 43:89, 1975.
⑥ Roth, F. & Wathrich, F.: Brit J. Anesth. 41:311, 1969.
⑦ Johr, D.A. et al: Anesthesiology 45:294, 1976.
⑧ Konchigeri, H.N. & Tay, C.: Anesth. & Anealg. 55:474, 1976.
⑨ Aldrete, J.A. et al.: Cana. Anesth. Soc. J. 17:477, 1970.
⑩ Gronert, G.A. &Theye, R.A.: Anesthesiology 40:268, 1974.
⑪ Drabjiva, J. et al.: Brit. J. Anesth. 45:1087, 1973.
⑫ Healy, T.E.J.: Brit. J. Anesth. 43:1156, 1971.
⑬ Van der Klerijn et al.: Brit. J. Anesth. 45:1167, 1973.
⑭ Blitt, C.D. et al.: Anesth. & Analg. 56:78, 1977.
⑮ Owens, W.D. & Zeitlin, G.L. :Anesth. & Analg. 54:38, 1975..

佳之鬆弛劑。

㈡水解及排洩 (Hydrolysis and excretion):

由 Succinylcholine 水解成 Succinyl acid 及膽鹼 (choline) 之過程分爲兩個階段: 第一階段是藉僞膽鹼酯酶之助, 水解成 Succinylmonocholine, 此過程作用非常迅速, 且又完全, 在 Succinylcholine 注入身體後 2-4 分就已達成, 只有 2 % 之原藥不經代謝由尿排出。第二階段則由 Succinyl monocholine水解成爲 Succinyl acid 及 Choline, 這過程作用較慢, 爲第一過程之 6-7 倍時間①。Succinyl monocholine 也具有去極化肌肉鬆弛作用, 5-7mg/kg 之 monocholine 可令麻醉中之人得到適當肌肉鬆弛 8-12 分鐘, 其藥效僅及 dicholine 20-80 分之一。臨床上除非使用特大劑量, 1gm 或更多, Succinylcholine 之外, 所產生之 Monocholine 不致發生明顯作用。醋酸膽鹼酯酶及僞膽鹼酯酶都參與第二階段之水解作用, 有少許 Succinyl monocholine 由尿排出。在沒有呼吸性及代謝性酸中毒又沒有僞膽鹼酯酶之情形下, Succinylcholine 也可純由鹼水解。這過程在血漿進行, 不但速度很慢, 且充其量也只能每小時水解 5 %而已。

㈢Succinylcholine臨床給予法:

因 Succinylcholine 水解速度快而致持續時效短, 不能在注射一次之後維持較長一段時間, 故應視情況之需要決定該如何給予。

1. 單個劑量靜脈注射: 使用這種方法之情形有: (1)協助便利挿氣管內管②。(2)骨折復位時之短暫肌肉鬆弛。(3)電擊抽搐治療時防止肌肉過份收縮之不利結果。(4)其他各種短暫外科手術。

單個劑量靜脈注射也有用在點滴維持之前, 作爲首次劑量誘導鬆

① Foldes, F. F.: Clinical Anesthesia Muscle Relaxants 1966.
② Hey, V. M. F.: Anesthesia 28:32, 1973.

弛。也有先以此方法暫時鬆弛來觀察,在有必要時換以長效的鬆弛劑。
這種混用方法, 如第一次所給之鬆弛劑藥效已完全過去, 再給第二種
藥, 比較沒有關係。如第一次藥效尚未消失而注射第二種, 造成藥理
渾亂, 有許多缺點不足爲法。應選擇最低而又能達到預期之滿意鬆弛
程度之劑量, 調節劑量大小要根據病人之生理狀況, 給予者之經驗也
很重要。如爲預防簇束收縮給了先給藥(Pretreat drug)首次劑量之效
用因其影響也要略增才能得到預期之鬆弛。如發覺所給之劑量效用不
夠, 可重複加給同一劑量, 也很安全。

  2. 間歇重複靜脈注射 (Intermittent intravenous doses): 每 3-5
分鐘注射部份劑量維持外科手術期望之鬆弛。這種方法是用在短時外
科手術, 其過程比預先估計稍長的情形。或是手術的時間不能預知,
如試驗開腹時。手術如果可以進行就需歷時數小時之久, 如因故不能
進行就會立即關腹, 用此法可避免不必要的等待鬆弛劑作用消失及呼
吸恢復。這種方法所得到之鬆弛不平均,如果手術比半小時還要長時,
不合實際使用, 雖然此法很簡便也很安全, 但用處不多。

  3. 持續靜脈點滴注射 (Continuous intravenous drip): 用稀釋
溶液, 平常都用0.1% Succinylcholine 在 5 %葡萄糖水溶液, 如病人
年老, 心臟功能不良, 尿毒症水份滯留, 或其他原因不願給大量液體
時, 可改用 0.2 %溶液,減少輸入液體量。誘導時可每分鐘給 50-150
滴, 相當于每分 5-10 mg。2-5 分鐘後就可有鬆弛, 維持時點滴速度
每分鐘 12 滴就可達到這情形, 如覺鬆弛程度已經足夠, 可調節稍慢,
點滴只需誘導時十分之一之速度卽可。

  4. 肌肉注射 (Intramuscular administration): 除靜脈注射外,
肌肉注射亦同樣有效, 特別爲嬰兒孩童不易有血管通路者甚是方便。
劑量顯然要比靜脈注射時所用稍大, 常應用之劑量爲 4mg/kg。肌肉

或皮下注射常需 3-6 倍靜脈注射之量才能得同等之效果。個人經驗爲插氣管內管肌肉注射之劑量用靜脈注射之二倍卽能達到很方便插管之鬆弛程度。

5. Hexafluorenium 與 Succinylcholine 合倂使用: 囚 Hexafluorenium 抑制血漿之膽鹼酯酶，自然阻止 Succinylcholine 之快速水解，也就加强它作用之强度也延長其有效持續時間，它還能防止簇束收縮[1]。在注射 Succinylcholine 之前 2-3 分鐘注射 0.3-0.4mg/kg 之 Hexafluorenium 可得 20-30 分鐘或更長之增强效用 [2]，供給甚佳之腹部手術環境。如增强作用僅有 10 分鐘，可追加 Hexafluorenium 0.1-0.15mg/kg，但在注射 Succinylcholine 之前至少要有 2-3 分之間隔。

6. 以 Tacrine 與 succinylcholine 合用: Tacrine hydrochloride (5-amino-1, 2, 3, 4, -tetrahydro-acridine) 在 1949 已臨床試用，而在 1963 年才報導它可加强並延長 Succinylcholine 之鬆弛作用。它本身有抗拮非去極化肌肉鬆弛劑之作用，故抑制僞膽鹼酯酶，使 Succinylcholine 之水解緩慢。給予之方法可在 Succinylcholine 之前，同時或緊接着注射，在注射 Succinylcholine 50 mg 之後，立卽注射 tacrine 10 mg 可使鬆弛作用强三倍，但不至到持久不呼吸[3]。同時注射 30 mg Succinylcholine, 0.3 mg Atropine 及 15 mg tacrine 是第二種給予方法，如有需要還可追加小量的 Succinylcholine。第三種方法是在給 20 mg Succinylcholine 後緊接注射 15 mg tacrine, 病人應事先麻醉妥當，可得十分鐘之鬆弛。重複一次 Succinylcholine 10 mg, 可延長鬆弛時間 5-10 分鐘，然後快速恢復。這種鬆弛程度穩定，且

[1]　Britton, R.M. & Figueroa, M.: Anesth. & Analg. 52:100 1973.
[2]　Campbell, F.N. & Swerdlow, M.: Brit. J. Anesth. 41:962, 1969.
[3]　Hunter, A.R.: Brit. J. Anesth. 42:155, 1970.

減少肌肉疼痛①。

㈣膽鹼酯酶 (Cholinesterase): 醋酸膽鹼酯酶 (Acetylcholineste-rase) 及膽鹼酯酶 (Cholinesterase) 是催化水解的酵素, 產生膽鹼 (Choline) 及與它相聯之酸。

1. 醋酸膽鹼酯酶 (Acetylcholinesterase, E. C. 3, 1, 1, 7), 是一特殊的膽鹼酯酶, 不僅在紅血球內存在, 也在運動及感覺神經, 交感及副交感神經, 腦和肌肉等處所。它在膽鹼激性神經扣結 (Cholinergic synapses) 及肌神經會合處 (Myoneural junction) 水解醋酸酯 (Acetic esters), 如醋酸膽鹼 (Acetylcholine)。它不水解 Succinylcholine。

2. 偽膽鹼酯酶 (Pseudocholinesterase) 亦稱血清膽鹼酯酶 (Serum Cholinesterase) (Acylcholine acelhydrolase, A. C. A. H., E. C. 3, 1, 1, 8): 對生理狀態中的醋酸膽鹼很少作用。但能水解其他之膽鹼酯, 包括 Succinylcholine。是在肝臟製成之粘液蛋白 (Mucoprotein) 正常血中含有 80-120 單位, 如果比 25 單位更少就算是低濃度, 是一穩定酵素, 在冰凍乾燥血漿中可以保存。

低偽膽鹼酯酶之情形很多, 在放射性治療之後, 在與含磷之殺蟲劑接觸後, 高熱, 心力衰竭, 尿毒症, 肝疾病, 營養不良, 嚴重貧血, 病情沉重衰弱不堪者, 皆有低偽膽鹼酯酶。另外使用抗癌藥物治療癌症②及治青光眼滴眼之 Phosphorline iodide③, 及孕姙中期, 產前及產後也是有低偽膽鹼酯酶。除此之外尚有家族遺傳性之異常膽鹼酯酶。偽膽鹼酯酶過高的情形有肥胖症, 毒性甲狀腺腫瘤, 腎臟疾病, 焦慮症之抑鬱期, 牛皮癬及酒精中毒等等。

血中之偽膽鹼酯酶分爲正常及異常兩類。正常者就是普通可以水

① Smart, J. F.: Anesthesia 19:524, 1964.
② Zsigmond, E. K. & Robins, G.: Canad. Anesth. Soc. J. 19:75, 1972.
③ McGavi, D. D. M.: Lancet 2:272, 1965.

解去極化肌肉鬆弛劑之酵素，而異常者不能。異常者比較稀少，出現率只有三千分之一。是由遺傳得來是先天性的,因不能迅速水解 Succinylcholine 以致引起持久性麻痺而沒有自動呼吸。 自雙親僅接受一個異常因子者稱爲雜合子 (Heterozygote)。這種人體內尚有一正常因子存在，僞膽鹼酯酶作用雖然減弱，但仍有作用。如自雙親接受兩個異常因子，稱純合子 (Homozygote)。因爲體內全是異常因子，於注射 Succinylcholine 之後就發生持久性麻痺及長久不呼吸。 此種阻斷好像進入雙重阻斷之第二期，不能用抗拮劑 Neostigmine 逆轉[1]。當病人在使用普通劑量之 Succinylcholine 後，不呼吸時間長達 15 分之久時，應檢查其血漿中之膽鹼酯酶。區別僞膽鹼酯酶之異常與否，可利用它對其他藥物也水解之特性，作各種測定。King 及 Griffin 以六種不同 Phenotype 作比較，其結果也有小量的不一致[2]。最早也最普遍用的 Dibucaine 指數可以明確知道病人情況，其方法是以受試者之血清對 Dibucaine 之水解能力，將此指數與血漿內含僞膽鹼酯之單位相比較，就可知道異常因子及肝臟疾病之各種情形[3]。

血　清　類　型	僞膽鹼酯含量	Dibucaine 指　數
正　　　常　　　人	60—120	70—85
正 常 人 有 肝 疾 病	8— 59	70—85
雜合子 (heterozygote)	25— 90	50—65
雜 合 子 有 肝 疾 病	8— 40	50—65
純合子 (Homozygote)	8— 35	16—25

　　既然異常膽鹼酯酶與家族遺傳有關，凡有用 Succinylcholine 後長久不呼吸之病人就要查明是否有異常因子。如有則應告知病人以資預

① Baraka, A.: Brit. J. Anesth. 47:416, 1975.
② King, J. & Griffin, D.: Brit. J. Anesth. 45:450, 1973.
③ Wylie, W.D. & Churchill-Davidson H.C.: A Practice Anesth. 1966.

防，同時也要調查其家族，常能找出家族中其他的人也含有異常因子①。我國人之異常因子甚少，臨床上尚未曾見到因異常因子而致的長久不呼吸②。

㈤臨床應用：Succinylcholine 是爲快速揷管最常使用之肌肉鬆弛劑。雖然它因肌肉之簇束收縮會在手術後有疼痛，但不嚴重且可事先防止。適當之劑量爲 30-100 mg Succinylcholine chloride, 可得到最良好之鬆弛。支氣管鏡檢查時可在全身麻醉中給一系列之單個小劑量，開始時是爲要放入內視鏡，以後則視情況隨時添用。骨科操作時，在安眠劑之後給予中等劑量之 Succinylcholine，可得到短暫而非常深鬆弛之結果。關閉腹腔時可以重複給多次劑量，但應預先估計妥當，自動呼吸將在腹膜縫合後皮膚縫合最後一針之前能恢復正常。在電擊抽搐治療時 (Electroconvulsive therapy)：可先給藥劑使病人入睡，用面罩給純氧後再注射 Succinylcholine，繼續以純氧人工換氣數次，就可勻出一分鐘時間供電擊，電擊後再以人工換氣直到自動呼吸恢復正常爲止，應該用橡皮或其他咬着物保護牙齒。

乙、非去極化肌肉鬆弛劑

一、箭毒素 (d-Tubocurarine)

箭毒素之發現及應用可代表早期肌肉鬆弛劑的發展史。由美洲印地安人塗在箭頭上的一種毒藥，於 1805 年 Humboldt 就已詳細敍述記載，Brodie 證明它的作用是使呼吸停止。生理學家 Claude Bernard 氏證明箭毒素作用地點在神經肌肉會合處。然後研究其化學成份，分離並製造。1935 年 King 氏才由竹管箭毒原物中將純箭毒素提煉出來，故名 Tubocurarine。1943 Wintersteiner 及 Dutcher 由 Chond-

① McDewar, F.M. & Wakefield, G.: Brit. J. Anesth. 48:707, 1976.
② Lin, M.K.: Acta Anesth. Sinica 11:117, 1971.

rodendron tomentosum 也提煉出相同物質[1]。1940 年 Bennett 氏作電擊抽搐治療時用以緩和肌肉收縮之影響[2]，後又有用作治療破傷風之痙攣。Griffith 及 Johnson 兩氏于 1940 年元月廿三日首次應用於臨床麻醉，爲麻醉史上一可資紀念的日子，開創了麻醉技術新紀元。其化學方程式如下：

D-TUBOCURARINE

Chemical Structure after Barlow 1955

以小瓶 10 ml 裝，有每 ml 5 mg 及 3 mg 兩種，是無色無味之溶液。

㈠藥理作用：此劑旣無麻醉作用也不止疼，其藥理作用沒有膚色及國界之分[3]。

在運動終板之作用：本劑是一標準的非去極化神經肌肉阻斷劑，吸附在運動終板之膽鹼激性（Cholinergic）感受器，阻止醋酸膽鹼作用，停止終板變化以達到無肌肉張力與收縮，也是競爭性肌肉鬆弛劑。在臨床劑量有下列順序之現象：眼瞼下垂，因外眼肌無力而複視，再就是顏面，下頜，頸以及四肢之麻痺。腹前之肌肉，肋間肌及橫膈肌是最後麻痺的肌肉。有時也可能四肢已經麻痺而尚有呼吸，並未大量減少分呼吸量。如呼吸肌已麻痺就使呼吸運動減弱直到不呼吸。肌肉

① Wintersteiner, O. & Dutcher, J.D.: Science 97:467, 1943
② Bennett, A.E.J.: J.A.M.A. 114:322, 1940
③ Walts, L.F. & Drexter, H.: Anesth. & Analg. 52:753, 1973.

力量約自 15 到 50 分鐘之間恢復。

腦神經之影響: 臨床劑量對腦神經沒有大影響。腦電波先增強而稍遲卽抑制, 能增進腦之血流量①, 在腦脊液中可測得箭毒素, 但其劑量甚微小不致引起藥理或不利作用②。 大劑量疑有使延腦各神經中樞有抑制, 但亦可能是因爲用此劑後持久之不呼吸所影響, 特別在併發有細胞間質鉀離子短缺更能造成。對自律神經有不完全之阻斷, 可減弱血管張力, 也許能幫助預防休克。對交感神經節比其他任何鬆弛劑作用大, 雖然有報告交感神經節及神經細胞活動自動降低, 但它對節前及節後兩方之神經細胞都有很大的影響。

對呼吸之影響: 呼吸肌肉特別是對它的作用最不靈敏的橫膈肌是最後麻痺。輕度及中度麻痺時二氧化碳並不影響換氣反應③, 但仍影響生存之呼吸作用如咳嗽, 深呼吸及無氣管內管時之維持氣道通暢④。因它釋出組織胺 (Histamine) 可導致支氣管痙攣, 特別是病人有氣喘傾向, 上呼吸道易受刺激。一般來講, 咽、喉以及氣管支氣管之反射都有抑制, 故此挿氣管內管及吸入之麻醉劑氣體之刺激都能忍耐。如本來有氣道堵塞疾病, 箭毒素會有明顯的支氣管收縮作用⑤。

對循環系統之影響: 平常劑量不影響心臟, 可能有輕微降低血壓。如用 Halothane 爲吸入麻醉劑, 則因阻斷交感神經節及釋出組織胺使血壓加速下降⑥。還有報導因釋出組織胺以致有過敏性的循環衰竭⑦。因爲它釋出組織胺使血壓下降, 呼吸道阻力增加, 甚至到支氣管痙攣

① Tarkkanen, L. et al.: Anesthesiology 40:247, 1947.
② Matteo, R.S. et al.: Anesthesiology 46:396, 1977.
③ Rigg, J.R.A. et al.: Brit. J. Anesth. 42:105, 1970.
④ Gal, J.J. & Smith, T.C.: Anesthesiology 45:22, 1976.
⑤ Bryan, A.C. et al: Canad. Anesth. Soc. J. 19:607, 1972.
⑥ Comroe, J.H. & Dripps, R.D.: Anesthesiology 7:260, 1946.
⑦ Hainsworth, A.M. & Ringham, W.: Anesthesia 25:105, 1970.

等現象，故有人主張凡有過敏性疾病之人應避免使用箭毒素。血液凝固沒有改變。

其他作用: 本劑能通過胎盤柵欄，但在適當劑量下所通過之量尚不致影響胎兒。它可能增加子宮張力。它對腸胃之作用不固定，胃噴門之括約肌大約不能完全鬆弛。有肝臟疾病者常需要較大之劑量。

㈡吸收，分佈及排洩:

口服無效，除非用特大之劑量。肌肉注射要經過 10-15 分鐘才開始作用，故臨床幾乎全爲靜脈注射，注射後 10 秒卽開始有作用，到三分鐘後藥效就可達到頂點。因其持續有效時間爲 20-30 分鐘，就不必用點滴法。重複注射會有積聚現象。

箭毒素自從注射入血管後只需一兩循環（1-2 分鐘）就均勻的被沖淡，然後分佈到各器官之中。 它並不進入紅血球①。在正常人體之酸鹼度中它有部份與蛋白質聯合成不活動型，以往都認爲是與 γ- 球蛋白 (Globulin) 聯合爲主，但 Ghoneim 及 Pandya 1975 年報告以電泳法 (Electrophoretic) 檢查透析平衡 (Equilibrium dialysis)，結果與 γ-globulin 聯合佔 15.8%， 與白蛋白 (Albumin) 聯合佔 23.8%②。而且它較其他鬆弛劑對蛋白質之聯合力強， 故在早期麻痺時需要較多之藥量③。 各個器官之吸收 (Uptake) 與其血流量有關，血流量豐富之器官自然很快就達到頂點濃度。在腎臟、肺、肝、及心臟僅歷一分鐘就顯最高濃度，而在唾腺和脂肪組織就需要五分鐘。在器官中之分佈還有溶解度因素的影響，注射後一小時，肝、腎及心臟仍有高濃度，比在血漿之濃度還要高，表示在器官中有主動聯合存在

①　Mafouz, M.: Brit. J. Pharma. 4:45, 1949.

②　Ghoneim, M.M. & Pandya, H.: Brit. J. Anesth. 47:853, 1975.

③　Miller, R.D. & Eger, II, E.I.: Anesthesiology 44:297, 1976.

或有貯留。無論如何，肌肉濃度與血漿濃度平行，但與器官比較在稍低濃度水準①。注射後 12-14 分鐘因血漿之沖淡使其濃度只有原來之一半，而到 20分鐘時血漿與間質液 (Interstitial fluid) 之間就達到平衡②。 半小時血液濃度有明顯改變，因腎臟排洩業已開始。此後則由組織移至血漿，而又由血漿轉送至腎臟排出。初生兒 (Neonate) 對箭毒素較爲敏感，不是因爲其血漿之蛋白質濃度不同，而是聯合能力稍差之故 ③。

生物轉變 (Biotransformation)： 沒有重大之生物轉變，因在尿中尋回之量僅及原來給予之一小部份，故在使用箭毒素之初期以爲在肝臟有部份代謝作用。Marsh 指證有些是由N-methylation 而另外部份是氧化芳香環 (Aromatic ring)④，最後證明此劑在體內不變，由腎臟及膽液排洩。

腎臟排洩是此劑排出體外之主要方式。注射此劑後，經過沖淡再分佈到各器官及體液各處, 30 分鐘後血漿濃度就慢慢下降，尿之濃度就慢慢加高，與血漿濃度成反比。注射後三小時可自尿中尋回 36 %原來注射之量，24 小時末能尋得 75 %。腎臟清除率是 2. 74 ml/kg與尿素之消除率相若。排洩是由腎小球滲透，而不由腎小管再吸收。另一條排洩路是由肝膽系統， 給予定量之後三小時， 可從膽液尋回 6%，而24小時可尋回 11 %之原給劑量。如果腎臟無作用 （將腎動脈結紮） 時，三小時由膽排洩 15 %而 24 小時可達 40 %⑤。

① Matteo, R. S. et al.: Anesthesiology 41:440, 1974.
② Cohen, E. N. et al.: Anesthesiology 29:987, 1968.
③ Vivori, E. et al.: Brit. J. Anesth. 46:93, 1974.
④ Marsh, D. F.: J. Pharma & exper. therap. 105:299, 1952.
⑤ Cohen, E. N. et al.: Anesthesiology 28:309, 1967.

㈢臨床應用

1. 揷㖿管內管，可得無創傷之容易揷管之情況。但在注射箭毒素後，至少要隔三分鐘讓藥效達到頂點才能發揮作用，在這一點上不及 Succinylcholine。

2. 協助達到麻醉中的肌肉鬆弛。

3. 減少喉頭痙攣並安撫麻醉中上呼吸道之反射。

4. 由于呼吸麻痺便利人工控制呼吸。

5. 便利作支氣管鏡及食道鏡等等檢查。

6. 在電擊抽搐治療時減少肌肉收縮所生之傷害。（Succinylcholine 在此項比較更爲合適）

7. 阻止低溫時所生之顫抖。

8. 阻止自動呼吸時之掙扎緊張，這樣也會增加潮氣。

9. 減低破傷風病人之強直現象,痙攣及角弓反張引起之倂發症。

二、Pancuronium (Pavulon, NA97)

Pancuronium 是含有類固醇核之肌肉鬆弛劑。在尋找新型鬆弛劑時，Hewitt 及 Savage 曾合成一系列含有類膽固醇核之藥劑，其中僅 Pavulon 及 Decuronium 作了臨床試用，而又只有 Pancuronium 被接受採用。1967英國報導他們年前首次應用的結果 ①，自此以後應用漸廣報導很多。現與箭毒素分庭抗禮,爲最常用之肌肉鬆弛劑。其化學全名爲 2B, 16B-dipiperidine-5α-androstone-3α, 17B-diol diacetate, dimethobromide. 以類固醇核隔在中間，兩端各有一四價胺基，因而沒有荷爾蒙之作用，是白色結晶粉劑，性穩定,在人體可充分游離化，其化學分子式如下：

① Baird, W.L.M. & Red, A.M.: Brit. J. Anesth. 30:775, 1967.

PANCURONIUM BROMIDE
PAVULON: NA-97

㈠藥理作用: 是一非去極化肌肉鬆弛劑。在單個及強直刺激後皆有標準的消褪現象 (Fade)，也有強直後易壯出現 (Fascilitation)，並能用抗拮劑逆轉其作用[1]。但抗拮劑對它的作用時間長短不定，最好應用肌肉神經刺激作爲監視[2]。它也抑制血清中膽鹼酯酶[3]。藥效比箭毒素強約 5-6 倍，開始作用迅速。首次注射劑量僅要 0.1 mg/kg，以後繼續只需 0.02 mg/kg，就足够作任何大手術[4]。

它對心臟血管有中度刺激可以增加脈搏及血壓高達百分之十[5]。同時降低中央靜脈壓。血壓雖然有明顯上昇,但它不增加血液中 Noradrenaline 之濃度[6]，這是因爲它有間接刺激交感神經節後神經纖維之故[7]。它可增加心輸出，對外週阻力(Peripheral resistance)沒有改變，表示其神經節阻斷作用甚微[8]。它能維持或略升血壓是顯然與其

[1] Lippmann, M. & Rcgoff, R.C.: Anesth. & Analg. 53:20, 1974.
[2] Lippmann, M. & Rogoff, R.C.: Anesth. & Analg. 53:684, 1974.
[3] Stovner, J. et al.: Brit. J. Anesth. 47:949, 1975.
[4] Vanghan, R.W. & Cobb, M.L.: Anesth. & Analg. 53:56, 1974.
[5] Smith, G. et al.: Brit. J. Anesth. 42:923, 1970.
[6] Zsigmond, E.K. et al.: Canad. Anesth. Soc. J. 21:147, 1974.
[7] Domenech, J.S· et al.: Brit. J. Anesth. 48:1143, 1976.
[8] Kelman, G.R. & Kennedy, B.R.:Brit. J. Anesth. 43:335, 1971.

他藥劑不同之處①。特別在使用 Halothane 爲吸入麻醉劑時，Pancuro-
nium 之應用如不能維持血壓，至少也使血壓降低之幅度比較小②。總
括此劑對心臟血管影響之機轉有1.直接刺激心臟跳動速率(Chronotro-
pic) 及收縮能力 (Inotropic) 特性。2. 反射性刺激血管之平滑肌。3.
釋出Catecholamines。4. 迷走神經鬆弛(Vagolysis)。5. 神經節阻斷，
（副交感神經系統），這點缺乏證實，如有也甚微小。6. 阻斷心臟中
蕈毒樣 (Muscarinic) 感受器，與 Atropine 作用相似③。心房與心
室間之傳導可因此劑增強，隨之發生心跳快速。特別是有心房顫動或
Atrial flutter 之病人④。就因爲 Pancuronium 對心臟血管的這許多
作用使得它在心臟疾病，血液量小，休克，年老體弱以及危險性高之
病患被選中作爲鬆弛劑⑤。

　本劑與箭毒素作用順序相似。呼吸肌肉是最後受影響，但比箭毒
素更爲明顯⑥，特別在劑量在 50 mcg/kg 時。雖然如此，使用時仍然
應以人工控制換氣，換氣之程度並不影響它持續有效時間⑦。它也與
血液中之蛋白質聯合，與白蛋白聯合只是中等強，而與咖嗎球蛋白聯
合較強，臨床劑量只有小於13％是自由有作用⑧。不釋出組織胺，血
中組織胺濃度水準不提高而且臨床也無此跡象⑨。在氣喘及支氣管痙
攣之病人可以使用，只是在淺麻醉下唾液及支氣管分泌物較多而已。

　㈡臨床應用: Pancuronium 作用持續時效約可預先測估，可在作

① Ccleman, A. J. et al.: Anesthesia 27:415, 1972.
② Pandit, S.K. et al.: Anesth. & Analg. 50:798, 1971.
③ Duke, P.C. et al.: Canad. Anesth. Soc. J. 22:680, 1975.
④ Gcha, D.G. et al.: Anesthesiolcgy 46:342, 1977.
⑤ Lorhan, P.H. & Lippmann, M.; Anesth. & Analg. 51:914, 1972.
⑥ Stovner, J. et al.: Brit. J. Anesth. 43:953, 1971.
⑦ Dann, W.L.: Brit. J. Anesth. 43:959, 1971.
⑧ Thcmpson, J.M. Anesthesia 31;219, 1976.
⑨ Dcbkin, A.B. et al.: Anesth. & Analg. 52:772, 1973.

用消失之前添加續給劑量。**臨床應用並無明顯貯聚作用**①。 雖然換氣程度對它持效時間有影響，但酸中毒卻會加重其作用。劑量之大小與開始作用時間，持效之久暫，及達到頂峯作用時間都成正比，如下表：

劑量	開始作用時間	到頂峯作用時間	持續效用時間
0. 05 mg/kg	3 分	6 分	20-35 分
0. 1 mg/kg	2 分	3-5 分	35-55 分
0. 15 mg/kg	1 分	1-2 分	60-120分

但除劑量之外病人之體重及年齡都會影響持效時間②。 藥劑之作用與肌肉血流量有關，Pancuronium 比箭毒素較少減少四肢之血流量③。如利用 Succinylcholine 插管而繼續以 Pancuronium 來維持肌肉鬆弛與不用 Succinylcholine 在持續時間上沒有區別④。本劑之藥效強度與箭毒素是 5-10 比一，但在嬰兒之作用比較更強，初生兒爲九比一，而在一個月後就到六比一⑤。 在嬰兒作用的持效時間由靜脈注射約爲 40 分鐘，由肌肉注射則爲 70 分鐘，其注射量是 0. 08 mg/kg 也等於 2. 5 mg/M² 體表面積⑥。此劑開始作用迅速，在嬰兒僅爲 20-45 秒⑦。假如需要快速誘導而不適宜使用 Succinylcholine 之時可用大劑量 0. 1-0. 13 mg/kg Pancuronium, 0. 1mg/kg 應用于急症時也有滿意效果⑧。眼內壓在使用 Pancuronium 後有短暫明顯的減低，清醒及麻醉中之

① Katz, R. L.: Anesthesiology 34:550, 1971.
② Dechene, J. P. et al.: Canad. Anesth. Soc. J. 19:412, 1972.
③ Fuzzey, G. J. T. & Edwards, J. C.: Brit. J. Anesth. 43:753, 1971.
④ Walts, L. F. & Russin, W. D.: Anesth. & Analg. 55:22, 1977.
⑤ Bennett, E. J. et al.: Brit. J. Anesth. 47:75, 1975.
⑥ Yamamoto, T. et al.: Anesth. & Analg. 51:919, 1972.
⑦ Bennett, E. J.; Anesth. & Analg. 50:798, 1971.
⑧ Chatterjee, S. C. et al.: Anesthesia 31:694, 1976.

病人都一樣①，也有使用在眼有穿破傷口安全之報告②。它與箭毒素相似可通過胎盤柵欄，在初生兒尿中可能測出③，也能在臍帶血液測出，但量很小④。可與笑氣合用作帝王切開剖腹手術。除了血壓能維持較佳之外，並不比箭毒素爲優⑤。可用抗拮劑逆轉其作用。其生化轉變在肝臟，產生不活動型的 tetra-hydro 及 3-oxo 之衍化物，排洩一半由腎臟經尿而另一半由肝經膽液⑥。有腎臟疾病之人 Pancuronium 作用自注射到單個刺激5%恢復的時間較普通之人延長 20 分鐘⑦，但在腎功能不全到末期之病人仍能以抗拮劑逆轉，臨床都有滿意效果⑧。肝疾病之人需要使用較大劑量。而氣喘病人適用此劑⑨。當有休克、血量小、心臟疾病、燒傷、滿胃、氣喘、嗜鉻細胞瘤（Pheocromocytoma）、甲狀腺毒瘤、及對箭毒素過敏等情形，Pancuronium 是最好的選擇。只有防高血壓所致之不良反應及對溴鹽過敏的人應避免使用。

　　供應有 2ml 之安瓿，每 ml 含 2mg。首次量在成人約爲 4-6mg，續加量約爲 2mg。

　　三、Gallamine（Flaxedil）

　　法國之 Bovet 氏及仝人于 1947 年人工合成此非去極化神經肌肉阻斷劑。1948 Haguenard 與 Mushin 兩氏分別報導其臨床應用，是第一個在臨床應用的人工合成肌肉鬆弛劑。

　　Gallamine 之化學全名是 1, 2, 3, -tri-(β-diethylaminoethoxy)-

① Litwiller, C. A. et al.: Anesthesiology 42:750, 1975.
② Smith, R. B. & Leaño, N.: Canad. Anesth. Soc. J. 20:742, 1973.
③ Speirs, I. & Sim, A. W.: Brit. J. Anesth. 44:370, 1972.
④ Booth, P. N, et al.: Anesthesia 32:320, 1977.
⑤ Neeld, J. B. et al. ..Anesth. & Analg. 53:7, 1974.
⑥ Buchett, W. R. et al.: Brit. J. Pharma. 32:671, 1968.
⑦ Miller, R. D. et al.: Anesth. & Analg. 52:661, 1973.
⑧ Kamvyssi-Dea, S. et al: Brit. J. Anesth. 44:1217, 1968.
⑨ Nana, A. et al.: Ane sthesia 27:154, 1972.

benzene-tri-ethiodide. 爲白色非晶形粉劑，融點爲 145-150°C，溶于水及酒精，性穩定，可與 Thiopental 合用。有百分之四溶液安瓿供應，其化學分子式如下：

$$
\begin{array}{c}
\underset{}{C_2H_5\ \ C_2H_5\ \ C_2H_5} \\
N^+ \\
(CH_2)_2 \\
O
\end{array}
$$

$$C_2H_5 \overset{C_2H_5}{\underset{C_2H_5}{>}} N^+{-}CH_2{-}CH_2{-}O{-}\bigcirc{-}O{-}CH_2{-}CH_2{-}N \overset{C_2H_5}{\underset{C_2H_5}{<}} C_2H_5$$

GALLAMINE
$$C_{30}H_{60}N_3O_3$$

From Pyrogallol—A Tri Ether

　㈠藥理作用：本劑之作用近似箭毒素，但持續時效稍短，爲 15-20 分鐘對 20-30 分鐘。其機轉也與箭毒素同爲非去極化神經阻斷，就是干擾阻止醋酸膽鹼使之不能達到終板之感受器，它並不阻止醋酸膽鹼之釋出。全部不在人體內破壞,不經轉變的由腎臟排洩，在兩小時之內就已排出大部份。用 40 mg 時對自動呼吸之抑制不大，在 Thiopental 及笑氣或 Trilene 麻醉下與僅用 Gallamine 都無區別[1]。沒有明顯的缺氧，只有呼吸性酸中毒 (Respiratory acidosis)。在僅用笑氣與氧之麻醉也會發生酸中毒。加小量（40mg）Gallamine 就加重動脈中之 CO_2 分壓[2]。沒有支氣管痙攣現象且可以稍減呼吸阻力，也不刺激黏液分泌。Gallamine 可使心跳加速，以漸增劑量 20 mg 間隔以 2-3 分鐘逐漸產生收搐反應之進行性肌肉阻斷，卽伴以漸漸增加之心

────────────────

① Tobias, M. A. & Boswick, K.: Brit. J. Anesth. 42:633, 1970.
② MecFarlane, D. W. R. et al.: Anesthesia 31:200, 1976.

跳速度，直到 100-120 mg 就達到頂峯反應，所以心跳速度可作肌肉鬆弛程度之參照①。它有抗醋酸膽鹼在心臟之作用， 顯示對心臟有類阿托品之迷走神經阻斷，加上若干交感神經刺激作用，無論劑量大或小皆可加速心跳。又增加血壓②， 由交感神經節影響血壓比較小，但釋出交感神經末梢之 Nor-epinephrine 就更加高血壓③，因之使手術時流血量也較多。無組織胺釋出徵象，可用於氣喘及其他有過敏疾病之人。它不影響孕婦子宮收縮，但通過胎盤柵欄，理論上似乎不宜於生產時使用，但臨床也有使用得到滿意結果的報導。對中樞神經系統除了重複特大劑量會有普遍抽搐④，一般臨床劑量沒有影響。它與肝臟及腎臟都沒有直接作用，但因全部由腎臟排洩，如腎臟機能不全並不能由肝膽增加排洩。所以當腎機能有損害，由於血壓低或循環抑制或由腎臟疾病都會有持久的麻痺。無腎機能之病人使用 Gallamine 後，即使以抗拮劑矯治恢復，也旋踵立即發生再箭毒化之現象。如在雙側腎臟截除之病人使用 Gallamine 只能用血液透析法治療恢復⑤。

　　㈡臨床應用: 其藥效比箭毒素小，20mg Gallamine 相當於 3mg 箭毒素。作用持續時間爲 20 分，給單個劑量要半小時才完全消失其作用。平常人約需 60-160 mg 使腹肌鬆弛, 直視下氣管挿管約需 120-160 mg。可由肌肉注射，但要與 Hyalaronidase 合用，且應增加 5 ％之劑量。以小量 40 mg 作婦科手術可維持自動呼吸。肌肉之血流量影響它之開始作用時間及麻痺之程度，但對恢復之速度及程度都無影響⑥。它與箭毒素合用時，其作用不僅是相加而是相乘， 相互作用地

① Eisele, J.H. et al.: Anesthesiology 35:631, 1971.
② Rathbun, F.J. & Hamilton, J. T.: Canad. Anesth. Soc. J. 17:574, 1970.
③ Matsuki, A. et al.: Canad. Anesth. Soc. J. 20:539, 1973.
④ Halperin, L.M. & Block R.G.: Science 155:1685, 1967.
⑤ Singer, M.M. et al.: Brit. J. Anesth. 43:404, 1971.
⑥ Gost, V.A. et al.: Brit. J. Anesth. 48:69, 1976.

點可能在肌神經 （Myoneural） 會合點，與血流量無關①。下列各情形
最好避免使用此劑: 1. 病人本身已有心跳過速，任何誇大交感神經作
用時都不合適使用 Gallamine。因心臟已沒有迷走神經之保護作用。
2. 腎臟機能不全時，本來有之腎臟疾病或手術過程中有心機衰竭，血
壓低及休克等影響腎功能之情形發生；皆可導致長久不呼吸，用抗拮
劑逆轉功效甚微而且短暫②，矯正治療應該用透析法 （Dialysis）。3. 產
科之應用時要特別注意，只能使用小劑量。

四、其他藥劑

㈠Alcuronium chloride (Diallyl nortoxiferine, Alloferin)

Alloferine

是由 Toxiferine 以人工合成之衍化物。 1961 年臨床試用③，是
中等效用之非去極化肌肉鬆弛劑。注射後 3-4 分即開始作用，藥效持
續 15-20 分。可以與 Brietal 混合用，但不能與 Thiopental 混合用。
不釋出組織胺。以開始作用時間及持續有效時間來看是箭毒素之二倍，

① Ghoneim, M.M. et al.: Canad. Anesth. Soc. J. 19:66, 1972.
② Churchilll-Davidson, H.C. et al.: Anesthesiology 28:540, 1967.
③ Lund, I. & Stovner, J.: Acta Anesth. Scand. 6:85, 1962.

在小孩是如此①，在成人也是一樣②。8-18 mg 就有很良好的挿管環境，也有鬆弛之腹部肌肉。沒有神經節阻斷，不改變心跳速度③，心輸出減小，但伴以增加外週阻力來補償④，降低血壓，特別與 Halothane 同時使用時更爲明顯，其降血壓之時間與使用箭毒素稍有差別，用 Alcuronium 後 3-5 分血壓就降低而在箭毒素後要 10-15 分才降⑤。由腎臟排洩，能由臍血管測出很小之劑量表示它能通過胎盤柵欄，但影響不大。可以抗拮劑逆轉其作用，此劑之需要量與血中之蛋白特別是白蛋白有關，在貧血之病人應特別小心使用⑥。在恢復時期中，呼吸性酸中毒會減少而呼吸性鹼中毒卻增加此劑之作用⑦。劑量爲 0.16mg/kg，爲挿管要雙倍劑量。小孩劑量爲 0.125-0.2 mg/kg。開始作用在注射後一分鐘，可得 20-30 分之鬆弛，是一可靠且能逆轉之肌肉鬆弛劑。

(二)Dimethyl Tubocurarine（Mecostrin）

DIMETHYL TUBOCURARINE
$C_{40}H_{48}N_2O_6$

① Baraka, J.H. et al.: Brit. J. Anesth. 39:624, 1957.
② Hunter, A.R.: Brit. J. Anesth. 36:466, 1964.
③ Lee, S.H. et al.: Acta Anesth. Sinica 13:33, 1975.
④ Kennedy, B.R. & Kelman, G.R.: Brit. J. Anesth. 42:625, 1970.
⑤ Tammisto, T. & Welling, I.: Brit. J. Anesth. 41:317, 1969.
⑥ Yeung, M.L.: Brit. J. Anesth. 48:859, 1976.
⑦ Normand, J. et al.: Brit. J. Anesth. 42:625, 1970.

　　1935 年 King 及 Dutcher 製造，是箭毒素的雙甲醇衍生物，性穩定。是與箭毒素作用相似之非去極化肌肉鬆弛劑。藥效強，爲箭毒素 2-2½ 倍，開始作用快，效用持續時間僅及箭毒素之半。但對呼吸之橫膈肌作用較小，與血液蛋白質之關連也小[1]。以 0.2 mg/kg 給予在笑氣及 Halothane 麻醉中之人三分鐘後，血壓由 96 torr 下降到 85 torr，心跳速度、心輸出、外週阻力及中央靜脈壓都沒有有意義的改變。給 0.4 mg/kg 血壓曾由 100 torr 下降到 76 torr[2]。動物實驗顯示要 8-16 倍之肌肉鬆弛量才有迷走神經阻斷[3]。通過胎盤柵欄，以 ^{14}C-dmt 注射，2 分鐘後在臍血液就能測出，6-10 分後在臍血管之濃度爲母體之 12 %[4]，胎兒之腦組織濃度最低，而在胎盤及胎兒之肺及肝較高[5]。可用 Neostigmine 逆轉回復。以 0.3 mg/kg 可得 96-100 %之神經阻斷，但要等阻斷自動恢復 50%之後才能够抗拮逆轉[6]。

　　本劑之臨床應用並不普遍，因其作用並無特出之處，且其分子結構複雜，成品之品質不易控制，藥效常不一致，(Mogey 及 Trevan)[7]。

　　㈢Toxiferine(C-Toxiferine I)

　　本劑是由葫蘆箭毒 (Calabash curare) 分離得到的一種生物鹼（Alkaloid），分子式爲 $C_{40} N_{46} Cl_2 N_4 O_{20}$。本是一雙四價胺化合物。是粉劑之雙氯鹽，耐熱穩定，溶於水，但在溶液中雙型並不穩定，容易分解成爲兩個對稱的單型四價胺化合物。有粉製劑備臨時調配使用，宜用等滲鹽液配用。

　　此劑作用持續時間很長，常用以單個劑量靜脈注射。如藥效消失

(1) Stovner, J. et al.: Brit. J. Anesth. 44:374, 1972.
(2) Stoelting, R.K.: Anesth. & Analg. 53:513, 1974.
(3) Hughes, R. & Chapple, D.J.: Brit. J. Anesth. 48:847, 1976.
(4) Kivalo, I. & Saarikoski, S.: Brit. J. Anesth. 48:239, 1976.
(5) Kivalo, I. & Sarrikoski, S.: Brit. J. Anesth. 44:557, 1972
(6) Hughes, R. et al.: Brit. J. Anesth. 48:969, 1976.
(7) King, H.K.: 臨床麻醉學 pp.622.

C-TOXIFERINEI
$C_{30}H_{23}N_2O$

可視需要追加第二劑量。因其藥效持續時間很久，很少有用超過第二劑量之情形。其持效時間爲箭毒素之 6-8 倍長。臨床劑量以 $40\mu g/kg$ 可得 60 分鐘鬆弛，再續給同劑量，作用可長達 90 分鐘，如此看來有貯聚作用，故宜將續給劑量減半。如在挿管時已用 Succinylcholine，然後再用此劑也要酌減其劑量。只要 $15\ \mu g/kg$ 就能得到手術時肌肉鬆弛 45 分鐘。繼給之第二劑量則可得 70 分鐘之鬆弛，如手術預估約需歷時一小時，應該從開始時就給此劑，或自挿管時就用此劑。當手術快結束時而此劑藥效將近消失應追加鬆弛劑時，寧可加箭毒素，以免不能逆轉其神經肌肉之阻斷[1]。麻醉劑如 Halothane 及乙醚都使其阻斷作用增強，但不使血壓更加下降。

㈣Imbritil (Hexabiscarbocholine)

Hexamethylene Carbaminoylccholine (Imbretıl).

---

[1] Foldes, F.F. et al.: Anesthesiology 22:93, 1961.

本劑亦稱 Hexamethylene carbaminoylcholine bromide，其 carbaminoyl 連接不被膽鹼酯酶分解。是白色晶體粉，溶於水及酒精，Mayerbofer 以此劑有雙重阻斷,但在人體卻沒有開始時之肌肉收縮，Churchill-Davidson 及 Christie 二氏以肌電圖觀察，在注射單個劑量在人體只產生去極化阻斷[1]。一般劑量是 0.04-0.06 mg/kg，可得一小時之鬆弛。增加劑量到 0.06-0.08 mg/kg 時就延長效用到三小時之久。用於成人 3-4 mg 已足够使手術有一小時之鬆弛，5-6 mg 就可達 2-3 小時之鬆弛，鬆弛程度很深，常被形容好似「脊髓麻醉」。開始時間與劑量大小有關，4-6 分鐘作用就充分表現。單個劑量注射後尚能預估其恢復，重複注射有貯聚作用，且由去極化轉變爲非去極化,轉變之過程及時間都不一定且又有使不敏感的情形。劑量超過 0.1 mg/kg 常發生持久不呼吸 (Prolonged apnea)。單個劑量注射後兩小時內由尿中不變的排出 50 %，六小時內排出 75 %，48 小時內全部排出體外，神經節阻斷劑會延長其作用至二倍，低溫中可使此劑藥效延長大約四倍。它不改變心跳速度。肌肉鬆弛連呼吸肌也包括在內，沒有支氣管痙攣[2]。使用抗拮劑要仔細估計，因此劑之阻斷情況作用很不一致，如在藥效開始及巔峯時給予抗拮會延長並加深其阻斷作用，反之在恢復時及藥效大都消退之後給予則能發生抗拮作用。除非利用電肌刺激測量，臨床估計很難確實有把握知道它的作用情況[3]。

㈤Laudexium (Laudolissen)

Bodeman 於 1952 年報導其臨床應用[4]，是一 bis-quaternary 胺之人工合成劑，穩定的白色結晶，有與箭毒素相似之作用，是非去極

[1] Churchill-Davidson, H. C. & Christie, T. H.: Brit. J. Anesth. 31:290, 1959.
[2] Ngai, S. H. et al.: Anesthesiology 20:653, 1959.
[3] Foldes, F. F. et al.: Anesthesiology 20:767, 1959.
[4] Bodeman, R. I. et al.: Lancet 2:517, 1952.

LAUDEXIUM
$C_{52}H_{74}N_2O_8$

化鬆弛劑，效用僅及箭毒素之半。首次劑量 24-30 mg 可以達到呼吸肌的完全鬆弛，只用 18-24 mg 也能達到外科手術之腹部鬆弛。開始作用需經 1-3 分而到充分藥效則需時 3-6 分。能以抗拮劑逆轉，但其持效時間比抗拮劑長，而且矯正也似箭毒素之完全。因此本劑不受普遍採用。

㈥Benzoquinonium（Mytolon）

BENZOQUINONIUM
$C_{35}H_{50}N_2O_2$

本劑是 Cavalitto 為尋求代替箭毒素所合成之鬆弛劑之一，臨床報告是 Arrowood 1951 年所提出①。它是四價胺衍化物，紅色晶體，溶於水。其作用機轉尚未完全了解，似有混合阻斷作用。它與箭毒素相似，加強乙醚在神經肌肉會合處之作用。也抗拮去極化鬆弛劑 De-

① Arrowood, J.: Anesthesiology 12:753, 1951.

camethonium 之作用，但它不能以 Neostigmine 逆轉，因其確有抗膽鹼酯酶之作用。它有好似刺激迷走神經之加強副交感神經作用，唾液特多且腸蠕動強，心跳慢，不釋出組織胺。由靜脈注射 6-9 mg 就可有手術時腹部鬆弛，9-12 mg 則可致不呼吸，續給劑量 3.0 mg 就可維持。開始作用很慢，要 10-12 分才能發揮藥效到頂點，持續時間約爲 12-20 分。由尿排洩，以致使尿呈粉紅色，因其作用藥效不穩又無法逆轉，故很少使用。

㈦Mephenesin (Tolserol, Myanesin)

$$O \cdot CH_2 - CHOH - \overset{\overset{\displaystyle H}{|}}{\underset{\underset{\displaystyle H}{|}}{C}} - OH$$

$$CH_3$$

MEPHENESIN

本劑是 Berger 及 Bradley 在研究甘油醚 (Glycerol ether) 之局部麻醉作用時發現它有肌肉鬆弛作用，Mallinson 描述它在臨床之應用 (1947)[1]。它是無色無味晶體，融點在 70-71°C，只 1% 溶於水，但易溶於酒精。性穩定，光，熱，弱酸及弱鹼都無影響，故可隨意與食鹽水，葡萄糖液及巴比妥混合使用。其作用機轉爲中樞性，對中樞性疼痛及椎體束外 (Extra pyramidal) 神經疾病有效用。局部刺激性強，以肌肉注射治療破傷風時應注射至肌肉深處。不影響神志也不影響心臟，不釋出組織胺。部份由肝與 Glycuronic 酸結合而部份由腎臟不變排出。因其鬆弛之程度不夠又加上局部刺激反應，臨床幾無應

---

① Mallison, B.F.: Lancet 1:98, 1947.

用，偶而會用在爲治療破傷風。

(八)Fazadinium （AH 8165）

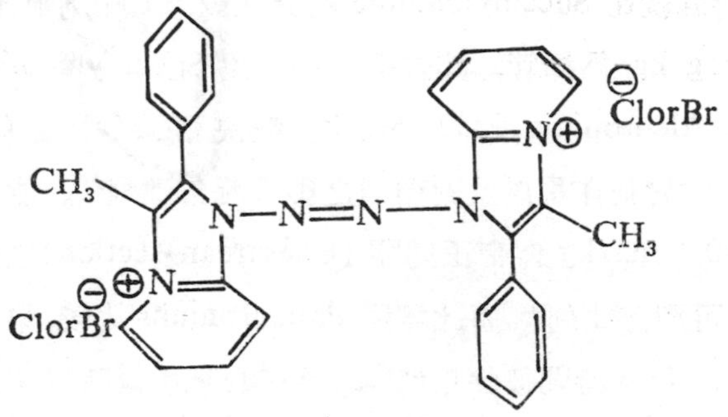

AH 8165

FIG. 1. Chemical structure of AH8165 (azobis-
arylimidazo-(1,2-a)-pyridinium).

　　本劑之化學方程式爲I, 1' Azobis （3-methyl-2-phenyl-1H-imido
(1,2-a) pyridinium〕 bibromide。爲一快速開始，藥效持續短，可被抗
拮劑逆轉之非去極化肌肉鬆弛劑[1]。　單獨使用時在循環系統增加心跳
速度及心輸出 （Cardiac output），減少心縮排血量 （Stroke volume），
中央靜脈壓，全身血管阻力及血壓都穩定不變[2]，　因其開始作用時間
迅速，可作閃電式插管 （Crash intubation）。以 Succinylcholine 需
時 30 秒而以 Fazadinium 則需 31 秒[3]。作用機轉之處所在 Synaptic
後之肌肉神經會合處[4]，阻斷此處之膽鹼激性之感受器 （Cholinergic
receptor)[5]。　其藥效用強度與箭毒素之比爲十分之一。在低濃度時也
有不明顯的去極化作用，但在臨床所使用之濃度爲非去極化作用，能

①　Britain, R.T.: Brit. J. Anesth. 45:837, 1973.
②　Savager, T.M. et al.: Anesthesia 28:253, 1973.
③　Coleman, A.J. et al.: Anesthesia, 28:262, 1973.
④　Waud B.E.: Anesthesiology 46:94, 1977.
⑤　Post, E.L. et al.: Anesthesiology 42:240, 1975.

以抗拮劑 (Neostigmine) 逆轉, 但僅能達到箭毒素之一半。其作用消失至原來 90 ％與用 Succinylcholine 所需之時間相等, 但消失至原來作用 50％之時間就比 Succinylcholine 略長久[1]。以此劑兩種劑量 1mg/kg 及 1.25 mg/kg 爲插管, 其效果一樣但比 Succinylcholine 1mg/kg 稍慢, 比 Alcuronium 0.32 mg/kg 較快 [2]。中度 CO_2 積聚時 Fazadinium 的鬆弛作用以及對循環之影響都無改變[3]。能通過胎盤柵欄。用 0.5-0.9 mg/kg 作帝王切開 (Caesarean-section)生產時, 在臍靜脈血液中可測得此劑[4]。將此劑與 Pancuronium 比較, 藥效開始時間以本劑較快, 持續時間彼此相似[5], 但在心臟手術時以 Pancuronium 0.1 mg/kg 插管不影響心跳及血壓, 而以 Fazadinium 0.5 mg/kg 及 1.0 mg/kg 插管皆加速心跳, 而且此二劑量中之大者會降低血壓[6]。

此劑是一新藥, 因它是非去極化鬆弛劑, 且開始效用快速, 藥效持續時間短, 頗受重視。假如它對循環系統、心臟血管及血流動力等影響不大, 可能很有前途。

㈨其他新藥: 在試驗中之新藥甚多, 有報導者列如下:

1. Dacuronium-steroid 藥。Norman, J. ＋Katz, R. L. B. J. A. 43: 313, 1971.

2. BW. 252 C_{64} 及 BW 403 C_{65}. Hughes, R. B. J. A. 44: 27, 1972.

3. DD-188. Savarese, J. J. et al. A＋A 52: 982, 1973.

4. Org 6368. Baird, W. L. M. B. J. A. 46: 658, 1974.

[1] Hiser, P. T. et al.: Anesthesiology 42: 254, 1975.

[2] Hartley, J. M. F.: Anesthesia 32: 14, 1977.

[3] Coleman, A. J.: Brit. J. Anesth. 47: 365, 1975.

[4] Blogg, C. E. et al.: Anesthesia 30: 25, 1975.

[5] Kean. H. M. C.: Anesthesia 30: 333, 1975.

[6] Ly Lyons, S. M. et al.: Brit. J. Anesth. 47: 725, 1975.

5. HH–85 及 J. J. –142. Savarese, J. J. et al. A & A 54: 689, 1975.

6. BW 403 C_{65}. Post, E. L. et al. B. J. A. 47: 929 1975.

7. Azathioprine. Dretchen, K. L. 等 Ag. 45: 604, 1976.

新藥只有神經肌肉阻斷作用，如欲應用於臨床，尚需繼續研究。

第四節　抗　拮　劑

甲、藥理作用

抗拮作用是利用抗膽鹼酯酶（Anticholinesterase）藥劑在運動終板減弱膽鹼酯酶（Cholinesterase）作用，醋酸膽鹼之破壞及水解減少，積聚分子增多直到能與箭毒素競爭搶佔感受器，使神經肌肉傳導得以通行就恢復肌肉功能。故只在非去極化之肌肉鬆弛劑才能以抗拮劑逆轉回復。抗拮劑在運動終板之作用包括抑制膽鹼酯酶，使醋酸膽鹼分解少積聚多；刺激神經肌肉會合前神經末梢，使醋酸膽鹼釋出加速；再就是在會合後之運動終板產生去極化作用[1]，但是此種去極化作用非常微弱，無臨床重要性。以抗拮劑可能有直接中和箭毒素作用之現象。在血液中測量自由型箭毒素之濃度，在加入 Neostigmine 之後降低甚多。降低之程度與臨床之肌神經阻斷和呼吸增進都相吻合[2]。

抗拮劑藥物有兩類，一類是含有四價胺化合物（Quaternary ammonium compounds），另一類是有機磷化合物（Organic phospherus compounds）。有機磷化合物作用微弱，不為臨床採用。而四價胺化合物中也只有 Neostigmine, Pyridostigmine 及 Edrophonium 常在臨床使用，其中尤以 Neostigmine 使用最廣最多。抗膽鹼酯酶之藥理作用

[1] Blaber, L.C. & Bowman, W.C.: Brit. J. Pharma. 20: 326, 1963.
[2] Cohen, E. N. et al.: Anesthesiology 18: 300, 1957.

是增加醋酸膽鹼之釋出及積聚。而醋酸膽鹼之作用有尼古丁樣(Nicotinic) 作用及蕈毒樣 (Muscarinic) 作用。前者刺激自律神經之節前纖維及到骨骼肌肉之神經傳導，後者卽刺激自律神經之副交感神經節後纖維，使粘液增多，抑制心跳及增強腸蠕動等不利現象。可用Atropine 阻斷這種蕈毒樣作用。

乙、常用之抗拮劑

一、Neostigmine (Prostigmine, Vagostigmine)

Pyridostigmine

本劑在 1931 年 Aeschlimaun 及 Reinert 二氏人工合成，1936 年 Briscoe 明瞭它的藥理作用而於 1942 年作抗拮箭毒素之用[1]。 Neostigmine 是一抗膽鹼酯酶,阻止醋酸膽鹼之正常水解,讓它積聚以致能在運動終板與箭毒素競爭。Neostigmine 部份由血清膽鹼酯酶 (Serum cholinesterase) 破壞，而另一部份不變的由腎臟排出。除了抗膽鹼酯酶作用外它還有去極化阻斷作用，但這需要很大劑量才能產生。於清醒之人注射大劑量可以發生簇束收縮 (Fasciculation)，和不協調之抽搐。這種情況常是呼吸停止的先兆，加上它顯著的蕈毒樣作用，合稱爲「膽鹼激性危機 (Cholinergic crisis)」。在一般普通正常人身上很難出現這情況，但可發生在重症肌無力症 (Myasthenia gravis)，使用 Neostigmine 過量以及化學藥劑 Difluorophosphate 和同類藥中毒時。

Neostigmine 具有蕈毒樣作用 (Muscarinic effect)，增加唾液及

---

[1] Norman, J. & Katz, R. L.: Brit. J. Anesth. 43:313, 1971.

支氣管分泌，有支氣管痙攣，增強腸特別是小腸蠕動，阻斷心傳導，刺激迷走神經使心跳緩慢，甚至可以心搏暫停。這種種現象都是不願發生的，故於使用之前一定要用 Atropine 阻斷這種蕈毒樣作用及其對迷走神經之刺激。Atropine 可與 Neostigmine 同時注射，也可以在前或在後立卽緊接著注射。因 Atropine 開始作用快，僅一次循環時間就够了。而 Neostigmine 開始有效時間較慢，兩者同時注射對心臟速率之影響最小①。如在 Neostigmine 注射後15秒之內注射 Atropine 也不會有什麼差別，但必須切記應該及時注射。假如延誤至 30 秒卽可以有心律不整 (Arrhythmia) 出現。在 Neostigmine 之前注射 Atropine 並無特殊益處，反倒偶而有心速減慢出現。

Neostigmine 在抗拮劑中藥效最強，一般劑量約爲 0.05 mg/kg 可以先給 1.0 或 1.5 mg。注射速度應該緩慢，2-3 分鐘後就開始有效。10 分鐘就充分發揮藥效，然後持續約半小時，或更長，甚至可長達 90 分鐘。Atropine 與 Neostigmine 劑量之比，文獻中皆以 1：2.5 爲最合適，金氏之經驗只用半量卽已足够②。但如果使用肌肉鬆弛劑之量相當大時，仍以 1mg Atropine 與 2.5 mg Neostigmine 同時注射最安全。也有口服之溴鹽，但臨床麻醉中很少有機會用口服劑。

二、Pyridostigmine (Mestinon)

Neostigmine

---

① Rosner, V. et al.: Brit. J. Anesth. 43: 1066, 1971.

② King, H. K.: 臨床麻醉學 pp. 619.

Pyridostigmine 與 Neostigmine 同類型，都是 Carbamate 衍化物。藥效只有 Neostigmine 的四分之一①到二分之一②。開始作用慢，但藥效持續時間較長。在沒有同時使用 Atropine 時，唾液及氣管內分泌液甚多，但對心臟之影響如心律不整則很少③，所以仍然要以 1mg Atropine 與它同時用來阻止過多的分泌。因爲它持效時間長，多應用在重症肌無力疾病，作爲治療。也可用在逆轉肌肉鬆弛劑，只不過藥效較弱但蕈毒樣作用也較小。劑量 0.15-0.25 mg/kg，一般人約在 10-20 mg。爲逆轉箭毒素在不同吸入麻醉劑下所用劑量都相同。但爲逆轉 Pancuronium 時，如用 Methoxyflurane，乙醚，或鎮神止痛劑 (Neuroleptanalgesia) 等麻醉下需要較大劑量④。重複劑量可給予原來劑量的五分之一。

三、Edrophonium (Tensilon)

$$CH_3-N-CH_5$$

本劑是白色晶狀粉末，溶于水但不溶于鹼，化學式爲 3-hydroxy-phenyl-dimethylethylamine chloride。主要藥理作用是抗膽鹼酯酶，也具有與醋酸膽鹼同樣的去極化作用直接刺激運動終板。其蕈毒樣作用比 Neostigmine 小，但仍要以 Atropine 防止。藥效僅及 Neostigmine 1/5-1/15，開始很快，但不能持久。注射 10 mg 後 30-45 秒

① Miller, R.D. et al.: Anesthesiology 41:27, 1974.
② Ravin, M.B.: Anesth. & Analg. 54:317, 1975.
③ Fogdall R.P. & Miller, R.D.: Anesthesiology 39:504, 1973.
④ Gotta, A.W. & Sullivan, C.A.: Canad. Anesth. Soc. J. 17:527, 1970.

後就有改善肌肉能力之功效，2-3 分後又回返重行痲痺，雖然再次之痲痺較原來爲輕。以單個抽搦刺激(Single twitch)沒有消褪，只有強直刺激 (Tetanic) 才能得消褪現象，如果只用單個抽搦作爲監視，可導致錯誤診斷①。臨床上不用此劑作逆轉肌肉鬆弛劑，只爲鑑定區別診斷雙重阻斷(Dual block)，重症肌無力病，及膽鹼激性危機 (Cholinergic crisis) ，是最合適。利用四列車鑑別及監視也可安全逆轉由用 Succinylcholine 產生的雙重阻斷②。

四、Galanthamine (Niralin)

本劑是抗膽鹼酯酶，也是一回甦劑 (Analeptic) 在東歐使用 (Sajev et al. 1962)。英國 Wisliski 報告其爲抗拮使用結果③，其藥效僅及 Neostigmine 二十分之一而且能抗拮逆轉箭毒素之範圍較狹，非等神經肌肉傳導之阻斷自動恢復到達相當程度才能有作用④。

五、其他藥劑

腎上腺素，鉀，鈣，胍 (Quanidine)，去極化鬆弛劑，伊凡氏藍 (Evans blue) 及剛果紅 (Congo red) 皆有抗拮作用，但無臨床使用價值。

Germine monoacetate 沒有抗膽鹼酯酶作用⑤。RX 72601 可以不加 Atropine 安全抗拮非去極化之阻斷⑥。以 Glycopyorrolate 可代替 Atropine⑦，其劑量是 0.2 mg Glycopyorrolate 與 1mg Neostigmine 配合⑧。

① Sugai, N. & Payna, J.P.: Brit. J. Anesth. 47:1087, 1975.
② Lee, C.M.: Anesth. & Analg. 55:663, 1976.
③ Wisliski, I.: Brit. J. Anesth. 39:936, 1967.
④ Baraka, A. & Cozanitis, D.: Anesth. & Analg. 52:832, 1973.
⑤ Higashi, H. et al.: Anesthesiology 38:143, 1973.
⑥ Metcalf, G. & Duttmar, F.W.: Brit. J. Anesth. 47:451, 1975.
⑦ Wong, A.Y. et al.: Anesth. & Analg. 53:412, 1974.
⑧ Ramamurthy, S. et al.: Canad. Anesth. Soc. J. 19:392, 1972.

丙、影響應用抗拮劑之因素

一、肌肉鬆弛劑: 以不同之肌肉鬆弛劑,如箭毒素, Pancuronium 及 Gallamine 等, 所得麻痺經過時間及恢復程度都不一樣, 抗拮劑使用後恢復的效用也就不同。Miller 氏以爲箭毒素比 Pancuronium 較快而 Gallamine 最慢[1]。De Angelis 氏以爲 Pancuronium 恢復最快而箭毒素與 Gallamine 都較慢[2], 以恢復程度來講是箭毒素最好而 Gallamine 最弱[3]。

二、抗拮劑施用時神經肌肉阻斷之程度, 如果神經肌肉阻斷沒有自動恢復至某種階段, 抗拮劑不能有功效[4]。

三、麻醉劑: 肌肉鬆弛劑常在麻醉中給予, 如用 Cyclopropane, Halothane, Thiopental 等藥劑, 因附帶加有迷走神經興奮 (Vagotonia) 需要較小心使用 Neostigmine[5]。

四、酸鹼平衡: 代謝性鹼中毒及呼吸性酸中毒都會減少 Neostigmine 對箭毒素的抗拮作用[6]。病人應該在正常或稍低的肺 CO_2 分壓 (PCO_2)[7]及正常的肺氧分壓 (PO_2)[8]之情況下才使用抗拮劑。手術完畢後應由過度換氣 (Hyperventilation) 移轉至正常換氣 。病患如不能維持本身之正常換氣時, 應給以刺激, 如抽吸氣管內分泌物可增加換氣, 再仍嫌不足之時就要以人工輔助。血壓低及組織灌注 (Tissue perfusion) 不良時都會延遲恢復之進度。

五、溫度: 溫度的影響並不太大, 在很低溫度時 Neostigmine 的

[1] Miller, R.D. et al.: Anesthesiology 37: 503, 1972.
[2] De Angelis, J.: Anesth. & Analg. 53: 268, 1974.
[3] Morks, P.S.: Anesthesia 27: 313, 1972.
[4] Katz, R.L.: Anesthesiology 34: 550. 1971.
[5] Lee, A.: Synopsis of anesth. pp303.
[6] Miller, R.D. et al.: Anesthesiology 42: 377, 1975.
[7] Riding, J.E. & Robinson, J.S.: Anesthesia 16: 346, 1961.
[8] Baraka, A.: Brit. J. Anesth. 40: 27, 1968.

作用需要較長時間才達到頂峯。 低溫麻醉時 Pancuronium 之肌神經阻斷延長到達頂峯時及效用持續時間， 但不影響所需要之劑量①。

六、電解質: 鉀，鈉，鈣，鎂與電離子在正常神經肌肉傳導中都有很大作用，如有不平衡自然與抗拮作用有關係②。

七、抗生素: 抗生素本身或多或少具有神經肌肉阻斷作用，增強肌肉鬆弛劑之作用③。抗拮劑對抗生素有時只能有部份逆轉效用。 如抗拮劑無效，可用鈣鹽，也許有幫助。如兩者都無效時，則只能以人工換氣等待它自動恢復。

八、其他藥物: 局部麻醉劑，Ketamine, 安眠藥等都會影響肌神經阻斷也就影響抗拮作用④。

九、疾病: 黃膽及胃十二指腸潰瘍之病患需要較多的 Neostigmine，在有先天性心臟病的病人注射 Atropine 及 Neostigmine 混合液後一分鐘卽有心跳加速及心律不整, 特別是發紺病 (Cyanosis) 病人更加嚴重⑤，所以在此類病人要特別小心。 對 Atropine 過敏之病人也要事先注意，0. 1mg Atropine 就使過敏之成人心悸及血壓升高⑥，最好能預防避免使用抗拮劑。

丁、臨床使用抗拮劑之指標

一、手術後幫助充份恢復呼吸能力。

二、逆轉非去極化鬆弛劑之作用，在預先估計是長手術，卻因種種原因不能繼續進行，而縮短手術時間，要用抗拮劑去抵消鬆弛劑之效用。

① Miller, R.D. & Roderick L.L.: Anesthesiology 46:333, 1977.
② Miller, R.D. et al.: Anesthesiology 41:27, 1974.
③ Pittinger, C.B.: Anesth. & Analg. 49:487, 1970.
④ Dretchen, K. et al.: Anesthesiology 34:461, 1971.
⑥ Salem, M.R. et al.: Brit. J. Anesth. 42:991, 1970.
⑤ Personal experience.

三、雖然是短時間之手術，但因需而使用要非去極化鬆弛劑時，可加抗拮劑逆轉恢復。

四、對肌肉鬆弛劑特別敏感者，如重症肌無力之病患，可用爲矯正並治療，消除其麻痺。

五、殘留之肌肉鬆弛劑之作用尚影響正常呼吸之時，應予以抗拮劑逆轉恢復，加強呼吸力量。

六、雙重阻斷，要以 Edrophonium 作鑑定診斷，並在有監視下作逆轉抗拮。

戊、使用抗拮劑之併發症

一、再箭毒化 (Recurarization)

Neostigmine 之藥效持續時間較箭毒素更久，加上給予抗拮劑的時間是在給予鬆弛劑之後，藥效已自然恢復到某種程度，照理是不應該有再箭毒化之情形發生。但病人本身患有重症肌無力，肌無力綜合病徵 (Myasthenic syndrome) 及癌性神經病變 (Carcinomatous Neuropathy) 等神經性疾病，或使用抗拮劑之劑量不夠，病人有酸鹼度及電解質不平衡，再或者是病人腎臟排洩機能不全等等異常情況可以發生。要細心觀察，早期發現及時矯正治療。臨床檢查肌肉動作如抬頭，張眼及自動呼吸量等可指示抗拮劑之功效。測量自動呼吸量如潮氣 (Tidal volume) 及聽命令後之最大呼吸量，其中以吸氣能力較爲有鑑定價值。用神經刺激來檢查，自然更是準確。在單個刺激應有 95-98 ％恢復，強直刺激應有持續反應，不會有消褪，或以四列車之比例來評估殘餘之阻斷都能預測並防止再箭毒化之發生。

二、肺膨張不全 (Atelactasis)：使用抗拮劑使支氣管分泌增多，以致肺膨張不全，在有氣喘之人尤其應該特別注意。

三、腸吻合漏泄 (Insufficiency of anastomosis)：Neostigmine

增加腸蠕動，這也許會成爲腸吻合漏泄原因之一，特別是在迴腸吻合。在此類手術時使用抗拮劑也應多加考慮。

四、心律不整及心搏暫停 (Arrhythmia and cardiac arrest): 使用抗拮劑之早期有數例死亡報告[1]，其發生之原因可能是抑制心臟，及由於 Neostigmine 及 Atropine 之腎上腺激 (Adrenergic) 作用所引起的心室顫動 (Ventricular fibrillation)。Atropine 本身也可引起心律不整，特別是當 CO_2 過高之時[2]，故必須在病人有正常換氣量無缺氧時才能給予抗拮劑。呼吸性鹼中毒似乎有保護心臟的作用[3]。

第五節　肌肉鬆弛劑之臨床應用

甲、臨床使用肌肉鬆弛劑之指標

一、爲手術進行之需要，如腹部手術時，非要達到相當鬆弛程度才能作成，應該給予足量之肌肉鬆弛劑。

二、爲便利插氣管內管，減少損傷及喉反射。

三、爲方便控制呼吸，當自動呼吸不足而又與人工輔助呼吸不協調時，應使呼吸麻痺，然後全由人工控制呼吸。

四、減少電擊抽搐治療時肌肉強烈收縮所致之損傷，以前用箭毒素[4]，現自 1951 年後多用 Succinylcholine[5]。

五、爲治療破傷風: 小量鬆弛劑可幫助減少肌肉僵直。有嚴重抽風時，要給大量使之完全鬆弛，然後用人工呼吸來維持。

六、爲減少麻醉劑之用量，手術中如並不需要肌肉鬆弛，也要給

① Lawson, J. I.: Brit. J. Anesth. 28: 336, 1956.
② Pooler, H. C.: Anesthesia 12: 198, 1957.
③ Smith, G. et al.: Brit. J. Anesth. 42: 923, 1970.
④ Bennett, A. L.: J. Am. med. Ass. 114: 322, 1940.
⑤ Holmberg, A. G. & Thesleff, L.: Nord. med. 46: 1569, 1951.

適量之鬆弛劑。這可使病人能忍受氣管內管，防止橫膈肌痙攣，吞嚥及其他輕微肌肉動作妨礙手術之進行。肌肉鬆弛劑並無麻醉作用，不能代替麻醉劑。但加用肌肉鬆弛劑就不必將麻醉加深到以麻醉劑產生鬆弛肌肉作用之深度，可以得比較淺也比較安全之麻醉。

乙、臨床影響肌肉鬆弛劑之因素

一、疾病：

㈠重症肌無力病：此類病人對非去極化肌肉鬆弛劑特別敏感而對去極化鬆弛劑有抗力。Baraka 等 1971 報導 2％ Halothane 麻醉下 20mg succinylcholine 在普通及有重症肌無力之病人都有完全之肌神經阻斷。但 3 mg 箭毒素在普通人只有部份阻斷，而對重症肌無力之病人卻致有害之阻斷①。Blitt 等以 Pancuronium 用在兩例重症肌無力病人，因其使用劑量小結果良好，雖如此仍主張要用監視器②。

㈡肌無力綜合症狀：癌症，特別是肺癌之病人可能潛伏有肌無力反應，對非去極化鬆弛劑可能敏感。此類病人如有肌肉柔弱無力現象時，應用微量之箭毒素或 Gallamine 作試驗。潛存的肌無力反應也可能發生在甲狀腺疾病，多結節性動脈炎（Polyarteritis nodosa），多發性肌炎，皮肌炎，全身紅斑性狼瘡，多數纖維神經瘤……等③。這些病人在給肌肉鬆弛劑之前都應詢問有無肌無力症狀，同時還要評估其肝臟機能。

㈢肝機能不全：肝機能不全時血膽鹼酯酶低，Succinylcholine 作用就增強且較持久。如果白蛋白及球蛋白之比例變更倒轉使箭毒素之聯結也因之改變④，多半需要大劑量，在 Pancuronium 也是這樣⑤。

① Baraka, A. et al.: Brit. J. Anesth. 43:91, 1971.
② Blitt, C.D. et al.: Anesthesiology 42:624, 1975.
③ Baraka, A.: Brit. J. Anesth. 46:701. 1974.
④ Dundee, J.W. & Grey, T.C. Lancet 2:11, 1953.
⑤ Nana, A. et al.: Anesthesia 27:154, 1972.

但在阻塞性黃膽而尚無肝損壞者則比正常時需要較小劑量。

㈣腎臟疾病: 病人因休克，血壓低或循環抑制使腎臟濾過尿之速度減小，能够排洩肌肉鬆弛劑就較慢，使用之劑量自然應該減少。失水之病人也只需要小量。如腎臟本身有疾病及尿毒症 (Uremic) 病人腎臟機能不全甚至到完全無尿，給肌肉鬆弛劑要愼重考慮。Succinyl-choline 雖不由腎臟排洩，但血鉀可能增加①，一般報告都認爲小量之箭毒素②及 Pancuronium 都能被抗拮劑逆轉恢復。但在腎機能衰竭時 Pancuronium 之清除率(Clearance) 是有減退③。假使必需用抗拮劑逆轉有人認爲 Pyridostigmine 作用持續時間長應該比較優良④。利尿劑也有增加阻斷作用的報告⑤。當用抗拮劑不能逆轉時需要用透析法 (Dialysis) 治療。此種情形除了使用鬆弛劑之劑量較大之外⑥，還有是病人不僅只有腎臟疾病，如腎與肝臟都有疾病，機能不全以致要以透析治療⑦。所以在多項器官有病變時宜特別小心。

㈤氣喘及其他過敏狀態: 凡釋出組織胺之藥劑如箭毒素就不宜使用。在氣喘病人使用 Pancuronium 並沒有支氣管痙攣出現⑧，似乎可以應用。Gallamine 抑制迷走神經張力 (Vagal tone) 是可選用之藥劑。Succinylcholine 有短暫的膽鹼激性作用，是否適合使用尚有疑問。

㈥急性呼吸困難綜合症狀 (Acute respiratory distress syndrome) 以 Pancuronium 來協助人工換氣比嗎啡及 Diazepam 對心臟血管及中樞神經之影響小，比箭毒素之對循環系統之抑制也少，又不像 Suc-

---

① Day, S.: Brit. J. Anesth. 48: 1011, 1976.
② Gibaldi, M. et al.: Brit. J. Anesth. 44: 163, 1972.
③ McLeod, K. et al.: Brit. J. Anesth. 48: 341, 1976.
④ Miller, R.D. & Cullen D.J.: Brit. J. Anesth. 48: 253, 1976.
⑤ Miller, R.D. et al.: Anesthesiology 45: 442, 1976.
⑥ Geha, E.G. et al.: Anesth. & Analg. 55: 343, 1976.
⑦ Abrams, R.E. & Hornvein, T.F.: Anesthesiology 42: 362, 1975.
⑧ Nana, A. et al.: Anesthesia 27: 154, 1972.

cinylcholine，無論使用時間多麼長久也不致於產生不敏感之情形。雖然需要良好的護理看顧卻是可用之最好選擇①。

㈦胰臟疾病：胰臟疾病使血液中之胰島素（Insulin）減少，可使鉀離子濃度升高較快②。

㈧血液病：有 Idiopathic thrombocytopenic purpura 之病人僅 3mg 箭毒素就有持久不呼吸③。

㈨多數器官機能不全，此類病人多半會有持久之肌肉神經阻斷，只有等待讓它自然慢慢恢復才不致有再箭毒化之危險④。

二、藥劑：肌肉鬆弛劑常要與其他藥劑同時使用，藥劑相互之間自然有影響。

㈠麻醉藥劑：麻醉藥劑雖然不是肌肉鬆弛劑，但許多麻醉劑都有肌肉鬆弛作用，特別是乙醚及Methoxyflurane，吸入麻醉劑或多或少影響肌肉鬆弛⑤。麻醉之深度對肌肉鬆弛劑使用劑量有重要關係⑥，但麻醉之時間久暫與箭毒素之肌神經阻斷沒有影響⑦。麻醉劑藥效強度與抑制去極化作用有密切關係⑧。全身麻醉劑減低肌肉單個電刺激之收縮是因鈣離子轉移有改變⑨。在長時間手術後無論何種麻醉 Pancuronium 都很容易以抗拮劑逆轉⑩。乙醚在外週作用主要是在肌神經會合處的標準箭毒化，它又抑制中央神經系統及脊髓反射，這些都減少脊髓運動角細胞之輸出，因而鬆弛肌肉。乙醚與競爭性之肌肉鬆弛劑合

① Light, R.W. et al.: Anesth. & Analg. 54:219, 1975.
② Pettit, G.W. & Vick, R.L.: Anesthesiology 41:279, 1974.
③ Rogoff, R.C. et al.: Anesthesiology 41:397, 1974.
④ Lee, C.M. et al.: Brit. J. Anesth. 49:485, 1977.
⑤ Cohen, P.J. et al.: Brit. J. Anesth. 42:543, 1970.
⑥ Katz, R.L. & Ryan, J.F.: Brit. J. Anesth. 41:381, 1969.
⑦ Miller, R.D. et al.: Anesthesiology 44:206, 1976.
⑧ Waud, B.E. & Waud, D.R.: Anesthesiology 43:540, 1976.
⑨ Hmaranath, L. & Andersen, N.B.: Anesth. & Analg. 55:409, 1976.
⑩ Pace-Floridia, A. & Trop, D.: Anesth. & Analg. 50:987, 1972.

用時之作用不僅是相加而是相乘。

Halothane 單獨使用時肌肉鬆弛作用很小，如與肌肉鬆弛劑合用如箭毒素就使鬆弛加強，也使血壓下降更多[1]。 Halothane 可增進迷走神經活動，使心跳減慢，如與Gallamine合用就可避免。與 Pancuronium 合用時，循環就有更好之維持[2]。以 0.5 % Halothane 及 6mg Pancuronium 心臟血管系統，心輸出及外週阻力都很穩定[3]。Halothane 與 Succinylcholine 合用時有心跳加速及血壓增高現象[4]。

Methoxyflurane 明顯增強箭毒素作用，與 Pancuronium 合用時能維持血壓反射[5](Baro-reflex)。

Isoflurane 比 Halothane 更加強箭毒素及 Succinylcholine 之作用[6]。

Enflurane 抑制神經肌肉傳導，加強肌肉鬆弛作用[7]。用 Enflurane 麻醉時比用 Halothane 時需要較小量之肌肉鬆弛劑[8]。

Cyclopropane 沒有加強肌肉鬆弛作用。

㈡抗生素 (Antibiotics)：Neomycin 及其他各抗生素或強或弱的有神經肌肉傳導阻斷，其作用機轉與肌肉鬆弛劑卻不盡相同[9]。注射或直接灌洗腹腔都明顯增加肌肉鬆弛劑作用[10]。 其在運動終板之作用與鎂離子相似，抑制醋酸膽鹼之釋出[11]。用微電極測量微小終板電位 (MEPP)、Lincomycin 及 Clindomycin 之作用在聯接後 (Postsyna-

[1] Hughes, R.: Brit. J. Anesth. 42:826, 1970.
[2] Stoelting, R.K.: Anesth. & Analg. 55:485, 1976.
[3] Gertel, M. et al.: Canad. Anesth. Soc. J. 19:599, 1972.
[4] Mori, K. et al.: Brit. J. Anesth. 45:604, 1973.
[5] Duke, P.C. et al.: Canad. Anesth. Soc. J. 21:139, 1974.
[6] Vitez, T.S. et al.: Anesthesiology 41:53, 1974.
[7] Kennedy, R. & Galindo, A.: Anesthesiology 42:432, 1975.
[8] Fogdall, R.P. & Miller, R.D.: Anesthesiology 42:173, 1975.
[9] Lee, C.M. et al.: Anesth. & Analg. 56:373, 1977.
[10] Fogdall, R.P. & Miller, R.D.: Anesthesiology 40:84, 1974.
[11] Chinyanga, H.M. & Stoyka, W.W.: Canad Anesth. Soc, J. 21:569, 1974.

ptic）之阻斷①、減低終板之鈣離子影響細胞膜電位。靜脈注射鈣製劑可以收預防並治療功效，但不能完全抗拮②，有病例只以 2mg Pancuronium 就有持久不呼吸長達 20 小時之久③，也有箭毒素與 Gentamycin 合用後要用腹膜透析治療之病例④。

㈢神經節阻斷藥劑 (Ganglionic blocking agents)：Hexamethonium, Trimetaphan 及 Phenactropinium 都有神經肌肉阻斷作用⑤。降低血壓藥劑與肌肉鬆弛劑相互作用，要合用時彼此劑量都要減小⑥。Neostigmine 抗拮 Hexamethonium 及 Phenactropinium，但加強 Trimetaphan 之作用⑦。

㈣抗癌藥劑：Triethylene-melamine, cyclophosphamide, mechlorethamine，及 triethylene thiophosphoramide 等抗癌藥劑都抑制血膽鹼酯酶，可使 Succinylcholine 有持久不呼吸現象。如病人減低血膽鹼酯酶到 70 ％的程度就應帶標記在身以爲預防⑧。

㈤催產素 (Oxytocin)，長期靜脈灌注催產素可改變 Succinylcholine 用作導致持久不呼吸，但也可能是因懷孕末期血中膽鹼酯酶減少之故。

㈥毛地黃 (Digitalis)，Succinylcholine 用在毛地黃治療之病人對肌肉鬆弛並沒有什麼影響，只是容易引起心律不整。如用箭毒素就可防止。故對使用 Succinylcholine 在有心臟疾病之人或心臟手術是否

① Rubbo, J.T. et al.: Anesth. & Analg. 56:329, 1977.
② Becker, L.D. & Miller, R.D.: Anesthesiology 45:84, 1976.
③ Fogdall, R.P. & Miller, R.D.: Anesthesiology 41:407, 1974.
④ Hall, D.R. et al.: Brit. J. Anesth. 44:1329, 1972.
⑤ Wilson, S.L. et al.: Brit. J. Anesth. 55:353, 1976.
⑥ Gergis, S.D. et al.: Canad. Anesth. Soc. J. 24:220, 1977.
⑦ Peacock, A.R. & Davies, T.D.W.: Brit. J. Anesth. 30:217, 1958.
⑧ Zsigmond, E.K. & Robins, G.: Canad. Anesth. Soc J. 19:75, 1972.

妥當，仍有爭論，可能是進出細胞膜之鉀與此現象有關係①。

㈦奎尼丁（Quinidine），右旋之同分異構型（Isomer）加強去極化也加強非去極化之肌肉鬆弛劑②。

㈧抗心律不整藥劑：Procaine, Lignocaine, Propranolol 及 Diphenyl hydentoin 都加強對箭毒素之敏感。

㈨Diazapam（Valium）：增強非去極化肌肉鬆弛劑之持續時效③，並增加偽膽鹼酯酶之作用④。

㈩Lithium Carbonate，為治療 Mania-depressive 之藥，可使神經肌肉阻斷增強⑤。可能之機轉是減少醋酸膽鹼之合成及釋出⑥。

㈠利尿劑：利尿劑之 Furosemide 及 manitol 都增強箭毒素之肌肉鬆弛，直接抑制神經肌肉會合處及重新分佈箭毒素都是其加強之原理⑦。

㈡類固醇（Steroid）：因 Pancuronium 有一類固醇核，使用類固醇治療之病人對之反應常不一定⑧。有報導首初劑量有效而續給之劑量無效⑨。

㈢靜脈注射麻醉劑：巴必妥（Barbital）製劑抑制肌肉神經會合處及肌纖維。誘導開始時有短暫之抗拒，等肌肉鬆弛作用開始後就增強其功效。對去極化及非去極化肌肉鬆弛劑的影響都一樣，Propanidid（Epontal）有抗膽鹼酯酶作用，也許可直接在肌肉纖維作用或者也對

① Dowdy, E.G. & Fabian, L.W.: Anesth. & Analg. Curr. Res. 4:501, 1963.
② Miller, R.D. et al: Anesthesiology 28:1036, 1967.
③ Webb, S.N. & Bredshaw, E.G.: Brit. J. Anesth. 45:313, 1973.
④ Stoelting, R.K., & Peterson, C.: Anesthesiology 42:356, 1975.
⑤ Hill, E.G. et al.: Anesthesiology 44:439, 1976.
⑥ Borden, H. et al.: Canad. Anesth. Soc. J. 21:79, 1974.
⑦ Miller, R.D. et al.: Anesthesiology 45:442, 1976.
⑧ Meyers, E.F.: Anesthesiology 46:148, 1977.
⑨ Leflin, M.J.: Anesthesiology 47:471, 1977.

醋酸膽鹼釋出有影響。它明顯增強Succinylcholine 之藥效並使持續時間延長①。

㈣Ketamine: Ketamine 與箭毒素合用時加強單個收縮 (Twitch height)，但與 Pancuronium 合用是不加強②。以 Ketamine 誘導而以 Pancuronium 作鬆弛劑可使血中 nor-epinephrine 濃度增加，故血壓升高,心跳加快 ③。它單獨使用可降低血膽鹼酯酶但與 Pancuronium 合用時不降低④。Levin 等認爲 Ketamine-pancuronium-narcotic 合用並不比其他方法爲優⑤，但在休克之急症病人它與 Pancuronium 合用卻能維持血壓⑥。

丙、肌肉鬆弛劑之選擇: 選擇肌肉鬆弛劑各人不會相同，因爲每個人對各種藥劑以往使用經驗會使他對某些藥劑有所偏愛，自然的會選用它。雖然如此還應加下列客觀因素，愼重考慮。

一、肌肉鬆弛劑: 各個肌肉鬆弛劑都有它的特性，如能善加利用則該特性就成爲它的優點，反之如果在不要該特性而偏偏出現則是不利之缺點。需要短暫麻痹用長效藥劑或需要長期鬆弛而用短效之藥都不合適。就在同一藥劑使用劑量大小也要考慮⑦。 以箭毒素三種在治療範圍內之不同劑量作個別靜脈注射，結果大劑量與蛋白質聯合型也增多。應該完全明瞭並記牢各藥劑之藥理作用，就能達到知藥善用之境地。

二、手術: 各種手術久暫不同而且需要肌肉鬆弛之情況也各異。

① Collins, V.J.: Principles of anesth. pp. 590, 1976.
② Johnston, R.R. et al.: Anesth. & Analg. 53:496, 1974.
③ McIntyre, J.W.R. et al.: Canad. Anesth. Soc. J. 21:475, 1974.
④ Matsuki, A. et al.: Canad. Anesth. Soc. J. 21:315, 1974.
⑤ Levin, R.M. et al.: Anesth. & Analg. 54:800, 1975.
⑥ Hui, Y.L. & Lee, S.H.: Acta Anesth. Sinica 13:105, 1975.
⑦ Wingard, L.B. & Cook, D.R.: Brit. J. Anesth. 48:839, 1976.

剖腹手術自然比開胸需要較深之鬆弛，骨折復位有時僅數秒鐘之麻痺就已足夠，還有些手術根本不需要麻痺，所以給予肌肉鬆弛劑要配合手術之需要。知道手術之過程及過程中何時需要何種程度之鬆弛，以肌肉鬆弛劑與麻醉之深淺來調節，使手術在最合適也最安全之環境中達成任務。

　　三、病人之情況：病人本身之體質，年齡，疾病及常期服用之藥物對肌肉鬆弛劑之使用都有很大關係。前面在影響神經肌肉傳導阻斷及臨床影響使用肌肉鬆弛劑之因素都已提及，茲不再述。

　　四、混合使用肌肉鬆弛劑：原則上應該是用一種藥到底，從開始到末尾都單獨使用一種藥劑。假如將藥理作用一樣的藥劑混合使用，依理是不會發生問題，如藥理不同之藥劑混合使用是於理不合，是不該應用的方法。有許多醫院很嚴格執行，決不可混合使用。但在大多數地方，先用短效之 Snccinylcholine 插管，待其作用消失後繼續給予長效之肌肉鬆弛劑。以箭毒素在其後給予並不影響其持續時效[1]，以 Pancuronium 代替箭毒素結果也相同[2]。反過來如已給長效藥劑，其作用已大部消失，再續給去極化之短效藥劑，常會使阻斷加強[3]，甚至可有持久的不呼吸。　但也有時會發生彼此抗拮以到藥效相互抵消。如果以抗拮劑逆轉非去極化肌肉鬆弛劑之後，再給予去極化肌肉鬆弛劑，因抗拮劑抑制偽膽鹼酯酶之故，有持久的不呼吸。1976 Bentz 報告一病例[4]，而在此地也見到同樣一病例。　總之如果不能確實把握藥劑效用就最好不要施用，一定要盡力作到最安全的方法，不要混合使用肌肉鬆弛劑。

① Walts, L.F. & Dillon, J.B.: Anesthesiology 31:39, 1969.
② Walts, L.F. & Ruson, W.D.: Anesth. & Analg. 56:22, 1977.
③ Sugai, N. & Payne, J.P. Brit.: J. Anesth. 47:1061, 1975.
④ Bentz, E.W. & Stoelting, R.K.: Anesthesiology 44:258, 1976.

丁、併發症（Complications）

一、持久不呼吸（Prolonged apnea）：肌肉鬆弛作用過長，可能之原因很多，劑量過量，病人較為敏感，電解質不平衡，肌肉鬆弛劑之選擇不當，或其他生理因素及疾病狀況。

使用非去極化肌肉鬆弛劑而有持久不呼吸時，要檢查下列各項：1. 劑量—不要有超量。2. 麻醉程度：深麻醉會加強肌肉鬆弛，要讓病人漸從麻醉中恢復。3. 血鉀濃度：低血鉀濃度會導致肌肉麻痹，在失水，饑餓，嘔吐，腹泄及代謝障碍，酸中毒，糖尿昏迷（Diabetic coma）及使用類固醇後都可有血鉀減少，應由靜脈點滴緩慢補充，0.3％鉀鹽溶液 100-200 ml 就大有幫助。血鉀過高時對心臟影響很大，要用心電圖監視並避免使用增血鉀之藥物。4. 抗生素：可用鈣鹽及 Neo-stigmine 抗拮。5. 二氧化碳貯聚及酸中毒：應該以人工換氣來矯正。6. 病人是否有過敏情況如重症肌無力或重症肌無力綜合症候。

使用去極化肌肉鬆弛劑後之持久不呼吸要檢查：1. 血液中偽膽鹼酯酶之濃度，有特別試紙可作臨床測驗。2. 以 Dibucaine 指數檢查不正常之偽膽鹼酯酶，如果有異常可以輸血、血漿或特製商業用膽鹼酯酶治療①。3. 鈣鹽，如鈣鹽濃度低時可注射鈣鹽。4. 劑量：是否已使用大量或超量以致到達雙重阻斷，可用 Edrophonium 診斷並治療。5. 酸中毒：酸中毒會影響水解。6. 肝機能：肝機能不全時影響膽鹼酯酶之製造，有新型膽鹼酯酶可供使用恢復呼吸②。

導致持久不呼吸之原因還有中樞呼吸抑制，如用麻醉劑，嗎啡及鎮神止痛劑都可能發生，筆者有一病例以 1ml Thalamonal 為週歲之嬰兒麻醉，手術後，四肢及頸部都有活動就只沒有自動呼吸 1$\frac{1}{2}$ 小

① Stovner, J. & Stadskleiv, K.; Acta Anesth. Scand. J. 20:211, 1976.
② Scholler, K.L. et al; Canad. Anesth. Soc. J. 24:396,1977.

時之久。CO_2 分壓太低以致不能刺激呼吸中樞，特別是在人工控制換氣過度之時，可慢慢的讓 CO_2 積聚，用抽吸刺激氣管使其自動呼吸能開始。CO_2 太高可使呼吸中樞受損，如手術麻醉中 CO_2 之吸收不良而因使用人工換氣以致未曾注意到，應換新鮮的 Soda-lime，加用高流量氣體沖洗，使 CO_2 降低。因喉反射性的不呼吸，可放掉氣管內管 Cuff 之氣，偶而在拔出氣管內管後反使呼吸正常，但在拔管之前一定要確知肌肉鬆弛劑之作用業已消失，而且維持氣道之通暢決無問題才能拔管。如能利用電刺激週圍神經，就能的確知道神經肌肉阻斷情況以作治療之指針。

二、手術後之肌肉疼痛：用去極化肌肉鬆弛劑特別是Succiylcholine 時發生簇束收縮，以致手術後有肌肉疼痛，可用其他藥物事先防止。以箭毒素 5mg 在 Succinylcholine 前 3 分鐘注射可以無簇束收縮①，RI-Devy 是例行以 6mg 為男士而 4mg 為女士的事先預防簇束反應劑量②。除此之外 Lignocaine 靜脈注射③，Propanidid④，小量的 Gallamine ⑤，及 Pancuronium 20 mcg/kg ⑥等都可避免簇束收縮。Pancuronium 比箭毒素作用快且增強 Succinylcholine 而箭毒素抗拮 Succinylcholine 的作用⑦，Virtue 以為 Gallamine 在這點也比箭毒素作用強⑧。也有以 Succinylcholine 自身之安撫作用來防止肌肉疼痛，以 10mg 之小劑量先行注射，再給正常劑量就可以使簇束收縮減小⑨。

① Churchill-Davidson, H.C.: Brit. Med. J. 1:14, 1954.
② Rl Devy.: Canad. Aneth. Soc, J. 21:68, 1974.
③ Haldia, K.N. et al.: Anesth. & Analg. 52:849, 1973.
④ Fry, E.N.S.: Brit. J. Anesth. 47:723, 1975.
⑤ Frew, R.M. et al.: Anesthesia 31:97, 1976.
⑥ Bennett, E.J. et al.: Anesth. & Analg. 52:892, 1973.
⑦ Ivenkovich, A.D.: Canad. Anesth. Soc. J. 24:224, 1977.
⑧ Virtue, R.W.: Anesth. & Analg. 54:81, 1975.
⑨ Baraka, A.: Anesthesiology 46:292, 1977.

這種自身安撫抗拒也就是引起不敏感 Tachyphylaxis 之原因①。

三、惡性高燒 (Malignant hyperthermia)：在 Succinylcholine 之後發生惡性高燒症狀之報導很多，因爲惡性高燒之死亡率很高，治療又非要及時使用加強處理 (Intensive treatment) 才能奏效，所以一旦發生非常令人心驚。箭毒素後也能引起惡性高燒，但比較沒有那麼嚴重②。以 Pancuronium 所引起之二例惡性高燒之動物都沒救活③，但在人體卻有報告適合使用④。

四、支氣管痙攣：箭毒素因釋出組織胺最多，也最容易引起支氣管痙攣。常常因爲麻醉很淺又加上肌肉鬆弛劑不夠，就在注射箭毒素後 15 分鐘前後感覺不易擴張肺葉，如再追加劑量可能改善換氣量。Pancuronium 不釋出組織胺，在有氣喘病歷之人可選用此劑。Succinylcholine 釋出組織胺也小，但有支氣管痙攣病例報告⑤。

五、心律不整 (Cardiac arrhythmia)：大量之 Succinylcholine 可造成嚴重的心律不整，包括心室早期收縮 (Ventricular premature contraction)，心室速脈 (Ventricular tachycardia) 甚至到心室顫動 (Ventricular fibrillation)。小兒，尿中毒，破傷風，燒傷，嚴重外傷及下肢神經麻痺之病患都容易發生心律不整。服用毛地黃者也因其影響心臟傳導組織而生心律不整，可用箭毒素來防止。

六、心搏暫停 (Cardiac arrest)：在嚴重燒傷之病人使用 Succinylcholine 之後發生心搏暫停⑥，因血鉀增高且心輸出減少。以 Ketamine 誘導可使 Succinylcholine 後增加血鉀較少⑦，但在燒傷之病

① Lee, C.M.: Brit. J. Anesth. 48:1097, 1976.
② Britt, B.A. et al.: Canad. Anesth. soc. J. 21:371, 1974.
③ Chalstrey, L.J. & Edward, G.B.: Brit. J. Anesth. 44:91, 1972.
④ Cain, P.A. & Ellis, F.R.: Brit. J. Anesth. 49:941, 1977.
⑤ Katz, A.M. & Mulligan, P.G.: Brit. J. Anesth. 44:1037, 1972.
⑥ Tomie, J.D. et al.: Anesthesiology 28:467, 1967.
⑦ Gal, T.J. & Melit, L.A.: Brit. J. Anesth. 44:1077, 1972.

人仍應改用其他鬆弛劑。心搏暫停是要予以緊急處理之情況，宜加用心臟監視器。

七、Myoglobinemia 及 Myoglobinuria：在用去極化鬆弛劑之後可有繼發性（非代謝性）之（Myoglobinuria）肌球蛋白尿，Paton 以為是在簇束收縮時對肌肉損傷所致[1]。因細胞損害，肌酸肝硫化致活素（Creatine phosphokinase）增多，特別在 Halothane 麻醉下更明顯[2]。如有肌肉萎縮病症就不應使用 Succinylcholine。女士們也許因女性荷爾蒙之保護作用比較發少生此現象。

戊、臨床使用肌肉鬆弛劑應特別注意事項。

一、選擇適當之肌肉鬆弛劑。

二、不適宜用肌肉鬆弛劑之情況，決不使用。

三、使用大家公認之劑量範圍之內的劑量，不要超量。

四、不加上麻醉程度不夠之情況，不以鬆弛劑補替麻醉程度之不足。

五、使用能够達成任務之最小劑量。

六、要確實知道前次劑量已消失之後才給追加劑量。

七、要有完全控制之通暢氣道，必要時應放氣管內管。

八、注意肌肉張力之恢復，痛覺反應及其他刺激之反應。

九、隨時能够加以人工換氣。（輔助及控制呼吸）

十、抗拮劑在有需要時就該使用。

十一、麻醉中以及麻醉後都要持續觀察並監視病人之反應。

十二、併發症之起因多為錯用或超用肌肉鬆弛劑，故必需特別多加小心。

---

① Paton, W. D. M.: Anesthesiology 20:432, 1952.
② Tammisto, T. & Airoksinen, M. M.: Brit. J. Anesth. 38:510, 1966.

第 八 章

人工呼吸及緊急醫學上處理之手技

譚培烔

前 言

由於麻醉學醫師日常施行全身麻醉術，故熟悉呼吸系統之解剖及生理，也時而研習氣體力學及麻醉機呼吸器之機械原理，因此對人工呼吸技術比較容易操作實施。所以現代醫療中有關呼吸治療的範圍，幾乎皆由麻醉學醫師專司其事。再由於手術中之患者，不是因傷就是因病，而且外科手術本身便是一種不能避免破壞的建設工作，所以被麻醉中的患者，該視為處於病危的情況中。何況麻醉藥更是無可避免對心臟、血管系統、肝、腎、及中樞神經系統有或多或少的損害和抑制，一旦疏忽，便立刻在瞬間鑄成致命之大錯。因此，麻醉學醫師，對病患緊急病況之處理，可說是時刻用心，甚至於經常在實際應用著。故一名麻醉學醫師已經在現代化的醫療系統中，擔負起緊急醫學之主要角色，將本章列入麻醉科學篇中之理由在此，責成麻醉學醫師來編寫本章之理由也在此。

第一節 氧氣療法及呼吸治療

甲、呼吸治療之目的及適應範圍:

一、呼吸治療之目的，是使患者獲得舒暢之呼吸，充份的氧化血液，順利地排出多餘的二氧化碳，不僅是維持生命，而且使能從事多種生活動態，及適應多種生活環境。其治療之適應範圍有: 呼吸停止

者，包括因中樞性和周邊性所致，外傷性或病理性之上呼吸道阻塞，胸廓或肺部外傷（包括外科手術），呼吸中樞受傷或藥物中毒（包括麻醉藥所致）或病菌毒素或腫瘤所致之呼吸衰竭或過度。管制呼吸之有關神經受傷、病變、中毒（包括麻醉）所致之呼吸衰竭。心臟血管系統疾病引起之呼吸衰竭或不足。代謝性疾病引起之不正常呼吸代償，慢性阻塞肺疾病，限制性肺疾病，血液性疾病所致之呼吸不足或過度。先天性呼吸道異常、胸廓異常、心臟異常或腦部異常。過敏反應所致之呼吸不足、衰竭或過度。新的生活環境不能適應，包括海平面高度，濕度等所致之呼吸不足或衰竭等等。都是需要呼吸治療的。

二、呼吸治療之應用材料和方法

氣體方面有普通氣體、壓縮氣體、潮濕的空氣或氧氣、二氧化碳、氮氣。器材方面有面罩、通氣管、氧氣帳、噴霧器、手動呼吸器、氣動呼吸器、電動呼吸器。技術方面，從簡單無須設備之物理治療，到複雜之電子裝置。

乙、氧氣療法

氧氣治療，是呼吸治療中極重要的一環。歷史最久，應用也最普遍，然而使用者所犯之技術錯誤和觀念錯誤也最多。由氧氣治療之實施情形，便可略知一個醫院、診所醫療知識和設備水準之大概。

一、氧氣是無色、無臭、無味之氣體。可以自由分子狀態存在，也可以與其他物質成份有機或無機之化學混合物。其密度比空氣略大（1.429 對 1.30）微溶於水（在一個大氣壓情形時3.3體積單位之氧溶於 100 體積單位之水），雖然溶量微小，但卻使水中動物、植物維持生存、延續生命。氧氣僅是助燃而不自燃。

醫療用氧氣之裝置，一般以氣態氧加壓擠縮於鋼瓶中較普遍。現代化大規模的醫院，則採用液態氧存於鋼池中為方便經濟。無論在鋼

瓶中之氣態氧或者鋼池中之液態氧，其密度和壓力均高於大氣，故使用時，一定要有各種附有壓力指示錶之減壓裝置。更爲了治療之需要，經過減壓裝置釋出之氧氣，一定要再經過流量表之管制，才能到達使用器材。由於鋼瓶之大小不同，承受壓力不同，則所裝的氧氣量也就多少不同。這是醫護及技術人員，必須有的基本了解。此外因爲醫療用氣體有多種，治療目的不同，爲了避免混淆發生意外，國際間便有幾個特別規定，以各個專門裝置，來連接從鋼瓶經減壓裝置到流量表，以策安全。如(DISS Diameter Index Safety System)和 PISS （Pin Index Safety System) 等。更爲了方便識別計，再在鋼瓶外表塗不同之顏色，來表示不同的氣體。我國採用美國制和日本制爲主，前者以綠色代表氧氣，後者以黑身白頭，代表氧氣。這也是從事於氧氣治療時之安全紀律，務必了解和遵守。

　　二、使用之器材乃由於治療目的而不同，而同一器材也因病情不同而使用方法不同。所以無法說那一種器材最好，那一個方法最有效。氧氣必定要視作爲「藥物」一般。藥物要注意劑量，氧氣則相當要注重濃度及流量。投於藥物有過量或不足量的問題，給予吸入氧氣也是一樣的。氧氣治療不當，輕則使增加病人不舒服、不安、浪費金錢、設備和人力；重則影響醫療效果甚至於致命。而治療之得當與否、器材之選擇及使用方法，具有非常大的關係。故吩咐醫囑之醫師，務必要視病情及適應範圍，首先決定選何種器材和如何用法。茲簡介幾種常用的也是必須要用的氧氣治療器材。

　　㈠面罩（Mask)──氧氣面罩有多種，因構造型式、材料和特殊目的而不同。一般而言，在短時間急需使用時採用面罩較簡便。較長時期地使用不僅因爲面罩用橡皮帶扣緊，使患者感到不舒服，而且可能使面部皮膚受傷壞死，甚至於造成永久性之瘢痕。面罩務必消毒，

以免交互感染。然而，消毒劑一定要清除，否則同樣可因化學性侵害面部而使皮膚受傷。因此應用面罩作氧氣治療時應時常將面罩取開片刻，按摩受壓部位。原則上，面罩不能應用於意識不清的患者（尤其不透明之黑橡皮面罩）。因為患者一旦嘔吐、嘔吐物存積於面罩內立刻造成通氣道阻塞或吸入肺部，都是致命的意外併發症，十分危險。如果某種環境只能應用時，一定要有專人嚴密注意護理並確保患者上呼吸道通暢。從面罩構造上來看，應用面罩後，便是增加了患者之解剖性呼吸無效腔。這一點也是醫師務必認清和牢記的。所以二氧化碳便有聚存之可能。這種原因之二氧化碳聚存，可使呼吸中樞產生過量通氣而增加患者呼吸功率 (Work of breathing) 增加氧氣之消耗，實非治療之道。最普通的面罩是簡單型面罩 (Simple mask) 由塑膠製造，在歐美國家，是即棄應用的 (Disposable)，在我國大多仍採用化學法消毒後再次使用的。所謂簡單乃是指面罩不附有儲蓄袋和活門瓣膜的，呼出氣由面罩上的氣孔排出。當然,這些氣孔也可使空氣進入,當患者吸氣時，這種簡單型面罩其造成無效腔之儲氣效應 (Reservoir effect)與引入氧氣之流量率相關。若要使面罩中二氧化碳聚存減少便要有適當流量的氧氣進入。進入面罩內之氧氣將被呼出氣之二氧化碳和舊面罩氣孔或邊緣吸入之空氣沖洗，故應用簡單型面罩無法使患者吸入氣中氧氣之濃度達到 55% 以上。一般而言，引入氧氣之流量率為六公升到十公升／每分鐘，可能達到 35% 到 55% 之吸入氧氣濃度（注意: 此濃度並非指肺泡內或動脈血中之濃度）。如果患者是小嬰兒或孩童 ， 則面罩並不適用 。 其次常用到的面罩是部份再呼吸型面罩 (Partial rebreathing mask)。這是一種附有儲蓄袋的面罩，使患者再吸入部份他的呼出氣，目的在於保留一些氧氣。氧氣自面罩之頸部接管送入。當吸氣時完全進入面罩腔內再進入患者口腔和鼻腔。當呼氣

時則進入面罩頸部下連接之儲蓄袋。在患者呼氣時大概其最初三分之一的呼出氣進入儲蓄袋中與氧氣混合。這個容量相當於患者之呼吸無效腔容量，所以是含有大量氧氣再經送入新鮮之純氧，故這時儲蓄袋內之氣體可說是含氧極爲豐富。當儲蓄袋完全膨脹時則氣體便能自面罩氣孔排出。在應用時一定要保持儲蓄袋絕對不能塌陷，因此需要氧氣的流量率保持每分鐘六公升以上，不僅可以不考慮二氧化碳之聚存，也可得到吸入氣中氧氣濃度比在 35％ 以上。再次常用到的面罩便是——Venturi mask，其使用之適應原則乃是所謂高空氣流量附有充分之氧氣，對於呼吸運動較差的患者特別是指手術後在恢復室中之患者利用這種面罩尤其價值。利用 Venturi effect 使氧氣和空氣能成份準確地混合，又因爲係高流量不僅無虞於二氧化碳之聚存而且可將患者之呼出氣自面罩氣孔排出。若使用氧氣流量率爲每分鐘八公升，則可隨意調整已作的標記，得到24％到55％氧氣濃度。但是近一兩年來，從實驗到經驗都能得知 Venturi 裝置使用時間愈久，氧氣濃度愈高。往往影響到治療效果及出現併發症。在面罩使用方面尚有不再呼吸型面罩 (Non-rebreathing mask)。這種面罩很少作氧氣治療應用，而是用來作其他氣體治療時用，如氧氣——二氧化碳混合氣，氧氣——氮氣混合氣，或氧氣——氦氣混合氣等，本節暫不討論。

　　㈡鼻導管及套管 (Catheters and cannulas) 此兩種器材看來簡單，但是往往是使用最易犯錯誤的。此兩種由於作用一樣，便一起討論。套管看來使用方便，患者也較舒適。但是不安定的患者，常常會發生套管異位，離開鼻孔。因爲套管只有半英寸長。太大的氧氣流量可能會不斷沖擊鼻孔引起前額竇疼痛。而鼻道之分泌物，粘膜水腫、粘液流出或窩肉會影響氧氣之進入，故使用前要檢查鼻孔，使用中要有仔細之護理。一般而言，進入氧氣流量率在每分鐘六公升可達到氧

氣含量 40％。鼻導管是最普遍的氧氣治療器材，使用時將導管插入鼻孔直到口咽部，插入時要溫和並檢查鼻道。合作的病人及在可能情形下要將患者口張開，先看到導管之尖端適在懸雍垂，然後再抽回少許便可。若無法使患者口張開，則插入導管之長度大概是自鼻側到同邊耳朵之距離，應用中要每八小時交換一側鼻孔。如果是昏迷或反射緩慢（會厭部份）之患者，則用鼻導管作氧氣治療可能會使氧氣沖灌入胃部發生併發症，故屬於禁止使用。一般而言，以每分鐘八公升的氧氣流量率，可使吸入氣達到 50％ 之氧氣濃度。實驗知道，在使用鼻導管或鼻套管給予氧氣無論患者是張着嘴巴或者閉合嘴巴的結果是一樣的。

㈢氧氣帳（Tent）是一種由來已久的器材，在今日的工藝條件下，氧氣帳是一個電力操作的、再循環式的透明塑膠帳的、溫度可以控制的，潮濕的充足氧氣的環境。一般常用大小的氧氣帳，每分鐘使用十五公升的氧氣進入帳中，則帳中氣之氧氣濃度當在 40％ 到 50％ 間（在最好之操作情形下）。比較而言：如果患者有一個良好的心理準備或心理治療，則使用氧氣帳是最舒適的器材。同時，比較而言，如果醫護人員沒有良好的訓練及醫院無良好的設備，則氧氣帳是最危險的器材，這是吩咐醫囑的醫師務必首先明瞭的一點。應用時要注意下列數點：第一、帳氣一定要緊密蓋住病床四緣，如果有漏氣則影響效果不僅是氧氣濃度，而且是帳內溫度和濕度。第二、便是儘量保持氧氣帳環境之穩定。無必要則維持三、四小時不打開氣帳，如果患者必須時常接受治療和護理而每十分鐘便要打開氣帳一次，則氧氣帳治療完全失去作用，要更改別種器材。第三，便是一定要有絕對可靠的氧氣來源，備用氧氣系統及警告裝置。一定可靠的電源，否則患者便有在氧氣帳內悶死之可能。第四、氧氣帳之溫度控制和濕度控制同樣重

要。好在機械之設計已有妥當的裝置。第五、旣然已使用氧氣帳，便一定要用高流量之氧氣才能使二氧化碳經透明塑膠氣帳滲透到大氣中去。而且一定要每四小時用氧氣分析器來測定一次氣帳中氧氣的濃度。第六、因爲氧氣帳中要保持一定的濕度，所以便有噴霧裝置，故醫師一定要了解其所應用的氧氣帳之構造，若是靠氧氣作噴霧動力，則常常可因反擊壓力(Back pressure)而使氧氣流量降低，以致影響到二氧化碳之排出。故必須增加氧氣流量或加增另一個氧氣進入管，甚至於另換其他型氧氣帳。至於所謂保育器 Incubator 其實就是幼童用的氧氣帳。氣帳中氧氣濃度不超過40％，以免新生兒或早產兒發生氧氣中毒。

　　以上所列便是常用之氧氣治療之器材，無論使用何種器材，所有氧氣一定要經過流量表，　也一定要經過潮濕處理，　否則不能應用。因爲無流量表便無法得知可能的吸入氣中氧氣濃度　。　而無潮濕處理(Humidity)　則呼吸道組織破壞引起發炎及阻塞。常用的潮濕處理有好幾種，如噴射式（Jet aerosel），通遞式（Pass-over）氣泡擴散式(Bubble-diffusion)，和噴霧式(Nebulizers)。在使用潮濕處理時要注意是否因而使吸入氣溫度增高以及是否因水珠太大而使通氣道阻力增加，甚至於因噴霧太多太快產生呼吸道發生淹溺。

　　三、氧氣治療之目標。許多醫師將氧氣治療，當作對患者甚至患者之家屬的一種心理上的安慰。也當作是醫療上盡了自己的責任。是否得當，是否技術準確都不計較。這是醫療知識愈陳舊的地方，愈易見到的情況。上節所述是應用之技術，本節所述則是治療之目的。氧氣治療目的在當吸入氣中氧氣濃度增高時，可能使肺泡氧氣分壓增高，可能使維持必要的肺泡氧氣分壓，時而不增加呼吸功率。或者是可能維持必要的動脈中氧氣分壓時，而不增加心肌功率。簡言之，氧氣治療乃是治療血氧量過少症，所以在臨床上症候、病理上（尤其是要在

血氣分析上）確實是有血氧量過少症。才需要應用，當發現僅用面罩，或通氣管，或氧氣帳，尚不足以改善時，便要將氧氣通過呼吸器給予有效治療才是。所有不合目標或者不能達成目標之氧氣治療均是錯誤的，甚至是危險的。

四、氧氣治療的危險：

本節所述乃是指在一個大氣壓環境下給予氧氣，可能發生生理上之危險。

㈠氧氣引起之換氣過低 Oxygen-induced hypoventilation：一個正常人，若給予含有高濃度氧氣之吸入氣，則血液中還原性血色素便減少，則二氧化碳之輸送便減弱而聚存，於是刺激呼吸性的化學接受器，進而促進呼吸產生換氣過度。相反地，如果一個有呼吸衰竭之患者，其呼吸中樞在很高之血中二氧化碳分壓情況下已經反應遲緩，此刻若給於含氧高濃度之吸入氣，氧氣抑制呼吸中樞便產生了換氣過低。故當患者之動脈血中二氧化碳分壓超過五十公毫水銀柱時，使用氧氣治療便要小心，一定要用呼吸器來輔助呼吸動作。否則發生換氣過低造成更嚴重之呼吸衰竭。

㈡肺萎縮 Atelectasis——含高濃度氧氣之吸入氣，由於氧氣改變肺泡表面張力（Surfactant）以及氧氣漸漸置換肺泡中之氮氣（絕大多量來自空氣及少量來自身體代謝）。對一個呼吸不足並且支氣管系統有部份粘液阻塞時，便會發生肺萎縮，尤其是在臥側。因此不經心的用含高濃度氧氣之氧氣治療，反而造成肺泡換氣過低，影響整個病情。

㈢晶體後纖維增生（Retrolentol fibroplesia）——由於高濃度氧氣吸入使血液中氧量增加，可使視網膜血管收縮，進而視網膜後纖維增生，最後可致盲目。在早產兒接受氧氣治療時（在保育箱中）最易發生這種危險。因此儘可能保持吸入氣中氧氣濃度不超過40％。這種危

險並不僅限於新生兒。幼童、成年人因氧氣治療不當引起盲目者也有報告。如 Kobayashi, T. 和 Murakami, S. 在一九七二年之美國醫學協會雜誌上早已發表過。

　　㈣氧氣中毒（Oxygen toxicity）──再度強調於此，氧氣同樣是一種藥物，不僅會發生併發症如上述，也會發生中毒的情形。醫囑者，使用者務必細思慎行。中毒之條件是氧氣濃度及應用時間，當然時間愈長，使用濃度高達 100%，中毒機會愈大。有人報告正常健康志願者，吸 100% 氧氣六小時後便發生中毒，也有達一百小時以上才發生的。最初表現的症狀乃是胸骨區疼痛、四肢麻木、噁心、嘔吐和倦怠，漸而因肺部組織破壞以及其他系統組織破壞再出現各種症狀。實驗知道，高濃度之氧氣（尤其是 100% 氧氣）使 DNA 和 RNA 之合成受干擾，以及有些含有 Sulfhydril（SH）羣之毒素受到破壞。由於無法確認到底多少時間使用高濃度氧氣才會中毒，所以使用不要太長。儘量不採用 70% 以上之氧氣濃度。

　　五、氧氣治療之考核──首先注重動脈血氣分析，有血氧量過少症時才能應用。應用後也要隨時作血氣分析以便考核應用得當與否。決定要用多少濃度時最好利用肺泡公式（Alveolar air equation）為妥：

$$PAO_2 = FIO_2 \left(713 - PaCO_2 \left(FIO_2 + \frac{1 - FIO_2}{R}\right)\right)$$

假定動脈血二氧化碳分壓為 40 公毫汞柱，呼吸商為 0.8，若用 40% 之氧氣可使肺泡氧氣分壓達到 237 公毫汞柱，如果呼吸動作不太差，呼吸與循環關係不太差，則血氧量一定是滿意的。故臨床上用 40% 氧氣是最普遍採用的。其次便是注重吸入氣中氧氣之分析。Venturi apparatus 固然簡單、經濟，但是不可靠。其三便是流量表，若應用氧

氣治療而無以上最基本三種設備來監視，皆是不合格之使用，不正規之治療。

丙、其他氣體療法

一、氦氣治療——氦氣是一種密度很低（0.17859m/lt）重量很輕、無味、無臭之氣體。由於密度小的氣體可以在同樣的推力下仍可以從口徑大的管道通過口徑小的管道而不降低壓力，也不減低速度。所以吸入氦氣與氧氣之混合氣體因為其密度低故容易通過支氣管中有阻塞部份，到達肺泡而得到治療效果。常用的混合氣體是70％之氦氣和 30％ 之氧氣，其密度是 0.554（空氣密度是 1.293）適應範圍是擴散性呼吸道阻塞症。如支氣管痙攣、氣喘，或支氣管因受傷或器械儀器之刺激引起閉鎖阻塞，甚至於呼吸道中有大量分泌物也可以用來作肺部清潔輸出氧氣之用。應用之技術上要注意一定要扣緊的不再吸入式面罩（Non-rebreathing mask）前述之面罩，氣帳，或鼻導管等皆無效。同時一定要用專門之流量表。

二、二氧化碳治療——在正常之氣壓和溫度下，二氧化碳是無臭無色之氣體，比空氣重一倍半。二氧化碳在吸入氣中佔10％以下時，可以刺激呼吸中樞，再高便能抑制呼吸中樞。在循環系統方面，二氧化碳直接刺激腦部之血管運動中樞，導致血壓升高，心跳加快，心肌收縮加強。而對身邊周邊組織之血管能使擴張，尤其是運動肌肉部份。在中樞神經方面，高濃度二氧化碳產生刺激作用，可發生抽搐，低濃度產生抑制作用。故應用時務必注意用 5％ 二氧化碳 吸入不能超過一小時，否則發生精神心智抑制。用 10％ 二氧化碳吸入十分鐘，便能使人喪失意識。雖然二氧化碳有如此的嚴重性，但是仍有其使用之治療價值。 如1.治療換氣過低——在老年體弱有病之患者用 5％ 二氧化碳短時（十分鐘內）之吸入可促進呼吸。2.預防手術後之肺萎縮

——全身麻醉後，常伴有呼吸運動不足，少量之二氧化碳可促進呼吸。

3.治療打嗝——應用時技術上注意乃是一定要用 95% 氧氣和5% 二氧化碳之混合氣體，使用時不超過十分鐘，並使用不再吸入式面罩扣緊。注意血壓、意識。

丁、應用呼吸器之呼吸治療:

　　在整個呼吸治療範圍中，應用呼吸器來作治療工具是很重要的。

幾乎常被人認為呼吸治療便是操作呼吸器。其實不然，無須器械幫助的自我胸部物理治療同樣是重要的，有效的呼吸治療。此一重要正確的觀念，務必建立於我國醫療作業中。

　　一、呼吸器之種類:

首先要說明幾個常用的名詞。(如圖 8-1, 8-2)。

㈠輔助呼吸（Assistor）一個呼吸器其吹脹肺部是受到患者吸氣意動（Inspiratory effort)時的反應。也就是說，當呼吸器受到患者呼吸道壓力突然減少時，便是

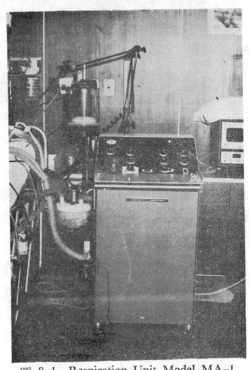

圖 8-1　Respiration Unit Model MA-1 (Bennett)

一個信號，去使產生吹脹動作幫助患者吸氣。

　　㈡控制呼吸（Controller）一個呼吸器完全以時間管制自動作周期式的呼吸行為，使一個無呼吸之患者得到外呼吸道氣體交換。

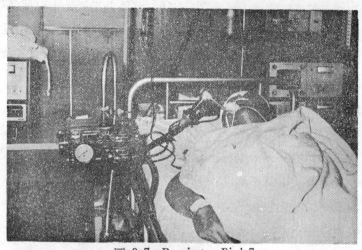

圖 8-7　Respirator Bird-7

㈢輔助及控制呼吸（Assistor-controller）一個呼吸器卽能接受信號（卽患者之呼吸意動）也能在一定時間後自動作吹脹行為（也卽是患者在相當時間後未再出現呼吸意動時呼吸器自動開始其吹脹行為），故謂又能輔助又能自動控制患者之呼吸。

㈣負壓呼吸器（Negative pressure ventilator）──由呼吸器產生低於大氣壓之壓力加於胸廓上，此壓力傳到胸廓內使胸腔產生負壓，因而使空氣能從呼吸道吸入肺部，產生呼吸行為。

㈤正壓呼吸器（Positive pressurev entilator）──呼吸器利用動力將醫療用氣體（空氣或氧氣或氧氣空氣混合體）經呼吸道,壓到肺部,吹脹起來產生呼吸行為。

㈥周期（Cycle）一從呼吸生理學來看，人之呼吸行為分成,吸氣→呼氣→休息，再重頭開始這便是一個周期。從機械學來看，呼吸器的機械動作是產生吸氣作用（推動）轉變到呼氣作用（退回）。這種機械動作之轉變（Change over）也是周期。故呼吸器種類之分別便由於

上列六個名詞得一簡單分法。所以有不同之呼吸器乃因為工藝技師看到醫師們臨床要求之不同,設計了不同機轉 (Mechanism) 及不同周期管制之呼吸器,有所謂負壓時間周期控制式呼吸器(Negative-pressure, time-cycled-controllerventilator), 這便是著名的鐵肺。 有所謂正壓時間周期輔助及控制式呼吸器。有所謂正壓, 容量周期輔助及控制式呼吸器。這些有著名的 Bourns 牌和 Bennett 牌的 MA-1.。有所謂正壓,壓力周期輔助及控制式呼吸器, 如著名的 Bird 牌。

　　二、呼吸器之應用: ──首先要知道應用之適應範圍。簡而言之,只要記住兩點, 第一點是肺泡換氣過低 (Alveolar hypoventilation),第二點便是分佈性缺氧症 (Distributive hypoxia)。前者之特性是缺氧,酸中毒, 二氧化碳過高; 後者之特性是血氧過少, 換氣過度, 二氧化碳過低, 鹼中毒。當然許多病症都可能引起上述之結果. 固然可由於肺部疾患所致,也可由根本不是肺部疾患引起之換氣過低如呼吸中樞受傷, 中毒, 疾病, 也如胸部骨骼肌畸形, 受傷, 外科手術等。有時患者僅只是肺泡換氣過低, 或分佈性缺氧症, 有時患者可以同時有肺泡換氣過低也有分佈性缺氧症。這時, 醫師要注意的, 便是往往有明顯不同的症狀出現, 常給醫師帶來困擾。但是總歸是呼吸衰竭。這種呼吸衰竭, 是無法僅在吸入氣中提高含氧濃度而由患者自己呼吸來改善的, 唯有藉靠呼吸器來輔助呼吸或控制呼吸。一般而言, 當血氧分析時, pH 值少於 7.25, 二氧化碳分壓高於 55 公毫汞柱, 氧氣分壓少於 60 公毫汞柱, 便確有必要應用呼吸器來作治療。以上所說是指呼吸器, 該在什麼情況下應用, 一旦應用則務必注意下列三點: 第一點, 一定要選擇適當的呼吸器, 一旦使用, 任何連接處, 不能脫節,不能漏氣,所有儀表要正常功能。這是醫師需要隨時檢查及注意的。世界各地醫院, 都有使用呼吸器發生意外, 使患者病況反而惡化, 甚至

致死之報告。第二點，是使用呼吸器，務必要定時檢查患者之血氣分析。血氣分析的結果，可以知道使用得當與否，有效與否，安排何時準備停止使用。第三點，便是詳細頻繁地觀察患者的血壓、膚色、胸部運動情形、心臟情形（包括心電圖），意識狀態及自己呼吸情形。這些是最重要的，其重要性甚於血氣分析。呼吸器治療對象是改善患者的生理情況，不是改善血氣分析，這是原則，也是邏輯。許多人只看血氣分析報告，而不注意患者表現之生理情況是錯誤的。何況任何一份血氣分析報告，一定要依附患者之生理、病理情況，才能判斷出結果，否則便不可靠不實用。

　　三、呼吸器之操作：──各醫院診斷採用之呼吸器儘管不同，廠牌設計儘管不同，醫師之選擇呼吸器務必依據患者病況之需要。醫師本人對基本之操作一定要了解，更重要的是所有呼吸器使用時之設定一定要寫下醫囑，要有記錄表。操作主要之步驟如下──

　　㈠除了作間歇性正壓呼吸（IPPB）可以教患者合作使用口含管（Mouth piece）外，應用呼吸器來輔助呼吸或控制呼吸，一定要用氣管內插管，來維持通氣道和連接呼吸器，必要時作氣管切開裝入有充氣囊之氣管內管。

　　㈡用呼吸器，首先要決定用多少含氧濃度的空氣，Venturi 式空氣氧氣混合器並不太準確，長期使用後，混合氣中含氧濃度可以高於預設（Preset）之濃度。一般而言，用 40% 到 60% 之氧氣便足夠。

　　㈢預設壓力之限定，無論是壓力周期式或容積周期式之呼吸器，呼吸道壓力是要由醫師來預設限定的。由於正壓呼吸器其正壓將氣體吹脹肺部是非生理性之吸氣行爲，不僅影響肺之組織也影響血液循環，心臟功能。故壓力不能大，但是也不能小到無法克服呼吸道之阻力和肺部順應性（Compliance）。因病情之改變，或因呼吸治療之影響，阻

力和順應性都能改變，正壓之需要，也在改變，故在操作上，先要預設壓力之限定，也要隨時來修正。

㈣預設容量之限定：——固然容量周期式之呼吸器可以預設調整容量，但是壓力周期式呼吸器也可由預設壓力和流量率之調整得到相當之容量，容量之決定常以 Radford E. P. 氏之計算圖爲選擇根據。

㈤預設流量率之調整：——流量率之調整不僅影響到呼吸器之呼吸行爲次數，也影響到呼氣吸氣比例。利用正壓吹脹肺部之呼吸器應用時非特殊情形，不宜使吸氣時間長於呼氣時間，理由如前述。較快之流量率能得到較多數之呼吸行爲，也能得到較短之吸氣時間。唯較快之流量率有時可增加呼吸道之阻力，對壓力之調整也許有所影響。一般而言，要決定流量率，可以用潮氣量（預設之容量）乘以呼吸次數再給三倍之積則表示預設之容量，能在很短的吸氣時間內（吸氣呼氣比例爲一比二）送入再加上呼吸器本身之機械因素（卽呼吸器之順應性）乘以呼吸次數之積，這個總和便是適當之流量率，有謂最高流量率 (Peak flow rate)。

㈥輔助呼吸之調整：——亦卽敏感度之調整，這完全應合患者之病情。低的敏感度可能無法治療換氣過低，高的敏感度反而增加呼吸的功率也非治療之目的，在整個呼吸器治療中，這一步驟實在是最難的操作，尤其在使用壓力周期式呼吸器時。

㈦潮濕處理及噴霧裝置，這是一定要有的，在應用操作時，要注意到這裏是最容易脫節，接錯和漏氣的地方。醫師一定要親自檢查。較長時間之應用呼吸器後，往往因潮濕和噴霧帶來的水珠，阻塞於外呼吸道或呼吸器之呼吸管中，引起阻力增加，迫使壓力要增加，故醫師務必要督導護士嚴密注意爲之。

　　四、呼吸器之生理效應：

㈠在呼吸方面: 機械呼吸的功用有五點, 第一增加每分鐘呼吸量; 第二改善肺泡通氣; 第三改善吸入氧的分佈; 第四使血液中氣體正常化; 第五減少患者之呼吸功率。如果應用呼吸器後未能獲得以上之效果。則表示有兩種可能, 其一是患者呼吸道阻塞太厲害, 或者肺部順應性太低, 以致呼吸器無能為力。其二可能是選擇呼吸器錯誤應用不得當。

㈡在循環方面: 正常之呼吸是胸腔內一直保持負壓 (除了強迫呼氣時), 胸腔內壓力差一直保持五公厘水柱。當應用呼吸器呼吸則都正壓, 故靜脈回流到右心房較差, 因此使心臟輸出減少, 所以呼氣吸氣便十分要緊。

㈢在代謝方面: 在正壓呼吸器呼吸下, 體液瀦留, 血清濃度降低, 血容計減低, 血量增加。因為抗利尿激素之增加使尿量減少。至於何以抗利尿激素會分泌增加? 實驗知道可能由於從心房引起來之迷走反射而致如: Henry J. P. 和 Pierce, J. W. 在一九五六年在生理學雜誌所述(J. physiol 131: 572)。

戊、間歇性正壓呼吸 (Intermittent positive-pressure breathing)

這是種呼吸治療中最常用的手段, 俗稱 IPPB。 簡單的解釋便是使用正壓於通氣道值吹氣開始之時。 當需要的壓力達到時, 則正壓便停止。這種重覆而又間歇性地進行。當患者的疾病影響到氣管支氣管系統之正常保護機轉時, 間歇性正壓呼吸便有需要。它能, ①防止及矯正肺萎縮, ②改善分佈和送達噴霧藥劑, ③能清理枝氣管分泌, ④局部性枝氣管擴張, ⑤預防和處理肺水腫, ⑥減少呼吸功率, ⑦管制吸入和呼出的氣體形態。在外科領域中, 手術前之呼吸道治療處理和麻醉後之預防顯微肺萎縮(Microatalectasis)和阻止手術後肺炎 (Post-operative pneumonia)。 應用間歇性正壓呼吸治療極是價值, 尤其是

老年人或肥胖者，應用時首先要使患者有心理準備，敎導和示範如何來適應和控制呼吸器，患者的姿勢力求保持正直，緊含口含管（Mouth piece），呼吸器之壓力最初保持在 10 到 15 公厘水柱，中等的流量、敏感裝置儘量減少，敎患者開始時慢慢地呼吸，心情放鬆，並同時訓練腹部呼吸，使呼氣能慢而長。一次治療二十分鐘到三十分鐘，每天二至四次。醫師要注意的是噴霧器水滴是否太大，噴霧藥劑隨着呼吸器噴入效果較快。故使用之藥劑，若有循環系統之藥理作用者，則要注意患者的反應，如心跳血壓等。一個得當的間歇性正壓呼吸可以爲門診病人作呼吸治療，如果不得當則不但無益於呼吸系統反而妨害了循環系統。採用之呼吸器以正壓壓力周期式爲主，也可用正壓壓力周期加上時間周期式之呼吸器。前者有 Bird MKT，後者有 Bennett PR-1.2 都是普通有效簡單之器具。

第二節　恢復室之醫療

　　在現代醫療觀念和作業上，開刀房、恢復室和加護病房是連成一環的。尤其從麻醉學着眼，麻醉誘導、麻醉維持和麻醉恢復，更是一貫之程序。僅是患者受到外科手術刺激傷害與否，患者是否換了一個房間，床位而已。由生理病理學來看，在恢復室中之患者與其他地方患者是迥然不同的。其身體情況之嚴重性絕不亞於開刀房，加護病房或急診室。恢復室之醫療，麻醉學醫師有絕對的責任，但是患者在恢復室中所表現之現象絕不僅麻醉術恢復中或恢復後的情況。有些是先天性的，有些是手術前獲得的，而與這次手術完全無關的。有些是這次手術留下來的情況，有些是這次麻醉引起的情況，其中有必然的，有偶然的，有意外的。其中有可以預防的，也有無法預防的。其中有可以治療的也有不必治療的。甚至於無法治療的。所有這一切麻醉學

醫師一定要了解，要能盡量鑑別，要很快決定，要及時糾正錯誤。所
以麻醉學醫師對當面的患者要有從病史到手術情形，從麻醉前訪視到
麻醉劑麻醉術終了，有通盤的了解和醫療的準備，這是前題。無此觀
念、準備、知識，則患者到了恢復室其危險性更大於手術中。

　　恢復室中之患者，因時代不同，麻醉技術不同，外科手術進行領
域之不同而表現不同，醫療之效應也不同。在使用乙醚（Ether）為
主的時代，由於乙醚在血中低濃度時，對呼吸動作，血流循環，心臟
收縮力皆無抑制作用。唯引起噁心嘔吐和不安吵鬧，同時手術領域也
限於腹部和四肢。故恢復室中之醫療，僅強調防止呼吸道阻塞，保持
患者不受身體翻動而致外傷而已。但是今日，有許多麻醉藥和技術在
恢復時尚有抑制呼吸，抑制血流循環心肌收縮作用，雖然藥理學上看
來這種抑制不大，在患者手術後之最近短期內都有臨床意義。再加上
今日正由於麻醉藥物和技術之進步，外科手術可為任何年齡的男女，
作任何身體部位器官之手術。因此手術終了僅表示手術動作停止，而
因手術引起無法避免之傷害仍然存在，表現在恢復患者身上。故今日
在恢復室中，醫療效應要注意患者之意識、呼吸道之通暢、動作之足
夠、氧氣送入、二氧化碳排出、血壓、心跳、體溫、尿量、及種種必
要的心電圖，血氣分析，生化分析、中央靜脈壓、肺微血管壓，更是
隨時要應用協助診斷。

　　一般而言，恢復室中最易發生的是缺氧症，血氧過少症。而缺氧
時並不一定表現呼吸上，而表現在血壓降低上。而發生的原因也並不一
定因為呼吸動作不夠。肺有疾病，心管血流有問題時，代謝有問題時，
血液量或成份有問題時，都會發生缺氧。因此僅給予氧氣不夠，僅使
用升血壓藥更不夠，要注意分析病情原因。尿量多寡，不僅因手術，
因為麻醉藥劑，也因為輸液治療。體溫之高低，不僅因手術前之病因，

也因為痲醉技術甚至於痲醉藥物。至於心理精神之照顧，也是今日恢復室醫療必要的一部份。尤其應用一種 Ketamine 作 Dissociative anesthesia 時更要注意。

　　有人謂恢復室之護理非常重要，這是事實，但是更重要的是痲醉學醫師的知識。

第 九 章

局部麻醉之手技　　　曾清楷

第一節　局部麻醉法 (Regional or local anesthesia)

甲、定義:

　　局部麻醉乃以物理或化學方法對身體某特定部位之支配神經做可逆性之阻斷以得到暫時的麻醉效果之方法。

　　此法能以簡單的設備來實施，所以在適當的選擇和正確的技術之下實施，可說是相當實用的麻醉法之一。但在幼小兒等較不能得到病人的合作，且偶而會發生嚴重的併發症，因此應慎重，細心實行。

乙、局部麻醉法之優點:

　　一、病人意識清醒。

　　二、可做到一定範圍之外科手術所必要的麻醉。

　　三、副作用少。

　　四、能以較簡單的器材實施。

　　五、可利用於疼痛性疾患之診療。

丙、局部麻醉法之缺點:

　　一、病人易受外界刺激的影響。

　　二、有時不能獲得完全的麻醉效果。

　　三、技術上較有困難。

　　四、偶可產生嚴重的神經或呼吸循環系之併發症。

　　五、須使用注射針。

六、在幼小兒常無法實施。

丁、局部麻醉劑（以下簡稱局麻劑）之特性（表 9-1）：**理想的局麻劑應具有下列各種性質。**

一、作用應爲完全可逆性，且僅作用於神經纖維。

二、具有強力的麻醉活性，並有相當的持續性。

三、可與血管收縮劑併用。

四、物理、化學性質都很安定。

五、無局部刺激作用或神經損傷作用。

六、效果出現時間快且富於滲透性。

七、全身中毒性小。

除此之外最好還具備下列各性質:

一、易溶解於水或食鹽水。

二、易消毒。

三、在溶液之狀態下其效力不變。

戊、局麻劑之作用機轉

神經組織具有興奮性和傳導性兩種基本機能。這兩種機能的存在乃是神經膜的特性，在靜止時神經膜由於細胞內外之鈉（Na^+）和鉀（K^+）離子之濃度差(Na^+ 1: 10) (K^+ 27: 1)，而產生膜內外電位差卽約 —70mv 之靜止電位 (Resting membrane potential)。靜止狀態下的神經膜，散在着直徑約 2A° 之小孔，這些小孔之大小剛好能讓水和鉀以及氯（Cl^-）通過而不能使較大的水和鈉及鈣（Ca^{++}）通過，故神經膜另有所謂鈉幫浦 (Sodium pump) 的存在，其功效乃將鈉離子從濃度較低的細胞內液向濃度較高的細胞外液輸送出去，如此保持細胞內外各種離子之濃度差而達到平衡。（圖 9-1）

當神經膜受到某種刺激時，離子的透過性發生急速的變化，膜上

表 9-1　各種局部麻醉劑的構造與特性

	Bupivacaine (Marcaine)	Chloroprocaine (Nesacaine Piocane)	Cocaine (cocaine)
熔　　　　　點	247〜252°C	173〜176°C	183°C
化　　學　　式	$C_{19}H_{23}N_2OHCl$	$C_{12}H_{22}N_2O_2C_1HCl$	$C_{13}H_{21}NO_4HCl$
耐　　熱　　性	晶體及液體均穩定	晶體穩定，液體可能變弱	晶體及液體均穩定
濃度與酸鹼度	0.25%　0.5% pH: 6.0〜6.5		4% pH: 5〜5.5
強度Procaine＝1	10	1.5	4
毒性Procaine＝1	6	1	4.2
表　面　麻　醉		無　　效	眼　　　1〜4% 鼻腔　0.5〜2% 尿道 0.25〜0.5% 咽喉頭　5〜10%
浸潤麻醉 濃　　　度	0.25〜0.5%	0.25〜1%	
浸潤麻醉 效 果 出 現	2〜5分	1〜3分	
浸潤麻醉 持 續 時 間	4〜8小時	3/4〜1小時	
傳導麻醉 大神經阻斷	0.5%	3%	
傳導麻醉 小神經阻斷	0.25%	1%	
脊椎麻醉 濃　　　度	1%	3%	
脊椎麻醉 效 果 出 現	1〜3分	1〜3分	
脊椎麻醉 持 續 時 間	$1\frac{1}{2}$〜2小時	3/4〜1小時	
硬 膜 外 麻 醉	0.25〜0.5%	2〜3%	
最大使用量 表面麻醉			120mg
最大使用量 浸潤、傳導 硬膜外麻醉	300mg	1000mg	
最大使用量 脊椎麻醉	20mg	200mg	

續表 9-1

	Dibucaine (nupercaine percainine percaine)	Etidocaine (Duranest)	LA-012 (Tanacain)	Lidocaine (xylocaine Lignocaine)
熔　　　　　點	90～97°C	203.5°C	215°C	66～69°
化　　學　　式	$C_{20}H_{20}H_3O_2HCl$	$C_{17}H_{28}N_2OHCl$		$C_{14}H_{22}N_2OHCl$
耐　　熱　　性	晶體於 97°C 融化。液體穩定	穩　定	晶體及液體均穩定	晶體及液體均穩定
濃度與酸鹼度	0.06% pH: 4.5～5	0.25%0.5% 1.0%1.5%	0.5% 1% 2% pH: 5.6～6.7	1% pH: 6.5～7
強度Procaine＝1	20	10	2	2
毒性Procaine＝1	20	2	1	1
表　面　麻　醉	眼　0.1% 鼻咽喉 0.5～2% 尿道 0.05～0.2%			2～5%
浸潤麻醉 { 濃　　　　度	0.05～1%	0.25～0.5%	0.5～1%	0.5～1%
效　果　出　現	10～15分		1～3分	1～3分
持　續　時　間	$2\frac{1}{2}$～3 小時		1～$1\frac{1}{2}$小時	1～$1\frac{1}{2}$小時
傳導麻醉 { 大神經阻斷	0.1%	0.5～0.75%	2%	2%
小神經阻斷	0.05%	0.5%	1%	1%
脊椎麻醉 { 濃　　　　度	0.2～0.5%		1～3%	1～3%
效　果　出　現	7～15分		1～2分	1～3分
持　續　時　間	3～4 小時		1～$1\frac{1}{2}$小時	3/4～1 小時
硬　膜　外　麻　醉	0.2～0.3%	0.5～1.5%	1～2%	1～2%
最大使用量 { 表面麻醉				80mg
浸潤、傳導 硬膜外麻醉	40mg	450mg	500mg	500mg
脊椎麻醉	10mg		160mg	160mg

續表 9-1

	Mepivacaine (carbocaine)	Procaine (Novocaine)	Propitocaine (citanest)	Tetracaine (Pontocaine Tetocaine Amethocaine)
熔　　　點	255～262°C	153～156°C	166～169°C	147～150°C
化　學　式	$C_{16}H_{17}N_2OHCl$	$C_{13}H_{29}N_2O_2$ HCl		$C_{15}H_{24}H_2O_2HCl$
耐　熱　性	晶體及液體均穩定	晶體及液體均穩定	晶體及液體均穩定	晶體穩定，液體可能變弱
濃度與酸鹼度	1% pH: 6.7～6.9	1% pH: 3.5～4	1% pH: 4～5	0.1% pH: 3.5～4
強度Procaine＝1	2	1	1.5	10
毒性Procaine＝1	1	1	0.7	10
表　面　麻　醉	3～5%	無　效	2～4%	1～2%
浸潤麻醉 濃　　度	0.5～1%	0.5～1%	0.5～1%	0.1%
浸潤麻醉 效果出現	1～3分	1～3分	1～2分	5～10分
浸潤麻醉 持續時間	1～1½小時	3/4～1小時	1小時	2小時
傳導麻醉 大神經阻斷	2%	2%	2%	0.2%
傳導麻醉 小神經阻斷	1%	1%	1%	0.1%
脊椎麻醉 濃　　度	1～3%	2～5%	3%	0.2～0.5%
脊椎麻醉 效果出現	1～3分	1～3分	4.5分	5～10分
脊椎麻醉 持續時間	3/4～1小時	3/4～1小時	1½～4小時	2小時
硬膜外麻醉	1～2%	2～4%	2～3%	0.2～0.3%
最大使用量 表面麻醉	80mg			25mg
最大使用量 浸潤、傳導 硬膜外麻醉	500mg	1000mg	600mg	100mg
最大使用量 脊椎麻醉	160mg	200mg		20mg

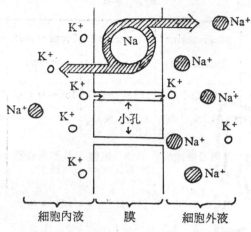

圖 9-1　靜止狀態下離子透過神經膜的形式

的小孔會暫時性擴大,鈉離子按濃度差異自細胞外急速流入細胞內,細胞內的陰電荷因鈉離子之陽電荷之運入使得細胞內外之電位差減少,甚至消失以至逆轉,此過程稱爲去極化 (Depolarization)。 此後膜之小孔回復本來之大小,鈉離子向細胞內的侵入終止;鉀離子藉濃度差異開始向細胞外移動,而使膜內外之電位差回復靜止膜電位。此過程稱爲再極化 (Repolarization)。 當神經膜之去極化達到一定的閾值 (約 —55mv) 時,膜電位會突然上昇呈現＋40～＋50mv 的活動電位,如此在鄰接部位引起同樣的變化而繼續傳播 (Propagate) 下去。

　　如上所述,神經纖維受刺激產生去極化 (活動電位) 的現象就是興奮性的本態,一方面傳播活動電位的現象就是傳導性的本態。

　　局麻劑大多數爲鹽酸鹽 (HCl salts),在溶液中成鹽酸鹽 R≡NH+ 和 Cl⁻ 的離子,在體內被組織中之鹼所中和,產生 Free base (R≡N),而發揮麻醉作用, 卽: R≡N·HCl+NaHCO₃──→R≡N+NaCl ＋H₂CO₃, 此 Free base 可溶解於脂肪而塞住神經膜之小孔以阻止膜

內外之離子透過，所以發生神經傳導的阻斷。

己、局部麻醉法之種類（圖 9-2）

一、表面麻醉（Topical anesthesia）

把局麻劑應用於黏膜表面而作用於神經末端使產生麻醉效果的方法。

㈠滴下法：多用於眼科手術，把局麻劑如：4% Cocain, 0.5%pontocaine, 0.1% Nupercaine 等「滴下」以麻醉的方法。

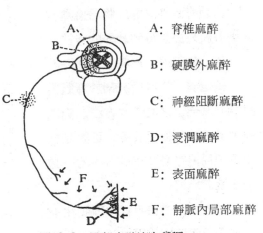

A: 脊椎麻醉

B: 硬膜外麻醉

C: 神經阻斷麻醉

D: 浸潤麻醉

E: 表面麻醉

F: 靜脈內局部麻醉

圖 9-2　局部麻醉法之種類

㈡噴霧法：用噴霧器把局麻劑以霧狀，噴在鼻咽喉以麻醉的方法，臨床上以支氣管鏡，氣管內插管時所用較多。

㈢塗抹法：把局麻劑塗抹在黏膜表面，使其和上皮接觸產生麻醉作用。如在耳鼻喉科和泌尿器科的領域，使用 Nelaton 導尿時，以 10-20%Cocaine, 1-2% Pontocaine 或 Nupercaine 等使用。

二、浸潤麻醉（Infiltration anesthesia）

直接把局麻劑浸潤於組織內使神經末端麻痺的方法。可用於範圍較小的表面性開刀，應避免用於有炎症的部位。

三、周圍麻醉（Field anesthesia）：

將局麻劑注入於手術部位的四周以獲得麻醉的方法。

四、傳導麻醉（Conductive anesthesia）：

㈠狹義的神經阻斷術（Nerve block），即把局麻劑直接注射在神經幹、神經根或神經叢，以阻斷神經傳導的方法。

㈡脊椎麻醉: 將局麻劑注入蜘蛛膜下腔而得到麻醉的方法。

㈢硬脊膜外麻醉: 將局麻劑注入硬脊膜外腔以得到麻醉的方法。

五、靜脈內局部麻醉（圖 9-3）

㈠定義: 注射局麻劑於靜脈內以得到某部位之麻醉的方法。對四肢尤其上肢的使用較多。可說是經靜脈把局麻劑浸潤在組織內的一種局部浸潤麻醉。

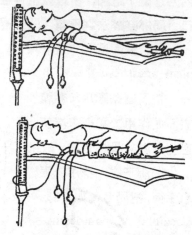

圖 9-3　靜脈內局部麻醉

㈡方法: 先在手背做靜脈注射以確保靜脈路，然後以驅血帶從末梢部向上臂驅血，至患者上臂，然後把綁在上臂之止血帶內壓加至 280mmHg 而除去驅血帶之後注射 0.5％ Xylocaine（不含血管收縮劑）20c.c.。

㈢如果沒有驅血帶時，需使用 1 ％ Xylocaine 20c.c.，大約注射 5 分鐘後卽可得到均勻的麻醉。

㈣通常可用於兩小時以內的手術麻醉，手術後可能在止血帶部位有疼痛的感覺，如用二個止血帶輪流使用時可減少此種疼痛現象。

庚、局部麻醉之一般注意事項:

一、應熟悉施行麻醉部位之解剖，尤其是動靜脈和神經之走向。

二、應先做到刺入部位皮膚之局部麻醉（Skin wheal）。

三、注入藥劑前應先反抽以確認針頭不在血管內，蜘蛛膜下腔、胸腔或腹腔之內。

四、應配合欲麻醉部位之神經深淺及組織之硬度選擇適當長度粗細之針頭使用。

五、局廐劑濃度愈高時其作用持續時間愈長，如添加血管收縮劑（Adrenaline或Octapressin）可延長其作用時間達20-40％，Adrenaline通常加 20 萬分之一，而 Octapressin 是以局廐劑 30ml 加 5 單位；後者發生心律不整的傾向較少，所以可與 Fluothane 併用。

六、局廐劑之毒性通常和濃度之平方成正比，如和 1 ％ 100c. c. 溶液有同樣毒性的 2 ％溶液是 25c. c. （$25 \times 2^2 = 100$）。

七、應熟知局廐劑之極量；通常 Xylocaine 爲 500mg，加 Adrenaline 時，以 0.5％100c. c.，1 ％ 50c. c.，2 ％25c. c. 爲標準，但在此量以下也可能有中毒現象出現。

八、頭部，顏面，脊椎周圍等富於血管的部位，因其局廐劑吸收較快故較易發生中毒反應。

九、必要時（如易緊張的病人）可做廐醉前投藥（Premedication），

辛、局廐劑之中毒作用

一、影響局廐劑中毒作用的各種因素

計有術者之技巧，病人之狀態，局部廐醉之方法及廐醉劑之種類，濃度，使用量，注入速度，吸收速度，強化或協同作用，分解速度以及效果出現時間等。

二、局廐劑之中毒反應

㈠局廐劑在血中濃度上昇所引起的中毒反應:

1. 原因: (1)血管內注入(2)過量或高濃度藥劑注入(3)頭部，顏面等血管豐富部位之注入(4)解毒機能降低時，如肝機能障碍病人對局廐劑之分解較慢。

2. 症狀:

(1)中樞神經系: 初期出現興奮，不安，頭痛，眩暈，噁心，嘔吐等刺激症狀，血壓昇高，脈搏增加，高度腦皮質刺激時由顏面肌肉

之痙攣及至於全身性痙攣，進而發生肌肉麻痺，意識消失，各種反射消失，血壓降低以至死亡。

(2)呼吸系: 初期呼吸數和深度可能增加，隨後變不規則以至停止，通常不引起氣喘或支氣管痙攣等症狀。

(3)循環系: 先爲血壓昇高，脈搏增快，然後則呈脈搏減少，血壓下降。在嚴重的病人，瞬間卽有顏面蒼白，血壓急速下降的現象。

3. 治療:

(1)當有腦皮質刺激症狀出現時應立刻停止局麻劑投與。

(2)有呼吸困難出現則先確保呼吸道之暢通， 以人工呼吸器給予氧氣，必要時可放氣道（Airway）或做氣管內挿管術以防呼吸道阻塞。

(3)全身痙攣時以超短時間作用的巴比妥酸鹽, 如: Thiopental 等總量 200-300mg 之靜脈內注射以控制痙攣，並繼續施行人工呼吸，必要時亦可注射肌肉鬆弛劑（Succinyl choline），每次 10-20mg，也可注射 Limbic depressant 如 Diazepam（Valium）來控制痙攣。

(4)對血壓下降可使用各種血管收縮劑，如 Ethylphenylephrene 2-3mg, Methoxamine 2-4mg, Norepinephrine, 靜脈滴注 $5\mu g/m$ Ephedrine 40-50mg, Aramine 1-2mg 等。

(5)心臟停止時應立卽做非開胸式心按摩術，並注射昇壓強心劑（如 Adrenaline, $CaCl_2$), 預防及改善酸中毒（如 Sodium bicarbonate）和細胞膜安定劑（如 Steroid） 等。

㈡過敏反應:

1. 症狀: 以很低濃度或極少量的局麻劑卽可引起過敏者謂之。臨床上可出現血管神經性浮腫，痙攣、低血壓、關節痛、氣喘樣呼吸、嘔吐等症狀，在過敏性休克（Anaphylactic shock）時會有急速的循環

與呼吸系之衰竭而在數分鐘之內死亡。

2. 治療:

(1)Epinephrine 0.1% 0.2c. c. 靜脈內注射，必要時可每隔
10-20 分鐘反覆使用。

(2)對氣喘樣呼吸者做人工呼吸，給與氧氣，且做氣管擴張劑
（如 Aminophylline 或 Alotee）的靜脈內注射，以及 Hydrocortisone
之點滴。

(3)Antihistamine 注射。

(4)Corticosteroid 注射。

㈢心因性反應

恐怖感較強的病人，只因注射針刺激了骨膜就會發生休克狀態，
應停止局麻劑之注射並讓病人安靜休息。

㈣血管收縮劑所引起的中毒反應。

1. 症狀: 血壓上昇，脈搏加快，皮膚蒼白，發汗、心跳、不安、
呼吸困難。

2. 治療: 給予 O_2 吸入，嚴重者可注射巴比妥酸鹽 （Thio-
pental 150-200mg), 如果症狀不減輕可注射Chlorpromazine 10-15mg。

㈤局麻劑中毒之預防:

1. 局部麻醉實施前的注意事項:

過敏試驗:

(1)以局麻劑做丘疹之試驗的可靠性很小，此試驗呈負性反應時
亦可引起過敏反應。

(2)把局麻劑滴一滴於鼻孔內觀察了三分鐘後再滴二滴觀察三分
鐘，再滴下十滴觀察八分鐘，計觀察 14 分鐘，如有心跳變慢，血壓
下降、興奮、噁心等症狀卽可判斷爲過敏性，此方法也沒有十分的可

靠性。

(3)詳細聽取過去的病歷，問出過去使用局麻劑時有否發生任何過敏的症狀。

(4)有肝機能障礙者應特別小心使用。

(5)隨時準備急救用具和藥劑。

2. 局部麻醉施行中的注意事項:

(1)細心觀察，特別注意病人表情的變化，最好邊注射邊與病人談話。

(2)隨時注意注射的濃度以及總量。

(3)局部麻醉後，最少要讓病人安靜休息 30-60 分鐘。

第二節　脊椎麻醉法

甲、定義:

脊椎麻醉 (Spinal anesthesia) 或名脊髓麻醉，乃是區域麻醉 (Regional anesthesia) 或傳導麻醉之一種，就是把局麻劑注射在蜘蛛膜下腔 (Subarachnoid space) 來阻斷脊髓之後根 (Posterior root) 和前根 (Anterior root) 以麻醉自律、知覺以及運動神經的麻醉方法，因此，正確的名稱應爲蜘蛛膜下神經阻斷 (Subarachnoid block)。

乙、分類:

一、按注入方法的分類:

㈠一次注入法 Single injection (shot) method.

㈡持續法 Continuous spinal anesthesia. (圖 9-4): 留置一塑膠導管在蜘蛛膜下腔，按實際需要隨時追加藥劑，亦可以做分節脊髓麻醉 (Segmental spinal anesthesia) 的方法，其優點如下:

1. 可自由調節持續時間。

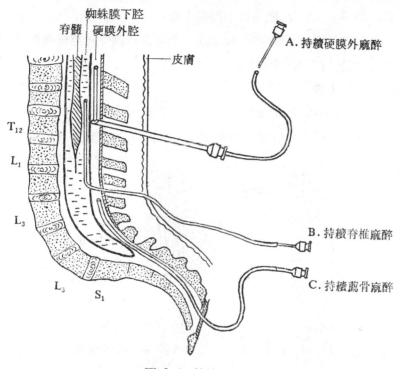

圖 9-4 持續蔴醉法

2. 可自由調節蔴醉高度，即慢慢注入少量藥液，以達到所希望之蔴醉高度。

但有下述缺點:

1. 腦脊髓液的漏出較多，蔴醉後頭痛之發生率較高。

2. 操作手續較複雜。

二、按蔴醉高度的分類:

㈠高位脊椎蔴醉 (High spinal anesthesia): 蔴醉高度達到乳頭附近者，約 T_4-T_7，應用於上腹部手術。

㈡低位脊椎蔴醉 (Low spinal anesthesia): 蔴醉高度在肚臍以

下者，如 T_{10} 以下，應用於下腹部手術。

㈢鞍形阻斷術 (Saddle block)：麻醉限於薦骨神經範圍卽 S_1-S_5 應用於會陰、肛門部手術。

丙、解剖及生理

一、脊柱 (Spinal colum) 和脊髓 (Spinal cord)。

㈠脊柱乃由 32-34 個脊椎骨構成，其區分爲 (圖 9-5)：

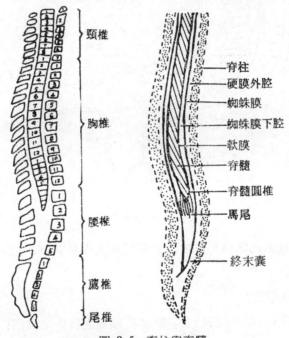

頸椎

胸椎

腰椎

薦椎

尾椎

脊柱
硬膜外腔
蜘蛛膜
蜘蛛膜下腔
軟膜
脊髓
脊髓圓椎
馬尾
終末囊

圖 9-5　脊柱與脊髓

1. 頸椎 (Cervical vertebrae)──7 個。

2. 胸椎 (Thoraic vertebrae)──12 個。

3. 腰椎 (Lumbar vertebrae)── 5 個

4. 薦椎 (Sacral vertebrae)── 5 個 (在成人卽應合爲一個)。

5. 尾椎 (Coccygeal vertebrae)——3–5 個（在成人卽應合爲一個）。

計 32–34 個

㈠與脊椎相對應的脊髓神經 (spinal nerve) 由脊髓發出情形。（圖 9–5）

1. 頸神經 Cervical nerve—— 8 對。

2. 胸神經 Thoraic nerve——12對。

3. 腰神經 Lumbar nerve—— 5 對。

4. 薦神經 Sacral nerve—— 5 對。

5. 尾椎神經 Coccygeal nerve——- 1 束。

計 31 對

㈢脊髓，硬膜囊 (Dural sac) 的長度和脊椎之關係：

1. 成人的脊髓上端在大後頭枕骨孔之高度連接延髓(Medulla)，下端位於第一腰椎下部而終於脊髓圓椎 (Conus medullaris)，以下爲馬尾 (Cauda equina)。

2. 硬膜外腔始於大後頭枕骨孔而止於終末囊（或硬膜囊），終末囊下端乃位於薦骨第 2 節。

3. 脊髓之成長速度比脊椎之成長速度慢，所以在胎生三個月時，脊髓占有脊柱管之全長，但在胎生五個月末期，圓錐卽位於薦骨第一節之高度。

4. 出生至五歲時，脊髓圓錐位於第三腰椎之高度，11 歲時位第二腰椎，及至成人才位於第一腰椎下端處。

5. 性別，身長可影響脊髓圓錐高度，此外強後彎亦可使圓錐的位置向上移動一公分高。

㈣由此可知相對的脊椎和脊髓分節，在解剖上略有高度的不同：

1. 頸部: 脊椎高度向下約移動一節。例如，第四頸髓 C_4 和第五頸椎 C_5 是相對。

2. 上胸部: 脊椎高度向下約移動二節，如第三胸椎與第五胸髓分節相對。

3. 下胸部: 脊椎高度向下約移動三～四節; 如第七胸椎與第十胸髓分節相對; 第十胸椎與第二腰髓分節相對。

㈤決定脊椎高度的標示 (Land mark): (圖 9-6)

1. 第七頸椎棘突特別向後突出。

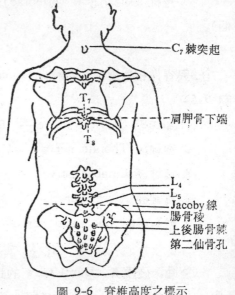

圖 9-6　脊椎高度之標示

2. 連結兩側肩胛 (Spina scapulare) 附着部之線經過 T_3 與 T_4 之間。

3. 連結兩側肩胛骨下緣之線經過 T_7-T_8 之間。

4. 連結左右腸骨稜 (Iliac crest) 之線 (所謂 Jacoby) 經過腰椎 L_4-L_5 之棘間或腰椎 L_4 之棘突上面。

5. 上後腸骨棘 (Posterior superior iliac spine) 之內下方各1cm 之點和第二薦骨孔相一致。

㈥脊椎之彎曲 Curvature。

脊椎具有四個自然的彎曲:

1. 在仰臥時以第三腰椎位於最高，而第五胸椎位於最低處，故在此範圍所注入的高比重液，大部分都在該處內擴散，但一般認爲在

側臥時，卽無此限制（Barrier）。

　2. 藥液之移動和脊椎彎曲按藥液比重之高低而不同。（圖 9-7）

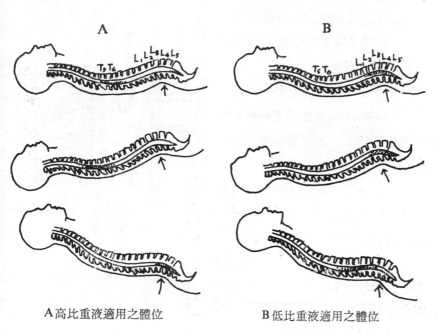

A高比重液適用之體位　　　　　B低比重液適用之體位

圖 9-7　體位、藥液比重與麻醉高度之關係

　㈦藥液移動現象: 主要受三項物理現象之影響。

　1. 分散（Dispersion）: 注入時機械性的（Mechanical）藥液脊髓液混合現象。

　⑴注入速度，壓力與分散度成正比。

　⑵注入量與分散度成正比。

　⑶腦脊髓液壓與分散度成反比。

　⑷血管搏動與蜘蛛膜下腔內構造所引起的攪拌作用也是影響分散度之重要因素。

2. 對流 (Convection)：由藥液和脊髓液之比重差所產生的藥液移動現象。

(1)比重差越大，移動越快。

(2)注入藥液時之體位爲決定移動方向之因素。

(3)脊椎彎曲爲重要條件。

(4)藥液的劑量，受神經組織的吸收和固定，故成爲影響分散度之重要因素。

3. 擴散 (Diffusion)：由滲透壓之差所產生的移動現象。因其速度緩慢，臨床上可忽略之。

㈧脊柱之長度：成人約 40-50 cm（脊髓約爲其 2/3），與身長尤與坐高成正比。

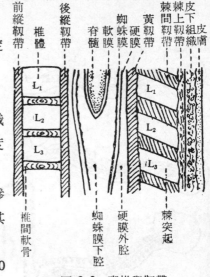

圖 9-8　脊椎與靱帶

二、脊椎和靱帶：

從正中線用注射針由兩個鄰接之棘突間之皮膚向脊髓做穿刺時，經過的各組織與空間按順序如下：（圖 9-8）

㈠皮膚 (Skin)。

㈡皮下組織 (Subcutaneous tissue)。

㈢棘上靱帶 (Ligamentum supraspinosum)。

㈣棘間靱帶 (Ligamentum interspinosum)。

㈤黃靱帶 (Ligamentum flavum)。

㈥硬膜外腔 (Epidural space)。

㈦硬膜 (Dura mata)。

㈧蜘蛛膜(Arachnoidea)：與硬膜之內側密切地黏着

㈨蜘蛛膜下腔　(Subarachnoid space)。

㈩軟膜 (Pia mata)：密着於脊髓而覆蓋之。

㈡脊髓 (Spinal cord)：但在 L_2 以下為馬尾 (Cauda equina)。

三、皮節(Dermatome)和脊髓節(Spinal segment)：

為決定脊椎麻醉之高度（麻痺至脊髓那一分節），通常採用針頭在皮膚上探查痛覺消失的高度。因此瞭解皮節和相對的脊髓節在施行脊椎麻醉上是必要的。(圖9-9)

四、脊髓神經 (Spinal nerves)。

發自脊髓時分為前根和後根兩種神經纖維。

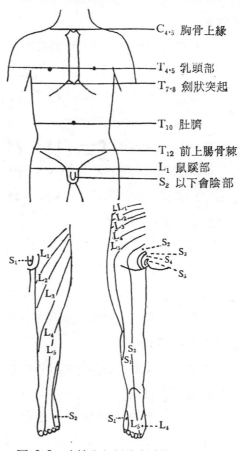

$C_{4\cdot5}$ 胸骨上緣
$T_{4\cdot5}$ 乳頭部
$T_{7\cdot8}$ 劍狀突起
T_{10} 肚臍
T_{12} 前上腸骨棘
L_1 鼠蹊部
S_2 以下會陰部

圖 9-9　皮節與相對的脊髓節分布情形

㈠前根 (Anterior root) 包含下列各神經纖維。

　　1. 運動神經纖維 (Motor nerve fibers)（神經細胞位於脊髓前柱內）。

　　2. 交感神經纖維 (Sympathetic nerve fibers)：由 T_1-L_{2-3} 之

間各節側柱內之神經細胞發出節前纖維 (Preganglionic fiber) 至交感神經節。

　　3.薦骨神經內之副交感神經纖維(Sacral parasympathetic nerve fibers): 發自 S$_{2.3.4}$. 爲形成骨盤神經 (Pelvic nerve) 之主要成份。

　　㈡後根 (Posterior root) 包含下列各種神經纖維:

　　1.知覺神經纖維 (Sensory nerve fibers)(神經細胞在後根之脊髓神經節內); 包括(1)痛覺, (2)觸覺, (3)溫覺, (4)深部知覺等各種感覺。

　　2.求心性自律神經纖維 (Afferent autonomic nerve fibers): 沿着交感神經（如內臟神經）向脊髓進入，但其神經細胞與知覺神經同樣位於脊髓神經節內。包括(1)來自內臟之交感系上行纖維和(2)血管擴張纖維。神經纖維之直徑（表9-2）大小按(1)運動神經(2)知覺神經(3)交感神經之順序變細。局麻劑較易作用於纖維較細的神經，故麻醉作用是按(1)交感(2)知覺(3)運動神經之次序發生; 而麻醉恢復的過程卻相反，即按(1)運動(2)知覺(3)交感神經之次序。知覺麻痺範圍通常比運動麻痺範圍高二個分節。

　　五、腦脊髓液 (Cerebro Spinal Fluid, C. S. F.)（圖 9-10）

　　㈠分泌和循環

　　1.腦脊髓液乃側腦室之脈絡叢 (Chorioid plexus) 分泌, 由 Monro's 孔入第三腦室經 Sylvius 導水管入第四腦室, 復經 Foramen Luschka 和 Magendi 進入腦槽 (Cisterna), 充滿於蜘蛛膜下腔, 而由蜘蛛膜之絨毛 (Anachnoid villi), 靜脈叢吸收。

　　2.脊髓蜘蛛膜下腔始於大後頭孔之高度, 終於第二薦椎（S$_2$）附近。

　　㈡量: 總量有 120-150c. c. , 分佈於腦室 60-75c. c. , 腦基部 35-40c. c. , 脊髓部蜘蛛膜下腔 20-35c. c. 。正常一天分泌量約有 10c. c. ,

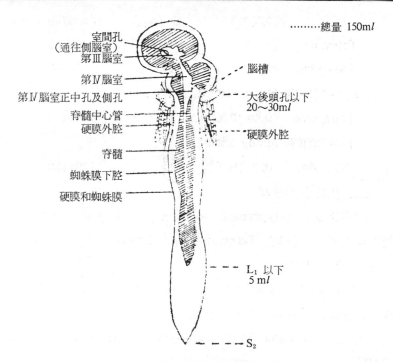

室間孔
（通往側腦室）
第Ⅲ腦室
第Ⅳ腦室
第Ⅳ腦室正中孔及側孔
脊髓中心管
硬膜外腔
脊髓
蜘蛛膜下腔
硬膜和蜘蛛膜

‥‥‥‥總量 150ml

腦槽

大後頭孔以下
20〜30ml

硬膜外腔

L₁ 以下
5 ml

S₂

圖 9-10　腦脊髓液

但如果有髓液漏出時，可在一天內產生 500c. c. 之多。

㈢比重：溫度的影響最爲重要；臨床上認爲 D_4^{15}，卽以 4°C 的水之比重爲1，而腦脊髓液在 15°C 時的比重爲 1.005-1.007，平均 1.006。

㈣酸鹼值（pH）:7.3 左右（血液 pH≒7.4）。

㈤壓力：側臥位之壓力爲 100-150mmH₂O。

丁　**一般使用之藥劑:**

一、按作用時間的分類:

㈠短時間作用（Short acting）

	濃度(%)	量（mg）	作用時間（分）
Procaine	(3-)5	50-150	40-60
Lidocaine	(2-)5	50-150	60-90

㈡中時間作用（Intermediate acting）

Tetracaine	(0.3-)0.5	5-15	120-150

㈢長時間作用（Long acting）

Dibucaine	(0.3-)0.5	5-15	120-180

二、按比重的分類

㈠高比重液（Hyperbaric solution）：比重超過 1.011 以上者，最爲普遍使用。例如：Tetracaine 結晶 20mg＋10%Glucose 2c.c.→比重 1.035(20°C)。

㈡低比重液（Hypobaric solution）：比重在 1.003 以下者，在脊椎，骨盤底部，腎臟等手術時使用爲多。

例如：Tetracaine 結晶 20mg＋Aq. dest 5c.c.→比重 0.999 (20°C)

㈢等比重液（Isobaric solution）：比重 1.006 者（約腦脊髓液之比重）。正常的腦脊髓液因個人差異相當大,所以要給予正確的等比重液有困難，故較少應用。

戊　效果

一、注入蜘蛛膜下腔之局麻劑，受藥液移動現象等影響會阻斷某些分節出來之脊髓神經。

二、被麻痺的脊髓神經按神經纖維之粗細，髓鞘之有無等不同，以下列順序發生麻痺。

㈠交感神經

1.求心性交感神經（後根）：交感神經性知覺(內臟等)之消失。

　　遠心性交感神經（前根）：血管收縮神經之阻斷，引起血管擴張，血壓下降，以及皮膚溫度上昇。

　　2. 副交感神經（迷走神經）作用相對變強：引起腸管緊張性和蠕動之亢進，以及脈搏數減慢等症狀。

　　㈡知覺神經（後根）：皮膚痛覺之消失（按溫覺、痛覺、觸覺、壓覺之順序）。

　　㈢運動神經（前根）：運動痳痺，肌肉鬆弛。

　　1. 下肢肌肉：腰部肌之鬆弛；下肢運動受阻斷。

　　2. 腹部肌肉鬆弛。

　　3. 呼吸肌之痳痺→抑制呼吸運動或呼吸停止。

　　　　(1)肋間肌（T_{1-11}）：呼吸抑制程度按受阻斷之肋間神經數目而異。

　　　　(2)橫膈膜（C_{3-5}）：如痳痺高達頸部脊髓神經時，橫膈膜也受到痳痺，呼吸會停止。

己、優點和缺點：

　　一、優點

　　㈠對新陳代謝的影響較少。

　　㈡無爆炸性。

　　㈢可得充分的肌肉鬆弛。

　　㈣不刺激呼吸道。

　　㈤因局痳劑應用量少，對胎兒影響較少，故可用於產科手術。

　　二、缺點

　　㈠痳醉高度，持續時間之調節有限。

　　㈡易發生血壓下降，呼吸抑制及嘔吐。

　　㈢可能發生頭痛，腦膜炎，神經障礙等後遺症。

㈣無法除去迷走神經反射。

庚、適應症:

一、適合於腹部以下，尤其是下腹部，下肢之開刀。

二、在以下情況，脊麻比全身麻醉要適合:

㈠有呼吸系疾病，肝、腎有障礙以及有代謝性異常的病人。

㈡飽腹病人之緊急開刀。

㈢下腹部，或需要血管擴張之下肢血管外科手術。

㈣在人手不足的小醫院之開刀。

㈤特別要求病人意識清醒的開刀。

㈥無痛分娩。

㈦診斷或治療方面之應用。

辛、技術

一、穿刺針

㈠通常使用 $2\frac{1}{2}$inches（約 8cm）長之 22 號或 20 號，切口 (Bevel) 較小的脊麻針，爲避免開刀後頭痛可用比 22 號細的針如 26 號。

㈡外國常用 Malleable spinal needle。

二、穿刺方向（圖 9-11）。

㈠正中線刺入法 (Median approach): 最普遍的方法，在病人背部正中線，把穿刺針向選定之脊柱刺入以至蜘蛛膜下腔。

㈡傍正中刺入法 (Paramedian approach): 在正中線約一公分側方與正中線刺入法的平行方向刺入之方法。

㈢側方刺入法 (Lateral approach): 在正中線約二公分外側以向內 15° 之角度，稍向頭側刺入。此法因從椎弓最寬處進入，故與病人體位較無關係。

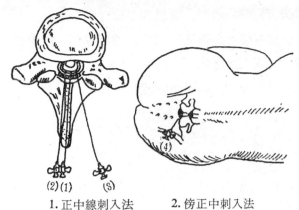

1. 正中線刺入法　　2. 傍正中刺入法
3. 側方刺入法　　　4. Taylor 氏刺入法

圖 9-11　穿刺方向

㈣Taylor's 刺入法 (Taylor's approach)：先求後上腸骨棘 1cm 上方，1cm 內側之點，此點在距腰薦椎間之中心 0.5 公分之側方，由此點向正中線以 25° 之角度向內上方刺入。此法在俯臥位亦可施行。

㈤其他：在肥胖病人無法找出椎間時可施行下列方法：

1. 雙針法 Two needle technic：以 18 號針找椎間位置，以此針爲導引 (Guide) 刺入椎間後，用 20 號針通過此針內做硬膜穿刺的方法。

2. 三針法 Three needle technic：利用三支脊痳針做穿刺，第一支碰到骨性抵抗時將針留下做指標，用第二支在鄰近做穿刺，以同樣步驟，至第三支才找到椎間的方法。

三、刺入部位

㈠腰椎穿刺 (Lumbar puncture)：在脊髓末端下面尚有硬膜囊的部位卽 L_2-L_5 之間施行穿刺，在此部位因無脊髓存在不會傷及脊髓，

在腰椎因棘突方向略爲水平，所以容易做穿刺。

㈡其他：必要時可在胸椎、頸椎、薦椎等部位做穿刺。

四、穿刺時病人之體位

㈠側臥位 (Lateral position)（圖 9-12）：

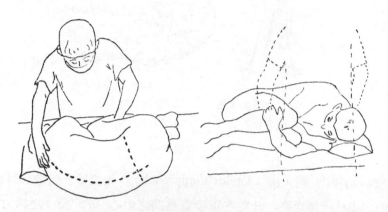

圖 9-12　側臥位

置一枕頭於病人頭部，採用側臥鼻膝體位(Nose to knee position)，即將雙膝儘量向腹部蜷曲，頭頸部儘量前胸彎曲，使脊柱彎曲，擴大棘突之間隔，以便於穿刺。

㈡坐位 (Sitting position)（圖 9-13）

病人採坐位，令其脊柱做強度的彎曲，輔助者站在病人腹側協助之，在做鞍形阻斷時可採用此體位。兩種體位的要點爲儘量使脊柱彎曲，

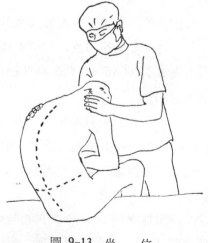

圖 9-13　坐　　位

使棘突間隔撐開，以便穿刺。

五、脊椎麻醉之實施

㈠應準備物品

1. 脊麻用具（圖 9-14）

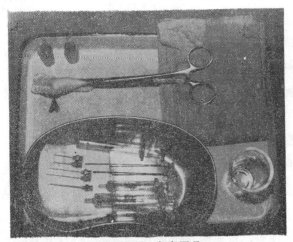

圖 9-14　脊麻用具

脊麻用具包括下列物品：

(1)22 號（或 26 號）脊麻針各一支。

(2)26 號 4cm 針頭二支。

(3)18 號 3cm 針頭一支。

(4)5c. c. 注射器 2 支，2c. c. 注射器一支。

(5)藥杯（Medicine cup）一個。

(6)消毒用紗布及鉗子一支。

(7)紗布三張。

(8)洞巾一張。

(9)鋸刀（Ample cut）一個。

註:　⑴穿刺針越細，頭痛發生率越少。

　　　⑵藥劑請參考前面「丁」項一和二說明。

2. 人工呼吸用具和氧氣

面罩、貯氣袋、或麻醉器以及氣管內插管用具: 以備呼吸抑制或停止時之用。

3. 吸引器: 處理嘔吐物時用。

4. 昇壓劑: 血壓下降時之治療用。

5. 靜脈點滴: 確保靜脈路以備必要時注射各種急救藥或輸血之用。

㈡麻醉前給藥:

與全身麻醉同樣投與；爲使病人沒有恐懼心而順利完成手術，必須做麻醉前給藥；以能使病人保持意識清醒但對周圍環境漠不關心，但尙能合作程度的前給藥最理想，通常給與巴比妥酸鹽 (Barbiturate) 口服或肌肉注射，止痛劑 Demerol 和副交感神經阻斷劑 Atropine 以及寧神劑 Tranquilizer 的肌肉注射。

對血壓下降可能性很大的病人可在腰椎穿刺之 10-15 分鐘前給與昇壓劑 Ephedrin 或 Ethylphenylephrine Hcl 等的肌肉注射。

㈢腰椎穿刺:

1. 先測定並記錄血壓、脈搏、呼吸數等。

2. 穿刺部位之皮膚，脊麻用具及操作都應注意消毒滅菌，避免污染引起腦膜炎等合併症。

3. 先抽取局麻劑於 5c. c. 注射器內，同時抽取少量皮膚麻醉用局麻劑於另一 5c. c. 注射器內，再抽取昇壓劑於 2c. c. 注射器內以備必要之用。

4. 把洞巾蓋在病人背部選定穿刺部位後在皮內以少量局麻劑做

一「皮暈」。

　　5. 按上述各種穿刺方法，從「皮暈」中心將脊麻針向前推進，以脊髓液之流出而得知到達蜘蛛膜下腔。

　　6. 把藥液慢慢注入，然後至少每五分鐘測量血壓，脈搏和呼吸次數以及呼吸深度並記錄之。

　　7. 穿刺時如果病人訴說有放射痛 (Radiation pain)，表示針頭可能刺傷到神經，所以最好拔針後改變方向重做穿刺。

　　8. 為避免麻醉高度超過手術必要範圍，要調節麻醉高度。

注意下列兩種情況的穿刺：

　1. Dry tap: 穿刺而沒有脊髓液流出時須考慮下列原因：

　(1)脊麻針沒有正確地在蜘蛛膜下腔。

　(2)有脊髓疾患。

　(3)脊麻針被蜘蛛膜或神經根所閉塞。

　(4)脊麻針被血塊所堵塞。

　　處理方法：以通條 (Stylet) 除去脊麻針之阻塞物，再把針頭旋轉90°或將脊麻針稍微向前後移動，如果還不能得脊髓液之流出即另改一椎間重做穿刺。

　　2. Bloody tap: 因前後硬膜外腔豐富的靜脈叢之損傷所致。

　　如果只在最初一滴有血液但隨後慢慢變清時，便可注入藥液；但若一直有血液流出時，應避免注入藥液而放棄脊麻；由於血液之混合，脊髓液之酸鹼度 (pH) 超過 7.8 以上時，局麻劑會析出引起刺激性 (Irritation) 而產生神經後遺症或麻醉無效。

壬、麻醉的調節

一、脊椎麻醉高度之調節。

㈠脊柱之位置（病人體位）

1. 高比重液向低處移動，低比重液卽相反地向高處移動。利用這種特性可做身體某一高度以下或單側之麻醉。

2. 脊柱之自然彎曲亦可用以調節藥液之移動。

㈡藥液之比重: 藥液與脊髓液之比重差越大，其移動也越快。

㈢藥液注入速度: 注入速度快，則藥液之分散越大，麻醉高度越上昇。

㈣藥量: 藥量越多，麻醉範圍越擴大，麻醉高度也越上昇。

㈤注入部位: 注入部位越高，則麻醉高度也越高。

㈥脊柱之長度（病人之坐高）: 同量的藥液以同樣條件注入時，脊柱越短者，其麻醉範圍越高; 脊柱較長卽身高較長者須用較大量的藥劑。

㈦穿刺針的切口（Bevel）方向: 藥液較易流向切口方向，因此切口向頭側時，麻醉高度會上昇。

㈧腦脊髓液壓之變化: 咳嗽、陣痛等用力而腦脊髓壓有變化時，藥液之移動擴大，麻醉高度上昇。

二、脊麻作用時間之調節

㈠麻醉藥液之化學性質: 局麻劑之作用時間按種類而不同，例如 Procaine 45-60 分，Xylocaine 60-90 分，Pontocaine 120-150 分，Nupercaine 120-180 分。

㈡藥液濃度: 濃度越高作用時間越延長。（但濃度太高者，可能損傷神經）。

局麻劑產生麻醉作用之最小濃度（Minimun concentration）

Tetracaine (Pontocaine)	0.05%
Nupercaine	0.07%
Metycaine	0.86%

Procaine 　　　　　　　　　　　0. 90%

㈢血管收縮劑之添加:

1. Adrenaline（如 2c. c. 局麻劑中加0. 1%Bosmin 0. 2c. c.）或 Ephedrin（如2c. c. 局麻劑中加 4-5%Ephedrin 0. 5c. c.）之添加可使麻醉時間延長 30-50% 之久。

2. 注入蜘蛛膜下腔之局麻劑中所含血管收縮劑，可使附近的毛細血管收縮，延長麻醉藥液之被吸收而延長麻醉作用。

3. 注入蛛蜘膜下腔之血管收縮劑並不會大量被吸收於血中，因此沒有預防血壓下降的作用。

三、脊麻之固定時間（Fixation time）

㈠指局麻劑注入蜘蛛膜下腔後被神經組織吸着，同時被血行吸收至能發生脊麻效果之一定最小濃度以下的時間，平均 10-15 分左右。

㈡局麻劑注入經過 15-20 分固定後之麻痺範圍不受體位變換、咳嗽、打噴嚏等之影響。

㈢固定時間與藥劑、溶媒之種類、濃度或血管收縮劑之添加有關。使用低濃度溶液和血管收縮劑時，固定時間會延長。

癸、合併症 Complications 與禁忌症 Contraindications

一、脊麻中的合併症

㈠血壓下降: 脊麻對人體的影響除對神經組織之作用外，就以血壓下降爲最顯著的影響，其下降程度略與麻痺高度成正比，而通常在注入藥液 20 分內發生。

1. 原因:

(1)脊髓前根之交感神經纖維（血管運動神經）被阻斷引起末梢血管擴張致靜脈回流減少而心搏出量減少因而血壓下降。

(2)內臟神經阻斷使到內臟領域血液滯留致腦貧血而發生血壓下

降。

(3)肋間肌麻痺以致呼吸抑制而靜脈回流又減少故血壓下降。

2. 治療:

(1)血管收縮劑之靜脈注射及輸液補充。

(2)供給氧氣。

(3)取頭部低位如 Trendelenburg position 使靜脈回流增加，但需在藥液固定時間後。

㈡呼吸抑制或停止

1. 原因:

(1)運動神經阻斷引起肋間肌、橫膈膜等呼吸肌之麻痺。

(2)血壓有嚴重的下降時， 因呼吸中樞之局部貧血引起呼吸抑制。

2. 治療: 使用面罩以純氧施行人工呼吸或協助呼吸，必要時可插氣管內管做人工呼吸。

㈢嘔氣、嘔吐:

1. 原因:

(1)因血壓下降或呼吸抑制引起缺氧所致。

(2)腸蠕動亢進，緊張增加。

(3)因手術臟器牽引而刺激迷走神經。

(4)胃內膽汁逆流。

(5)麻醉前給藥如 Morphine 之作用。

(6)精神因素。

2. 治療:

按其發生原因做適當的處理，如注射血管收縮劑，供給氧氣或人工呼吸，以及使用 Phenothiazine 系制吐藥劑或巴比妥酸鹽。

㈣過敏（Anaphylaxis）或局麻劑中毒

極罕見的合併症；按一般局麻劑過敏或急性中毒之處理法治療。

㈤陰莖強直（Priopism）

偶因脊髓損傷引起，也是少見的合併症。

㈥全脊麻（Total spinal anesthesia）

　1. 原因：所有的脊髓神經皆被局麻劑阻斷。

　2. 症狀：意識消失，呼吸停止或血壓下降甚至心跳停止等。

　3. 治療：

　　(1)以面罩(Mask）或氣管內插管術給 100% O_2 做人工呼吸維持呼吸道暢通，俟麻醉藥效消失，就可恢復自然呼吸。

　　(2)血管收縮劑之靜脈注射，以維持正常血壓。

　4. 預防：只要能及時維持適當的呼吸與循環，則局麻劑之效果消失後一切症狀都能自然恢復正常。

二、脊麻後的合併症（後遺症）：

㈠頭痛：一般在開刀後三天內開始，以坐姿較爲劇烈，通常有後頸部僵硬症狀。

　1. 原因：

　　(1)腦脊髓液壓之下降：主要爲腦脊髓液從穿刺孔漏出於硬膜外腔，而使腦脊髓液壓下降，腦組織之位置改變，血管、神經被牽引所引起的牽引性頭痛；另外，可能因脈絡膜之血管攣縮和視床下部之機能受到抑制，使腦脊髓液的產生受到阻礙。

　　(2)腦脊髓液壓之上昇：由於腦脊髓受刺激所致，和腦內靜脈壓之上昇有平行關係，腦膜症 (Meningism), 腦膜炎 (Meningitis) 等屬之，

　2. 症狀：

　　(1)脊麻後病人中之 5-10% 可發生。

(2)在脊麻後三天內開始，通常在兩週內消失，偶有維持一個月以上者。

(3)在坐位或立位時頭痛加劇，仰臥時可減輕。

(4)頭痛部位以後頭部，後頸部為甚。

(5)以頸靜脈或腹部壓迫，或硬膜外生理食鹽水注射可改善。

3. 治療：

對腦脊髓液壓降低者：

(1)讓病人臥床，或以頭部低位的姿勢休息。

(2)大量輸液。

(3)在硬膜外腔內注入生理食鹽水約 70c. c. 。

(4)使用鎮痛劑或可體松 (Cortisone) 系藥物。

對腦脊髓液壓昇高者：

(1)排去腦脊髓液。

(2)鎮痛劑。

(3)高張性葡萄糖液注射 (Hypertonic glucose solution)。

(4)利尿劑。

(5)可體松 (Cortisone) 系藥物。

4. 預防：

(1)儘量使用細的穿刺針 (26 號)。

(2)以純熟之技術操作，避免穿刺而損傷硬膜多處。

㈡背部痛：多因穿刺技術不良，反覆多次穿刺後發生，可在臥床時腰部墊一小枕頭。

㈢腦膜症：因化學的原因對腦膜之刺激所產生的症狀，有腦膜炎樣症狀，但腦脊髓液的細菌培養為陰性,可參照上述頭痛之治療方法。

㈣腦膜炎 Menigitis (細菌性)：

1. 原因: 因細菌之感染所引起。

2. 症狀: 脊痲後二天以內發生劇烈的頭痛，頸部僵硬、發燒、嘔吐、意識障礙等症狀，腦脊髓液混濁或膿性，細菌培養為陽性。

3. 治療: 培養細菌以 Sensitivity test 決定有效抗生素而投與之。

4. 預防:

　　(1)穿刺時施行者及器械要完全滅菌。

　　(2)穿刺後之皮膚貼紗布或膠布是無益的。

㈤閉尿或排尿困難 (Urinary retension):

1. 通常可放置導尿管，數日後可自然治癒。

2. 藥物可用 Vagostigmin 或 Besacholine 等副交感神經促進劑。

3. 冷熱交替刺激法及精神療法。

㈥外旋神經痲痺

1. 原因: 有 (1) 機械說 (2)炎症說 (3)中毒說等學說，但尚未十分明瞭。

2. 症狀: 開刀後 5-11 日左右，以頭痛和二重視之症狀開始，據報告三百例中有一例發生。

㈦馬尾症候羣 (Cauda equina syndrom)

1. 原因: 腰神經以及薦骨神經在形成馬尾的附近受到針刺損傷而引起。

2. 症狀: 膀胱和直腸之失禁 (Incontinence)，下肢之運動障礙，會陰部，下肢之知覺障礙，以及性機能障礙等。

3. 治療: 通常經 1 — 2 個月後會自然恢復，但也有預後不良者，可以對症療法處理之。

㈧其它: 脊髓炎或脊髓神經根炎，蜘蛛膜炎 (Arachnoiditis) 等。

三、脊痲之禁忌:

㈠絕對禁忌 （Absolute contraindication）

　　1. 穿刺部位之炎症性疾患（包括結核性脊椎炎）或變形性疾患。

　　2. 中樞神經系疾病（腦膜炎）以及腦脊髓之腫瘤，炎症、出血、梅毒、小兒麻痺、硬化症等。

　　3. 嚴重的心臟病患（冠狀血管病變，心肌障礙等）。

　　4. 休克或嚴重的脫水貧血病人。

㈡相對禁忌 （Relative contraindication）

　　1. 小孩或老年人。

　　2. 腹部巨大腫瘤。

　　3. 輕度的休克，脫水或貧血病人。

　　4. 極端肥胖者。

　　5. 嚴重高血壓或低血壓的病人。

　　6. 習慣性頭痛或腰痛的病人。

　　7. 有出血傾向或抗凝血劑治療中之病人。

　　8. 長時間的手術。

　　9. 以下肢爲職業者（如舞女或運動員）。

第三節　硬膜外麻醉法

甲、定義

　　硬膜外麻醉（以下簡稱硬麻）爲局部麻醉之一種，乃把局部麻醉劑（以下簡稱局麻劑）注入於硬膜外腔來阻斷脊髓神經之後根和前根之方法。

乙、分類:

　　一、按穿刺的部位可分

　　㈠脊椎硬膜外麻醉 （Spinal epidural anesthesia）. （圖9-15）: 從

薦骨（Sacrum）以上的脊椎間到達硬膜外腔的方法，又可分爲:

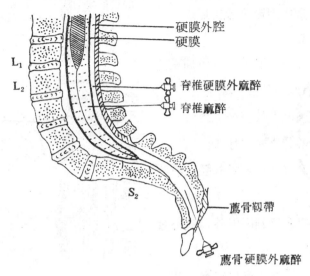

圖 9-15　硬膜外麻醉

1. 頸部硬麻。

2. 胸部硬麻。

3. 腰部硬麻。

㈡薦骨硬膜外麻醉 Caudal (epidural) anesthesia：從薦骨裂孔 (Sacral hiatus) 到達硬膜外腔之方法。此麻醉主要爲阻斷薦骨神經和下部腰神經時所用。（類似 Saddle block）。

　　二、按藥液注入次數又可分爲:

　　㈠一次注入法（single shot method）：把 10-20c. c. 藥液一次注入硬膜外腔後，把穿刺針拔去之方法。

　　㈡持續法(Continuous method）：乃使用塑膠導管 (Polyethylene catheter) 從穿刺針中挿入硬膜外腔，將其留置以便隨時注入藥液的方法。（圖 9-16）此法雖操作略爲複雜但可自由調節持續時間，注入

藥液可用少量多次注入法，以避免
局麻劑過量或中毒等合併症。

丙、優缺點:

　　硬麻和脊椎麻醉（以下簡稱脊
麻）頗為類似，其優劣如下:

　　一、硬麻優於脊麻之處:

　　㈠麻醉時之合併症少:

　　1.麻醉藥在硬膜外腔，故不
波及到延髓。

　　2.穿刺只到硬膜外，故不會
損及脊髓。

　　3.麻醉作用發生較慢，故血
壓下降較緩慢，呼吸抑制也較輕微。

　　㈡麻醉後之合併症亦少: 頭痛，
排尿困難，腦膜炎之可能性較少。

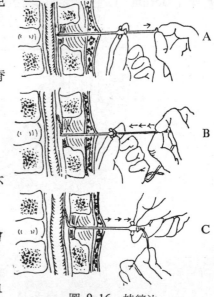

圖 9-16　持續法
A硬麻針穿刺後拔去針套。
B硬麻針進入硬膜外腔後，放入塑膠
導管。
C置放塑膠導管後，取出硬麻針。

　　㈢可做分節麻醉（Segmental anesthesia: 只麻醉必要的分節）和
分離麻醉（Differential anesthesia, 只麻醉交感和知覺神經而不麻醉
運動神經）。

　　㈣應用範圍廣:　除頭部以外，從頭部以下至薦骨部之範圍皆可應
用。

　　㈤利用持續法，不受時間的限制，可做長時間手術的麻醉。

　　二、硬麻劣於脊麻之處:

　　㈠技術較困難，而麻醉效果較差，肌肉鬆弛程度較輕。

　　㈡須用較大量的局麻劑，故麻醉劑中毒或全脊麻 （Total spinal

anesthesia）之可能性較大。

㈢效果出現時間較慢。

㈣有時只麻醉身體之單側或有不均勻麻醉 （Uneven anesthesia）的現象。

㈤一次注入法時，難調節麻醉高度。

丁、適應症:

一、脊麻無法麻醉的頸部、胸部、上肢、上腹部之手術。

二、為了避免脊麻後的合併症，以硬麻代替脊麻。

三、在疼痛診療科 （Pain clinic） 的治療上之應用。

四、具體的病例有: 甲狀腺手術、鎖骨、肩胛骨、上肢之整形外科手術、乳腺手術、尿毒症、高血壓、糖尿病合併症病人之手術、腎膽囊手術、老人、貧血病人之下腹部手術、四肢血流障礙之改善、無痛分娩、帝王切開術、術後鎮痛、癌症末期難治性疼痛 （Intractable pain） 之治療。

戊、解剖

一、硬膜外腔 （圖 9-17）

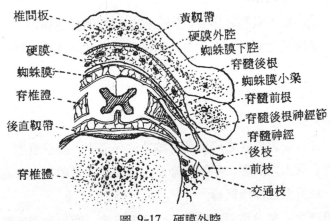

圖 9-17　硬膜外腔

㈠由硬膜和黃靭帶（淺脊椎骨膜）所形成的脊柱管內之潛在腔 (Potential Space)。

㈡其內容除脊髓神經外，由疏蜂窩組織（Areolar tissue），脂肪，淋巴，及靜脈叢所構成。

㈢上端與大後頭孔之骨膜密着，所以注入硬膜外腔之藥液不會到達腦部。

㈣下端終於覆蓋着薦骨裂孔 (Sacral hiatus) 之薦尾靭帶 (Sacro-coccygeal ligament)：爲脊椎 Supraspinal ligament 之延續。

㈤硬膜外腔平均有 3-6mm 厚度，以側方與背方較寬，尤以胸椎中央部與腰椎下部爲寬。

㈥在脊椎管前面與脊髓之後面和硬膜密着，所以在此部位無硬膜外腔。

二、硬脊膜外腔之負壓

㈠此腔通常爲 -1～-8mmHg 之負壓。

㈡此負壓以頸部胸部較顯着。

㈢形成負壓之原因可能爲：

1. 受胸腔內負壓之影響，因此吸氣時負壓較明顯。

2. 硬膜受穿刺針壓向前方的結果，硬膜外腔被動地擴大，產生負壓。

三　內臟神經支配表（圖 9-18）

己、麻醉效果

一、注入硬膜外腔之局麻劑，按其注入部位、藥液濃度、劑量、注入速度、病人之狀態，年齡等條件，可阻斷一定數目之脊髓神經。

二、麻醉藥之作用機轉：

㈠藥液之一部份透過硬膜滲入蜘蛛膜下腔，產生和脊麻同樣之效

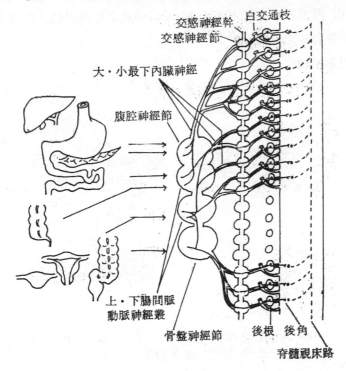

圖 9-18　腹部內臟痛之傳導徑路

果。

　　㈡藥液從硬膜外腔向椎間孔外逸出而作用於沒有被硬膜鞘所被覆之脊髓神經，產生了旁脊椎神經阻斷術 (Paravertebral block) 樣效果。

　　㈢藥液在硬膜外腔直接作用於途經此腔被硬膜鞘所被覆之脊髓神經根（可能阻斷後根脊髓神經節），而抑制其傳導功能。

　　三、神經纖維按㈠交感神經㈡知覺神經㈢運動神經之順序受阻斷，但其阻斷作用比脊麻緩慢，而且運動神經纖維的阻斷也較輕，因此㈠呼吸肌之麻痺較輕，呼吸抑制少。㈡腹部肌肉之鬆弛程度比脊麻輕。㈢下肢運動功能較少受阻斷。

　　四、藥液不和脊髓液相混合,所以藥液之作用以注入部位爲最強,可得脊髓神經之分節痲醉。

庚、麻醉技術

　　一、硬膜外腔穿刺法之種類 (圖 9-19)

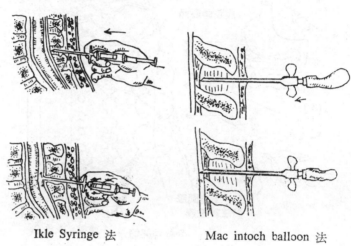

　Ikle Syringe 法　　　　　　Mac intoch balloon 法

圖 9-19①

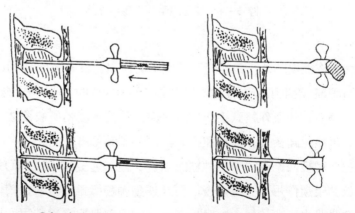

　Odem's indicator 法　　　水滴法 (Hanging drop method)

圖 9-19②

㈠利用負壓確認硬膜針進入硬膜外腔之方法: (圖 9–19 ②)

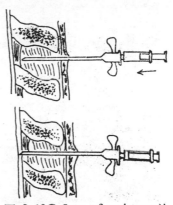

1. 水滴法 (Hanging drop method) 在穿刺針之入口處 (Hub) 放一滴水，將穿刺針刺前進而進入硬膜外腔時，因該部之負壓，把水滴吸入而得知針尖在硬膜外腔。

2. 水壓計法 (Water manometer method) 在穿刺針入口處接

圖 9–19③ Loss of resistance法

一 "u" 形水壓計做穿刺，觀察其壓力差而得知穿刺成功。

3. Odem's indicator 法: 接在穿刺針入口的玻璃管內水滴, 因負壓而移動。

㈡加壓法

1. Loss of resistance 法: 把硬膜外穿刺針挿過棘間靱帶至接近黃靱帶時，接好裝有 5c. c. 空氣或生理食鹽水的注射器，以右手敲推抽筒做抵抗試驗，當穿刺針進入硬膜外腔時，抽筒之抵抗便會消失，空氣或生理食鹽水很易進入該腔內。(圖 9–19 ③)

2. Ikle syringe 法: 利用注射器內之彈簧設備，當針頭進入硬膜外而抵抗消失時，注射器的活塞 (piston) 會向前推進而得知硬膜外腔。(圖 9–19 ①)

3. Mac intoch balloon 法: 在穿刺針入口處 (hub) 接一膨脹的小氣球，當針尖進入硬膜外腔時，氣球內之空氣消失。(圖9–19①)

二、必要器具

㈠硬膜外穿刺針 (圖 9–20)

1. 針頭較爲鈍角之有翼或無翼 18–20 號硬麻針 (Caudal 用)。

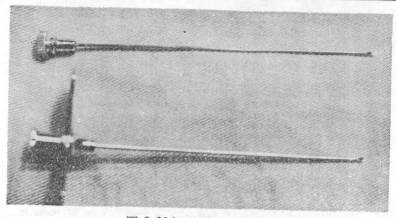

圖 9-20A　硬膜外穿刺針

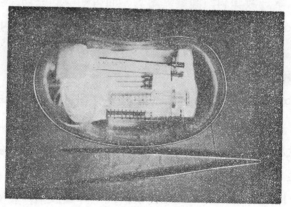

圖 9-20B　硬膜外穿刺器具

2. 針頭為圓形彎曲之有翼或無翼 20-22 號硬麻針（Pain　clinic用）。

3. 針頭為圓形彎曲之有翼或無翼 16-18 號硬麻針（持續硬麻用）。

㈡留置用塑膠導管（Polyethylene tube）：直徑 1mm 長度 1m，末端每隔 5cm 有黑色標誌四點，以供持續硬麻用。

㈢注射器 Syringe

  1. 20c. c. 一支爲藥液注入用。

  2. 5c. c. 一支爲 Loss of resistance test 用。

  3. 2c. c. 一支爲皮膚痳醉用。

㈣注射針頭

  1. 21 號一支爲抽藥液用。

  2. 26 號一支爲局部皮膚痳醉用。

  3. 23 號一支爲接 Polyethylene tube 注入藥液用。

㈤洞巾。

㈥橡皮手套。

㈦局痳劑: 目前最常用的硬痳用的局痳劑如下:

藥　　　　名	濃　　　　度	劑　　　　量	作　用　時　間
1. xylocaine	1～2%	15～20c. c.	60～90分
2. Carbocaine	1～2%	15～20c. c.	60～90分
3. Marcaine	0.25～0.5%	15～20c. c.	3～5小時
4. Etidocaine	1～1.5%	15～20c. c.	4～6小時

㈧其他附屬器具: Barbiturate, 血管收縮劑, 血壓計, 全身痳醉機等急救用具等。

三、穿刺法之實施:

㈠穿刺部位的選擇: 穿刺部位應儘量選擇欲痳醉範圍之中央部位之分節, 例如欲在下腹部 T_9-L_1 範圍痳醉時, 可選其中心部卽 T_{11}-T_{12} 處爲穿刺點。

㈡局痳劑之一般使用量: 通常欲得到一個分節的痳醉所需 Xylo-

caine 之藥量，在頸部和上胸部大約為1-2c.c.，中胸部以下需2-3c.c.
老人、小孩和孕婦之需要量可較少。根據 Bonica 之報告，穿刺部位
和麻醉範圍之關係如下：

手 術 部 位	穿 刺 部 位	藥 量 (c. c.)	麻 醉 範 圍
頸　　　　部	C_4	6	$C_2 \sim C_6$
上　肢　部	C_7	9	$C_4 \sim T_2$
胸　　　　部	T_5	12	$T_2 \sim T_8$
上　腹　部	T_3	13	$T_4 \sim L_1$
下　腹　部	L_1	18	$T_6 \sim S_5$
腹　壁　部	T_{12}	10	$T_8 \sim L_5$
會　陰　部	L_5	14	$T_{10} \sim S_5$
下　肢　部	L_4	16	$T_7 \sim S_5$

　　參考此表和各內臟神經支配以及 Dermatome 之關係，再根據手
術部位和內臟來決定麻醉範圍，穿刺部位和需要的藥液量。

　　㈢loss of resistance 穿刺法之操作：（圖 9-21）

　　1. 正中穿刺法 Median approach：

　　(1)穿刺體位和脊麻同樣，亦可採取坐姿。

　　(2)使用 26 號皮內針在穿刺位皮內做局部麻醉後，開始穿刺；
硬麻針尖穿過皮膚後會碰到棘上靱帶之抵抗，穿過此靱帶進入刺間靱
帶，一直前進，距皮膚約 3-4cm 處再碰上一較堅硬的抵抗，即為黃
靱帶，在此拔去針套，接一支裝有 5c.c. 空氣或生理食鹽水的注射器，
以左手把硬麻針向前推進，一方面以右手輕輕敲打抽筒，做抵抗消失
(Loss of resistance) 試驗，當針尖穿破黃靱帶時右手的抵抗消失，注

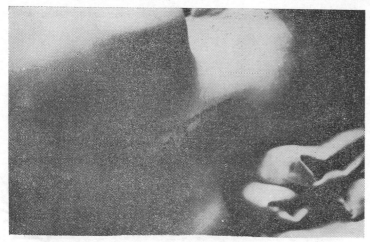

圖 9-21① 選擇穿刺部位

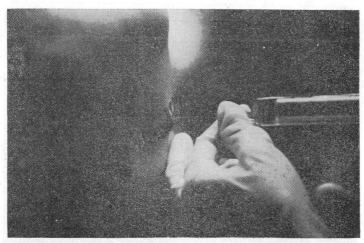

圖 9-21② 在穿刺位皮內先做局部麻醉

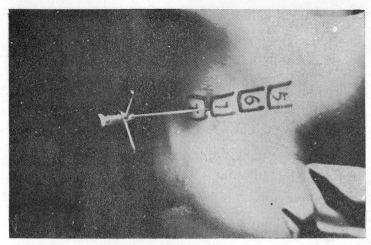

圖 9-21③　硬廂針開始穿刺

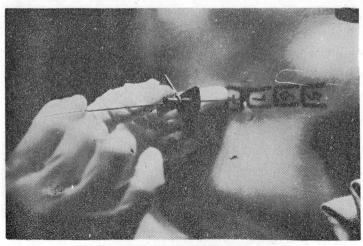

圖 9-21④　硬廂針穿至黃靱帶後取去針套

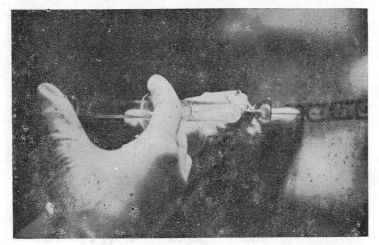

圖 9-21⑤ 做抵抗消失 (loss of resistance) 試驗針尖到達硬膜外腔

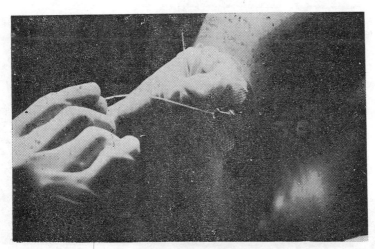

圖 9-21⑥ 置入塑膠導管，做爲持續麻醉之用

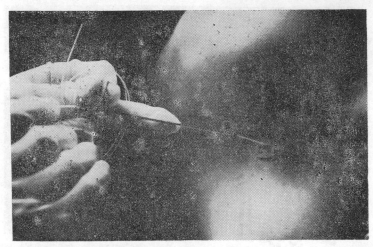

圖 9-21⑦ 緩緩取出硬麻針

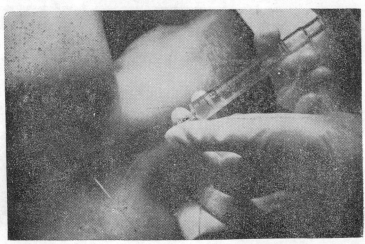

圖 9-21⑧ 注射微量局麻劑做爲試驗效果

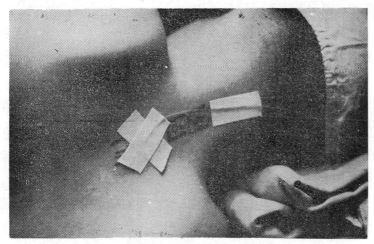

圖 9-21⑨　固定塑膠導管以防移位

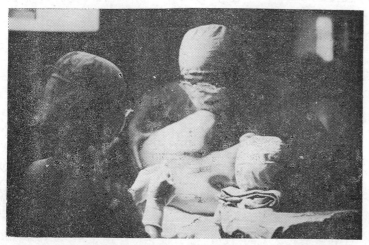

圖 9-21⑩　硬膜外痲醉實際操作情形

射器的空氣很容易注入硬膜外腔內。

　　⑶注入少許空氣或生理食鹽水以擴大硬膜外腔，　同時倒抽抽筒，看看有無血液或脊髓液之回流以確認針尖在硬膜外腔而不在蜘蛛膜下。

　　⑷把硬膜針尖的方向轉向頭側後，開始插入塑膠導管，導管通過針尖時稍有抵抗，將其插入 5-10cm 處 （管上有黑點標誌可知）。

　　⑸以左手慢慢把針拔出，右手一面把導管向前推，以免拔針時與其一起拔出。

　　⑹用膠布把導管固定在背部，管之末端插着 23 號注射針頭，置於頭部旁邊，以便藥液之注入。

　　⑺令病人仰臥後開始注射點滴並測定血壓。

　　⑻注入 2%Xylocaine 2-3c. c. 爲試驗劑量，如果導管誤置入蜘蛛膜下腔 (Subarachnoid space), 在 2-3 分以內卽出現與脊廗同樣的廗醉效果。

　　⑼注入試驗劑量 3-4 分後，再注入預定的局廗劑劑量 （約12-15c. c. ）。

　　⑽藥液注入 10 分後，做廗醉效果測驗 （Analgesia test）確認廗醉範圍。

　　2. 傍側穿刺法 (Paramedian approach) （圖 9-22）：第二至第十胸椎部，因棘突起互相重疊，所以不易從正中線做穿刺，而利用此方法。

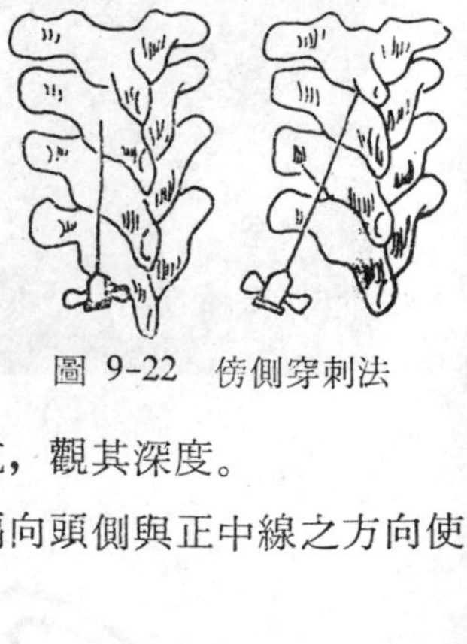

　　⑴在棘突起之旁約 1cm 處，與正中線平行把硬膜針刺入至碰到椎弓板之抵抗，觀其深度。

圖 9-22　傍側穿刺法

　　⑵把硬膜針抽回少許後，將針尖稍偏向頭側與正中線之方向使

針尖脫離椎弓而碰到黃靱帶之抵抗。

(3)拔去套針，一面做抵抗消失試驗 (Loss of resistance test)，一面穿破黃靱帶而到達硬膜外腔。

(4)和正中穿刺法一樣置放塑膠導管後拔針。

3. 薦骨麻醉法 (Caudal anesthesia)：

(1)腹部墊一枕頭的腹臥位或與脊麻同樣的側臥位均可。

(2)以大拇指摸清薦骨角 (Sacral cornua) 和薦骨裂孔 (Sacral hiatus) 後在其中央處，把薦骨硬麻針與皮膚略成 90 度的角度刺入。

(3)穿過薦骨靱帶後再把針尖改向與薦骨角平行推進硬膜外腔，並插入硬麻導管。

㈣麻醉效果之判定：

1. 通常經 3-4 分後，以酒精棉花試驗冷覺消失時間以觀察溫度感覺之消失情形；冷覺消失部位略與交感神經阻斷範圍一致。

2. 經 4-5 分後開始有痛覺減退 (Hypalgesia) 現象，再經過 4-5 分即變爲無痛 (Analgesia) 之狀態，可用針刺試驗 (Pin prick test)。

3. 經 15-20 分即有運動麻痺出現，麻醉範圍大致固定，令病人直舉下肢可觀察運動麻痺情形。

4. 薦骨麻醉時的麻醉效果出現時間較慢。

四、硬麻之調節：

㈠硬麻之範圍或高度之調節因素

1. 藥液量：越多則範圍越廣。

2. 注入部位：以注入部位爲中心，麻醉範圍向上、下延伸。

3. 脊柱、脊髓之長度：身長越短麻醉範圍越大；反之亦然。

4. 硬膜外腔之容量：容積較小者麻醉範圍大。

5. 硬麻針尖之方向，麻醉藥液較易流向針尖所向之方向而麻醉

該部位。

6. 病人之體位: 藥液有流向水平較低之處而麻醉該部位之傾向。

㈡硬麻持續時間之調節因素

1. 局麻劑之（化學性質）種類: 按各種局麻劑之化學性質其作用時間不同。

2. 藥液之濃度越高麻醉時間越長。

3. 血管收縮劑之添加: 局麻劑中加有 adrenaline 等血管收縮劑，能把附近的毛細血管收縮，延長局麻劑被吸收時間，所以麻醉時間可延長 30-40％。

辛、合併症及處置

一、技術上的合併症

㈠穿刺針以及硬麻導管斷裂之可能性，只有穿刺時以非常謹慎的手法來預防。

㈡因誤把硬膜穿破將大量局麻劑注入蜘蛛膜下而引起全脊麻，應在注入藥液時先給試驗劑量，確認無脊麻之後才把預定量注入以預防其發生。（參考 Spinal anesthesia 處）。

㈢背痛

二、因局麻劑所產生的合併症:

血管內注入爲主因，但按局麻劑之種類，濃度和使用量之影響，其症狀以痙攣（0-10％）爲最嚴重。（其他參照局麻劑之副作用處）。

三、胃腸系之合併症

惡心、嘔吐最多，發生在上腹部手術，由於種種腹腔內臟之牽引時迷走神經反射及血壓下降時最多；可倂用全身麻醉或做頸部迷走神經阻斷術來治療。

四、循環系之合併症

以血壓下降之血壓變化最普遍，在上部交感神經廣範圍阻斷時或局痳劑血液內吸收時血壓下降可能導致心停止，因此有 Heart block 之病人施行硬痳時應小心。

五、呼吸系之合併症:

通常呼吸系在較高的硬痳下仍能保持良好的呼吸機能，除全痳之呼吸停止外，一般硬痳引起呼吸抑制者頗少（約 0.37%），但在頸部硬痳**時**使用高濃度局痳劑或大量、長時間使用後因橫膈神經之痳痺可引起呼吸抑制。

六、痳醉後之合併症

㈠一般有頭痛、排尿困難、便秘、尿失禁、下肢無力、下肢痙攣、下肢痳痺感、背部疼痛、頭暈、耳鳴、上肢痳癢感、上肢神經痛、視力減退、凝肩（肩酸）等合併症。

㈡硬膜外血腫，可導致脊髓痳痺。

第四節　神經阻斷法

甲、定義

神經阻斷法（Nerve block）就是傳導痳醉（Conductive anesthesia）亦卽區域痳醉（Regional anesthesia）之一種。乃直接注射局痳劑於末梢神經或神經叢的方法。

從阻斷之末梢部位來的求心性神經纖維（例如疼痛刺激）以及向末梢部去的遠心性神經纖維（例如交感神經，運動神經等），可在注射部位受阻斷。

脊椎痳醉以及硬膜外痳醉也就是分別在蜘蛛膜下和硬膜外腔所做的神經阻斷法。

乙、神經阻斷法施行的目的為:

一、無痛開刀 Surgical block.

二、疼痛之治療 Therapeutic block.

三、疼痛之診斷 Diagnostic block.

四、對疼痛的外科治療之預後評價 Prognostic block.

丙、施行阻斷時的一般注意事項

一、術者應注重無菌觀念。

二、須做慎重的皮膚消毒後,以無菌洞巾蓋住不必要的部位。

三、先確定刺入點和揷針時的目標,卽骨、血管、腱、肌膜;故應有正確的局部解剖知識。

四、先以細針 (26-27 號) 在皮下做一皮暈 (Skin wheal),此操作可避免因粗針穿刺引起疼痛,更可得如病人對局麻劑是否有過敏性。

五、要注射局麻劑前,應先做反抽試驗以確定針尖沒有誤揷入血管內,避免因血管內注入而引起中毒反應。

六、局麻劑之量和濃度關係,以使用多量低濃度溶液比使用少量高濃度溶液較為安全。

七、添加血管收縮劑 (如 Adrenaline) 可延長作用時間,預防中毒以及減少局部出血量,但在下述情況不可添加血管收縮劑: ㈠指、趾、陰莖和有血行障礙之末梢部的阻斷; ㈡甲狀腺機能亢進症; ㈢使用提高心臟刺激性麻醉藥 (如 Fluothane, Cyclopropane, Trilene 等); ㈣高血壓病人等。

八、局麻劑 (Xylocaine 或 Carbocaine) 的最大使用量通常認為約 0.5g (加有 Epinephrine)。

九、應銘記無論任何阻斷和任何藥劑都有發生局麻劑不良反應的可能性,務必謹慎。

丁、使用於阻斷的藥劑:

一、局麻劑（表 9-1）。

二、神經破壞劑 （Neurolytic agents）

有下列各種物質:

㈠Ethyl alcohol

㈡Phenol

㈢Benzyl alcohol

㈣Propylene glycol

㈤Polyethylene glycol

㈥Ammonium salts

㈦Quinine

㈧Urea

㈨植物性油。

㈩高濃度局麻劑。

戊、代表性的神經阻斷法

一、三叉神經節（半月神經節 ggl. semilunare 或 Gasserian gl. ）阻斷法。

㈠適應症: 三叉神經痛等顏面疼痛之診斷和治療。

㈡解剖: 半月神經節在頭蓋內，內頸動脈和海綿靜脈洞之外側，於顳骨岩樣部之三叉神經壓痕處，在此硬腦膜有兩層重疊；可通過卵圓孔做阻斷。卵圓孔最大直徑 8mm，最小直徑 4mm, 此孔在蝶形骨大翼之平滑而硬的下側頭面直後側，此面之中心爲重要的目標，在同一割面頰骨弓中心點的中央部 4 公分之處，在前額面也是在頰骨弓中心點的中央部 4cm 之處，此孔距眼窩底中心點 7cm之處，此點和使病人向前直視時的瞳孔位置一致。

㈢阻斷方法:

1. 讓病人平躺，向前直視。

2. 在頰骨孔之中心點與關結節處之皮膚上分別做記號。

3. 在人中的中點向外做橫線，和眼窩外緣與正中線平行所做的垂直線之交點，亦卽在頰部距口角約3公分處，上顎第二大臼齒處爲刺入點。

4. 用22號，10公分長的針，向後內上方刺入，由外側看針軸通過頰骨弓中心點，由前方看，針軸通過瞳孔中心的方向慢慢前進，通過頰肌，最後穿過外側翼狀肌，到達卵圓孔前方翼突起的翼底，在此於距皮膚1.5公分之針軸上做一記號，此時在皮膚下之針軸深度約爲5公分。

5. 將針軸之方向略爲改變由側方看以針尖通過關節結節之方向推進，卽能進入卵圓孔。（圖9-23）

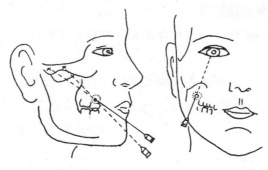

圖 9-23　三叉神經節阻斷法

6. 再將針前進約1公分卽能穿過下顎神經而產生放散於下顎部之疼痛，再推進0.5公分卽事先在針軸上做記號處便能到達半月神經節。

7. 以 1cc 注射器反抽確定沒有腦脊髓液及血液回流，再注入少量局麻劑以確認麻醉效果。

8. 如要注入神經破壞劑時，須先注入少量局麻劑，經 30 分鐘後，確定無任何全身性不良副作用後，才注射之。

㈣併發症：可能發生角膜炎（或潰瘍），其他腦神經麻痺，皮下血腫，蜘蛛膜下注入之全脊麻。

二、眼神經阻斷法 (Opthalmic nerve block)

㈠適應症：可應用於外科手術，或眼眶內疼痛和腦疾患所引起的疼痛之鑑別診斷。

㈡解剖：爲三叉神經之第一枝分枝，由半月神經結節之前內面出來向前梢上走，經海綿靜脈竇之外側，由上眶裂進入眼眶，傳導眼之知覺，前額部前2/3之知覺，通過上眶裂前發出到天幕枝，動眼神經，滑車神經，外轉神經去的分枝，並由頸動脈叢接受交感神經枝。眼神經在此裂中再分爲三末梢枝：淚腺神經，前額神經和鼻毛様體神經；其中以前額神經最重要；通過上眶緣再分爲眼眶上神經和滑車神經，

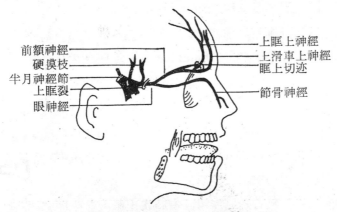

前額神經
硬模枝
半月神經節
上眶裂
眼神經

上眶上神經
上滑車上神經
眶上切迹
節骨神經

圖 9-24　眼神經（三叉神經第一枝）

分布於前額和頭蓋之前 2/3 之骨膜。（圖 9-24）

㈢阻斷方法: 有正中（Medial）和側方穿刺（Lateral approach），側方穿刺又分Superior route 和 inferior route。

1. 用 26 號, 4 公分長的針，以避免刺入太深而傷及視神經。

2. 從眼眶外緣上方皮內刺入，沿眼眶外側往後外方前進，保持和眼眶骨密切接觸，直到約

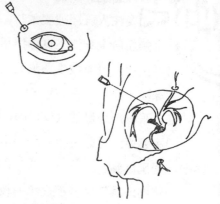

圖 9-25　眼神經阻斷法

3.5公分深度，失去骨的抵抗時，卽達到蝶形裂 (sphenoidal fissure)，再進入 0.5 公分處注入 0.1-0.4c.c. 局麻劑作試驗，確認效果,可得眼窩、篩骨、蝶形骨竇、上唇、前額、頭蓋前 2/3 及鼻子的大部分之麻醉（圖 9-25）

三、眶上神經阻斷法（Supraorbital nerve block）。

㈠適應症: 應用於前額部之手術或三叉神經痛之治療。

㈡解剖: 前額神經（Frontal nerve）在眼眶內分爲眶上神經和滑車上神經; 前者通過眶上孔或眶切迹，支配前額至頸頂部。

㈢阻斷方法: 在眼眶上緣，距正中線 2.5 公分處，卽此神經由眼眶出來的地方做神經阻斷。用一般皮下針或特製的阻斷針，針尖進入眶上孔時，會有觸電感（Paresthesia），在此注射局麻劑，以觀察其所支配範圍之麻木感或痛覺之消失。（圖 9-26A）

㈣併發症: 無特殊副作用，有時在上眼瞼發生厲害的浮腫，所以注入藥液時要壓迫上眼瞼以減少浮腫。

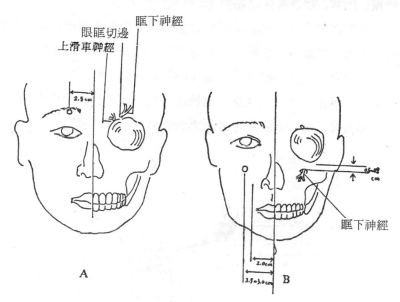

上滑車神經
眼眶切邊
眶下神經
2.5cm
A

眶下神經
0.5-0.7cm
2.0cm
2.5-3.0cm
B

圖 9-26　A眶下神經阻斷　B眶下神經阻斷

四、滑車上神經阻斷法 (Supratrochlear nerve block)。此法與眶上神經阻斷略相同；在眶上孔中央側 0.5-0.7 公分處做阻斷。

五、上頜神經阻斷法 (Maxillary nerve block)

㈠適應症：下眼瞼、鼻、上嘴唇、上門齒及犬齒之外科手術，上頜神經分佈領域的疼痛之診斷和治療。

㈡解剖：發自半月狀神經節前部，在眼神經與下頜神經之間，在硬腦膜之下部向前進，經海綿靜脈竇之側面，從正圓孔出於頭蓋腔之外，通過翼口蓋窩 (Sphenoid palatine fossa) 上部向前，再經過眼眶下裂進入眼眶形成眶下神經；再向前進經眼眶下管及溝，從眼眶下孔出現於顏面，在此分爲下眼瞼枝，外鼻枝及上唇枝等末梢枝。此外，上頜神經在翼口蓋窩發出頰骨神經，後上齒槽枝，翼口蓋神經，分佈

於竇、臼齒、頰及齒齦之粘膜上。

在眼窩下溝及管處，發出中上齒槽枝及前上齒槽枝，分佈於前臼齒，犬齒，門齒及其齒齦，一部份又分佈於竇、鼻窩之粘膜。

換言之，上頜神經與翼口蓋神經節，共同支配上頜全部、上齒竇、鼻下部、鼻腭、軟腭、口腔、扁桃之一部，而末梢枝卽分佈於嘴唇，鼻外側及鼻尖部，下眼瞼及臉頰之大部分。（圖 9-27）

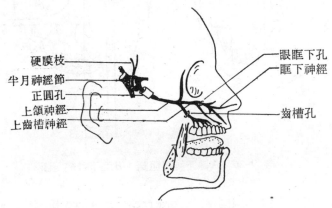

圖 9-27　上頜神經（三叉神經第二枝）

㈢阻斷法：

1. 上頜神經阻斷法(Maxillary nerve block)：此法通常由口腔外進入較易，刺入點在頰骨弓的凹入，距耳珠約3公分之處，從皮膚成直角的方向刺入，慢慢前進至約4公分深，達可到翼狀突起外側板，在此點的針軸上加1公分後做一記號，將針拔至皮下再把刺入方向漸漸改向外眼角，刺入至針上有記號處，卽可到達翼腭窩，如在鼻翼處有觸電感覺，卽可注入局麻劑。（圖 9-27）

2. 眶下神經阻斷法(Infraorbital nerve block)：此神經乃 Maxillary nerve 之分枝，阻斷方法通常以仰臥位，在瞳孔正下方，鼻翼

約0.6公分外側做刺入點，向眼窩下緣的0.8公分下方，距正中線約3公分處的眶下孔刺入，針尖碰到神經時，有觸電感覺，使針尖進入眶下溝內約0.5mm，注入局麻劑以觀察該神經支配範圍之麻痺情形。（圖 9-28）

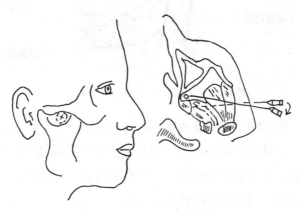

圖 9-28　上頜神經阻斷法

㈣併發症：主要併發症為出血，針頭過度向前進行或方向錯誤可傷及動眼，滑車，外旋等神經而發生麻痺；再深則可阻斷視神經。

六、下頜神經阻斷法（Mandibular nerve block）

㈠適應症：下頜骨、下齒、齒齦、舌之前2/3部份之手術以及三叉神經痛之治療。

㈡解剖：下頜神經從半月神經節分枝後，由蝶骨大翼的卵圓孔出現在頭蓋窩外，分枝於硬膜，深頭肌，頰粘膜，耳廓，外耳道附近之後，分為舌神經和下齒槽神經兩大終枝。下齒槽神經的末梢就是頤神經。（圖 9-29）。

㈢阻斷方法：

1.下頜神經口腔外阻斷法：在S狀頰骨弓的凹入處距耳珠約2公

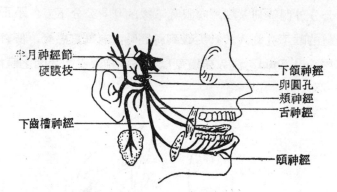

半月神經節
硬膜枝
下頜神經
卵圓孔
頰神經
舌神經
下齒槽神經
頤神經

圖 9-29 下頜神經（三叉神經第三枝）

分處爲刺入點，與皮膚成直角方向刺入，約 3-4 公分處可達到翼狀突外側板，把針抽出少許後稍改向後方，直到針尖離開外側枝時，即可到達卵圓孔，針尖刺到神經時，有下嘴唇的觸電感覺，其深度約 4.6 公分，在此注入局麻劑以確認麻醉效果。

2. 下齒槽神經及舌神經阻斷 (Inferior alvealar and lingular nerve block)（圖 9-30）

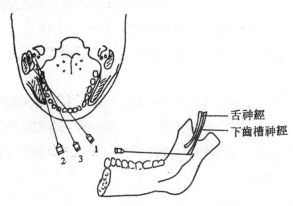

舌神經
下齒槽神經

圖 9-30 下齒槽神經及舌神經阻斷法

下齒槽神經和舌下神經與下齒槽動脈一起由外翼突肌之下向前走，到下頷枝內側之下頷孔；下齒槽神經進入此孔內沿下顎管向前下方到頤孔，在此分為頤神經和下齒神經。舌神經在下頷孔前由下齒槽神經分向前內側由舌之後外側進入分佈於舌之前 2/3。所以此兩神經可在下頷枝之內側，下頷孔之高度同時阻斷之。

在第三大臼齒後外側，下頷枝前緣的三角形後臼齒三角部，在此三角部用 10 公分長，22 號針，把針軸放在對側在犬齒和第一小臼齒之間刺入，碰到三角的內面後，將刺入方向改向，與同側牙齒平行方向，慢慢向前進，針尖達三角內緣時，再將針尖方向改為針軸通過同側第一臼齒之方向，針尖前進 1.5 公分到下頷骨枝前後緣之中間；針尖到下頷孔中間時，注入局麻劑約 0.2 c.c.，以確認麻醉效果在下頷及舌前 2/3 之範圍。

3. 頤神經阻斷 (Mental nerve block)。 (圖 9-31)。

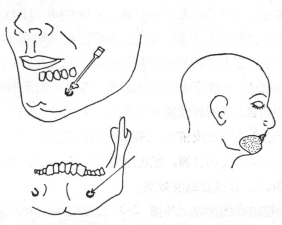

圖 9-31 頤神經阻斷法及其麻痺範圍

此神經由頤孔出現於顏面，頤孔位在第二小臼齒的齒根前下部距中線約 3 公分，下頷骨上下緣約中央處，孔的方向由外上向內下，因

此刺入點要在頤孔的外上方 1 公分處，沿着骨表面尋找頤孔，當針尖刺入頤孔時，在下唇有觸電感覺 (Paresthesia)，注入局麻劑，以確認阻斷範圍之麻痺情形。

㈣併發症：

1. 下頷神經阻斷如果刺入太深超過 5.5 公分以上，卽可能傷及其他腦神經及內頸動脈，針尖誤入鼻咽頭時，注入局麻劑病人會感覺苦味，如果穿刺方向太偏，刺破耳咽管時，注入局麻劑會發生激烈的暈眩。如此阻斷之局麻劑波及半月神經節，卽產生一側全枝麻痺的現象；因此穿刺得到觸電感覺時應先注入 0.5c.c. 以下的局麻劑以觀察麻痺情形之適當與否，以防不良副作用之發生。同時施行兩側阻斷乃為禁忌，因可能引起咀嚼障礙。

2. 下齒槽神經阻斷和頤神經阻斷無特殊的併發症。

七 枕神經阻斷法 (Occipital nerve block)

㈠適應症： 後頭部疼痛及鞭打症 (Whiplash injury) 之治療。

㈡解剖： 大枕神經乃發自第二頸神經後枝之知覺枝，穿過頭枝狀節及僧帽肌腱，在分界線附近出現於皮下，沿着枕動脈同行，支配後頭部皮膚之知覺。小枕神經乃頸神經叢之分枝，沿着胸鎖乳突肌之後緣向上達後頭部，分佈於大枕神經與大耳介神經之間。

㈢阻斷法： 以坐位或俯位，觸摸外枕隆起稍上方距正中線約 2-3 公分外側，以枕動脈為目標，從皮膚垂直刺入，在頸肌肌膜上，將局麻劑注入 3c.c. 以確認麻醉效果。

小枕神經卽在此神經之外側 2-3 公分之處，可以同樣方法阻斷之。（圖 9-32）

㈣併發症： 動脈損傷，蜘蛛膜下注射而引起全脊麻。

八、舌咽神經阻斷法(Glossopharyngeal nerve block)(圖 9-33)。

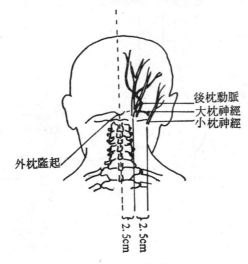

後枕動脈
大枕神經
小枕神經

外枕隆起

{2.5cm
{2.5cm

圖 9-32　枕神經

㈠適應症: 舌咽神經痛, 咽頭或舌後 1/3 部疼痛之治療。

㈡解剖: 舌咽神經包括知覺、運動及副交感神經, 支配咽頭, 軟腭, 舌後部扁桃, 鼓室之知覺外, 還有接受頸動脈竇球等的特殊知覺。發自延髓, 由頸靜脈孔中心部出現於頭蓋窩, 在頸靜脈孔處位於迷走和副神經前外側與垂體、靜脈竇相隔離。出孔後, 在頸動靜脈間前方, 經莖突之中央, 迷走及副神經之外側而到達莖突咽頭肌, 由此跨向前方在內外頸動脈處成弓形 (Arch), 分佈於莖突咽頭肌、舌骨舌肌之中央部、咽頭、腭、扁桃、舌之後 1/3。

㈢阻斷法: 在頸靜脈孔或莖突內側做阻斷; 在莖突做阻斷時, 由乳突向下顎角劃一線, 以此線之中點為刺入點, 與皮膚成直角刺入, 到莖突處, 再將針向沿此突前緣前進0.5公分, 將局麻劑注入2-3c.c.。

㈣併發症: 出血, 迷走神經、副神經的同時阻斷, 引起脈搏快速,

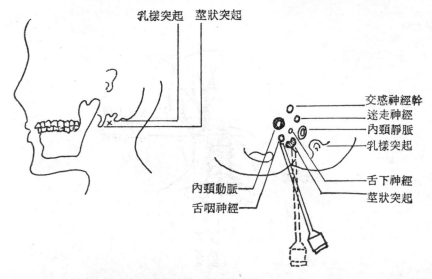

乳樣突起　莖狀突起

交感神經幹
迷走神經
內頸靜脈
乳樣突起
舌下神經
莖狀突起

內頸動脈
舌咽神經

圖 9-33　舌咽神經阻斷法

僧帽肌麻痺，甚至頸部交感神經麻痺（Horner syndrome）。

九、迷走神經阻斷術（Vagal nerve block）

㈠適應症：心律不整之預防和治療，喉頭及咽頭疼痛之治療，支氣管鏡操作及咽喉手術時。

㈡解剖：迷走神經乃發自延髓之 8-10 神經所集成，經頸靜脈孔中心部出現於頭蓋窩，與副神經同被在硬膜鞘內，出了孔後，神經變粗，形成上神經節，然後和副神經以 1-2 線條連絡，和副神經的一部形成下神經節，此後與副神經共同分佈於咽、上喉頭以及返回神經；在頸部，迷走神經在頸動脈鞘之內，位於內頸動靜脈間略靠背面；在甲狀軟骨高度時，位於頸動靜脈之間，然後走向此動靜脈後方，進入胸腔內。

㈢阻斷法：在頸靜脈孔阻斷迷走神經的方法與舌咽神經阻斷法完全相同；乳突正前方及外耳道下部爲刺入點，將針頭刺入至莖突處，

然後通過莖突後方前進約2公分，注射局麻劑 3-5c.c. （舌咽神經乃在莖突前方 0.5 公分處做阻斷）。

㈣併發症：出血，心律快速，僧帽肌麻痺，Horner syndrome 等；做兩側迷走神經阻斷時，可能引起咽頭之完全麻痺及舌頭之麻痺，而發生呼吸困難。

十、深部頸神經叢阻斷法 (Deep cervical plexus block)。

㈠適應症：頸部及後頭部之手術，局部神經痛之診斷及頸部、後頭部疼痛之治療。

㈡解剖：（圖 9-34）頸神經叢由上面四個頸神經之前枝所構成，形成三叢神經網分上下兩枝；在頸椎外側被肩胛舉肌中，斜角肌之前方和胸鎖乳突肌所包，分爲深部與淺部兩叢。

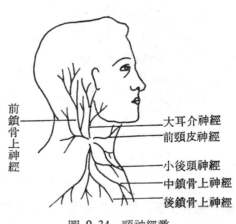

圖 9-34　頸神經叢

1. 深部神經叢在頸部深層，存在於胸鎖乳突肌之下，分佈於深部組織及肌肉內。

2. 淺部神經叢較淺，由胸鎖乳突肌之中央處出現於皮下，在此轉過此肌之後緣分三個方向，卽(1)小枕神經及大耳介神經，分佈於後頭乳突部，耳介後方，耳下腺後部。(2)前頸皮神經穿過胸鎖乳突肌之中間分佈於下頜，胸骨之間的皮膚。(3)前、中、後鎖骨上神經，卽分佈於鎖骨，上胸部至第二肋骨和肩部。因此要將此神經叢全部阻斷，須把局麻劑注入第二、三及四頸椎之橫突附近（第一頸神經不含知覺神經）。

㈢阻斷方法：（圖 9-35）

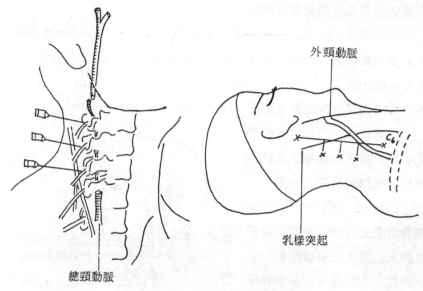

外頸動脈

乳樣突起

總頸動脈

圖 9-35　深部頸神經叢阻斷法

　　病人平躺，把頭部轉向對側時能使橫突很清楚的突出，第六頸椎的橫突最淺，最易摸到；第二頸椎卽在乳突的後方 1.0 公分及 1.5 公分下方；第三頸椎結節在舌骨之高度；第四頸椎的結節在甲狀軟骨上端之高度；第六頸椎的結節卽在環狀軟骨之高度；這些突起都在一條直線上面，所以先在皮膚上找出這些目標爲刺入點，做皮內注射後分別在這些地方與皮膚成直角刺入 2.5-3.0 公分深處可觸到橫突；注意不可太深，可在二，三，四頸椎橫突之前後結節間分別注入 5c.c. 局麻劑以阻斷深頸神經叢。

　　㈣併發症：血管內注射，迷走神經，舌咽神經阻斷，大量局麻劑注入傍椎肌膜下所引起的吞嚥困難，呼吸困難或蜘蛛膜下麻醉等。

　　十一、星狀神經節阻斷法 (Stellate ganglion block)

㈠適應症: 頭部、頸部、上肢、肺、心臟等血行障礙之診斷和治療，如: 雷諾德徵狀羣 (Raynaud syndrome)，布格氏病 (Bürger disease)，前斜角肌徵狀羣 (Scalenus antcus syndrome)，乳房切除術後徵狀羣(Post-mastectomy syndrome)，受傷後頭痛(Post-traumatic headache)，羣發性頭痛 (Cluster headache)，鞭打損傷 (Whiplash injury) 等疾病之治療。

㈡解剖: 星狀神經節乃頸部交感神經索中之下頸節，和第一胸部交感神經節融合在一起而成星狀者。此神經節在上後肋窩深部，長軸為斜下內方之星芒狀，長 1-2 公分，寬 1 公分，位於第七頸椎橫突上端和第一肋骨頭部下端 (圖 9-36)。與周圍的肌膜、血管、神經和椎骨的關係如下: 頸椎橫突前結節中發育最大，最易摸到的第六頸椎橫突之前結節(Carotid tubercle or chassaignac's tubercle) 的外側緣，和節狀索的距離約 0.1-1.2 公分 (平均約 0.5 公分)，前結節的中央到星狀神經節上端的距離約 2.7-4.9 公分，平均 4 公分。星狀神經節下端在肋膜頂後，內側是長頸肌所覆蓋的椎體，外側為前斜角肌，後方

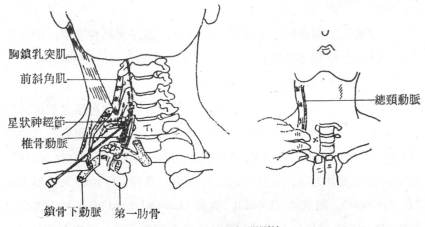

胸鎖乳突肌
前斜角肌
星狀神經節
椎骨動脈
總頸動脈
鎖骨下動脈　第一肋骨

圖 9-36　星狀神經阻斷法

是第七頸椎橫突和第一肋骨頸部的前面，上方受鎖骨下動脈及椎骨動脈所圍繞。

㈢阻斷法: 按其刺入路徑可分1.後方(Posterior), 2.側方(Lateral). 3. 前側方(Antero-lateral)，4. 前方或氣管傍側 (Anterior or paratracheal) 等方向

穿刺的方式有 1. 直接 (Direct) 2. 間接 (Indirect) 3. 組織變位 (Tissue displacement) 等方式。一般常用方法為組織變位式。先以食指和中指固定第六頸椎橫突的前結節，完全把周圍組織壓排，然後在兩指間刺到第七橫突後，稍抽出做反抽試驗，確認沒有血液或腦脊髓液之回流才將局麻劑注入，在此椎骨前肌膜上疏鬆結締組織內以浸潤星狀神經節及其上下的節狀索以阻斷交感神經，而出現 Horner's syndrome。

㈣併發症: 返神經 (Recurrent nerve) 麻痺、氣胸、蜘蛛膜下注入，血管內注入。

十二、臂神經叢阻斷法 (Brachial plexus block, Kulenkampff's method)

㈠適應症: 肩關節，上臂及前臂運動之操作或外科手術，中樞性疼痛和末梢性疼痛之鑑別診斷，灼熱痛 (Causalgia)，上臂帶狀疱疹之治療及上臂交感神經的阻斷。

㈡解剖: 臂神經叢是由第 5-8 頸神經和第一胸神經之前枝所構成; 第 5, 6 頸神經形成上幹 (Upper trunk); 第 7 頸神經形成中幹 (Middle trunk); 第 8 頸神經和第一胸神經形成下幹 (Lower trunk)，而分別位於鎖骨上窩，前斜角肌之正後方，各幹 (Trunk) 又分為前後枝 (Divison)，組成束 (Cord); 側束 (Lateral cord)由上，中幹之前枝所成; 中束 (Medial cord) 卽由下幹之前枝所成; 後束 (Posterior cord）由全部幹之後枝所形成，此神經叢在鎖骨中點的下方，分散在第一肋骨的側緣，這些束在腋窩中；下幹卽緊接着鎖骨下動靜脈之背面，所有束都接近於腋窩動脈。

　　第5頸神經發出之肩胛背神經分佈於菱形肌；第5至7或第8頸神經發出長胸神經分佈於前鋸肌，斜角肌和長頸肌；側束又發出外側前胸神經分佈於大胸肌；中束發出內側前胸神經，分佈於大小胸肌；後束發出肩胛下神經，分佈於肩胛下肌和大圓肌，胸背神經分佈於廣背肌；後束之終末枝爲腋窩神經和橈骨神經；側束的終末枝爲肌皮神經(Musculocutaneous nerve)和正中神經(Median nerve)之外側部；中束的終末枝爲尺骨神經和正中神經的內側部（圖 9-37）。

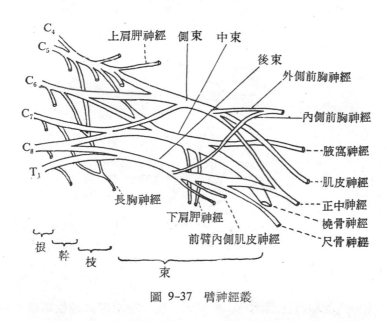

圖 9-37　臂神經叢

　　㈢阻斷法：通常使用鎖骨上刺入，讓病人仰臥，頭向對側，伸展頸部，並將兩肩放鬆下垂，先摸到鎖骨下動脈後，找出鎖骨之中心點

做記號，在此點上方約一指之部位找出前斜角肌（摸出胸鎖乳突肌之外緣，稍外側深部，可感覺到有緊張性肌肉抵抗），由此前斜角肌略外側有緊張消失的部位，就是臂神經叢所在，將鎖骨下動脈以食指排向內下方，從鎖骨上緣1—2橫指上，相當於前斜角肌後緣之部位爲刺入點，與皮膚成垂直的方向以第一肋骨爲目標刺入，如得到向手指傳達的觸電感時，將針固定，注入局麻劑（添加 Adrenaline的 2% Xylocaine 10c. c. 或 1% 20c. c.）。如果得不到觸電感卽沿着第一肋骨長軸的方向，將針尖的方向略作移動以求觸電感，經過幾次嘗試仍無法得到時，可在第一肋骨上緣深部肌膜下注入局麻劑 10-15c. c.，再加上第一肋骨外緣和第六頸椎橫突處各注入 5c. c.，卽可獲得同樣的麻醉效果。（圖 9-38）

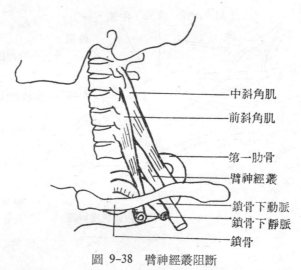

中斜角肌

前斜角肌

第一肋骨

臂神經叢

鎖骨下動脈

鎖骨下靜脈

鎖骨

圖 9-38　臂神經叢阻斷

上臂內側腋窩部因受 T_2 所支配，所以要麻醉此部位時應加腋窩部的皮下浸潤麻醉，如果在上臂要使用驅血帶時應將上臂周圍做一環狀手鐲樣皮下浸潤以阻斷來自頸神經叢及肋間神經的神經支配。

㈣併發症: 氣胸（右＞左）、出血、血腫、橫隔膜神經麻痺，頸部交感神經麻痺及 Horner's syndrome。

十三、上臂神經阻斷法或腋窩阻斷法（Axillary block）

本法與鎖骨上臂神經阻斷法相比㈠無氣胸之危險性。㈡在小兒或不合作的病人，先做基礎麻醉後亦可施行。㈢技術簡單容易。但相反㈠上臂不能外轉者不能做。㈡各神經互相分開所以有時不能得到完全的麻醉。㈢必須使用較大量較富有浸潤性的麻醉藥。㈣麻醉效果出現時間不穩定（5-30 分）。

㈠適應: 手臂之手術或疼痛之治療和診斷。

㈡解剖: 上述。

㈢阻斷法: 讓病人仰臥，使上臂外轉 90 度，肘 90 度彎曲的位置，在大胸肌止於上臂的部位，以左手食指摸上臂動脈之搏動，與皮膚成直角，將細針刺入，在此部位，上臂動、靜脈，神經都被肌膜所包，所以針頭穿過皮下組織時可感到通過肌膜的感覺，先在動脈之上側將針頭略進 1 至 2 公分，把局麻劑（2% Xylocaine）注入8c.c.，用同樣的手法再將針尖置於動脈之下側，注入 8c.c.，以麻醉此神經。本麻醉法不直接刺到神經，將局麻劑注入神經周圍卽可，因此不必得到觸電感。

㈣併發症: 血管穿刺、血腫。

十四、肩胛上神經阻斷（Suprascapular nerve block）

㈠適應症: 所謂五十肩與其他肩部疼痛，僵硬之治療。

㈡解剖: 肩胛上神經包括分布於肩關節及其周圍組織的知覺，運動和交感神經纖維，發自第 4、5、6 頸椎之前枝，到達臂神經叢之鎖骨上部或肩胛上神經，向外側、後方、下方，經肩胛舌骨肌，僧帽肌之下，臂神經叢之表面到達肩胛骨上緣，在此通過肩胛橫靱帶下之肩胛

切迹進入棘上窩，再迴過肩胛棘進入棘下窩。

㈢阻斷法：病人以坐位或側臥位，在肩胛棘上，由肩甲骨內側緣至肩峰處畫一條線，再由此線中央與脊椎平行再畫一條線，如此把肩胛骨分爲 4 分，從此中心點將外上角做二等分，在此線上距中心點 1.5 公分處爲刺入點，與皮膚成直角刺入，針會向下內前方烏口突起之基部進入，至 4-6 公分處可碰到肩胛骨，再將針抽出一些稍改向內前方尋找肩胛切迹，確認切迹左右有骨性抵抗後，注入局麻劑。（圖 9-39）

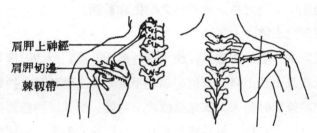

肩胛上神經
肩胛切邊
棘靱帶

圖 9-39 肩胛上神經

㈣併發症：血管內注入，肺刺傷。

十五、正中神經阻斷法 (Median nerve block)

㈠適應症：外科手術、灼熱痛、或神經痛之診斷等。

㈡解剖：由第 6、7、8 頸神經和第一胸椎之神經纖維所組成，這些纖維由 3 幹進入前枝羣，內、外索，在上臂、小胸肌之下緣成爲一條神經，與臂動脈同行至上臂內側向下，先在動脈外側，至肱骨之中間，橫過動脈，位於其內側，在肘部，於上臂頭肌腱膜之下，位於動脈和臂二頭肌腱內側，再由深指屈肌和淺指屈肌之間向下，通過橫手根靱帶之背面出現於手掌。

㈢阻斷法：

1. 在上臂: 在上臂中間內側，摸出臂動脈後，在此動脈前作皮下注射，然後由此刺入，經動脈前方，至約比動脈深 0.5cm 處，如果得到觸電感卽注入局痲劑 3-5c.c. 。

2. 在肘部: 在肘部內側面，摸出臂動脈，在其尺骨側作一皮暈為刺入點，此位置正相當於二頭肌腱外側緣和內側上顆上內側面之中間。與皮膚成直角刺入至有觸電感為止；如無觸電感時可在骨與皮下組織之間，作扇狀穿刺。得到觸電感後將局痲劑 3-5c.c. 注入之。

此部位之阻斷不能得到肘關節及圓回內肌之痲醉。

3. 在腕部（手根部）: 將腕關節屈曲時可顯出橈側屈腕肌腱和長掌肌腱，做一皮暈於此兩肌腱之間相當於尺骨莖狀突起之高度，由此刺入點直角刺入至有觸電感後，注入局痲劑（3-5c.c.）。 （圖 9-40）

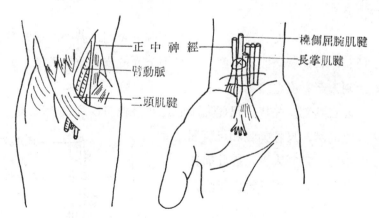

圖 9-40　正中神經

㈣併發症: 動脈穿刺。

十六、尺骨神經遮斷法 （Ulnar nerve block）

㈠適應症: 外科手術、灼熱痛之診斷和治療。

㈡解剖: 尺骨神經分佈於上臂、前腕及手、尺骨部之皮膚，肌肉

和骨頭。由第 8 頸神經和第一胸神經之纖維所成下神經幹，經內肌在腋窩動脈內側，經小胸肌之下端走向上臂三頭肌前方，上臂動脈內側，於上臂中間部，穿過內側上臂肌間中隔，進入上臂後枝，與上尺側側副動脈同行，到上臂三頭肌之內側頭，而在肘頭與內側上顆之間行走，再經尺側屈腕肌之兩頭之間出現於腕部，在腕部位於深指屈肌和尺側屈腕肌之間尺骨動脈之內側。

㈢阻斷法：

1. 在上臂部：做皮暈於上臂內面，上臂動脈後方 1 公分高度略在上臂之下 1/3 之處為刺入點，將針與皮膚或垂直刺入到穿過肌膜，再前進 0.5 公分，做反抽試驗後，注入局麻劑（5c. c.），若與阻斷正中神經同高度（上臂之中間處）做阻斷時，會同時阻斷尺骨神經以外的神經。

2. 在肘部：尺骨神經在肘頭和內側上顆間之溝中，很容易從皮膚上摸到；將前臂彎曲 90 度，在神經上面的皮膚做皮暈後，與皮膚成直角刺入至有觸電感為止，然後注入局麻劑（2-3c. c.）。

3. 在腕部：先找出尺側屈腕肌之正外側可摸到尺骨動脈，在莖狀突起之高度，尺骨動脈和尺側屈腕肌之中間，為刺入點，經此與皮膚成直角刺入至感到觸電感為止，然後注入局麻劑（3c. c.）；如果得不到觸電感，即將針尖改向尺骨屈腕肌腱後面，以得觸電感。（圖 9-41）

㈣併發症：動脈穿刺。

十七、橈骨神經阻斷法（Radial nerve block）

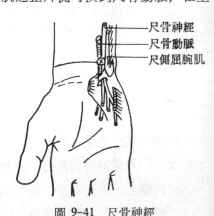

尺骨神經
尺骨動脈
尺側屈腕肌

圖 9-41　尺骨神經

㈠適應症: 外科手術、神經痛、灼熱痛之診斷和治療。

㈡解剖: 由第5、6、7及8頸神經和第一胸神經之纖維所組成。從三神經幹構成後枝，在鎖骨下部形成神經；橈骨神經在小胸肌下端，腋窩動脈和上臂動脈之下，向外、下方進行，通過廣背肌和大圓肌腱前面，在此腱下緣向後方進行，於上臂三頭肌之內，在外側頭間轉過肱骨，由此發出後上臂皮神經，分佈於上臂之背面。於肱骨外側上顆之 10 公分上方，通過外側上膚肌間，先出現於肱骨之前面，以及肘關節前面，然後進入回外肌內，在此分爲深枝與淺枝；深枝向後方穿過回外肌，轉至橈骨外側，出現於前臂後方，再向下分佈於腕部和手背側部。淺枝在前臂前方通過腕橈骨肌下，在腕部約 5 公分上方，出現於橈骨動脈之外側。

㈢阻斷法:

1. 在上臂部: 此法同時可阻斷正中和尺骨神經；做皮暈於上臂之內面，以上臂動脈之正後方爲刺入點，與皮膚成直角刺入，至得到觸電感或穿過深部肌膜 1 公分深處，注入局痲劑 5c. c. 。

2. 在上臂下部: 此法可只阻斷橈骨神經之前，後臂皮神經。於肱骨外上顆之 8-10 公分上方處做皮暈爲刺入點，與皮膚成直角刺入至得到觸電感爲止，然後注入局痲劑(5c. c.)；如不能得到觸電感，卽在皮下和骨間沿着骨之長軸將 10c. c. 局痲劑做扇狀的浸潤注射。

3. 在肘部: 於肘部外側找出上臂二頭肌腱，做皮暈，於外側緣之 1 公分外方爲刺入點，與皮膚成直角刺入，至感到觸電感後，注入 5c. c. 局痲劑。

4. 在腕部: (圖 9-42) 在尺骨莖狀突之高度，橈骨動脈之正外側處做皮暈，爲刺入點，與皮膚成直角刺入，至得到觸電感，注入 2c. c. 局痲劑，並沿着腕部外側至腕部背面注射 10-20c. c. 的局痲劑在

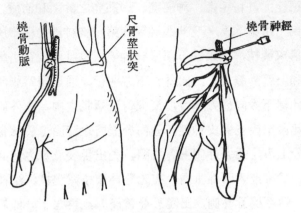

圖 9-42　橈骨神經阻斷法

皮內和皮下組織以浸潤之。

十八、指神經阻斷法(Digital nerve block)又稱Oberst法：

㈠適應症：指尖的手術。

㈡解剖：接近指，在背側和掌側分別有兩枝神經支配。（圖 9-43）

㈢阻斷法：在指兩側的指間皺壁將針刺入，把局麻劑注入，做環狀浸潤(2% Xylocaine

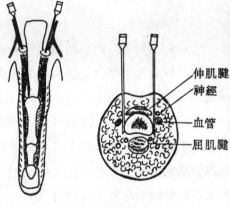

圖 9-43　指神經阻斷法

一指6c. c.不要超過 10c. c.)，不可使用添加 Adrenaline 之局麻劑。

㈣併發症：錯用加有 Adrenaline 之局麻劑時或用量過多時可能引起指之壞死，若指有化膿時可能經纖維鞘把感染傳至中樞部。

十九、肋間神經阻斷法 (Intercostal nerve block)

㈠適應症：上腹部手術麻醉的補助；肋間神經痛，帶狀疱疹，疱

疹後疼痛，脊椎及脊髓腫瘤，椎弓等之骨折時之疼痛。

㈡解剖：胸神經由第七頸椎至第九胸椎間發出之脊髓神經所構成。通常這些神經分佈保持着分節性關係在相對應的肋骨下前往分佈於所支配肌肉，皮膚以及其他胸廓，腹部內臟以及壁側胸膜和腹膜。在脊柱管內前後根一起從椎間孔出外分別分爲後枝與前枝。在正要分枝前發出反回枝再進入椎間孔內，分佈於該部的椎體、靭帶、胸膜等。後枝由前枝分後，向後方經外側皮枝，內側皮枝分佈於背部皮膚和肌肉。前枝卽由後枝分後發出白色交通枝，一方面接受由交感神經節末的灰色交通枝。上面 11 對神經位於各相對肋間所以稱爲肋間神經，但第 12 對卽稱爲下肋骨神經。

第一胸神經之前枝立卽分爲大的上枝和小的下枝；上枝向上外側橫過第一肋骨頸，進入胸廓前、中斜角肌以至臂神經叢。下枝卽爲肋骨神經。在發出外側皮枝前發出肋間臂神經。

第 2、3、4、5、6 胸神經分佈於胸部。由椎間孔出來向外側在上，下肋骨頸之間，位於肋膜和後肋間膜之間，在椎間孔 3 公分外側穿孔後肋間膜向肋骨角斜進。此後，在肋間靜脈之下，內外肋間肌之間直到前腋窩線處，在此進入肋間肌中斜走至肋骨和肋軟骨處位於肋膜與肌肉之間。然後至內乳腺動脈之前方，在胸骨 1–2 公分外側處穿過內肋間肌，前肋間肌膜和大胸肌成爲前皮枝。這神經大致可支配對側約 2 公分範圍的皮膚。

在前腋窩線附近進入內肋間肌前發生外側皮枝，穿過外肋間肌，前鋸肌分爲前後枝；前枝分佈於乳房皮膚。

第 5, 6 胸神經尙有分佈於外腹斜肌和肩胛骨皮膚。

第 2 胸神經外側皮枝越過腕窩分佈於上臂內側並與中及後臂皮枝共同分佈於上臂上半部內側與後側。

第 3 胸神經之外側皮枝之後枝，也往往分佈於腋窩和上臂上內側。

第 7、8、9、10 及 11 胸神經之前枝，被稱爲胸腹肋間神經。這些神經通過肋軟骨後進入腹橫肌和內腹斜肌之間至半月線後，穿過腹直肌後鞘成爲前皮枝。第 7 胸神經前皮枝分佈於劍狀突起的皮膚，第8.9 胸神經在劍狀突和肚臍周圍的皮膚，第 11 胸神經卽在臍下部之皮膚。

第 12 胸神經之前枝卽肋骨下神經比其他神經粗，從椎間孔出來後發出第一腰神經分枝後，走向腰方形肌前，外腰肋弓之下向外側前進出現於腹斜肌之間。外側皮枝卽貫穿肌肉後一直向下分佈於臀部和大轉子之皮膚。前側皮卽枝分佈於臍與恥丘間的皮膚。

㈢阻斷法：在中腋窩上施行時，先摸到第 5 肋骨下緣，由此將針稍向頭側刺入，至刺到肋骨下緣爲止（將此深度記住，切勿將針刺入超過此深度 0.5 公分以上），然後把針稍抽出，再改向稍尾側刺入，比觸到肋骨下緣時的深度略深一點，注射 0.5-1% Xylocaine 5c. c.，不必得到觸電感，在內肋間肌中可浸透神經而得到阻斷。

在肋骨角做阻斷時，卽從肋骨角之處刺入觸及肋骨後改向肋骨下緣，刺至感到外肋間肌膜之抵抗，稍進些（0.5 公分以內）處，注入 2%Xylocaine 3c. c.（圖 9-44）。

㈣併發症：氣胸，血管內穿刺。

二十、胸部旁脊椎交感神經阻斷法(Thoraic paravertebral sympathetic block)

㈠適應症：胸腹部交感神經性疾病，上腹部之止痛。

㈡解剖：交感神經節前纖維由 T_1-L_3 之脊髓側角發出，經前根，一部份在旁脊椎交感神經節做胞突纏絡 (Synapsis)，形成節後纖維，分布於血管、汗腺、豎毛肌等，一部份纖維再到末梢之交感神經節，

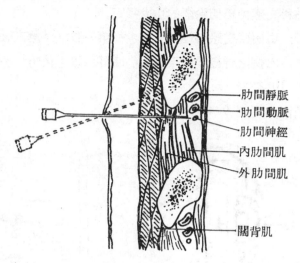

肋間靜脈
肋間動脈
肋間神經
內肋間肌
外肋間肌

闊背肌

圖 9-44 肋間神經阻斷法

形成胞突纏絡（Synapsis）而節後纖維到達內臟。

㈢阻斷法：以俯臥位施行之，在棘突起外側 3-4 公分處與皮膚垂直刺入，將針尖刺到橫突時，在針上距皮膚 3 公分處做一記號，然後把針抽出至皮下，為通過橫突起下緣，把刺入方向稍改向尾側和內側刺入並和椎體接觸，慢慢移動，刺入至預先做記號處，注入局麻劑 5-10ml。

㈣併發症：氣胸，蜘蛛膜下注入造成全脊麻。

廿一、腰部旁脊椎交感神經節阻斷法 （Lumbar paravertebral sympathetic block）

㈠適應症：

1. 下肢循環障礙之治療如 Bürger disease，栓塞，凍創，外傷後之營養障礙，灼熱痛（Causalgia）等之治療。

2. 下肢疼痛之原因，是循環障礙或神經痛的診斷。

3. 外科交感神經切除術的預後判定。

㈡解剖: 由兩條交感神經幹所成,從第一腰椎至第五腰椎,在脊椎之前外方; 右側之神經幹在下腔大靜脈外側線之後方; 左側則在大動脈外側 2-10 毫米 (mm) 處。

㈢阻斷法: (圖 9-45)

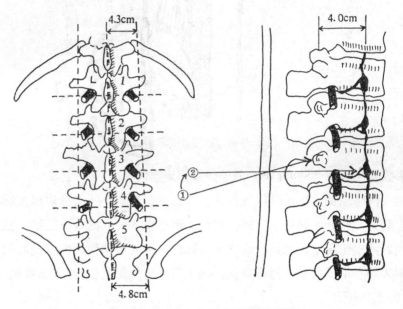

圖 9-45　腰部旁脊椎交感神經阻斷法

以俯臥位,腹部墊一小枕頭,先摸出腰椎 1, 2, 3 等棘突後,由棘突中心距離 4-5 公分處,將針尖稍向頭側刺入,至針頭觸到橫突時,在針上距皮膚約 4-5 公分處做一記號,然後把針抽回到皮下稍改向尾側和內側刺入,至記號處,將 0.5-1% Xylocaine 注入 5-10ml.,以同樣手法,阻斷其他兩個神經節。

㈣併發症: 蜘蛛膜下注入,血管內注入,腰部神經麻痺。

廿二、腹腔神經叢阻斷法 (Celiac plexus block)

㈠適應症:

1. 腹部內臟的疼痛如急性胰臟炎，胃潰瘍之治療，賁門，幽門痙攣的治療，促進腸管之運動。

2. 判定腹部疼痛的來源，如以肋間神經阻斷，疼痛消失，即為表在性疼痛，內臟性疼痛可以本法處理。

㈡解剖: 由自主神經組成:

1. 交感神經節前纖維來自內臟大神經 (T_5-T_9)，及內臟小神經 ($T_{10 \cdot 11}$) 即內臟神經 (Splanchnic nerve)，而副交感神經節纖維則來自迷走神經。

2. 交感神經節後纖維直接由上腰部神經節進入。

3. 神經叢長約 3 公分，寬 4 公分之大神經塊，位於第 12 胸椎椎體下半和第一腰椎椎體前面; 後方與脊椎之間有腹主動脈及橫膈膜腳前方有腹膜。

㈢阻斷法: (圖 9-46)

以俯臥位，腹部墊一小枕頭，在 L_1 棘突上緣外側 5 公分處為刺入點，與皮膚成 45 度的角度刺入，觸到橫突即把針抽回，再以 60 度的角度刺入，保持與椎體的接觸，慢慢前進，至針尖脫離了骨頭的接觸後再前進 1-2 公分處，注入局麻劑 (1% Xylocaine 10-20 c. c.)。

㈣併發症: 血管內注入，腹腔內注入，蜘蛛膜下注入，血壓下降 (在代償機能不良的動脈硬化老人，因廣範圍的內臟領域之血管收縮被阻斷而引起嚴重的低血壓)。

廿三、腰部旁脊椎脊髓神阻斷法 (Paravetebral somatic nerve block) (圖 9-47)。

㈠適應症: 腹部，腰部，下肢等疼痛之診斷與治療。

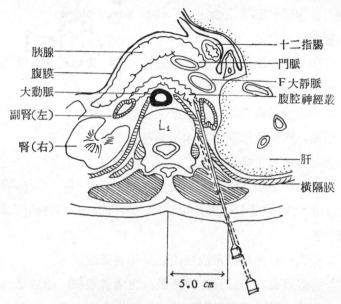

胰腺

腹膜

大動脈

副腎(左)

腎(右)

十二指腸

門脈

F 大靜脈

腹腔神經叢

肝

橫隔膜

L₁

5.0 cm

圖 9-46　腹腔神經節阻斷法

㈡解剖: 在腰部棘突上緣，剛與此椎體之橫突同高度。腰神經由椎間孔出來，分爲前後枝；後枝分佈於背肌和皮膚，第 1, 2, 3 及 4 腰神經和第 12 胸神經的前枝，形成腰神經叢，由此發出髂腹下神經 (Iliohypogastric nerve)，髂腹股溝神經 (Ilioinguinal nerve)，生殖股神經 (Genitofemoral nerve)，外側股皮神經 (Lateral femoral cutaneous nerve)，閉鎖神經 (Obturator nerve)，股神經 (Femoral nerve) 等。

㈢阻斷法: 以俯臥位，在下腹部墊一小枕頭，從棘突上緣 4 公分外側處爲刺入點，與皮膚成直角刺入，至觸到橫突處，略爲 4-5 公分深，在此針上距皮膚 3 公分處做一記號，然後把針抽回到皮下，再將針稍改向內側、下方，對矢狀及橫斷面成 20 度角刺，通過橫突，向椎間孔之外口或椎體之後外側前進，如果沒有觸電感，碰到椎體之後

外側時，可抽出 1 公分，然
後注入局痳劑。

㈣併發症：血壓下降，
蜘蛛膜下注入，血管內注入。

廿四、閉鎖神經阻斷法
(Obturator nerve block)

㈠適應症：應用於股關
節疼痛之診斷和治療。

㈡解剖：閉鎖神經由第
2，3，和 4 腰神經之後枝在
大腰肌中相合而成，從大腰

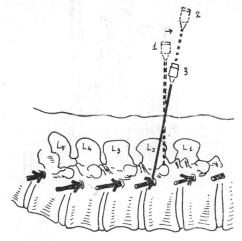

圖 9-47　腰部旁脊椎交感神經阻斷法

肌內側緣出來向下至髂總動靜脈後方，然後走在下腹動靜脈外側，到
達閉鎖孔上半，再由骨盤出來進入大腿，分為前後枝；前枝分佈於股
動脈及大腿下半之內面，長內轉肌，薄肌等。又發出分佈股關節的關
節枝，乃是主要股關節知覺神經；後枝分佈於大內轉肌後到膝窩之上
半，分佈於外閉鎖肌，大內轉肌及短內轉肌等。

㈢阻斷法：以仰臥位，將大腿向兩方展開，在距恥骨結節 1 公分
下方外側為刺入點，做皮暈後將針與皮膚成直角刺入，至碰到恥骨下
枝之上半部，在此距皮膚 2.5 公分處的針上做一記號，然後把針刺入
方向稍向上外方，後方前進，卽將針和恥骨上枝平行的方向；保持針
尖和恥骨上枝的接觸至深度達到預先做記號處或針尖的骨性接觸消失
處。在此做反抽試驗後注入局痳劑 5-10c.c.，通常沒有觸電感。如果
阻斷成功時，大腿的內轉，外轉運動就被阻斷，小腿下半部的皮膚會
痳醉。

廿五、股神經阻斷法 (Femoral nerve block) (圖 9-48)

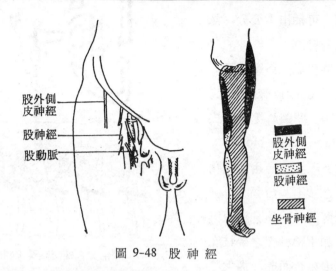

圖 9-48 股 神 經

㈠適應症: 與坐骨神經阻斷合併使用，可應用在下肢手術，神經痛之診斷和治療。

㈡解剖: 股神經發自 L_2, L_3, L_4，乃腰神經叢中最大的神經，從腰肌和腸骨肌之間向下走，在腸腰肌前通過鼠蹊靱帶下之肌裂孔，沿着股動脈外側由恥骨窩出來，分佈於大腿前方、前內側、膝關節內側、小腿內側及足背內側。

㈢阻斷法: 以仰臥位，在鼠蹊靱帶約中央略下部摸到股動脈，以靠近此動脈外側處爲刺入點，與皮膚垂直刺入，通過肌膜，如果有觸電感在膝部及小腿內側，則在此注入局麻劑(2% Xylocaine5-10c.c.)，如無觸電感亦可在同位置卽在股動脈之外側做扇狀，深 2-3 公分，寬 3 公分之範圍，浸潤 15ml 之局麻劑之阻斷之。

㈣併發症: 動脈穿刺，血腫等。

廿六、坐骨神經阻斷法 (Sciatic nerve block) (圖 9-49)。

㈠適應症: 與股神經阻斷併用，可用於下肢之開刀；坐骨神經痛

之治療和診斷。

（二）解剖: 由構成薦骨神經叢之大部份神經纖維所成，通過梨狀肌下方，由骨盤腔出來後，在坐骨結節和大轉子之中間，經過內閉鎖肌，股方形肌，大內轉肌之背側，在股二頭肌長頭之前與此肌交叉垂直下

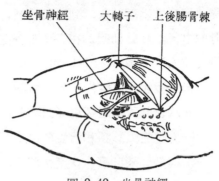

坐骨神經　　大轉子　　上後腸骨棘

圖 9-49　坐骨神經

去，支配小腿外側面，小腿後面，足底，足背之感覺。

（三）阻斷法: 以患側在上方的前俯側臥位，把健側腳伸直，患側腿之股關節約 40 度彎曲，膝關節約 90 度彎曲的位置，連結上後腸骨棘和大轉子上緣之線的中央點，距此點垂直 4 公分下方的部位為刺入點，與皮膚垂直刺入 3-5 公分深以求觸電感，然後注入局麻劑（2% Xylocaine 10-15ml）。

廿七、外側股皮神經阻斷法 (Lateral femoral cutaneous nerve block)

（一）適應症: 股前面及側面之表面手術，神經痛之診斷和治療。

（二）解剖: 第 2, 3 腰神經之前枝進入腰肌羣，向斜下方前進至其前側方，然後在腸骨肌膜下通過腸骨肌，鼠蹊靱帶下方，經上前腸骨棘之 1-2 公分內方之點進入大腿; 在縫匠肌腱上，穿過此腱，在大腿肌膜下，距鼠蹊靱帶約 10 公分下方處，穿過此肌膜，出現在皮下，在此處發出前後枝; 前枝分佈於大腿前外側至膝部; 後枝則分佈於臀部大轉子以下之外側及大腿上 2/3 的部位。

（三）阻斷法: 做第 2，第 3 旁腰椎阻斷也可阻斷此神經。上前腸骨棘下阻斷法，是以仰臥位，在上前腸骨棘之 1-2 公分內下方為刺入

點，與皮膚垂直刺入，到達肌膜時，邊注入局麻劑邊前進，到觸及腸骨棘之後，將針抽回，在 2-3 公分深處，向左右扇狀浸潤局麻劑，全量約 2%Xylocaine 10-15ml。

㈣併發症：血管內注入，血腫。

廿八、脛神經阻斷法 (Tibial nerve block)

㈠適應症：診斷和治療此神經分佈範圍的疼痛，少用於開刀。

㈡解剖：來自第 4, 5 腰神經及第 1, 2 和 3 薦骨神經之前枝，到膝窩與腓總神經同行，在膝窩上半與之分開，在膝窩肌之下半部形成後脛神經，然後通往比目魚肌弓下，在小腿後面分爲內側與外側足底神經；分枝分佈於膝關節、腓腹肌、足底肌、比目魚肌和膝肌等；此外還發出內側腓腹皮神經，與腓總神經之分枝一起形成腓腹神經，分佈於小腿之後外側，足背外側及小趾之皮膚。腓腹肌後徑骨肌、長趾屈肌及長拇趾屈肌之肌枝和足底後半、踵部等。

㈢阻斷法

1. 在膝部：以俯臥位，使大腿彎曲以求膝窩之中央，在此點上方 2 公分處尋找膝窩動脈，而以其正外側緣爲刺入點，與皮膚成垂直刺入，以求小腿後面和足底的觸電感，在此注入局麻劑；如不能得到觸電感時，稍做扇狀穿刺以求之。

2. 在足跟：（圖9-50）爲阻斷踵部之分枝須在內踝之約 2 公分上方做阻斷；在 Achilles 腱，內側線之正內側爲刺入點，刺入以求觸電感；如不能得到觸電感，碰到脛骨時，抽回針頭再稍改內方以求之；注入 3-5c. c. 局麻劑，卽可得足底肌肉和足底、足骨底部的麻痺。

㈣併發症：血管內注入。

廿九、腓總神經阻斷術 (Common peroneal nerve block)

㈠適應症：診斷和治療小腿外側和足背之神經痛。

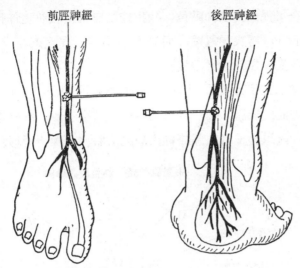

前脛神經　　　　　　　　後脛神經

圖 9-50　　前、後脛神經阻斷法

(二)解剖：腓總神經由第 4, 5 腰神經和第 1, 2 薦骨神經前枝所構成；在大腿部與脛骨神經同行到膝窩，然後橫過膝部後方至膝窩外緣，沿大腿二頭肌後內側緣到小腿外側，在長腓骨肌和腓骨之間轉過腓骨頸，分爲關節枝，深腓骨神經和淺腓骨神經。在膝窩內除了發出膝關節枝之外，發出外側腓腹皮神經，分佈於小腿後外側方。深腓神經走向腓骨頸前，通過長趾屈肌之下，出現於足前面和踵部。

(三)阻斷法：

1. 在膝窩部：以俯臥位，在膝窩中央，大腿二頭肌內後緣爲刺入點，把針刺入，剛好通過二頭肌內緣的正內方，尋找在小腿前外側及足背外側面的觸電感，然後注入局痲劑 3-5c. c.。

2. 在腓骨頸部：在此阻斷，不含關節枝和內側腓皮枝，以仰臥或側臥，在腓骨頭下可摸到的凹下部爲刺入點，將針與皮膚成直角刺入，於觸電感處注入 2-3c. c. 局痲劑。

3.在足根部: 以仰臥位, 找出拇趾屈肌腱和前脛骨動脈, 在此兩者之間刺入, 尋找觸電感, 而注入 3-5c.c. 局麻劑。

㈣併發症: 無特殊併發症。

卅、陰部神經阻斷術 (Pudendal nerve block)

㈠適應症: 無痛分娩, 外陰切開, 陰道小手術, 低位產鉗分娩, 肛門手術, 陰道、子宮頸部癌性疼痛之治療。 (圖 9-51)。

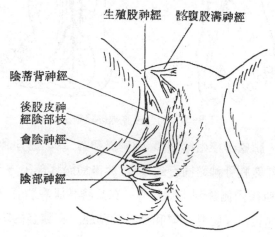

生殖股神經　　髂腹股溝神經

陰蒂背神經

後股皮神經陰部枝

會陰神經

陰部神經

圖 9-51　陰部神經

㈡解剖: 陰部神經乃由 S_2-S_4 之前枝所成的陰部神經叢中最大的分枝, 與內陰部動脈一起在梨狀肌下由大坐骨孔出來, 轉廻坐骨棘, 通過小坐骨孔進入小骨盤之肛門擧肌下, 和內陰部血管一起向上前方伸展, 沿着坐骨直腸窩外側, 其間發出下直腸神經、背神經 (陰莖或陰核)。其他, 後股皮枝之陰部枝, 通過坐骨粗面前面, 跨過前方與陰部神經的後陰唇或後陰囊神經相合。髂腹股溝神經 (Ileoinguinal nerve) 和生殖股神經分佈於耻丘和大陰唇或陰囊之皮膚和皮下。

㈢阻斷法: 以截石輕度骨盤位, 以一只手的食指插入陰道內觸摸

坐骨粗面和坐骨棘，在肛門和坐骨結節連結線中點略靠肛門側外爲刺入點，把針刺入，以陰道內的食指將針尖導至坐骨棘之方向，在坐骨棘下端後方注入 1%Xylocaine 3c. c. 後, 把針沿坐骨棘後方稍向前進，在坐骨棘上端注射3c. c. Xylocaine; 超過坐骨棘上端的部位注射6c. c. Xylocaine（圖 9-52）

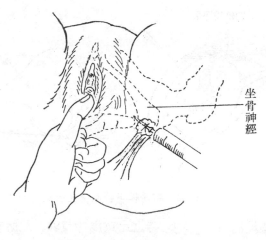

坐骨神經

圖 9-52　陰部神經阻斷法

㈣併發症: 血管內注射，全身中毒。

卅一、陰莖阻斷（Penis block）

㈠適應症: 陰莖、尿道、陰莖龜頭，海綿體之手術。

㈡解剖: 陰莖受左右陰莖背神經卽陰部神經深枝所支配，背神經剛通過耻骨後分爲陰莖背的主幹和其下部的二、三小枝; 主幹分佈於陰莖背，陰莖龜頭; 小枝分佈於陰莖下部及包皮小帶; 陰莖根部的皮膚往往受髂腹股溝神經和陰部股神經支配。

㈢阻斷法: 確認耻骨棘後，距此 1-1.5 公分尾側 1.5-2 公分內側做皮暈，由此將陰莖根部圍澆一周，做皮內和皮下的滲潤廂醉，然後

將陰莖舉高，在陰莖根部周圍做扇狀皮內和皮下滲潤麻醉，把局麻劑注入海綿體和陰莖肌膜之間。

㈣併發症: 血管內注入。

已、蜘蛛膜下腔酒精注射法 (Subarachnoidal alcohol block)(圖9-53)

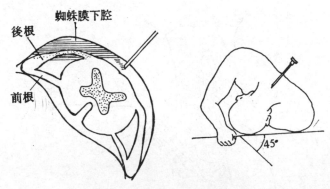

後根

蜘蛛膜下腔

前根

45°

圖 9-53　蜘蛛膜下腔酒精注射法

本法根據純酒精在 15°C 時之比重爲 0.798，比腦脊髓液 1.006爲低比重，並且具有神經纖維破壞作用的性質，將小量酒精慢慢注入於脊髓神經後根，位於最高位的傾斜 45 度俯臥的病人脊髓液中時，酒精會浮至脊髓液之上部而形成一酒精層，浸潤了支配疼痛部位的神經分節之脊髓神經後根，破壞細神經和無髓鞘神經(疼痛性神經纖維)，如此得到解除難治性疼痛的目的。

一、阻斷前準備和阻斷中注意事項:

㈠先和病人、家屬、主治醫師詳細說明酒精注射法之內容及可能發生的副作用，徵求同意。

㈡術前先做詳細的神經系檢查。

㈢決定有關疼痛的脊髓分節。

㈣讓病人做適當的阻斷中，阻斷後之體位。

㈤決定最適當的注入部位。

㈥做最細心的蜘蛛膜下穿刺。

㈦酒精注入應非常慢。

㈧正確判斷酒精注入後的阻斷結果。

㈨如有併發症發生，應施行適當的對策。

二、體位：置病人於阻斷側為上方的側臥位，放一兩個小枕頭在阻斷側下方，使有疼痛的神經根的位置成最高的彎曲位，而兩上肢和頸部為最低的位置，再把病人的身體向前傾斜 45 度以求酒精集中在後根，然後用膠布固定體位而施行阻斷。

三、穿刺部位：將酒精注入支配疼痛分節的神經根附近。

四、穿刺法：使用 22 號，針尖角度較鈍的針；穿刺法與脊蔴時相同，特別注意針尖確實在蜘蛛膜下，以免將神經破壞劑注入脊髓內，所以先找出硬膜外腔，由此邊抽邊進，穿過硬膜時，有脊髓液之流出，便知針尖已在蜘蛛膜下。

五、酒精注入：酒精量為0.2-1.0c.c.，一個分節不可超過1.0c.c.，所以要阻斷兩個以上分節時，應做兩處以上的穿刺，例如第 3 胸神經至第 7 胸神經的疼痛時應做第 3, 5 及 7 胸椎的穿刺。酒精注入時，病人在其所阻斷神經支配部位有灼熱感和異常感，經 10-15 分而消失，注入後將 Stylet 放在針鞘內，保持體位等候60分鐘後，再用 0.1c.c. 生理食鹽水洗淨針中的酒精，並注入1.0c.c. 生理食鹽水後拔去針頭。

六、阻斷後：小心觀察病人的血壓、脈搏、呼吸及全身狀態。酒精注入後一小時便會固定，所以一小時後即可改變體位，使病人仰臥，頭部稍低，保持 24 小時。

七、結果的判定和再注射：阻斷成功時，通常在注射後 2-3 天以

內產生效果，經觀察 6 天後如果效果不充分或必要時可再重做阻斷；鎮痛效果可維持數週至數個月。

八、併發症：頭痛，虛性腦膜炎（Meningismus），粘連性硬腦膜炎（Adhesive pachymeningitis），肌麻痺，膀胱麻痺，大小便失禁，橫斷性脊髓炎，馬尾症候羣（Cauda equina syndrome）。

九、適應症：對頸部以下惡性腫瘤等難治性疼痛之治療、帶狀疱疹後神經痛、布格氏病（Bürger disease）、薦骨痛、骨髓炎、狹心症、神經根炎、慢性胰臟炎、肋間神經痛、胃炎等等。

第五節　難治性疼痛的治療法

甲、前言：

「疼痛」乃一種體內防禦機構的表現，也可說是對外來侵害所發出之警鈴，由此可引起身體對侵害性刺激的逃避反射或使身體保持安靜而促進恢復身體正常的功能。它又是某種疾病存在的象徵，使醫師發現疾病部位的指標。因此不考慮病因的止痛療法是應該避免的；但如果疼痛持續太久或太厲害，已不具有診斷上的意義時，例如：癌症末期的疼痛，三叉神經痛等原因不明的劇痛，單就對病人難以忍受疼痛，就應考慮減輕痛苦的對症止痛療法。因為疼痛的發生有種種複雜的相關因素，所以對這些因素的瞭解是必要的。

乙、疼痛的分類：

疼痛按發生部位，原因，性質等可有幾種分類法，一般可分類如下：

一、末梢性疼痛（Peripheral pain）

㈠表在性疼痛（Superficial pain）：如皮膚痛和粘膜痛；前者的部位感和性質以及持續時間都很清楚；後者對輕度刺激敏感，部位感也

清楚但比皮膚痛略差。

㈡深部痛(Deep pain)：指皮下組織(肌膜、血管、骨膜、關節、靱帶、肌腱等) 以及胸腹膜，內臟刺激所引起的疼痛；又可分爲體性痛 (Somatic pain) 和內臟痛或交感神經性痛 (Visceral pain or sympathetic pain) 前者的範圍廣，部位感不很明顯；後者則有鈍痛與不快感，部位感不清楚。

㈢牽涉性痛 (Referred pain)：疼痛不在疾病的部位，但由疾病部位牽涉所引起，如膽囊炎時會引起肩胛部位的疼痛。

㈣板機點 (Trigger point)：可誘發疼痛之刺激點；如三叉神經痛 (Trigeminal pain) 時，其板機點常在上唇側方。

二、中樞性疼痛 (Central pain)

在中樞神經如視床有病源所引起的疼痛； 如腦血管疾患 (C. V. D.) 後，所見的單側性上下肢劇烈疼痛。

三、心因性疼痛 (Psychogenic pain)

精神或心理作用引起的疼痛。

丙、疼痛的一般治療法：（圖 9-54）

一、消除原因：爲現代醫學最基本的治療法，多數疼痛如消除發病原因即可除去其疼痛症狀，但引起疼痛的疾病往往不能立刻去除，所以須靠其它方法。

二、降低疼痛感受體 (Pain receptor) 的感受性或抑制作用於疼痛感受體的物

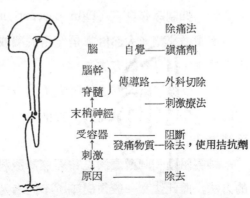

```
                        除痛法
  腦      自覺──鎮痛劑
  腦幹 ⎫
      ⎬ 傳導路──外科切除
  脊髓 ⎭
      ↑        ──刺激療法
  末梢神經
      ↑
  受容器        阻斷
      ↑    發痛物質─除去，使用拮抗劑
  刺激
      ↑
  原因 ──── 除去
```

圖 9-54　疼痛的一般治療法

質。

最近某些內因性化學物質（發痛物質），如 Histamin, Serotonine, Bradykinin 等多鈦類（Polypeptide），和鉀，氫等離子以及神經刺激傳導物質醋酸膽素（Acetylcholine）等被認爲是發生疼痛的物質。這些物質在受到刺激或損傷的組織中游離而刺激疼痛感受體。所以對抗這些物質的藥劑可想像具有鎮痛作用，如阿司匹靈（Aspirin）之類的藥物就是一例。實際上可應用的此類藥物尚不多；另外可用局部冷卻或利用有浸透性的局麻劑的貼劑以減少受體的感受性，對表在性疼痛有效；火傷時的冷卻則有抑制發痛物質生成的作用。

三、阻斷末梢神經的刺激傳導

以神經阻斷術爲代表的方法，如三叉神經阻斷術。

四、改變末梢神經和中樞神經間刺激傳導形態的方法：

所謂刺激療法如針灸療法可能就是屬於這一類機轉的止痛法。

五、阻斷脊髓或視床傳導路之方法

以外科手術把疼痛傳導路切斷的方法，最近更有定位腦手術法（Stereotaxic operation）正確的把腦幹部疼痛傳導路破壞。

六、抑制疼痛自覺（Pain perception）的方法：

所謂鎮痛劑者大部份都是作用於腦或腦幹的痛覺傳導的物質，可說是抑制疼痛自覺的方法。

如上述除了原因療法的諸方法，可說是在病因尚未被除去和治療前的對症療法，尤其鎮痛劑被首推爲對症療法之代表；當病因無法去除時才考慮手術治療。

神經阻斷和刺激療法是在疼痛診療科（Pain clinic）被廣泛應用的方法；而此法和一般鎮痛劑所不同者乃在於其作用機轉，除了改善症狀的對症療法，還尚有可能將其疾病根治。

丁、疼痛診療科（Pain clinic）**在難治性疼痛治療上的意義:**

疼痛診療科乃以各種疼痛和交感神經性疾病的治療爲目的所設立的診療單位，因此難治之慢性疼痛病人爲其主要對象。

在疼痛診療科所應用的疼痛治療法有:

一、神經阻斷療法:

利用局麻劑（Local anesthetics），神經破壞劑或其他方法把末梢神經或神經節做暫時性或半永久性阻斷的方法，例如三叉神經痛的半月神經節阻斷或羣發性頭痛（Cluster headache）的星狀神經節阻斷法。

㈠神經阻斷術對疼痛之意義: 把局麻劑注射在神經纖維周圍以阻斷求心性及遠心性衝動（Impulse）而得到疼痛的解除以及病人全身狀態的改善; 這種狀態可維持到局麻劑之作用時間以後; 因此神經阻斷對疼痛病人可獲得以下效果:

1. 疼痛的緩解（Pain relief）: 做神經阻斷後可得到局部的無痛狀態，因此可施行必要的物理治療，如凝凍肩（Frozen shoulder）在疼痛的緩解後可做關節的被動運動（Passive movement）。

2. 反射的阻斷（block of reflex）: 疼痛狀態可形成惡性循環，有疼痛的部位通常經由脊髓反射路而產生一連串的變化。

如灼痛（Causalgia）從神經損傷部位的求心性衝動（Impulse）傳到脊髓，影響自律神經或運動神經以及副腎兒茶胺（Catecholomine）之分泌增加，引起血管收縮，肌肉痙攣等狀態。以神經阻斷法將這種惡性循環打斷時疾病便可望治癒。

3. 血管擴張（Dilatation of vessels）: 神經阻斷時可麻痺血管運動神經或交感神經，尤其在末梢血流障礙, 交感神經性肌肉萎縮，肌肉痙攣, 關節痛等疼痛的缺氧症和組織代謝異常時可因而獲得改善或治癒。

4.間接效果 (Indirect effect): 使難忍的疼痛解除而得到安靜和睡眠，可讓病人增加信心，進而自動協助進行醫師的指示，如凝凍肩病人可做關節的被動運動等；反復做神經阻斷亦可增高病人的疼痛閾值。

㈡神經阻斷術之適應症:

1.疼痛之解除:

(1)以難治性疼痛爲主要徵候，除了解除疼痛以外沒有其他治療方法的疾病，例如: 眞性三叉神經痛 (True trigeminal neuralgia) 或癌症末期之頑痛等；這種疾病常無法除去其病因而疼痛持續存在；所以往往須使用神經阻斷術。

(2)以疼痛爲主要症狀的一般疾病之治療: 一般引起疼痛的疾病，如施行神經阻斷來解除疼痛，同時治療病因時，可加速疾病的治癒過程，例如胰臟炎引起腹痛時，在炎症的治療外同時做腹腔神經阻斷術，則不但能解除疼痛，同時把局部血液循環改善，可促進胰臟炎之治癒。

(3)疼痛使疾病的治癒延遲時: 如四肢的外傷所引起的反射性交感神經性萎縮症 (Reflex symphatetic distrophy) 乃因外傷的疼痛刺激所引起，由此延遲了創傷本身的治癒時間，此時神經阻斷術是最好的適應症之一。

(4)疼痛使全身狀態惡化時: 如胸腔或上腹部手術後因疼痛抑制呼吸時，由神經阻斷除去疼痛可改善全身狀態；此外在某些慢性疾病，由於長期持續的疼痛引起精神不安。食慾不振等全身狀態的惡化，同樣可由神經阻斷而改善。

2.病因的治療: 對末梢循環障礙爲主要症狀的血管疾患，神經阻斷術是疾病本身的主要治療法，例如對 Bürger 氏病以早期施行交

感神經阻斷術爲最好的治療法。

　　3. 疾病診斷法之一: 利用神經阻斷術可鑑別疼痛是屬於體性痛 (Somatic pain), 內臟痛 (Viscral pain), 中心痛 (Central pain) 或心因痛(Psychogenic pain)。如神經阻斷只能得到暫時的症狀改善時, 卽應懷疑有其他疾病的存在, 經檢查後發現爲癌症的轉移等情形均爲神經阻斷術對疾病診斷之貢獻。

　　4. 判定手術之適應症及預後: 例如在 Bürger 氏病之腰部交感神經節切除術施行前先做交感神經節阻斷術, 確定有效後才做手術才是正確的做法。同樣前斜角肌症候羣的前斜角肌切斷術也應先做阻斷以確定效果後施行方爲理想。

　　5. 疾病的預防: 四肢壓傷 (Crushing injury) 之擴創術或整復術之後, 阻斷支配該部位之交感神經節可促進創傷本身的治癒同時可預防灼痛之發生。此外帶狀疱疹時神經痛的預防最好的方法爲早期施行所屬交感神經節阻斷術。

　　㈢神經阻斷所使用針之種類與神經阻斷的關係: (表 9-2)。

　　二、局部浸潤療法

　　在疼痛部位反復注射局痳劑以求疼痛之緩解, 此法之意義在阻斷痛覺以外同時可解除肌肉攣縮, 對壓痛點較明顯的緊張性頭痛或頸性頭痛或偏頭痛的顳動脈 (Superifical temporal artery) 周圍的局部浸潤可獲得良好的效果。

　　三、針灸療法:

　　近年來利用電氣針來治療各種疼痛性疾病的方法相當盛行。

　　關於針刺似乎對交感神經性疼痛較有效, 心因性疼痛和中心痛次之; 對體神經性疼痛之效果最差。

　　可用來輔助神經阻斷療法:

表 9-2　神經阻斷所使用針的種類

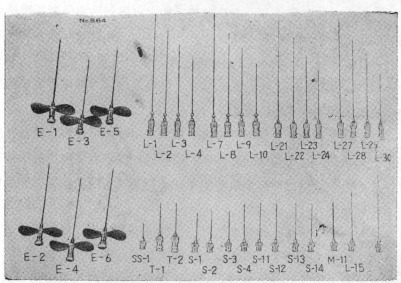

　　所謂良導絡療法乃利用神經測定器　(Neurometer) 尋找良導點 (Electric acupoint) 之後，把直流電經針刺的良導點做　200μA 電流及 7 秒的通電刺激以對身體異常狀態之調整與改善，進而增強身體恒定機轉的作用而獲得疾病的治癒爲目的之一種刺激療法。

　　四、藥物療法：

　　在疼痛診療科經常使用的藥物大約可分爲：

　　㈠解熱鎮痛劑：一般輕度的疼痛可因使用解熱鎮痛劑獲得治療，但對難治性疼痛本劑似乎效果很小！

　　㈡麻藥：對末期癌症轉移性疼痛，常因腫瘤的局部浸潤無法施行神經阻斷術，在這種場合，不得不借助於麻藥之止痛效果。但麻藥的最大缺點爲有藥物依賴性，目前尚無可靠的避免法，抗麻藥性鎮痛藥 (Narcotic antagonist analgesic) 如 Pentazocine 曾經被認爲無藥物依

賴性，但目前已有許多依賴病例之發表。如將麻藥與 Diazepam 併用可減少用藥量及增強效果，但須注意呼吸抑制等副作用。

㈢血管收縮劑或擴張劑：對偏頭痛的治療血管收縮劑 Ergotamin 具有特效，但對動脈硬化性頭痛，則需用血管擴張劑。

㈣抗痙攣劑：如 Carbamazepine (Tegretol)，對三叉神經痛，舌咽神經痛有著效。

㈤精神安定劑：疼痛為主觀的症狀，臨床上以疼痛反應（Pain reaction）卽心理因素的影響佔重要成份，所以精神安定劑在藥物療法中佔很重要地位，幾乎所有疼痛皆可應用。

㈥抗鬱劑：Imipramine (Toframil) 等藥劑對癌症末期病人的疼痛有試用價值，此藥為遲效性藥劑，所以須較長期使用，以判斷藥效。

㈦肌肉鬆弛劑：對頸腰部扭傷 (Sprain) 肌肉緊張性頭痛等有效，亦可與其他止痛劑合併使用。

㈧消炎酵素劑：Danzen 或 Kymotripsim 等藥劑可抑制 Bradykinin acetycholine, Histamin 等發痛物質，發揮鎮痛效果，所以可適用於對炎症性疼痛。

㈨抗 Serotomin 劑：Methysergide 有抑制血管運動中樞和強化血管收縮的作用，所以對偏頭痛有預防發作之效果。

五、心理療法：

通常心理因素對一般疼痛有重大的影響，許多疼痛由器質性病變引起但受心因性影響而加強。換言之，疼痛可加強不安，而不安更增強疼痛，其程度可受病人的性格所左右；一方面精神負擔引起器質性變化致發生疼痛 (Psychosomatic pain) 的實例也不少，因此疼痛治療常須心理治療合併病因治療，在疼痛診療科所做的心理治療並非指精神科領域所做的專門治療，而指在門診一般臨床醫師能做到的治療。

其第一步乃做到良好的醫師病人關係，所以第一次見面時的醫師態度
可能對病人之預後有很大的影響；對器質性變化少而心理因素多的病
人，要注重檢查並詳細說明病況以獲得病人的信心和安心，尤其以阻
斷術除去多年來的疼痛可增加病人的信賴感，而神經阻斷時不能避免
打針的疼痛；所以一開始要避免施行很複雜困難的阻斷術，以免加強
病人的痛苦。

　　對癌症的恐懼，會引起病人的注意力集中在疼痛部位，而增強疼
痛和不安，所以要對病人周圍環境力求舒適化，以及轉換病人的注意
力，並須有耐心和親切的醫護態度。

　　六、其他治療法

　　對慢性難治性疼痛的其他治療法尚有：外科手術療法（表 9-3），
放射線療法等。此外，各種物理療法合併上述各種治療法也是有效輔
助方法之一，計有㈠按摩術㈡指壓療法㈢溫熱療法（Diathermy），超
短波，極超短波，超音波療法㈣電氣療法㈤牽引療法等。

表 9-3 各種外科除痛術一覽表

Peripheral nerve	Nerve block: procain, alcohol, phenol, hot water
	Neurectomy
	Sympathectomy, Sympathetic ganglionectomy
Spinal cord	Poserior rhizotomy
	Section of Lissauer's tract
	Anterolateral cordotomy, Stereotaxic cordotomy, Dorsal cordotomy
	Commissural myelotomy. (Longitudinal myelotomy)
Medulla oblongata,	Spinothalamic tractotomy
Pons,	Bulbothalamic tractotomy (Spinobulbar tractotomy,

	Reticulotomy)
Mesencephalon	Quintothalamic tractotomy
Thalamus	Thalamotomy, CEM-thalamotomy, Thalamolami-notomy (Pulvinotomy)
Cerebrum	Frontal leucotomy (Lobotomy) topectomy
	Limited lobectomy (orbital cortex, temporal cortex)
	Postcentral gyrectomy, Paramedian spleniotomy,
	Frontal cingulumotomy

第 十 章

冷凍痲醉手技及管制血壓手技　鄭久久

第一節　冷凍手技

各種化學反應的速度，都受溫度的影響。當人體溫度降低，新陳代謝隨之變慢，細胞的生存時間得以為之延長。在正常體溫時，人體之皮膚，肌肉及結締組織等，縱然發生了缺氧的現象，尚能生存較長的時間；但對於腦、肝、腎等器官的細胞而言，在血流減少或停止以致缺氧時，就會產生了不可挽回的傷害。為了尋求可行的方法，以保護此類重要細胞的生存，並可因之使手術創口之血流減少，以利各種困難手術的進行，更進而達成了特定的治療效果，乃產生了冷凍痲醉及管制血壓手技。這兩種手技，可以同時進行，亦可分開採用。

冷凍手技的方法

一、體表冷凍法:

這是最早及最簡單的方法，患者經過氣管內管痲醉後，即被放置在一個冷凍的環境中，使體溫下降，但要避免戰慄之發生，以防耗氧量增加，影響效果，並應使周圍血管擴大，以促進熱量之散發及交換。

通常降低體溫到 28-30°C 時，需要四分之三到三個小時，主要看患者的大小及體型而定。大個子及肥胖者，需時較長，孩童因為單位體重所含的體表面積較大，所以需時並不長。

體表冷凍時，即使應用血管舒張劑，仍有產生周圍血管收縮的可

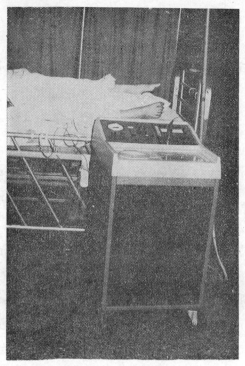

AQUAMATIC K THERMIA
(EC 300)

能，影響體溫的下降，甚或導致代謝性酸中毒的現象，現認為使用二氧化碳或以 25°C 的溫水，以代替從前的 6-10°C 冷凍媒，可增加末梢血管的血流量。

　　當體表冷凍停止後，體溫仍會繼續下降，這種現象稱為後降（After drop）。是因為體表部份的體溫，仍不斷影響到軀幹或身體的中心部份，使體溫再往下落。這種後降的幅度，自 2-6°C 不等，故應在預期之低溫前，即行停止冷凍，以避免體溫降得太低，而發生了心室顫動等危險。

體表冷凍法可分爲下列數種：（如圖）

㈠冰水冷凍：在冰水中放入碎冰，並不停加以攪拌，使水溫保持 6 到 10°C，但此法可使皮膚受損而壞死。

㈡冰袋：患者躺在塞滿碎冰的冰墊上,並以冰袋置於身體的四周，特別是大動脈經過之處,如鼠蹊及腋窩等位置。冰袋在隔一段時間後，應變動其原先所放的地方。

㈢冰氈：患者躺在上下兩層，大小不等的冰氈之間，此冰氈內充以抗冷凍劑，並與一個裝上馬達之加溫及冷凍兩用的機器相連，故此方法較貴但乾淨，手術後且可用以重溫（Rewarming）患者。

㈣氣體冷凍：用風扇吹向寬敞的潮濕水面,可使開刀房溫度下降,以預防患者體溫昇高。甚或用冷氣機等,使患者產生輕度的體溫下落,在病房中甚爲通用。

㈤冷水噴霧法：此法需要不斷地將冷水噴到患者的皮膚上，以預防水的本身，形成一種絕緣體的作用。

二、體外之血液直接冷凍法：

此法爲將血液，經體外循環，藉一熱能交換機，將之冷卻，然後再送回體內循環。此法較快，且效果顯著。但需要插入血管導管，及使用人工心肺機，主要用在接受心臟外科手術的患者身上。

重溫（Rewarming）：患者於冷凍後的重新加溫，需要小心處理，其方法可以熱墊、熱氈、電氈、溫水或熱氣等促進之,但所用之溫度，不可超過 40°C，以免引起燒傷的意外。若用熱能交換機，則血液可以直接加溫之。通常加溫到 30°C，或患者意識開始恢復後，即可將患者送往加護病房。

體溫的測量：身體各部的溫度略有差別，當降低體溫時，由於血液供應及使用方法的不同，各器官冷卻速度因之有別。例如在血液直

接冷凍時，心臟的溫度較腦部先下降，應用冷凍手技時，需在身體幾個不同的部位放置溫度計。一般言之，食道溫度與心臟接近，鼻咽部與腦部相似，肛溫與上述兩者又不太一樣。

低體溫的生理變化

一、心臟循環系統: 體溫在 30°C 以下時，可發生心律不整或心室顫動等。其原因除體溫降低外，並可能由於血鉀過高，pH 及 PCO_2 之驟然變化及枸橼酸中毒等所致。隨着體溫的下降，心跳變慢; 但此並非由於迷走神經功能亢進所致，血壓亦降，但心臟每次的搏出量影響較少，而冠狀動脈的血流量仍可維持正常。關於心律不整，現認為可用交感神經節阻斷劑預防之。

二、呼吸系統: 從人類腦部氧之消耗量顯示，體溫 30°C 時，消耗體溫為正常時量之 39 %，在 28°C 時則為 35 %，體溫下降可致氧之離解曲線往左轉移，氧之釋放減少，但氧在血漿中的溶解度卻增加。氧最後在組織中所能使用之量仍為減少，其原因為㈠、呼吸受到抑制。㈡、心臟之每分鐘輸出量減少。㈢、血管收縮。㈣、血液粘度增加。㈤、動靜脈間之分流 (Shunt) 增加。

組織之氧合能力可用下列方法以增進之。㈠、控制通氣法 (Controlled ventilation)。㈡、給予高壓氧，但在手術中不易實行。㈢、控制冷凍速度，每五分鐘，體溫下降以不超過1°C 為宜。㈣、可在吸入之氣體中，謹慎地加上二氧化碳的量。㈤、血管輸液使血液稀釋，以減低其粘度。

三、酸鹼平衡: 體溫下降可導致酸中毒，其原因為㈠、二氧化碳的溶解度增加。㈡、呼吸逐漸受抑制。㈢、因為外科手術、麻醉、缺氧、戰慄、循環衰竭等而產生了代謝性功能不逮。㈣、肝及腎功能受了影響，使其對酸中毒的處理能力受損。

四、中樞神經系統：在28°C時，大腦皮質可忍受因爲循環衰竭而致之缺氧，長達五到十分鐘之久。若在 15°C 時，更可達五十分鐘。腦部血流量，因爲血液粘度增加而減少。這可致腦體積縮小及腦脊髓壓降低，對於神經外科醫師甚有幫助。另需注意在 28°C–30°C 時，患者意識開始逐漸消失。

五、新陳代謝：體溫每下降 1°C， 新陳代謝卽減少 6 到 7 %，肝腎功能皆受抑制，故從腎臟排除的藥物，在體溫下降時，用量要減少。葡萄糖之靜脈注射量亦須減少，因爲因素林（Insulin）對其作用亦因體溫下降而消失，可產生血糖過高的現象。對於枸橼酸之代謝亦受抑制，大量輸血時，可因之發生中毒現象，需用葡萄糖鈣或氯化鈣治療之。

腎血流量，腎絲球之濾過量，及腎小管之再吸收量皆減小，患者之尿量因之受到影響。體溫在 30°C 以下時，腎臟已消失了濃縮小便的能力。

六、電解質：因爲酸中毒，長期性之循環衰竭，缺氧，及大量輸給患者血庫之血，在在皆可使血鉀爲之增加，在低溫中輸血時，應校正低血鈣之現象。已經降低了溫度的心臟，對於血鉀特別敏感，應特別注意之。

七、神經肌肉接頭：對於去極性肌肉鬆弛劑，可增強其作用之大小及時間之長短，而對於非去極性藥物之作用則減少之。

八、血液系統：凝血的機轉受到抑制，血小板數目減少，血液粘度如前述增加，由於代謝所需的氧量減少，故靜脈氧之飽和度增高。

冷凍手技之麻醉方法

在痲醉中要注意三點：甲、應用較淺之全身痲醉。乙、謹防戰慄之發生。丙、避免周圍血管的收縮，此點對於體表冷凍法的患者尤其

重要。

在體溫降低時，麻醉劑之去毒及排除，都會爲之延宕，臨床上藥物的選擇尚在其次，最主要在於細心地運用之。多眠劑（Wintermine）多用在麻醉前給藥，以預防戰慄，促進血管舒張及熱量之散發。在使用較淺的麻醉技術時，常需加上肌肉鬆弛劑，以避免戰慄。福來生（Fluothane）可使周圍血管舒張，故常使用之。麻醉時必需有體溫，血壓，脈搏及心電圖等監護系統。最好再加上腦電波之監測。

臨床上多用管制呼吸法，麻醉劑可以福來生爲主，或以笑氣加上福來生，亦可爲笑氣、氧氣、肌肉鬆弛劑，及巴比妥鹽等其他輔助劑。麻醉前應做好動脈內導管之裝置，俾作直接動脈壓之測量，以免患者周圍血管收縮時，血壓不易測量。

若患者不需要接受外科手術，冷凍手技可僅以肌肉注射多眠劑及Demerol，以防戰慄而完成之。當需要時，且可從靜脈點滴管中，追加其劑量。亦可將笑氣及氧氣給以吸入之。無論如何，仍要隨時監護患者的變化。

超深度低體溫

當溫度低於 28°C 時，心室顫動減少，溫度更低，則心跳停止，通常可藉心肺機，安全地下降到超深度低體溫，當體外循環開始，體溫卽可很快地降到 15°C，對於腦部組織保護性甚強，外科醫師可因之在一個心跳停止，而且乾淨無血的心臟上，進行手術達一小時之久，此法對於孩童尤爲適合。當重溫的時候，心臟需要接受去顫動化（Defibrillation）及按摩，以恢復心跳。

第二節　血壓管制手技

以人爲方法，使患者血壓降低，以致手術的創口血流減少，謂之

管制性低血壓麻醉。通常當心臟每次搏出量降低百分之二十以上時，才能產生乾淨而流血少的手術創口。僅使血壓下降，而心臟搏出量仍舊正常時，無法達到理想的效果，所以這種技術，應該正確地稱爲管制性低心臟搏出量。

使用管制血壓手技時，一定要維持組織細胞的正常供氧量，才能達到理想及安全的效果。臨床上常以管制血壓手技，加上姿位的處理，俾利手術的進行。若加上冷凍麻醉手技，則使外科之手術範圍，更爲廣泛。

管制血壓的基本原則

一、先決條件有二：

㈠血壓降低的程度，應隨時都可受管制或調整。

㈡全部的過程必須爲可回復性的。

二、一般的規則如下：

㈠患者之選擇：必須是患者確實需要，及爲其適應症時，才可以採用。同時要注意有無禁忌症之存在。

㈡血量：使用管制血壓前，應有一個正常的血量及血紅素。

㈢補充失血：爲了不斷維護血管中的血量，手術中所失的血液，應以同樣的速度補足之。手術前應建立好完整的輸液系統，及大號之靜脈注射針管，手術中的失血，應要確實測量之。

㈣姿位的運用：地心吸力使血液聚集在身體朝下部位的血管中，其中又以靜脈爲主。當麻醉時，因爲反射及靜脈血管運動受到了抑制之故，其現象更爲顯著，若患者被放置在頭高腳低之傾斜平臥姿位時，則身體的傾斜度，與血壓降低的程度成爲正比。

當患者採用平臥傾斜姿位時，若以與心臟水平同一部位的血壓爲基準時，則身體高於心臟的部位，其血壓較低，而低於心臟部位的血

壓則較高。因此採取頭高腳低之傾斜姿位時，可以嚴重地影響到腦部的血流量，對於運用這項姿位的患者來說，應該維持一個基本的臨界血壓，以免產生腦部缺氧的現象。一般來說，手術的部位，應高於身體的其他部位。在腦神經外科及頭頸部的手術時，頭高十五度到廿五度，卽可達到安全及降壓的效果。

㈤控制血壓因素的知識：這些包括了神經系統的調節，心臟搏出量，循環系統之狀況，激素之各種影響，及體能上的各種狀況等。

㈥管制血壓的產生方式：衡量各方情況之後，才能選定應該降低血壓的程度，然後再決定血壓管制藥物的誘導及維持劑量。

㈦麻醉劑：麻醉之深淺爲一重要的因素，深度的麻醉，可增強交感神經阻斷劑之降血壓效果，有些麻醉劑在較淺的麻醉期中，可刺激鄰苯二酚胺（Catecholamines）之上升，而影響血壓，如乙醚及圜丙烷（Cyclopropane）等，多不適用之。福來生則可達到延長神經節阻斷劑之降壓效果，同時它本身亦有相當強的降血壓力量。朋睡靈（Penthrane）可因減少周圍血管的阻力，而產生降壓效果，同時它產生的鄰苯二酚胺甚少，所以就這方面來說，較福來生爲優。美洲箭毒素亦可延長並增強正壓呼吸，及交感神經阻斷劑所產生的血壓管制作用。

㈧麻醉技術：管制性正壓呼吸，可加強自主神經節阻斷劑所誘發之低血壓。其機轉有三：㈠阻止正常的胸腔呼吸唧筒作用。㈡控制靜脈血液對心臟的回流。㈢減少肺部血管的血液容量。此皆由於呼吸道增加的壓力，可經由肺組織，而最後傳導到胸腔內之大靜脈中。

㈨管制血壓之終止：在傷口縫合以前，就應全部完成，所有主動性的出血，都要給予止住，爲了要回復到正常的血壓，必要時可給加壓劑。

㈩手術後的細心照料：此爲必需注意之處，手術後六小時之內，

要繼續不斷地監護患者的血壓。

　　㈡患者之監護：在全部血壓管制的過程中，要不斷地觀察各種生理功能，如平均動脈壓、心電圖、腦電波，及動脈血液成份之測定等，可早期知道心臟及腦組織之缺氧情況。

血壓管制之手技

　　影響血壓的三個重要因素爲心臟搏出量，周圍血管的阻力，及循環中的總血量。任何一個因素的減少，都可使血壓下降。在使血壓下降的時候，必需同時準備好使血壓回升的各種方法。

　　一、動脈切開術：放出足够的血量，使血壓降到預定的標準。一般來說，一個血壓正常的患者，被取走 1000 c.c. 血液時，可減少100 mm 水銀柱高的血壓，然後每次再放出200 c.c. 的全血， 直到血壓降到所定的目標爲止。所有放出的血液，當手術需要時，再酌量輸回，手術完畢後，患者的血量應重新釐定之。

　　二、全脊髓阻斷法：使用低濃度之麻醉劑，只阻斷痛覺及交感神經纖維，以減少周圍血管的阻力，而不影響運動神經。通常注射 150 到 300 mg 之 Procaine，卽可達到阻斷的效果。但所產生的低血壓甚難控制，患者常須給以輔助呼吸，並可發生因爲脊髓麻醉所伴有的併發症，故現今已很少應用了。

　　三、冷凍法：單用此法，需要的時間甚長，影響的因素甚多，而其預定的效果並不顯著。

　　四、抑制心臟法：當全身麻醉時，可以遇到心臟收縮力受到抑制的現象，但此法不安全，故不實用。

　　五、藥物方法：應用藥物，可減少周圍血管的阻力，增大靜脈之容積，減少血液的回流，以產生低血壓的狀況，且使用方便，容易控制，現多使用之。

血壓管制藥劑

以藥物阻斷交感神經傳導之輸出，可按其作用的部份，分爲下列三類: 甲、中樞性。乙、作用在自主神經節上。丙、作用在交感神經末梢之接受器上，或直接作用在平滑肌上，因而使之鬆弛。藥物注射後，可致全身性的反應，同時要注意，自主神經節阻斷劑，亦同樣地阻斷副交感神經傳導的輸出。

一、Hexamethonium: 其作用爲體循環的周圍血管擴張，心臟搏出量減少,汗腺及唾液腺之分泌皆受抑制,腸胃的蠕動及分泌亦減少。此化合物幾乎全由尿中所排洩。臨床上應用 50-100mg 大劑量時，可使血壓降到 60 mmHg，並持續 40-60 分鐘，若用 5-30mg 小劑量時，可使血壓降到 80 mmHg,並持續 20-30 分鐘。其維持劑量爲 10-20mg，每 20 分鐘注射一次。亦可將稀釋的藥物，以靜脈點滴法給之。手術完畢後，可給予加壓劑，使血壓回升。

當患者血壓開始降低時，因反射作用，可使心跳加快，心臟搏出量爲之增加，減少了管制血壓的效果，這種心律的改變，可用 $\beta-$ 交感神經阻斷劑來預防或控制，它除可使心律減慢外，並可致心臟工作量減低，心肌之氧消耗量亦減少，而冠狀動脈之有效流量,則可增加。

唯使用 β 阻斷劑時,應在產生管制血壓前之三到五分鐘時給予之。所用 Propranolol (Inderal) 爲每公斤體重 0.02-0.06 mg，而 Practolol 之劑量則爲每公斤 0.05 mg，後者爲長效之 β 阻斷劑，藥效達二到三小時之久。

二、Pentolinium (Ansolysen): 其藥理作用與 Hexamethonium 相近，而其效力則強五倍，作用時間可長達 45 分鐘，但作用產生較慢，易爲管制性正壓呼吸及姿位等因素調節其血壓之變化。心律之影響較小，對於需要長期性之管制血壓患者可應用之。開始劑量平均每

公斤爲 0.2 mg(0.15-0.30mg)，當血壓降到預定的目標後，維持劑量爲原始劑量的 1/2 到 1/4，間隔爲 20-30 分鐘。在手術中，可以加深麻醉，以增強其管制血壓的效果。若使用 Inderal 時，則其劑量小孩爲每公斤 0.03 mg，成人爲每公斤 0.04 mg，超過 50 歲的患者，劑量要減少。

三、Arfonad (Trimetaphan)：爲一藥效強、作用產生快、持續時間短之神經節阻斷劑，它並可刺激組織胺之分泌，以及有類似美洲箭毒素效果，在肌肉神經終極板發生作用，又能直接擴大周圍的血管，使其阻力顯着地減低。臨床上多以靜脈點滴法給予，以其應用的彈性較大，效果較易控制之故。其法爲配成0.1％之溶液，以每分鐘1-4c.c. 之速度，點滴 5-10 分鐘後，即可見效，維持劑量平均每分鐘約爲 1c.c.。其點滴之速度可隨時依據手術的需要，及管制血壓之反應而調節之，通常以之血壓維持在 60-80 mm Hg 之間，就可供給一個理想的手術創口。

此藥又可從間歇性靜脈注射法給予之，配成每 c.c. 10mg 的溶液，先抽取 10-30 mg，慢慢注射，直到了預定的管制血壓目標，即予停止，然後，再依情況的需要，間歇性注入 10mg 或更少的量以維持之。

此藥的藥效很短，很快就在人體中被排除，注射後三到六小時，血液中已無跡可尋，至少有 31 ％部份，完整地從尿中排洩。故多用在短暫的需要上，但可用 β 阻斷劑，正壓管制通氣呼吸，福來生加深麻醉，及姿位之運用等，來延長及增加其效果。重複使用此藥，可能發生急速抗藥作用（Tachyphylaxis），以及心跳過速，長期性低血壓等缺點。

四、Nitroprusside：爲直接作用於末梢血管的藥物。此化合物含有鐵氰根，現製成品爲每安瓿 50 mg 之乾燥粉末，相當穩定，使用

時以500c. c. 5 ％葡萄糖稀釋之，配成 0.01 ％之溶液，然後經靜脈點滴徑路給予患者，每滴之量約爲1-2μg (1c. c. =50-100 滴)，每次使用都須爲新配製的溶液，裝置此溶液之玻璃瓶上，應以紙袋包裹，以免受光的影響而分解，超過三小時的溶液，必須棄置不用。

其開始劑量爲平均每分鐘每公斤 1μg (0.5-1.5μg)，注射後一到二分鐘，即可達到理想的效果，然後再改爲維持劑量，約爲開始劑量之 1/10 到 1/4, 目前尙未發現因爲重複使用，而致抗藥作用之報告。其總劑量可由麻醉患者的體能狀況及手術長短而決定，年青強壯者需要大劑量，一小時的手術，其量可自 2-50 mg 不等，以之治療高血壓時，一天可用到 200 mg 之多。停止注射後 15 秒鐘，血壓開始回升，2-5 分鐘，血壓可恢復到原先的狀態，爲了避免過量，臨床上可將之配成 0.02 ％的溶液應用之。

使用此藥時，常伴有中央靜脈壓，及周圍血管阻力之降低，百分之二十的患者，會發生心跳加快現象，但很少超過每分鐘一百次以上，且易爲 β 阻斷劑所控制，對於冠狀動脈循環則不變或稍有增加。除非使用大的劑量，否則對於子宮，十二指腸及枝氣管等平滑肌，並不會產生鬆弛的作用。

其在身體中的代謝，在血中先變成 HCN(Cyanogen)，最後由肝代謝成 SCN (Thiocyanate)，而SCN 幾乎全部由腎臟所排除。Cobalamin 可以中和氰酸根 (CN^-)，所以在某些情況下，可以使用 Vit. B_{12} 或 Hydroxycobalamin 以減低其毒性。當血中氰酸根濃度升高時，可嗅到患者有杏仁味, 若每100 c. c. 血液中氰化物之含量超過 0.34 mg 時，即可致死。長期使用時，要測定血中 SCN 之多寡，其量不可超過 12 mg ％，在管制血壓麻醉時，其量則很少超過 3 mg ％。

大多數的副作用，皆由於點滴太快所致。若減緩其速度，或停止

使用時，則所產生的不良效果立卽消失。這主要是由於氰酸根之故，當 SCN 之量增高後，可因紅血球中之 Thiocyanate Oxidase 作用，發生了緩慢的可逆反應，因而又生成了氰酸根，腎功能受損時，SCN 在血漿中之量會升高。

　　慢性中毒可產生頭痛，皮膚疹塊，疲倦，厭食，噁心，嘔吐及精神恍惚等症狀。劑量超過太多後，很快就會使患者發生骨骼肌痙攣性收縮；及抽搐等現象。此藥本身可以干預甲狀腺對於碘質之攝取，而發生了抗甲狀腺之作用。氰酸根並可抑制細胞呼吸，及對抗紅血球中碳酸酐之功用，因之對於氧之轉移，發生了相當程度的影響。

　　此藥因其較易控制，作用快，恢復亦快，不需應用對抗劑或抗毒劑，血壓之回升不需加壓劑，在管制血壓麻醉時，所用的劑量不會產生中毒症狀，故安全度較大。但對於甲狀腺功能過低，肝腎功能不佳，貧血及缺乏維生素的患者，使用上要特別小心，或避免用之。

第三節　適　應　症

冷凍手技的適應症

　　一、採用冷凍手技的利益如下：

　　㈠減少氧之需求量，溫度越低，氧之消耗量越少。

　　㈡減少心臟的工作負擔。

　　㈢有抗凝血效果，但流血時間並不延長。

　　㈣減少麻醉劑之用量。

　　㈤抑制酵素及細菌的活動。

　　二、冷凍手技的臨床應用：

　　㈠心臟血管外科之手術：溫度越低，則患者所能忍受的心跳停止時間越長，可給以外科醫師以充裕的時間，來執行困難的大手術。人

類在不同的低溫下（以食道溫度爲準），所能接受的循環停頓時限如下：

$$32°C \ (90°F) \ \cdots\cdots\cdots\cdots\cdots \ 3–9 \quad 分鐘$$
$$32–28°C \ (90–83°F)\cdots\cdots\cdots\cdots \ 9–15 \ 分鐘$$
$$28–18°C(83–65°F)\cdots\cdots\cdots\cdots15–45 \ 分鐘$$
$$18°C \ (65°F) \ \cdots\cdots\cdots\cdots\cdots45–60 \ 分鐘$$

其手術範圍包括了心房或心室間隔缺損的修補，心臟內之瘤腫，肺動脈瓣之狹窄，各種先天性心臟疾病，大血管瘤之切除，動脈血管移殖及臟器移殖等。

㈡腦神經外科手術：對於腦部的血管疾病，可使用冷凍手技，使患者在安全的狀態下，進行手術，不致因爲腦神經細胞缺氧而發生後遺症。腦血管在 30°C 以上時，可因爲刺激增加而致腦血管收縮，在 30°C 以下時，腦血管開始逐漸放鬆，故腦外科手術若採冷凍手技時，應低於 30°C， 才能達到更好的效果。

㈢應用於治療方面：

1. 代謝功能過高的患者：如甲狀腺功能亢進以及惡性高熱的患者，餘如因爲缺氧，頭部外傷而致腦水腫之患者，常伴有體溫升高的現象，都需冷凍手技治療。

2. 急性循環血管衰竭的患者：如心肌炎，嚴重燒傷或細菌性休克，嚴重的外傷等，可以保護患者，抑制細菌繁殖，促進心臟功能，及使腎臟功能加強等。

管制血壓的適應症

管制血壓手技的適應症皆爲相對性，它主要的目的，在於產生一個乾淨的外科手術創口，尤其在便利血管外科手術的進行。採用這種手技時，需要衡量它的優點，以及它所要付出的代價，要以全部的臨

床狀況作爲一個整體，有些外科手術，確實因爲這種手技的採用，而達到了良好的效果，例如神經外科的手術，耳部的顯微手術，手足部的整形重建手術，以及血管之銜接手術等等。

管制血壓的臨床應用

一、手術中減少或控制流血量，以利手術之進行。

㈠顱內腔手術及大腦垂體的手術。

㈡主動脈狹窄或動脈血管瘤修補手術。

㈢整形外科手術，腹腔或骨盆腔去臟術等。

二、當失血無法得到血液補充時，可用管制血壓來幫助之。

三、可以之治療頑固性或危險性的高血壓。

四、因可減少腦體積，及使傷口乾淨，對於腦外科之手術，幫助甚大。

五、處理手術中所發生的高血壓危象，如嗜鉻性細胞瘤，及甲狀腺功能亢進患者之手術。

管制血壓的禁忌症：就如同適應症一樣，這也是一種相對的情況，可從三方面去敍述。

一、疾病方面：

㈠嚴重的心臟病。

㈡血管硬化。

㈢嚴重的肝病或腎病。

㈣中樞神經系統之退化性疾病。

二、臨床方面：

㈠尚未治療的貧血患者。

㈡休克或手術前出血的患者。

㈢循環血量不足的患者。

三、手技方面：

㈠技術運用不當。

㈡血液及其他液體儲量不足。

㈢手術中之失液量無法及時得到補足。

㈣工作人員之協調欠佳。

第四節　併　發　症

冷凍手技的併發症

一、心室顫動：其原因為㈠、麻醉過深。㈡、呼吸性酸中毒。㈢、心臟受到了外來的刺激。㈣、冠狀動脈循環受損。㈤、血鉀過高。麻醉中應注意之處：㈠、準備好電刺激儀器，及作心臟緊急按摩等必需設備。㈡、避免通氣不足（Hypoventilation），以防引起呼吸性酸中毒。㈢、手術中隨時有心電圖之監測警報系統。處理方法：手術中若冷凍之溫度，能使患者忍受循環系統之衰竭，則讓手術完畢後再處理。若冷凍已經結束，就必需給以心臟按摩，或予以電刺激，使之回復正常心跳，以免腦循環之血流受到影響。減少此類併發症之方法包括：避免溫度降得太快，使用正壓過度通氣（Hyperventilation），冠狀血管內注射 Neostigmine，冷凍溫度最好不要低過 28°C 以下，以及要使心臟避免受到任何的壓迫。

二、流血：有時可能發生不斷地滲出（Oozing）血液現象，尤其是在長期使用冷凍手技之後。此乃由於血液的凝固受到影響之故，亦可能由於肝素太多所引起。當應用人工心肺機的時候，血小板容易被破壞，這也是原因之一。

三、腦部受到了損害：由於腦部之血液循環，受到了相當長的時間阻斷，而使腦細胞受到傷害。

四、肺擴張不全: 有時可能發生。

五、新陳代謝的影響: 所有新陳代謝功能皆受抑制，肝及腎功能都減弱，小便減少,膽汁停止分泌,所以各種用藥都會發生蓄積現象。

六、局部組織受到了傷害: **冷熱**的處理不當，都可使皮膚，甚或皮下組織受到破壞。應注意冰塊不可與皮膚直接接觸，冰袋要時常變換其放置的位置，已經被冰凍的皮膚，容易因為壓力，或加熱而受到損傷，故要小心保護，對於末梢小器官及壓迫點，尤其要注意。對於熱氈等加熱器設備之溫度，不可超過 40°C 以上。

管制血壓之併發症

管制血壓雖可供給一個血流少，而又乾淨之手術創口，但有其潛在性的危險，稍一處理不當，卽可產生併發症，其中又可分為非致命性及致命性兩類。

一、非致命性併發症:

根據統計，每三十二個個案中，可以發生一個。併發症按其發生的多寡，序列如下: (一)、延宕性手術出血。(二)、視力模糊。(三)、腎功能受損。(四)、腦或心臟血管栓塞。(五)、心搏停止。

麻醉後患者恢復較慢，可能由於全身麻醉劑，所附加的自主神經節阻斷作用，或由於新陳代謝的降低，以致麻醉劑之排除緩慢，這種情形在動脈硬化的患者最易發生，因為在管制血壓時，常伴有腦組織缺氧的現象。一般而言之，血壓只到 80mm Hg 時，要比血壓更低所引起的併發症為少，而時間的因素，亦非常重要，超過一個半小時，易生併發症。時間越長，越易導致不可挽回性的休克，也就是變成了無法管制的低血壓。通常緩慢、細心而順利誘導的管制血壓，較為安全，反之，急劇產生的低血壓，甚為危險。

二、致命性之併發症:

可分㈠、腦血管栓塞及缺氧。㈡、腎衰竭。㈢、心搏停止。㈣、冠狀動脈栓塞。㈤、出血不止。㈥、心臟循環系統衰竭。

據報告每五百個病案中，可產生一個死亡病例。此手技之併發症相當多，但在仔細地運用下，可使困難的手術，得以進行，因而拯救患者的性命。但一定要考慮到有否禁忌症之存在，要有確切的適應症及需要時，才可以使用之。

第五節　史　記

冷凍手技之簡史

1905: Simpson 及 Herring 起用人工冬眠之名詞,昭示低於 28°C 之體溫時，可產生麻醉效果。

1938: Temple Fay 使用冷凍治療法（Cryotherapy），以制止癌症引起的疼痛。

1950: Bigelow 及其同僚，使用體表冷凍手技，並顯示體溫降低時，可使身體中氧之消耗量，成比例地減少。

1951: 蘇格蘭之 Delorme 及荷蘭之 Boerema 使用血管壁周圍及體外血液冷凍法。

1953: Swan, Virtue 及其同僚等，對於冷凍麻醉手技，貢獻及創見甚多。

1959: Drew 首先敍述使用人工心肺機，使血液直接冷凍，以產生超深度之低體溫。

控制低血壓之簡史

1898: Langley 創用自主神經系統之名詞。

1946: Gardner 在患者身上使用動脈切開術。

1948: Gillies 使用全脊髓阻斷法，以達到控制低血壓的效果。

1949: Dandall 首先應用 Thiophanium 類藥物。

1950: Davidson 首先應用 Methonium 類藥物。

1952: Enderby 首先應用 Arfonad。

第十一章

特殊麻醉手技

第一節　胸腔及心內手術之麻醉　　黃潔文

　　麻醉醫學與外科學之進步，可謂相輔相成。由於麻醉醫學之進步，若干困難之手術得以順利進行。而外科技術之改進與創新，危險艱難之手術始得完成。麻醉醫師因應危險性較高之病患，給予麻醉，胸腔手術及心內手術，即為明顯之病例之一。需要進行此項手術之病患，均有更高之危險率，因此心肺均為重要之生命器官，如其功能失常，則對生理之影響至巨。

　　在氣管內管麻醉及正壓換氣法則樹立以前，胸腔手術之死亡率極高[1]，縱膈膜之移位、缺氧、及循環干擾等困難，尚無法克服。成功之開胸手術麻醉，則始自 1905 年 Kuhn 氏利用氣管內管，把空氣及麻醉氣體送入肺內，後又於 1915 年 Jackon 氏的設計之二氧化碳呼吸系統，又於 1928 年 Gudel 及 Waters 利用經氣管內管作管制呼吸，則開胸手術漸走向安全坦途。至今開胸手術，對訓練有素之麻醉醫師而言，已不再成為驚人之麻醉技術之挑戰。

　　直視下心內手術之發展較遲。於 1939 年 Gibbon 氏首次發表唧筒及人工肺 (Pump-oxygenator)，可使肺及心臟暫時與其它循環系統分離，即所謂心肺灌注。臨床上成功的利用唧筒人工肺作心內手術，

---

① Moffitt, EA: Surgery of the chest. WB Saunders Co., 1969, 120.

〔**519**〕

則始自 1953 年①。其後心內手術發展迅快， 對嚴重之心臟病患，其救治率漸次提高。中華民國臺灣地區自1963年，卽開始作心內手術，成績頗爲理想②。心內手術之麻醉， 其對象爲心臟血管已有解剖學上或功能上之異常， 危險性甚高，加以心肺灌注後之各種生理障礙， 心內手術之麻醉需要特殊之麻醉學識與技巧， 始能配合。

手術前病人之準備

甲、病人情況之評估:

病人病況之了解，對麻醉的成功及術後護理有莫大之助益。病人情況之評估: 包括一般理學的檢查， 血液化學之檢查， 如肝功能、腎功能、血糖、血電解質濃度、動脈血氣體分析、及胸部Ｘ光攝影、心電圖等。物殊之檢查: 如肺功能檢查,支氣管鏡檢查、支氣管照相術,心導管檢查， 血管照相術等， 則視病情之需要而定。麻醉前訪視， 亦甚爲重要。麻醉醫師， 需親自檢視病人，解釋手術及術後病人應預知之事項， 減少其焦慮， 取得病患之信心。病患用藥之經驗及其藥效，亦必須明瞭。有關之藥物，包括毛地黃劑、利尿劑、腎上腺皮質素，貝他阻斷劑， 支氣管擴張劑， 及降血壓藥物等③。

乙、一般情況之改善:

病人之營養狀況， 輸液及電解質平衡等的改善，可使手術更能順利進行。如患有慢性肺疾患， 胸腔內癌症或食道疾病的病患， 時有營養不良及體重減輕之現象。因食道疾患而不能進食之病患，可先作胃造瘻術加以灌食。手術前應盡可能改善其貧血狀態、血容量不足、低

① Kirklin, JW et al: Anesthesiology, 1956, 2, 144.
② 洪啓仁等: 中華外科醫學雜誌, 1968, 1, 124.
③ Gilston, A: Brit. J. Ana., 1971, 43, 217.

蛋白症等之生理障礙。其他如有糖尿病患之血糖控制，高血壓之治療、發炎，尤其是呼吸氣道感染之控制等，均應加以注意。

丙、肺部疾患之特殊處理:

　　肺部疾患之術前處理，其主要目標乃爲改善支氣管之阻塞，消除支氣管之痙攣，控制感染之病灶，減少支氣管之分泌物等，俾便改善其換氣之功能①②。

　　一、支氣管阻塞——最多是由於分泌物阻塞而引起，也有因癌細胞侵襲、瘢痕引起狹窄，外來的壓迫等。

　　二、支氣管痙攣——大部分肺疾患都會引起某種程度的支氣管痙攣，繼而引起分泌物滯留及細菌性感染。消除支氣管痙攣最快速有效的方法，是局部使用噴霧劑，如 Neosuprel, Isuprel 或 Vaponefrin（5 至 10 滴加入 3 毫升生理鹽水中）或肌肉注射 1:1000 腎上腺素。1 毫升或靜脈注射 0.24 或 0.48 公克之氨茶鹼（Aminophylline）③。

　　三、發炎症——可能是疾病本身如肺結核病、肺炎等。可能是續發性的，如支氣管阻塞，分泌物滯留而引起感染。因發炎而引起氣道水腫，使黏膜上之絨毛功能失常，更不能排除分泌物，則形成惡性循環，必需以抗生素藥物對抗之。

　　四、體位引流法——有助于大量分泌物或膿液得以流出。病人取頭低位，利用不同的臥姿，可引流不同肺葉之內容物④。

　　五、間歇正壓呼吸（IPPB）—— 使用面罩或經氣管內管予以正壓換氣，加上氣管擴張劑之噴霧，可以有效的改善肺功能。利用呼吸器漸次將壓力升至20公分水柱壓，於呼氣時立刻降至大氣壓，可使肺得

① Camishion, RC: Surgery of the chest. WB Saunders Co., 1969, 100.
② Miller, WF et al.: Anesthesiology, 1957, 18, 483.
③ Camishion, RC: Surgery of the chest. WB Saunders Co., 1969, 100.
④ Bendixen, HH et al.: Respiratory care. CV Mosby Co., 1965, 93.

到最多之充氣量而對氣道壓力增加最少。

　　六、其它——勸導病人停止吸煙，可減少對支氣管黏膜之刺激。已發生心肺症之病患，視情況之需要得給予毛地黃劑。

丁、心內手術病患之特別處理法

　　通常準備接受心內手術之病患，業經由內科、小兒科或外科醫師做過詳細之檢查及長期藥物之治療。術前準備應注意下列事項:

　　一、心臟衰竭——在心臟衰竭時，除非只有手術才能改善其症狀之情況外，不宜於此時作心內手術。心臟衰竭之主要症狀有: 肺充血、肝腫大、腹水、下肢及背部水腫等。治療法包括臥床休息，限制食用鹽量，使用利尿劑及毛地黃劑等①。

　　二、血鉀濃度——使用利尿劑之病患，大量在尿中流失鉀離子，可導致低血鉀症。毛地黃劑中毒時，亦有血鉀過低現象。低血鉀症使心肌容易發生心律不整，應於術前補充適量之鉀鹽以避免之。使用利尿劑之病患，每日可給予鉀鹽 (Potassium asparate) 10–15 mEq。若病人能忍受停用毛地黃劑，於術前兩天卽可停用，則可減少低血鉀症及心律不整之發生②。

　　三、感染症及發燒——有呼吸道感染時，常伴有分泌物增多，加以氣道於插管後不易將分泌物抽出，易引起呼吸道阻塞，而造成換氣不足之現象。發燒時氧氣消耗量卽可能增加，須待感染得以控制後，始可進行心內手術。

麻　醉　手　技

　　胸腔手術及心內手術之麻醉原則爲:

---

① Camishion, RC: Surgery of the chest. WB Saunders Co., 1969, 100.
② 朱樹勳，洪啓仁: 中華民國外科醫學會雜誌，1971, 4, 84.

一、須安全並簡單:

二、維持淺麻醉，使無痛、記憶缺失及抑制反射。

三、控制呼吸，供給足够之氧氣。

四、維持良好之組織灌流。

能達到此原則，不論選用何種麻醉手技及藥劑均可，但易燃燒及富爆炸性之麻醉劑，則不宜使用。

甲、麻醉前給藥:

應避免使用對呼吸及循環有抑制作用之藥物。可選用鎭靜劑；如 Diazepam①，或合用鎭靜劑及止痛劑如 Innovar，可減低病人之焦慮並使麻醉誘導得以順利進行。兒童宜給予巴比妥劑，使之安靜，使用劑量爲 Pentobarbital 2mg/kg 口服或 4mg/kg 直腸給予②。阿托平或 Scopolamine 等，可使支氣管分泌物減少，並能阻斷迷走神經反射，可使用於每個胸腔手術病人。對心臟病患使用時，須注意由於心率加快而引起心輸出血量失去平衡之危險③。

乙、麻醉藥劑之選擇:

誘導麻醉通常以巴比妥劑如戊硫代巴比妥鈉及 Methohexital sodium，或其它短時效藥物；如 Propanidid, althesin 等，使病人舒服的入睡，以血珀胆鹼使肌肉鬆弛後再行挿管。兒童可用吸入麻醉劑；如笑氣加哈樂生，或用環丙烷 (C_3H_6) 使之入睡。經肌肉注射克太明 (Ketamine)，可免孩童挣扎。入睡後才作靜脈穿刺術。維持麻醉之手技，各醫學中心不盡相同。大多用百分之五十至六十之笑氣加上低濃度之哈樂生 (Halothane) 維持麻醉。小量哈樂生對心肌抑制較小④⑤，

① 趙繼慶等: 中華麻醉醫學會雜誌, 1976, 14, 129.
② Moffitt, EA et al.: Anesthesiology, 1970, 33, 144.
③ 林滇鯤: 中華麻醉醫學會雜誌, 1962, 2, 37.
④ Bloodwell, RD et al.: Anesth. & Anal., 1961, 40, 352.
⑤ Lundborg, RO: Anesth. & Anal., 1967, 46, 377.

可使支氣管平滑肌放鬆，不刺激分泌物之增加。其它吸入性麻醉劑；如乙醚、乙烯、環丙烷等對心臟血管系統影響較少，可同用高濃度氧氣，但因富爆炸性，不能同時使用電燒灼，則不宜使用。肌肉弛緩劑之使用，可容易控制呼吸，使橫膈膜靜止，減低麻醉藥劑之劑量。可用長時效肌肉弛緩劑；如箭毒鹼，Pancuronium, 亦可用血珀膽鹼千分之一或二濃度作靜脈點滴。

丙、監視系統:

一、心電圖——可及早發現心律不整及心肌缺氧等。

二、腦波圖——心內手術作心肺灌注時，監視腦組織有無損傷。因較複雜，臨床價值較小。

三、動脈壓——直接穿刺橈骨動脈，肱動脈或股動脈作連續監視。如用間接法測量動脈壓，在血壓較低時，不易測量。

四、右心房壓（中心靜脈壓）——可穿刺外頸動脈，無名靜脈或股靜脈，測量靜脈壓。可作血容量估計及輸血之指針。

五、動脈血氣體分析——由動脈穿刺，可取多次血液樣作氧氣及二氧化碳分壓，酸、鹼濃度之分析等。

六、體溫監視——監視鼻咽、食道或直腸溫度均可。

七、排尿量監視——記錄每小時排尿量，可作組織灌注情形之指標。

丁、胸腔手術之特別麻醉手技①②③④:

一、胸腔手術之換氣——由於病患已有呼吸系統之生理障礙，且

---

① Moffitt, EA: Surgery of the chest. WB Saunders Co., 1969, 100.
② Hale, DE: Anesthesiology FA Davis Co., 1955, 536.
③ Churchill-Davision, HC: A practice of anesthesia. Lloyd Luke Ltd., 1960, 246.
④ Hochberg, LA: Anesthesia Crune & Stratton, 1952, Chpt. 3.

手術常採側臥位，功能較好的一側肺葉被壓在下方，加以肺胸膜打開後壓力改變，使換氣困難。所有胸腔手術均應採用控制呼吸，間歇或連續正壓換氣，始能供給足夠的氧氣並排除二氧化碳，橫膈膜呈靜止狀態，則有利於手術之進行。在關閉胸壁前，應用較大壓力使無氣的肺泡再行擴張，胸腔內空氣排出後，再關閉胸壁。

　　二、分泌物之控制——採側臥位時有病變之肺葉在上方，患側之分泌物或膿液，可能流向健側，則使換氣更加困難。手術中切開支氣管時，血液亦將會流向健側之肺葉。手術中需屢次吸引異物，使呼吸氣道保持暢通。利用特別設計的氣管內管把左、右肺葉分開，則可避免上述情形之發生。目前最常用的是 Carlens 氏雙腔氣管內管（圖11-1），二充氣囊灌入空氣後，可對二肺葉各自換氣及吸引，亦可使術側完全無氣，以配合手術之需要。只有一側肺葉換氣時，容易導致動脈血氧氣分壓降低。亦有主張將無氣肺的肺動脈挾住，可以減低經無氣肺之血流量，使血中氧氣分壓升高[1][2]。其它控制分泌物之方法；有支氣管阻塞法，有 Thompson 氏支氣管塞，Magill 氏支氣管塞

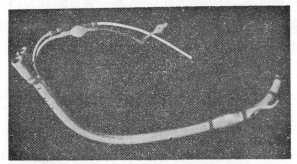

圖 11-1　Carlens 氏雙腔氣管內管

① Nilsson, E et al.: Acta. Ana. Scand., 1968, 9, 49.

② Tarhar, S: Canad. Ana. S.J., 1968, 15, 458.

等①，今已罕見應用。

五、心內手術之麻醉手技：

心內手術之主要利器爲唧筒人工肺 (Pump-oxygenator)②，暫時替代心臟與肺之功能，使手術者能在無血、靜止情況下操作。現時使用的唧筒可分三種：㈠轉軸唧筒，㈡指狀或絮狀唧筒，㈢壓迫式唧筒。人工肺有三式：㈠薄片式如 Gibbon 型，㈡泡沫式如 Lillehei-Dewall, Rygg-kyusgaard 型，㈢薄膜型。因篇幅所限，其原理及構造，在此不加論述。心內手術麻醉可分作三期：

㈠心肺灌注前期——應維持較淺之麻醉，儘量避免對循環系統有所影響。更須良好之換氣狀態。

二、心肺灌注期——此時氧氣之供給及組織灌注，均由唧筒與人工肺所取代。肺部換氣及肺循環暫行停止。此時只要保持橫膈膜在靜止狀態，病人安靜卽可。使用肌肉弛緩劑及鎭神止痛劑可達成此效果③。不同之醫學中心，採用不同之藥劑④⑤，在所難免。有由靜脈給予戊硫代巴比妥鈉，有加哈樂生、環丙烷或 Methohexital sodium 於唧筒人工肺內給與者。在心肺灌注期間，應以氣道壓力 5-10 公分水銀柱之壓力維持肺部膨脹狀態。使用之氣體可用氮或氦與氧之混合氣體，純氧亦可⑥。若配合冷凍術於心肺灌注階段，可防止腦及主要生命器官之缺氧。

三、心肺灌注後期——當恢復部份灌注開始，因已有血液返回肺

① Churchill-Davision, HC: A practice of anesthesia. Lloyd Luke Ltd., 1960, 246.
② Churchill-Davision, HC: A practice of anesthesia. Lloyd Luke Ltd., 1960, 456.
③ Clement, AJ: Brit. J. Ana., 1971, 43, 233.
④ 趙繼慶等：中華麻醉醫學會雜誌，1976，14，129.
⑤ 趙繼慶等：中華麻醉醫學會雜誌，1962，2，5.
⑥ Gilston, A: Brit. J. Ana., 1971, 43, 217.

循環，應作規律之肺部換氣。心肺灌注完畢，要以較大之壓力，使所有肺泡再度回復膨脹，此操作亦有助於使血液回流至心臟，使心臟內之氣泡排出。經心肺灌注後，通常病患只需小量之麻醉藥劑便足以維持，給予笑氣及氧氣卽可。亦有用純氧換氣而不需要麻醉藥劑者。灌注後期，其重點乃在血容量及心臟收縮功能之恢復。心肺灌注後，可能出現心室顫動或心室性速脈，則用直流電去顫動器終止其心室性顫動。輸血量應以心房壓力爲基準，可輸血至左心房壓達20至25公分，水銀柱壓或右心房壓達15至20公分水銀柱壓卽可。心房壓力過高，會使心室過度膨脹，心肌衰竭，可導致肺水腫。在心肺灌注後出現低血壓及心肌收縮不良，乃爲常見之現象。可給予昇壓劑如 Isoproterenol, Dopamine① 或 Adrenalin 等靜脈點滴，使動脈壓升高。矯正酸鹼之不平衡及補充鉀離子等，可改善其心肌收縮力。

開胸及心內手術術後之護理

病患術後之護理，對手術之成敗有莫大之關連。需要麻醉醫師、外科醫師及心臟專家共同合作方可②③。病患送入外科急救室後，仍須繼續作多種監視，其中包括脈搏、動脈壓、中心靜脈壓、心電圖、動脈血液氣體分析及排尿量等。

甲、呼吸功能之維護:

開胸及心內手術後，呼吸氣道之暢通及換氣功能之維護，甚爲重要。胸腔手術病人要保持胸腔引流管之效能，肺葉才能完全膨脹，必要時可用呼吸器給予正壓換氣。心內手術病患，通常均保留氣管內管

---

① Goldberg, LI et al.: Progress in Cardiovascular diseases, 1977, 16, 327.
② Moffitt, EA et al.: Anesthesiology, 1968, 29, 1181.
③ Clarke, AD et al.: Brit. J. Ana., 1971, 43, 248.

於氣管內，以便術後接連呼吸器作間歇正壓換氣或其它不同壓力換氣型式等①②。經人工心肺灌注後之病患，肺內未能作氣體交換之血流量明顯增加③，加以病患因傷口疼痛，呼吸及咳嗽反射動作受抑制，會造成換氣不足現象，需要借助於機械以輔助呼吸④，直至病患完全清醒合作，循環情況良好，呼吸功能回復後，始能嘗試停用呼吸器，一切狀況穩定後，始將氣管內管拔出。如分泌物不易抽取時，方作氣管切開術。最近有主張作早期拔管，以減少機械換氣引起之併發症⑤。

乙、血容量之補充：

足够之血容量，可維持組織之灌注，將氧氣輸送至組織內。血容量不足，乃爲低血壓之主要原因。引起血容量不足之原因，可能因手術中出血而輸血不足，或止血不全，或經用抗凝血劑後再凝血之功能不良所致，需補充足够之血量，事屬必要。有時需再送回手術室作止血術式，如已發生心臟填塞症（Cardiac temponade），當刻不容緩。

丙、血壓及心輸出血量之維持：

有賴於足够之血容量及協調良好之心肌收縮。若血壓降低而中心靜脈壓升高，顯示心肌衰竭或有心臟填塞症之出現。若二者均降低，表示由於血容量不足所引起。心內手術後病患，出現心肌衰竭及低血壓機會較大。有所謂「低心輸出症候羣」（Low-output syndrome）⑥；包括周遭灌注不足、發紺、尿量減低、低動脈壓及脈搏壓狹窄、靜脈血滯流及病患不安等症狀。引發心肌衰竭之原因，可能因原有心臟衰竭情形之延續，亦可能因手術傷害或矯治不當，心肌缺血時間過久。

① Lefemine, AA et al.: J. Thoracic Surg., 1966, 52, 207.
② Sykes, MK et al.: Anesthesia, 1970, 25, 525.
③ 李俊仁等: 中華民國外科醫學會雜誌, 1970, 3, 87.
④ Dunealf, D et al.: Anesth. & Anal., 1970, 4 9, 518.
⑤ Prakash, O et al.: Anesth. & Anal., 1977, 56, 703.
⑥ Moffitt, EA et al.: Anesthesiology, 1968, 29, 1181.

冠狀動脈發生血柱症，或由於酸鹼及電解質不平衡所引起。改善心肌衰竭情形，應使用心肌收縮加強藥物，常用 Isoproterenol 作靜脈點滴，此劑為貝他接受器刺激劑，使心輸出血量增加，改善周遭灌注。Epinephrine 亦可使心肌收縮加強，但亦刺激阿發接受器，使血管收縮。Dopamine 亦為良好之升壓劑。毛地黃劑適用於心室搏動過速或既有之心臟衰竭之情況等。

丁、酸鹼平衡:

低心輸出量之情況下，常有代謝性酸血症，會抑制心肌收縮力，必需及早矯正。處理方法為給予重炭酸鈉靜脈注射。其劑量可以下列公式計算之:

重炭酸鈉（mEq.）＝鹼短缺量×組織外液量（體重×0.3）（單位公升）①

戊、合併症之處理:

一、肺水腫──發生左心室衰竭後，氣管抽出液呈粉紅色泡沫狀。其治療法主要在改善誘發之原因。用 10 至 20 公分水銀柱壓之呼氣終末壓換氣法及給予純氧換氣，可改善其症狀。其它治療劑；包括使用利尿劑，毛地黃劑，Aminophylline 等。

二、少尿症──多由於低心輸出量所引起。用 Mannitol 12.5 克或 Frusemide(Lasix) 20毫克，在使尿量增加。維持良好之尿液排出，可保護腎臟免於缺血或其它原因之傷害②。

三、心率及心律不整──常見之誘發原因為低血鉀症、缺氧、酸鹼失調等原因，亦有由於心內手術傷及傳導組織所致。心室前源性速脈（Supraventricular tachycardia）可用毛地黃劑。竇性心搏過遲可

---

① Collins, V: Principles of Anesthesiology, 1976, 1205.
② Gilston, A: Brit. J. Ana., 1971, 43, 217.

用 Atropine sulfate。血鉀過低時，易有心室提早收縮、二重搏、心室性速脈等出現，改善血鉀過低症後，可使消失。治療心律不整藥物有 Lidocaine, Diphenylhydantion (Dilantin), Quinidine, Procaine amide 等多種①②。

結　語

胸腔及心內手術，由於麻醉對象，係有重要生命器官疾患──心或肺部疾患之患者，需要特別之麻醉手技。麻醉原則，以簡單、安全、保持呼吸功能及組織灌注爲首要。術前準備及術後護理與手術本身同樣重要，需各科醫師協同作業，始能使死亡率減低，成功在望。

第二節　器官移植之麻醉　　黃潔文

由於醫學之進步，尤其是免疫學方面之快速發展，過去若干不能救治之重要器官疾患，亦藉臟器之移植，使患者獲得生機。器官移植，據醫學歷史之記載③，早在第六世紀印度的 Susruta 氏，對受刑人作鼻復型術。1902 年 Dr. Emerich Ullmann 在 Vienna 首先完成的腎臟移植，具文報告④。Carrel 氏創立血管吻合術，因而獲得 1912 年諾貝爾獎，對臟器移植有莫大之貢獻。在臟器移植抗拒排斥方面之硏究，Main 及 Prehn 氏於 1955 年首先用全身 X 射線照射腎臟接受者，收到抑制免疫之效果⑤。1961 年 Calne 氏等用 Azathioprine (Imuran) 得到良好之免疫效果，而毒性較低。Marchiora 氏等於 1964 年開始併

---

① Howitt, G: Brit. J. Ana., 1971, 43, 261.

② Katz, RL et al.: Anesthesiology, 1970, 33, 193.

③ 陳楷模：中華麻醉醫學會雜誌, 1970, 10, 1.

④ Ullmann, E: Vienna Weekly Clinical Journal, 1902, 15, 281.

⑤ Main, JM et al.: J. Nat. Cancer Inst., 1955, 15, 1023.

用 Azathioprine 與 Steroid，有更佳之抗排斥效果，沿用至今①。器官移植之成功，亦有賴各科之進步，組織貯存法之改進等②，加以配合。近數十年來，由於各方面之努力發展，不但腎臟移植已有良好之成績，其它如肝臟、心臟、肺臟等之移植，皆有成功病例之報告。

接受臟器移植之病患，已有損壞而功能失常或無功能之器官，因而引起若干嚴重之生理障礙。對此病患，施予麻醉，無論術前準備、術中維持及術後照顧，均有多方面之顧慮。如接受屍體臟器而移植之手術，常在緊急狀況下進行，均在極惡劣之情況下施行麻醉，其困難程度無以復加。

腎 臟 移 植

腎臟同種移植，早在十九世紀初卽已開始。Dubost, Hamburger, Hume 等對腎臟移植，均有莫大之研究貢獻③。起初作屍體腎之移植，其結果並不理想，直至人工腎臟出現後，可用洗腎方法，延續生命，更可藉洗腎之結果，使全身病況，得以改善，再行移植手術，其預後較爲良好。中華民國臺灣省，自 1968 年至 1977 年間，已完成了一百例以上的腎臟移植手術，成績斐然④。茲就慢性腎衰竭病患之生理障礙，腎移植手術之術前準備及麻醉手技等分別加以論述之。

腎衰竭之生理障礙

慢性腎衰竭病患，視剩餘尚有功能腎組織之多寡，而有不同程度之生理障礙⑤⑥⑦。

① Munay, JE et al.: New Eng. J. Med., 1963, 268, 1315.
② Collins, G M et al.: Lancet, 1969, 2, 1219.
③ 趙繼慶: 中華麻醉醫學會雜誌, 1970, 10, 65.
④ 李俊仁等: 臺灣醫學會雜誌, 1971, 70, 175.
⑤ Black, DAK: Brit. J. Ana., 1969, 41, 264.
⑧ Goldsmith, HJ: Brit. J. Ana., 1972, 44, 259.
⑦ Atherton, JC: Brit. J. Ana., 1972, 44, 236.

一、鹽及水之代謝障礙：

有嚴重腎衰竭之病患，如若不加以控制飲食，通常均會有鹽及水液過多現象出現。正常的腎小管可再吸收濾出鈉鹽之 99 ％，可適應相當量鈉鹽量之變動。但腎衰竭病人，則無此適應能力，攝取過多鈉鹽，立卽形成水腫及高血壓，當攝取量過少或由消化道、汗腺等排出過多時，腎小管不能增加再吸收量，使血清容積變小，而使腎前性尿毒症更形嚴重，因此血清蛋白及血球比容值則升高，直立性低血壓及快速體重減輕等現象，卽可出現。水液不足時會使尿量減少，腎臟灌流量減少而使腎臟功能減低。

二、鉀鹽之代謝障礙：

鉀鹽主要存在於細胞內。經口攝取鉀鹽約 90 ％由尿液排出，其他則由糞便排出。鉀鹽之代謝生理控制，主要是細胞外鉀離子濃度（可到達腎臟之故），而鉀離子濃度受細胞外液酸鹼度之影響很大，pH 下降 0.1，鉀離子濃度升高 0.4-1.5 mEq/L.。當腎過濾率保持正常值至 10-15 ％以上時，仍可由增加遠端腎小管之排出，糞便排出增加等來加以補償之，但鉀離子濃度，仍可維持正常。當腎過濾率更低時，鉀離子濃度卽漸次升高，如加之攝取熱量不足、酸血症嚴重①、脫水、發燒及炎症發生時，鉀鹽濃度，卽迅速升高。

三、酸鹼平衡障礙：

未接受治療之尿毒症病人，多半有代謝性酸血症。氫離子之產生約佔三分之二，由食物中含硫及磷之蛋白質分解而成，約三分之一，由脂肪及碳水化合物之不完全氧化而成無機酸。代謝產生之氫離子，需要在尿液中排出或予以消耗之。部份作中和酸用之，部份與氨結合成銨離子。當腎過濾率降低時，濾出的重碳酸鹽及氨之產生則減少，

---

① Goggin, MJ et al.: Brit. Med. J., 1971, 2, 244.

氫離子變成過剩現象，進而引發腎小管性腎性酸血症。當腎過濾率少於每分鐘 20 毫升時，卽可發生全身性酸血症。

四、貧血：

由於造血功能減低及使用血液透析法之破壞血球，慢性腎衰竭病人，將有相當程度之貧血，通常爲血球大小正常，血色素正常型之貧血①。

五、高血壓：

慢性腎衰竭病人有鈉鹽及水液滯留，血容積過多，可引發高血壓症。亦有由於腎臟本身之病變，如腎動脈狹窄等引起腎性高血壓。病人可能會發生心臟衰竭，心室肥厚等併發症。

術前準備

痲醉成功與否，其重要關鍵，乃在痲醉前之診視、病情之評估、生理障礙之改善及周詳之策劃。如爲活體腎移植，則給予者之情況更爲重要。因給予者，原爲健康者，慨捐一腎，日後可能對其健康，有所威脅，當以保護給予者之健康爲首要，對捐腎者之痲醉處理，更不容有絲毫疏忽或傷害。

一、捐腎者之選擇：

腎臟來源或爲屍體腎，或爲活體捐贈。其間涉及複雜之法律上②、倫理道德上③、死亡定義等諸問題。從醫學立場觀察，則首重組織之適合性。近年來免疫學上的迅速發展，組織適合性之測驗，已有周詳的研究。現在現階段之組織適合性測驗；有淋巴球轉移測驗，混合淋巴球培養法，及組織分型法等④，將留待專家加以論述之。

① Aldrete, JA et al.: Anaesth. & Analgesia, 1971, 50, 321.
② 王鳴鶴: 中華痲醉醫學會雜誌, 1969, 9, 77.
③ 李光宜: 中華痲醉醫學會雜誌, 1969, 9, 73.
④ 潘以宏: 中華痲醉醫學會雜誌, 1970, 10, 5.

二、腎臟接受者之術前準備：

如為屍體腎，當顧慮腎臟缺氧時間之縮短及臟器貯存之困難，移植手術，常在倉促之間進行，不能及時作術前準備。如為活體捐贈者，則盡可能使接受者的生理障礙減至最低限，不但能減少麻醉中的危險，並可使移植成功率大為提高。

㈠腎透析法——為目前改善尿毒症患者病情最有效的方法之一。有腹膜透析法及血液透析法兩種。腎透析法不但使血內氮素濃度降低，並可改善水液及電解質之平衡，使血壓降低及改善心臟衰竭。如能在手術前24小時內作血液透析法治療，對手術之進行將有莫大之裨益①。

㈡水液及電解質之平衡——病患需控制飲食，攝取適量的水份，鈉鹽及鉀鹽。病人之體重、血壓、尿量、血及尿中電解質濃度等，可作攝取量之參考。

㈢高血鉀症之處理——血鉀過高，將導致心室無節率甚至發生心室性顫動，而引發心臟停止②③。其緊急處理方法如下④：

1. 陽離子交換樹脂：可口服或作直腸灌注。其口服劑量為 15–20 公克，摻於 50 毫升水中，每日可給三至六次。直腸灌注量與上述者略同，多配成高張溶液，每日可給五至十次。

2. 使用 50％之葡萄糖溶液 50 毫升，加上 12 單位之胰島素，由靜脈注射之，可將鉀鹽移入細胞內。其作用僅為一過性。

3. 靜脈注射鈣鹽：當鉀鹽濃度過高，心臟已有顯著之毒性作用時，靜脈注射 10％之氯化鈣或葡萄糖鈣，在持續的測量心電圖情況下給與之。當發現有顯著改進時，或Q-T 間期變短時，即可停用。

① Baston, RD et al.: Anesthesiology, 1969, 30, 335.
② Black, DAK: Brit. J. Ana., 1969, 41, 264.
③ Strunin, L: Brit. J. Ana., 1966, 38, 872.
④ 王學仕：中華麻醉醫學會雜誌，1969, 9, 27.

4. 重碳酸鈉: 給予 7 % 重碳酸鈉 50-100 毫升，改善酸中毒情況，可使鉀中毒情況亦同時加以改進之。

㈣高血壓之控制——可由腎透析法降低鹽及水液滯留而得以改善，並可用抗高血壓藥物及利尿劑等。預先作兩側腎摘除術，可改善頑固的高血壓症[1]。

㈤心臟衰竭之處理——通常由於未能控制高血壓症及水液滯留，而導致心臟衰竭。改善鈉鹽及水液滯留，控制高血壓將可改善之。毛地黃劑亦可改善心臟衰竭之情況,但毛地黃劑最初使用量與常人相同,其維持量則應減半。

㈥貧血之改善——嚴重之貧血，需在術前輸血以改善之。有水液滯留症狀時，宜用紅血球輸入，以免血容量過大。多次輸血會增加抗體之形成[2]，對排斥移植腎之可能性大為增加， 用洗過的紅血球，則可避免之[3]。大量輸入儲存血，亦有使血鉀升高之危險[4]。

㈦發炎症之控制——尿毒症病人易患感染症。發炎症使代謝分解產物增加，使尿毒病情更惡化 。 手術前應盡可能用適當之抗生素，以控制發炎之病灶[3]。若干抗生素包括 Streptomycin, Neomycin 及 Polymixin 等會使非去極化肌肉弛緩劑作用延長，需加注意[5]。

麻醉手技

對腎臟給與者之麻醉手技，與一般腎臟摘除術之麻醉處理，大致相同。唯不同者，腎臟給與者之腎摘除術,需要保持良好之腎臟灌注，手術者對腎臟操作時，需由靜脈注射 Mannitol 以保持良好之腎臟灌

① Strunin, L: Brit. J. Ana., 1966, 38, 812.
② Yust, I et al.: Transplantation, 1974, 18, 99.
③ Petrie, JJB: Brit. J. Ana., 1972, 44, 266.
④ Vaughan, RS: Anesthesia, 1973, 28, 118.
⑤ Emerg, ERJ: Anesthesia, 1963, 18, 57.

注。需要足够之肌肉鬆弛，以便手術者能細心的剝離腎臟及灌注血管、輸尿管等①。

　　腎臟接受者，因生理障礙複雜，無論技術上或麻醉藥劑之選擇，均需留意考慮。原則上則以庇護心臟血管及呼吸機能爲主，並以對腎機能及代謝之影響，減至最低限度②。

　　一、麻醉前給藥：

　　通常只給予抗膽鹼劑如阿托平，或加小量鎮神劑或巴比妥劑。如爲緊急手術，病人可能胃內仍有相當之內容物，需插胃管抽取之，並給予抗酸劑，減小胃內容物嘔出之危險③。

　　二、麻醉手技之選擇：

　　局部麻醉或全身麻醉均可行之。Vandam 氏等主張用連續性腰椎麻醉法，其優點乃在避免氣管插管，對腎之血流量將不生影響，全身性之反應少④。Wyant 氏等曾用硬脊膜外麻醉法，亦有上述之優點⑤。尿毒症病人，有出血之趨向，施行腰椎穿刺時將會出血，並有壓迫神經根之危險，同時腎移植手術之時間較長，病人意識清楚時，心理上之影響頗大，故今日已不主張選用局部麻醉法⑥。目前一般認爲氣管內管麻醉法，既方便，而又安全之麻醉術式。至於使用藥劑之選擇，則意見紛紜。今列述如下。

　　三、吸入麻醉劑之選擇：

　　㈠環丙烷及乙醚——環丙烷及乙醚對心血管穩定性較大，Hansen

① Aldrete, JA: Anaesth. & Anal., 1971, 50, 169.
② 趙繼慶：中華麻醉醫學會雜誌，1970, 10, 65.
③ Samuel, JR et al.: Anesthesia, 1976, 25, 165.
④ Vandam, LD et al.: Anesthesiology, 1962, 23, 783.
⑤ Wyant, GM: Canad. ana. S. J., 1967, 14, 255.
⑥ Slawson. KB: Brit. J. Ana., 1972, 44, 277.

氏等用環丙烷，作一百例腎移植手術之麻醉，績效良好①。此二藥劑因富可燃性，不可在使用電燒灼之手術中使用。乙醚及環丙烷抑制腎臟功能，並有使抗利尿激素分泌增加之可能②。

㈡三氯乙烯——有良好之止痛作用，但刺激交感神經，增加心率不整之可能性，同時心搏動又可加速。

㈢Methoxyflurane——對腎臟有特別之毒性③④，可能引起手術後腎臟衰竭，其特點爲排出大量低濃度尿液，血中氮素漸次升高。

㈣哈樂生（Halothane）——一般被認爲是最適合之吸入性麻醉藥劑。哈樂生對腎臟則無毒性。哈樂生對心血管及呼吸則有抑制作用，會引起低血壓及換氣之不足。若使用低濃度時則影響不大，輔助呼吸，可補充換氣之不足。哈樂生再合用笑氣及肌肉弛緩劑，可以得到良好之麻醉效果及肌肉之鬆弛性，其副作用亦可減至最小⑤。

㈤Enflurane——與哈樂生作用相似，心血管系統影響少，對腎臟功能亦無何影響⑥，但用於腎移植手術之效果，尚未有何報告。

四、鎭神止痛麻醉：

鎭神止痛劑爲一理想之腎移植手術用之麻醉藥劑。Droperidol 及 Fentanyl 對心臟血管系統影響少，尤其是腎血流量之影響亦少。鎭神止痛劑加以笑氣之輔助，可以得理想而安全之麻醉效果⑦⑧。

五、肌肉弛緩劑之選擇：

以能達到足够之肌肉鬆弛以利手術進行，其副作用又少爲理想。

①　Hansen, DD et al.: Brit. J. Ana., 1972, 44, 584.
②　Deutsck, S et al.: Anesthesiology, 1967, 28, 547.
③　Holaday, DA et al.: Anesthesiology, 1970, 33, 579.
④　Mazze, RI: Anesthesiology, 1972, 36, 571.
⑤　趙繼慶等: 中華麻醉醫學會雜誌, 1976, 14, 53.
⑥　趙繼慶等: 中華麻醉醫學會雜誌, 1978（排印中）.
⑦　Trudnowski, RJ et al.: Anesth. & Anal., 1971, 50, 679.
⑧　趙繼慶等: 中華麻醉醫學會雜誌, 1976, 14, 53.

手術後弛緩作用不再持續，則可避免使用呼吸器，並可減少感染之機會。

㈠血珀膽素——作用開始迅速，爲一最佳之挿管用鬆弛劑。血珀膽素在血液中水解，則不經由腎臟排出。維持麻醉則可用單一劑量靜脈注射之，亦有用千分之一至二之溶液，作靜脈點滴用。選用血珀膽素須注意以下數點：㈠血珀膽素可能使血鉀升高①，在已有高血鉀症之病人，或手術中血中鉀素濃度不明之病人，須要小心使用②③。㈡尿毒症病患可能有低假性膽鹼酯酶之現象，如用血珀膽素需減低使用量。㈢如用靜脈點滴法時，須注意可能有水液過多情況發生。

㈡箭毒鹼——箭毒鹼部份在體內代謝，部份經腎臟由尿液排出④⑤。腎衰竭之病人使用較小劑量時，不會有持續性無呼吸發生，因肝臟可以排除高達 40 %之箭毒鹼。如使用大劑量或多次劑量時，雖給予 Neostigmine 等拮抗劑，亦可能發生持續性之無呼吸⑥⑦。

㈢ Gallamine—— 實驗證明 Gallamine 全部由腎臟排出⑧。腎功能衰竭病人，會有持續性之無呼吸，不宜使用。

㈣ Pancuronium bromide—— 部份由尿液排出，宜用較小劑量，其優點乃對心血管之影響較小，並可用 Neostigmine 等對抗其作用。

六、術中輸液:

腎衰竭病人多有水液過多之現象，尤其是術前準備不充分之病人，因此術中輸液需多加注意。給予水液，應只限於 10 毫升/公斤/ 24 小

① Striker, TW: Anesthesiology, 1968, 29, 214.
② Walton, JD et al.: Anesthesia, 1973, 28, 626.
③ Powell, DR et al.: Anesth. & Anal., 1975, 54, 746.
④ Cohen, EN et al.: Anesthesiology, 1967, 28, 309.
⑤ Churchill Davidson, HCM et al: Anesthesiology, 1967, 28, 540.
⑥ Gibaldi, M et al.: Brit. J. Ana., 1972, 44, 163.
⑦ Strovner, J et al.: Brit. J. Ana., 1970, 42, 241.
⑧ Feldman, SA et al.: Anesthesiology, 1969, 30, 593.

時①。腎移植手術之失血量，一般不多，當作血管吻合術時，可能有較大量之出血，應視失血量之多寡給予輸血始可。

七、其它藥劑:

(一)Mannitol——術中給予 100-150 毫升 20 %之 mannitol，可減少移植腎因缺血而來之傷害，並可利張力產生利尿作用。

(二)免疫抑制劑——在移植手術中，即可開始作免疫抑制治療，在移去動脈止血鉗後，開始注射，常用 Hydrocortisone 及 Azathioprine 靜脈注射之。

(三)抗生素——使用免疫抑制療法之病人，易受感染之侵害，一般主張在手術中，即開始給予預防性之抗生素。

心 臟 移 植

心臟移植，比較有成果之實驗報告始自1960年 Lower 及 Shumway②，以後不斷有關於心臟移植之研究報告。1967 年 12 月 3 日。南非巴納德醫師首次完成人體心臟移植，揭開心臟移植之新紀元。心臟移植之接受者，均為經內科治療無效而病危之病患，以冠狀血管疾患，心肌梗塞及心肌纖維化者居多。而提供心臟者多為已有不可逆之大部份腦受傷害或腦死之病人。因給與者及其時機均無法預測，常在緊急狀況下進行手術③。目前心臟移植手術，僅局限於少數醫學中心進行。

心臟移植之麻醉與一般體外循環下直視下之心內手術麻醉類同。（請參閱本章第一節）。作者主張用 Methohexitone 靜脈誘導麻醉，

① Aldrete, JA et al.: Anesth. & Anal., 1971, 50, 321.
② Lower, RR et al.: Surgery, 1961, 50, 842.
③ Keats, AS et al.: Anesthesiology, 1969, 30, 192.

再以血珀膽素插管，後以鎮神止痛劑作維持麻醉，以笑氣輔之①。開始用人工心肺時，將氣管內管挾住，以維持其固定之壓力，防止術後之肺無氣症之發生。麻醉以外之諸因素，直接間接可能影響移植手術之預後，如體溫調節與冠狀血循環，主動脈加挾時間之互相關係，麻醉醫師均應隨時密切注意。

肝　臟　移　植

肝臟爲一單一而功能很複雜之器官，移植肝臟之來源只有來自屍體。捐贈者在臨終時進行急救甦醒術，往往肝臟之溫缺血時間相當長，肝細胞缺氧損傷嚴重，此乃肝臟移植不易成功之最大因素。到目前仍未能在臨床上普遍使用②。

由於大部份麻醉劑均需經由肝臟解毒，且可能影響肝臟功能，因此肝臟移植手術在麻醉劑之選擇上有很多之禁忌。有主張用笑氣加上 Gallamine，有主張用脊椎或硬腦膜外麻醉法②。在要取去有病之肝臟血流被中止到新移植肝臟血流接通之時期——所謂「無肝期」，會有嚴重之低血糖，代謝性酸血症及血流動力學上之干擾，需特別注意③。

肺　臟　移　植

有關肺臟移植，已有相當多之實驗報告。在人體作同種移植亦有若干報告，但結果都不理想。目前肺臟同種移植尚困難重重，諸如適合肺臟來源匱乏，肺臟保存困難，手術縫合困難，支氣管癒合不容易，肺泡及血管之排斥等等④⑤。

---

① 趙繼慶：中華麻醉醫學會雜誌，1969, 9, 55.
② 金華高：中華麻醉醫學會雜誌，1969, 9, 65.
③ Aldrete, JA et al.: Anesth. & anal., 1969, 48, 802.
④ 鄭萬發：中華麻醉醫學會雜誌，1970, 10. 11.
⑤ Veith, FJ: Arch Surg., 1974, 109, 734.

第三節　新生兒麻醉之手技　　趙繼慶

　　最近 25 年來，小兒麻醉及新生兒麻醉，已有長足之進步。1950 年至 1975 年間，其間經過無數之改進，始有今日。1950 年並非小兒麻醉之開始，1975 年亦不能表示完成，今後仍將繼續努力，不斷的求發展，以便適千變萬化之病患、手術及麻醉之需要。

　　朔自 1937 年美籍醫師 Philip Ayre，爲適應兔唇及顎裂等之修補手術需要，即已開始策劃，迎接此一劃時代之挑戰，始能描繪出一基本之藍圖。部份不再呼吸法技術；減少死腔，避免缺氧及過度再呼吸，進而有良好之構想與革新，直至今日。

　　近年來國內，正在積極推行家庭計劃，其出生率將陸續降低，因此對新生兒之照顧，將走向新的境界，亦將更趨完滿，恰如天之驕子女，視如至寶。新生兒與小兒，均成人之縮小，舉凡生理心理，均有顯然之不同。新生兒之藥物動力學、電解質、輸液及快迅之安全搬運系統之建立等，均需特殊之學識與技術，始能完成此一重任。更需麻醉醫師、小兒科醫師、小兒外科及小兒護理工作人員等之精誠合作，貢獻智慧，充分發揮團隊精神始可。對此新領域之推展，亦有設立專業基金，以培養專才，共同研討所謂新生兒生物學，期能對人類有更大之貢獻。

史記

1930 年可稱眞的起源，1936 年由 Robson 載其技巧[1]，後由 Ayre 氏首次介紹 T 字管於臨床[2]。1950 年 Leigh 及 Belton 爲領導者，於 Montreal 作早期之貢獻。心窩部之聽筒，首由 Smith 氏在美波士頓城開始應用。Deming 證實氣管內管之安全性，McQuiston 用低溫麻

---

[1]　Robson, CH: Am, J. Surg. 34: 468, 1936.
[2]　Ayre, P: Brit. J. Surg. 25: 131, 1937.

醉法。彼時最常見之併發症爲失血、麻醉藥劑之抑制作用，氣道阻塞及心停止等。臨床實驗研究，限制甚嚴，頗受阻力，因此缺乏科學之方法與儀器，乃理所當然。早在 1950 年代，如無 Digby Leigh 之記述，將無法描述其有聲有色之早期麻醉之特徵。一位够機警的臨床家及教師，實令人難以忘懷。

新生兒之呼吸循環生理學

呼吸: 其主要之焦點，乃着重於呼吸循環之生理機能。肺部器官之成長與發育，做進一步之了解，對麻醉頗有助益[1]。生後之第一口氣，其動脈血中氣體與週遭之溫度，均有密切之關聯。其最大之改變爲 PCO_2，PO_2 及 PH 在動脈實驗之情況下，對呼吸均非恒久性之刺激。任何化學的或生理學的刺激，均難確定其原始的因素[2]，尤以生後第一口氣爲甚。其呼吸潮氣量約自 20 ml 至 67 ml 不等。短促之吸氣及延長性或變化多端的呼出氣，均無末端呼出性休止期，較爲常見。

循環: 可分胎兒期循環與過渡期循環二種。

胎兒循環: 在胎兒期可得證實，胎兒接受來自母體之心搏出量，其大部分卽約 40-50 %，屍體約佔 35 %，當懷孕之後半期，所有各部器官混合接受之心搏出量約佔 20-25 %。

過渡循環: 心血管系統發生最大之變化，乃胎兒時期與新生兒時期之過渡時期。臍帶結紮後，系統之血管抵抗性增加甚爲迅速。大而低之抵抗性胎盤循環而被移去。肺血管之抵抗性下降，同時增加肺血流量，皆與肺之換氣開始，有所關聯[3]。肺血流量及肺之氣體性伸縮，變成肺血管之擴張，但與氣體之成分有關。肺血管抵抗性之減低，仍與 PaO_2 之增加與 $PaCO_2$ 之減少，有密切之關係。

---

① Karlberg, P: Acta Paediatr. Scand. 51:121, 1962.
② Avery, ME: Am, Rev. Respir. Dis., 100:295, 1969.
③ Dawes, GS: J. Physiol. (Lond) 121:141, 1953.

新生兒之心胸比率爲 0.55，但與正常成人之最大限度 0.5 相比，顯然不同。

新生兒呼吸之特徵:

　　1. 呼吸之變換較小。

　　2. 氧氣消耗量較高。

　　3. 呼吸面單位對氣體交換率甚大。

　　4. 對二氧化碳之排出，須要充足。

　　5. 週期性呼吸（假說）。

　　6. 與正常成人相比，其換氣型較爲原始性。

　　7. 肋骨之排列，素成平行，恰如洗衣板。

　　8. 呼吸一般爲橫膈膜式。

　　9. 有較高之胸內陰壓出現。

　　10. 不適宜用間歇性陽性壓力換氣。

麻醉之程序:

　　1. 誘導麻醉前，須先行氣管內插管。（有意識性插管）。

　　2. 以笑氣及氧氣成飽和狀態，再施以手式換氣。

　　3. 再給以肌肉弛緩劑。

　　4. 後以管制性呼吸處之。

新生兒之麻醉程序，與幼兒及成人，迥然不同。

對肌肉弛緩劑之反應:

	新　生　兒	成　　　人
反去極性劑:	完全無呼吸。	並非絕對的效果。
去極性劑:	暫時性效果。	可維持數分鐘。
鉀: 鈉比率:	鉀素自細胞消失少許，但並非破壞。	鉀素自組織消失，同時亦在組織中，遭致破壞。

對反去極性之效果，至爲敏感，可抑制在末端之游子化遷移，然對去極性效果，卻具有抗性，非常明顯。

呼吸氣道之阻塞及其處理：

1.鼻後孔狹窄及小顎症	嚴重阻塞 舌墜向後	口咽通氣管，面部向下臥或插管
2.因血管輪而引起	大動脈異常	插管
3.橫膈膜式疝氣	腸胃在胸腔內	插管
4.食道狹窄及氣管食道漏	上端之食道及氣管之下端	插管

肺虛脫之處理：

1. 首先將虛脫側，置於上方。

2. 次用手指輕壓胸部，以每小時三分鐘之速率行之。

3. 吸引氣管及支氣管之末端。

4. 如有必要時，可行支氣管鏡式之吸引。

5. 將氧氣送入保溫箱，乃所當然。

6. 氧氣之濃度，則不得超過 40 ％。

手術之目標：

1. 呼吸性阻塞。

2. 消化性阻塞。

3. 其他情況：如泌尿系統先天異常，臍膨出及脊髓膜膨出等。期能藉手術及麻醉，可得挽救生命。

術後之護理：

1. 高濕度之大氣或氧氣，但需注意避成肺水腫。

2. 管制體溫後爲 85°F（華氏）。

3. 保持頭部抬高之體位，避免異物吸入。

4. 每三小時須變化其體位，左右側相對換。

5. 水分保持平衡：

輸液速率： 30ml./磅/每日　　或　　$<$ 5ml/小時（120/每日）
　　　　　　　　　　　　　　　　　　　　10ml/小時（240/每日）

生理鹽水：　　　不給與　　　　或　　　1/5 量給與之。

或有主張用水分及電解質 100ml/體重/每日

術後給以 765 ml/m²/24 hrs.（±154ml）亦可

隱性失水量 335 ml/m²/24 hrs. 或 80ml/kg/day。

新生兒之救生法：

一、生產之經過： 呼吸及循環之變化極大，約有 10 ％無法渡過此艱苦之時期，亦同時需要援助。

胎兒之評估： 胎兒之心圖監視系統及酸鹼平衡之狀況，可減少生產窒息之嚴重性。

二、Apgar Score： 如能正確的加以判定，則可能成為新生兒平安降生之指標，如有困難，即可加以救治。如超過五分鐘之 Score 可能與腦損傷有相互關係。

三、救治程序： 當產婦與新生兒為先決條件。

1. 補助呼吸及換氣。

2. 臍帶插管，以抽取血液樣本，測驗血液缺失量及酸鹼平衡之狀況，甚為重要。

3. 氣管內管插管，以便於施陽壓換氣。

4. 紅外線增熱器，以便於調節體溫。

5. 氣管內吸引，亦頗重要,60 ％有羊水樣液體或胎糞，積存於聲帶之周圍，可能造成氣道之阻塞。

6. 心血管系統之救治，為心跳率每分鐘 100 次以下，即應開始

留意，如血壓下降或心跳停止，閉胸式之心按，卽應立刻開始，其效果當以通過臍動脈之導管監視之，同時注意瞳孔狀態，最理想者，當以系統的壓力，須在 60 至 80 Torr 爲基準。增加血液量及輸液，血管收縮劑及保持酸鹼平衡等，乃屬當務之急。

7. 長期救生，更當以通鼻挿管法①，以保持氣道通順，異物吸引方便及機械式人工呼吸器之使用等，更不可或缺。類固醇及抗生素之給與等，亦屬重要。

8. 氣管切開術，除非不得以之情況，則應極力避免之。

新生兒醫療運輸系統:

一、基本觀念:

對患有嚴重病況之新生兒，應快速送往設備完善之新生兒醫護中心，加以救治；其基本觀念早在 1973 年卽被接受②③。經此運輸系統，往日無法醫治，今日卽可得到成功的治療，其死亡率顯著下降，實乃無法否認之事實。世界大城市如紐約，對此項服務有 1.042 幼兒，分別由 70 間醫院，送往 16 間有加護病房設備之醫療中心，予以急救。

二、地面或空中運輸過程:

先以電話連繫，分別由地面與空中密切配合，自甲地送往乙地，詳加記錄，以麻醉醫師爲主之隊伍，以最快之速度，送往中心，並以最現代化之設備，高度而複雜之醫療人員之合作，始得完成任務。

三、標準設備:

運輸用保溫箱　　　　　溫度調節器

嬰兒平板床　　　　　　輸液系統

① Chao, CC: Acta Anesthesiologica Simica, 8:37-76, 1968.
② Ellis, WC et al.: 66th. Ross Conf. Pediatr, Res, Angust 1974, P.P. 52-62.
③ Batterfield, LJ: Pediatr. Clin. North Am. 20:499, 1973.

呼吸器　　　　　　　　　心電圖血壓監視器

加溫給血器　　　　　　　氣管內管挿管用具

氧氣監視器　　　　　　　救急藥物等。

液體氧氣

第四節　產科麻醉手技　　　　張傳林

甲、前言

　　產科麻醉包括無痛分娩 (Painless labour) 及產科手術之麻醉；如剖腹產，人工胎盤剝離、鏟鉗 (Forceps)，子宮旁神經阻斷(Puracer-vical block) 及陰部神經阻斷 (Pudendal N. block) 等，因限於篇幅，本文之重點主要在無痛分娩及剖腹產之麻醉技術。

　　生產本來是一種天賦的自然本能，諺云：「瓜熟蒂落」，是極其自然的事。然而不幸的是有很多意外的因素，諸如胎盤早期剝離，臍帶脫出，妊娠中毒，子宮收縮無力，骨盆腔狹窄，以及母親患有嚴重的疾病等影響胎兒與母親的生命安全時，不得不用手術的方法將胎兒取出。同時由於醫學的進步，可用各種神經阻斷術及止痛劑，以減除母體在產程中的痛苦。於是便有無痛分娩，剖腹產等麻醉技術。

　　但是，產科麻醉，在麻醉醫生立場來說，並不比一般其他的麻醉簡單。原因是其他的麻醉只要考慮一個人的安全問題，而產科麻醉則需負責母親與胎兒兩個生命的安全。因此，產科麻醉醫生，不但需要豐富的經驗，良好的技術，並且還需要特別謹慎小心，絕不可掉以輕心大意。

乙、產科麻醉前應有的認識與準備：

　　一、產婦住院多為緊急性的，而且常在飯後，因此一旦決定手術，麻醉醫生首應考慮的是「飽胃」(Full stomuch) 問題。因為食物在胃

中排空需要四到六個小時。產婦由於精神緊張，胃中食物的存留更加延長，這是很嚴重的問題。據文獻報導，產婦死亡率，以吸入胃內容物而窒息者佔第一位。此實爲產科麻醉一大威脅。以美國爲例，每年在產科麻醉中死於吸入嘔吐物者有一百人左右。

二、產前止痛用大量止痛劑時，可影響到胎兒的呼吸，因爲藥物可透過胎盤進入胎兒體內，胎兒對止痛及安眠劑特別敏感。故凡用過大量止痛劑者，胎兒降生後應特別注意其呼吸，必要時得給予呼吸之急救。

三、麻藥對胎心及子宮收縮的影響：如胎心已有窘迫現象，或子宮收縮力量已有減弱時，應盡量避免使用對此有抑制的藥物與麻醉方法。

四、任何手術麻醉都需要完善的準備，以供意外事件發生之急需。如一條通暢的靜脈輸液路是在麻醉前就必須打好的，俾隨時供輸液、輸血、給藥與急救之用。

五、氧氣與全身麻醉所需的用具得隨時準備妥當，包括嬰兒急救的全套設備。在緊急的情況之下，用鼻管式供氧是不夠的，應用連接全身麻醉機上之面罩式供氧法。因爲這種方式可用正壓給氧。

丙、無痛分娩：

一、子宮神經的分佈：

㈠感覺神經：主要發自交感神經系統，疼痛的神經纖維，自子宮發出，經過 Frankhauser 氏神經節，到達骨盆神經叢 (Pelvic plexus)，然後再由此到達中腹下神經叢和上腹下神經叢 (Middle and superior hypogastric plexus)。在此，這些神經纖維在腰椎和下胸椎交感神經鏈內通行，經過白枝聯合進入脊髓和第十、十一、十二胸椎及第一腰神經結合在一起。

㈡運動神經: 主要來自第七、八胸椎神經的高度。

二、產痛的機轉:

產痛，依其發生的機轉和時間，大概可分爲兩個過程;

㈠第一產程的疼痛: 是來自子宮收縮，子宮頸下部及子宮口的擴張所造成的。根據子宮神經的分佈，子宮收縮的疼痛主要發自第十、十一、十二胸椎神經。

㈡第二產程的疼痛: 除了子宮收縮外，在陰道分娩時大部份的疼痛是來自下生殖道。下生殖道的疼痛神經纖維大部份是來自會陰神經 (Pudendal N.) 傳導。此種神經末梢感覺分枝分佈於會陰，肛門、陰蒂、及女陰內側下半部。陰部神經通過骶脊靱帶 (Sacro-spinal ligument) 之後面至坐骨嵴的部位。陰部神經的感覺纖維是來自第二、三、四，骶神經的腹側分枝。

因此理論上，無痛分娩之早期是要設法阻斷第十、十一、十二胸神經的感覺纖維卽可。 而晚期， 則應加陰部神經阻斷， 也卽是說自 $T_{10}-S_5$ 均應阻斷。

三、適應症:

㈠骨盆腔與胎頭之比例正常。

㈡胎位正常。

理想的無痛分娩是單獨將支配子宮及下生殖道的感覺神經阻斷，而不影響其子宮的收縮機能。否則卽會延長產程，增加產鉗的機會，進而影響胎兒的生命安全。

可惜到目前爲止，所有的方法卻無一完全合乎此種條件。此亦卽在用無痛分娩時常常造成一些不良後果的根本原因。

四、方法:

原則上無痛分娩之早期可用注射止痛劑， 寧神劑 (Tranquilizer)

等法。晚期則可用傳導麻醉，如持續性硬脊膜外或尾椎麻醉 (Continous epidural or caudal anesthesia), 低位腰椎麻醉 (Low spinal anesthesia), 會陰神經阻斷術 (Pudendal N. block) 及子宮頸旁阻斷術 (Paracervical block) 等。

茲將目前常用的方法與技術分述如后：

㈠注射鎭痛安眠劑：

1. 持續性靜脈點滴法：

用 Pethidine (Demerol) 250 mg 加上 Diazepum(Valium). 40 mg 溶於 500 ml 5 % glucose 中作持續性的靜脈點滴。開始速度稍快直到痛覺消失，以後視子宮收縮反應調節其速度，直到第二產程停止。

同時用子宮收縮劑 Oxytocin 靜脈點滴。其法是將 Oxytocin 2μ 溶於 500 c.c. 5 % Glucose in saline 中，開始以每分鐘10滴，半小時後增加爲每分鐘 60 滴，若仍陣痛不好，則改用5μ 溶於 500 c.c. 5 % Glucose in saline 中①。此法之優點是方法簡單，缺點是若產程過長則用藥量勢必加大致影響胎兒呼吸，故胎兒娩出後需要特別護理或急救。

2. 間隙性之肌肉注射法①：

用 Pethidine (Demerol) 100 mg 加上 Promazine 50 mg 作間隙性的肌肉注射。其間隔視病人之需要，直至第二產程停止。

此法之優缺點如上法同。

㈡笑氣 (N_2O) 吸入法：

用 50 % 笑氣與氧氣混合吸入，可使產婦得到良好的止痛作用，在美國許多大醫院中常採用此法，但需要有經驗的麻醉醫生使用比較

---

① Eliot, Hill, Cole and Hailey, Pethidine/Diugepum infusion. Brit J. of Obs Lgyn, Feb 1975 vol.82. p.126-131.

安全，因爲用量不當常易引起缺氧，嘔吐等不良後果。

至於其他的吸入性麻醉劑。如環炳烷 (5％)，福來生 (Fluothane 0.5％)，或 0.5％ Trilene 等雖亦曾被採用過，但因其味道難聞，且容易引起嘔吐、毒性大、或影響子宮收縮，故未被普遍地採用。

㈢持續性硬脊膜外或尾椎麻醉法 (Continuous epidural or caudal anesthesia):

此法是將一塑膠導管經穿刺針放存於硬脊膜外腔 (Epidural space)，然後將麻醉溶液注入。因爲有導管存留，故待藥物作用消失後可以追加注射，以達持久之有效止痛麻醉。

1. 穿刺部位: 通常於所需之麻醉區域之中點極較爲適宜。一般之經驗，10 ml 之藥液可以擴散 6-8 節 (Segment) 之範圍，以平側臥位注射，則其擴散速度上下幾乎相等。因爲子宮之感覺神經纖維是自 T_{10-12}。運動神經纖維是 T_{7-8}. 故用於無痛分娩之穿刺部位最好是 L_{2-3}，如此其麻醉高度不致超過 T_{10} 之高度，則對子宮收縮之響響不大。同時腰椎硬脊膜外腔最大 (約 5-6 mm); 硬膜之厚度最薄 (約 0.66-0.33 mm)。注射容易。

2. 麻醉藥液: 雖然所有可作局部注射之麻醉劑都可應用，但一般最常用者有:

(1)鹽酸普羅卡因 (Procaine Hcl): 1.5％ 10 ml.

(2)散羅卡因 (Xylocaine, Lidocaine): 1.5％ 10 ml.

(3)邦妥卡因 (Pontocaine): 0.1％ 10 ml.

追加劑量應減半。

尾椎麻醉 (Caudal anesthesia): 其原理同上，只是穿刺的部位較低，是從薦骨及尾骨的交接處之薦骨裂孔 (Sacral hiatus) 進入。經薦尾骨膜 (Sacro-coicygeal membrane)將麻醉液在低於硬脊膜囊 (Dural sac）的部位注射於硬脊膜外腔，獲得神經傳導阻斷之作用。由於注射之部位較低，欲獲得無痛分娩之效果，其藥液量必需加大。一般需 30 ml 之藥量才能達到 T_{10-11} 之止痛高度。10 ml 之藥量只能達到 S_3 之高度。

茲將其劑量與麻醉之高度表列如后[1]：

液　　　量	麻醉之高度
10 ml	S_3 以下
20 ml	L_5 以下
25 ml	L_2 以下
30 ml	T_{11} 以下
40 ml	T_8 以下
50 ml	T_6 以下

優點： 可作持續性有效止痛

缺點： (1) 技術困難，費時倍增，需有專門訓練。

　　　　(2) 子宮口需開 6cm 以上才能開始應用。

　　　　(3) 麻醉高度控制不當會影響子宮之收縮，使產程延長。

㈣低位腰椎麻醉：

此法係將麻醉藥液注射於蜘蛛網膜下腔 (Subarachuoid space)，亦卽一般所稱的半身麻醉 (Spinal anesthesia)。由於所需要的麻醉高度必需低於 T_{10}，故稱低位腰椎麻醉。

1. 麻醉技術：與一般腰椎麻醉同。（詳情請參閱九章二節）。

2. 藥液及劑量：

藥　　　液	劑　　量	麻醉之時間
Procaine (Novacaine)	100—150mg	60 分鐘
Xylocaine (Lidocaine)	3.5ml(3%)	60 分鐘
Pontocaine (Tetacaine)	10mg	100 分鐘

① 金華高，臨床麻醉學，第四十章硬脊膜外腔麻醉，p.912，民國六十一年三月。

若加 1:1000 之 Epinephrine 0.1—0.3 ml，則可延長麻醉時間 30—60 分鐘
（50%）。

優點: 技術容易，效果良好。

缺點: ①單劑量維持時間有限。
　　　②子宮口開 6cm 以上才能開始用。
　　　③可能將產程延長。

丁、剖腹產之麻醉

剖腹產之麻醉雖然可用局部麻醉，半身麻醉，及全身麻醉，但國內最常用的還是半身麻醉（Spinal anes.）。

一、局部麻醉:

本法之優點是技術簡單，適用於無麻醉專科醫師的環境地區，手術醫師自己執行，藥物本身對胎兒及母親影響較少。但現代化的醫院均有麻醉醫師負責麻醉，此法已被淘汰，鮮有人用。

本法之缺點甚多:

㈠不能獲得完全的麻醉效果，產婦常在痛苦掙扎中接受手術，因而影響手術步驟的進行及效果。

㈡腹壁肌肉不能得到良好的鬆弛，於勉強牽引之下會導致不良之反射發生。

㈢遇有大出血等意外事情，或手術時間延長時，則用藥量勢必加大，易致中毒。

㈣無麻醉專科醫師照顧，一旦發生問題，如藥物過敏反應等，非常危險。

二、半身麻醉（Spinal anesthesia）:

除非有特別的禁忌症存在，否則腰椎麻醉（Spinal anesthesia）可能是目前在國內最好最適用的剖腹產麻醉方法。對於一個具有良好訓練的麻醉醫師來說，此法幾乎無任何危險。根據作者經驗，此法之優點甚多:

㈠技術簡單: 雖然孕婦大腹便便，彎腰稍有困難。但因其年輕，脊椎間隙 (space) 明顯、易找，穿刺並無困難。

㈡麻醉效果良好。

㈢肌肉鬆弛絕佳，對手術之操作進行大有幫助。

㈣患者意識清醒，減少吸入胃內容物的危險。緊張之病人可在胎兒取出之後再給予鎮靜安眠劑使其入睡。

㈤對母親及胎兒的安全影響最小，甚至無影響。根據省立護專附設婦幼衛生中心 (MCHC)，自 1974. 6. 1 至 1977. 5. 31. 共計作 C-(剖腹產)麻醉 2218 人次，其中用腰椎麻醉者爲 2060 人，佔 85. 62 %S 全身者爲 158 人佔 14. 38 %，茲統計如后:

年　　度	1974	（%）	1975	（%）	1976	（%）	1977	（%）
半　　身	375	91.9	402	91	529	90.6	754	97.4
全　　身	33	8.1	40	9	55	9.4	20	2.6
總　　數	403	100	442	100	584	100	774	100
死亡率	0	0	0	0	0	0	0	0

從上表可看出，1974 上半身麻醉者佔 91.9%，到 1977 年則增加到 97.4 %，也就是說幾乎所有的病人都用半身麻醉。除非有特別的禁忌症存在。而死亡率爲零。至於較嚴重的合併症，如麻醉後之立卽血壓下降 (Supine hypotensive syndrome)，噁心、嘔吐等均甚少發生。因爲這些都可用體位，輸液加速，或昇壓劑等來事先預防。輕微的 Post spinal headache 偶爾會有但並不多。

麻醉技術:

㈠術前準備: 氧氣及全身麻醉之全套設施，並用 No. 17 以上之靜脈導管 (Cutheter)，打好輸液路。接上生理鹽水，測量血壓。

㈡穿刺體位: 令病人採右側臥位 (True Rt. lateral position)。

當穿刺及將藥液流進後，再令病人平仰臥並將手術臺搖向左斜，使病人成半左斜位 (Left semilateral position)。其目的是在避免子宮壓迫下腔靜脈而發生所謂的「Supine hypotensive syndrome」。

此種穿刺體位之優點是在保持蔴醉高度的平均。因 C/S. 腰椎蔴醉後，翻過身來仰臥時多採左斜位。若穿刺時之體位採左側臥位 (True left lateral position)，由於蔴醉藥液是高比重的 (Hyperbaric)，會向下沈（卽左側）若翻過身來又採半左側仰臥位，往往會造成左側蔴醉效果比右側好。故有時會發生中線下刀時不痛，但一經用腹鈎拉開腹壁或作牽引時，病人則喊疼。使人誤認為蔴醉無效或高度不夠。事實上，若用針尖試其兩側腹壁的痛覺，就常會發現左側比右側好，此實由於體位及藥液比重之故。

㈢蔴醉劑量及液量 (Dosage and volume)：一般均採用高比重溶液 (Hyperbaric solution)。

以 Pontocaine 為例：用 8-10 mg 溶於 10% Dextrose 2.0 ml. 再抽 C.S.F. 0.5 ml. 共計 2.5 ml. (4%, 5%)，在 20-30 秒鐘內慢慢注入蜘蛛網膜下腔。

液量之決定視病人之身高：

身　　高 (cm)	劑　　量 (mg)	總液量 (ml.)
150 以下	8.0	2.0
150—170	8.0	2.5
170 以上	10.0	3.0

㈣穿刺部位與技術：

一般均採用中央線 (Mid-line)。自 L_{3-4} 腰椎間隙刺入，先用 2.5% Iodine 及 75% Alcohol 消毒皮膚後，鋪好洞巾，用 24 或 25 號腰椎穿刺針，以左手中指摸到腸骨後上脊 (Post, iliac spine)，垂直下

來，卽是 L_{4-5}，再上一個卽是 L_{3-4}。

遇有中線腰椎間隙不明顯者，或畸形時，則可採用側方穿刺法 (Lateral approach)。其法爲於中線下 1.5 cm 處，作一皮暈，並將穿刺針與中線之矢狀面呈 25 度之角度前進，因不經椎間靱帶，故無針刺蘿蔔般之感覺，唯於抵達黃靱帶時，仍可感覺特有之阻力。其他與中線穿刺法同。技術並不困難。

缺點：

㈠血壓下降：根據吾人之經驗，約有 20 ％的人血壓有顯著的下降[①]。

預防及處理：

1. 快速輸液：自穿刺開始加快靜脈輸液 500c.c. 5% Glucose in saline，然後再減低速度。

2. 注射預防性的昇壓劑：

　　(1)在局部麻醉劑中加入 20mg Ephedrine.

　　(2)穿刺前肌肉注射 20-40mg Ephedrine.

　　(3)穿刺後，卽刻給予 iv 12.5-25mg Ephedrine.

㈡頭痛 (Post spinal headache)：腰椎麻醉後之頭痛，其特徵爲患者取坐位時或立位時最爲明顯，而於躺下後減輕或消失，其原因多認爲是由於 C.S.F. 外溢：故其發生率與穿刺針頭之大小有關。針頭愈粗，愈易發生，反之愈少。故最好採用 25 號穿刺針。無特殊有效之治療。臥床休息，症狀治療及多飲水，第五一七天多可自癒。

禁忌症：大出血、休克、嚴重之慢性貧血、血液病、中樞神經系統有病，以及背部穿刺部位有傳染病灶等均屬禁忌。

---

① 洪麗嬌等，剖腹產之麻醉。護理雜誌 22 卷第四期，Oct. 1975.

至於 Epidural anesthesia 因其藥效發生較慢，一般需待麻藥注射後 15-20 分鐘後方發生作用，急診剖腹產，爲爭取時間，多數醫生不喜歡等，故採用者較少。

三、全身麻醉

雖然一般來說剖腹產以半身麻醉比全身麻醉優點甚多。如技術簡單，對胎兒及母親之影響較小等。但在某些特殊情況之下仍得使用全身麻醉。

㈠適應症:

1. 嚴重之妊娠中毒 (Toxemia of preghancy).

2. 前置胎盤合併大出血 (Placenta praevia).

3. 脊椎畸形，或無法彎曲。

4. 背部有傳染病灶。

5. 精神患者。

㈡麻醉技術: 一般都採用 Thiopental–Nitrous oxidce–Muscle relaxaut 之平衡麻醉法①:

1. 術前準備: 打好可靠之 iv ，準備氧氣及全身麻醉機，配好 1:1000 的 Succinylcholine, 1 % Brietal 或 2 % Thiopental.

2. 誘導麻醉: 當醫生消毒皮膚時開始麻醉誘導。

(1)先以面罩 (Face mask) 供純氧 3-5 分鐘。

(2)注射 2% Thiopental, 2mg/kg, 或 1% Brietal 1mg/kg. 待其入睡。

(3) Sch 80mg iv 立卽挿管打起 Cuff。

3. 麻醉開始:

---

① D. H. Norton-Perkins: Anesthsia for Obstetric Emergencies. Emergency Anesthesia, 2nd Edition, May, 1965.

(1)接上 N_2O-O_2（以 5:2），同時掛上。1:1000 之 Sch，靜脈點滴。開始以每分鐘8-10c.c.之速度，3分鐘後速度減慢以 5ml/min。

(2)當手術進行至切後腹膜時，將 N_2O 關上，以高流量（7ml/min）之純氧將 N_2O 衝出（Wash out）。待胎兒取出後立刻再改以 5:2 之 N_2O-O_2。

(3)同時 iv 給予 Demerol(1mg/kg) 與 Valium 10mg。

(4)五分鐘後將 N_2O-O_2 改爲 3:1（或 2.5:1）。

(5)胎兒取出後如發現麻醉深度不夠，可再追加其他的麻醉劑如 Thiopental. Demerol 等視情形而定。

(6)手術結束前 5-10 分鐘，將 Sch 停止。

4.麻醉停止：縫合皮膚前，將 N_2O 關上，並以高流量之純氧將其衝出，直至病人呼吸完全恢復病人意識完全清醒，再拔出氣管內管。

由於全身麻醉所用之藥物多半對胎兒有影響，故應由麻醉專科醫生負責。至於是否要揷氣管內管，要視病人空腹情形及個人之經驗而定。Fluothane 最好不用，因其有子宮肌鬆弛作用，增加出血。（有人報告 0.5% 以下之濃度無影響）。

戊、半身麻醉與全身麻醉之比較:

究竟半身麻醉和全身麻醉對胎兒的影響如何？我們曾用持續性的

剖腹產中麻醉對胎心率及子宮收縮的影響

		胎　心　率		子　宮　收　縮				
		基　線 (次/分)	心率變異 (B.T.B.V.) (次/分)	基　線 (mmHg)	壓　力 (mmHg)	時間 (秒)	間隔 (分)	
半身麻醉	麻醉前 (平均值)	150	8	25	100	50	3	n＝20
	麻醉後 (平均值)	148	7.5	24.5	50	40	4	

全身麻醉	麻醉前 (平均值)	140	8	20	80	44	2.5	n＝20
	麻醉後 (平均值)	142	6	19	45	40	2.0	

附註：①心率變異（Beat to Beat Variability, B. T. B. V.）：指每次胎心跳的變化，
　　　　如果基線胎心上沒有此種變化或者減低，則表示可能受到藥物的影響、酸中毒、
　　　　窒息或者胎兒睡着了等等。
　　　②壓力：係指最高壓力（Peak Pressure）。

胎心監視器（Continuous fetal monitoring）於半身及全身麻醉中：各
作 20 病例，結果如上 ①：

　　由上表知：

　　　　(1)半身麻醉對胎心率（F. H. R.）幾乎無影響。但對子宮收
縮有明顯之抑制作用：（a）收縮之壓力減低，（b）收縮之時間縮短，
（c）收縮之間隔加長。此亦可證明了半身麻醉用於無痛分娩會造成產
程延長，及增加拉產鉗（Forceps）的機會之眞正原因。

　　　　(2)全身麻醉（Balanced anesthesia）：

　　　　對胎心率（B. T. B. V.）及子宮收縮之影響均似乎比半身麻醉爲
大。唯因時間極短，並不足以造成胎兒生命的危險，故仍爲一安全之
麻醉方法。

第五節　老年麻醉手技　　　　　張傳林

甲、前言：

　　所謂「老年」，一般係指年齡在 65 歲以上的人。因爲 65 歲以
上的人其腸胃之吸收功能減低或延遲，腎臟的排洩功能減退，延遲，
體內的酶化作用（Enzyme induction）減退。此外身體各部之感受器
對藥物之結合力，亦比青年爲差。擧例來說，同等量之抗生素肌肉注

---

① 張傳林：剖腹產中麻醉對胎心率及子宮收縮的影響。（未發表資料，1977）。

射後，測量其血中之濃度，老年人要比青年人者爲高，此乃由於老年人腎功能衰退之故。這是對老年麻醉應預先牢記的概念。

乙、老年人最常見的外科手術：

在開刀房中老年人最常見的手術約有五種①：

一、白內障摘除 (Catarect extraction).

二、經尿道切除攝護腺術 (TUR of prostate).

三、疝氣修補術 (Hernioplasty).

四、膽囊摘除術 (Cholecystectomy).

五、臗關節骨折整復術 (Reduction of fractured hip).

丙、老年人的生理退化：

人體生理平衡的維持，主要靠心、肺、腎、肝等之正常功能。此等功能之容量與年齡有關。例如一個健康的青年男性，其心搏出量 (Cardiac out put)，或分呼吸量 (Minute volume)，可以增加五倍。同樣的，其脫水時 (Dehydration)，尿量可以減少至每公斤體重每天 10 ml。而當水份負荷超量 (Overload) 時，其尿量又可超過常人的五倍。此種容量的調節功能是隨年齡的增長而減退的。因此之故，老年人，其手術與麻醉的安全度要比青年人爲窄。

心臟功能的衰退，對麻醉尤其重要。由於老年人的循環時間延長 (Circulation time)，往往容易導致靜脈誘導麻醉過量。同樣的，對肌肉鬆弛劑的開始作用亦會延長，腎臟排洩功能減慢等等，這些都是老年人生理退化的特徵。

此外，血管粥樣硬化、高血壓、糖尿病、心肺功能不全 (Combined cardiopulmonary insuficiency)、心肌缺血、梗塞、或心絞痛等冠脈

---

① Norig Ellison: Problems in Geriatric Anesthesia, The Surgical Clinics of North America, Vol. 55. No, 4. August, 1975.

病等都是老年人常見的病。

丁、潛在病的危險: (Pre-existed diseases)

據 Cogbill 的報告，老年人有潛在病的手術死亡率高出四倍。潛在病正在急性進行中時，其死亡率則可增加到 20 倍[1]。

因為這些病可能已經用了很多藥，例如高血壓患者所用的降壓劑，糖尿病患者所用的 insulin，關節炎患者用過類固醇 (Steroids)，或其他的藥物。對麻醉處理的計劃均應加以慎重考慮。

戊、急診手術的危險性:

老年人急診手術之死亡率比常規手術高五倍。其主要因素有二:

一、潛在病不易立即發覺。

二、即使發覺無足夠的時間加以矯治。

況且，老年人對於手術中可能發生之合併症，其耐力特別低，尤其是心臟血管系統之疾病。曾有主張凡老年人應於手術前常規的先使用 Digitalization。不過大部份的人仍主張，僅在充血性心臟衰竭 (Congestive heart failure) 時才用。

大部份的老年人，(至少有 1/3)，急診手術前都忍受着脫水與電解質失衡的痛苦。其他如貧血，糖尿病，慢性阻塞性肺疾 (COPD)，肝臟病，腎臟病等都是無法於急診手術前全部立即發現和適當治療的。但若時間許可，應盡量加以矯治。

己、手術前的評估及準備:

老年人手術和麻醉前的評估和準備非常重要。部份老年人因為記憶力減退，或講話不清楚，問病歷時若無法得到滿意的回答，應請家屬，朋友，鄰居或當值的護士協助，特別對於目前意識的變化。意識

---

[1] Norig Ellison: Problems in Geriatric Anesthesia, The Surgical Clinics of North America, Vol. 55. No. 4. August 1975.

模糊原因很多，一些全身性潛在病，尤其是心肺方面的疾病造成腦部缺氧。維他命缺少，與電解質失衡造成的表面症狀極似意識不清。

高血壓，心律不整，糖尿病，慢性阻塞性肺疾 (COPD)都是常見的老年併存症。所以手術前，無論如何，下列四項資料一定要齊全。㈠胸部X光照像，㈡EKG，㈢電解質，㈣BUN。

對肺功能試驗，如能作血氣分析最好，否則最低限度要作「吹火柴試驗」(Match blowing test)，肺功能不良者，不宜給大量之嗎啡類之藥。以免抑制呼吸及咳嗽受到抑制。

缺水，貧血及血量不足 (Hypovolemia)，都要加以詳細的評估。一種簡單的估測血量的方法：是令病人坐起來，一分鐘後，測量其脈搏，如果比坐起前增加 10 ％，或血壓下降，則表示有血量不足的現象。此稱 "Tilt Test"。①時間允許，應該先予以矯治。中央靜脈壓（CVP）及肺動脈導管壓力 (Pul. artery catheter pressure) 可用來作矯治的指標。

庚、老年人對麻醉藥的耐量：

根據臨床經驗顯示，年齡與麻藥的需要量成反比，卽年齡越老，對麻醉的耐量越小。以 Halathane 爲例，新生兒平均手術麻醉的濃度是 1.08 ％，而八十歲的老年人則僅需 0.64 ％①。此可能與老年人的中樞神經系統細胞的密度減低，腦細胞的耗氧量減少，以及腦血流減低等有關。不但麻醉之需要量減低，而且其恢復時間延長。因爲老年人的吸收代謝，排洩等功能都比年輕人減退。

辛：麻醉處理：

一、麻醉前給藥：

---

① Norig Ellison: Problems in Geriatric Anesthesia, The Surgical Clinic of North America, Vol. 55. No. 4. August 1971.

麻醉前給藥之目的主要在減少恐懼，有助於誘導麻醉。但是年齡越大，疾病越多，健康情況越差，活動力越少者，其所需要的止痛鎮靜劑亦越少。故老年人手術前給藥不宜太重，愈少愈好。甚至對於那些太老的，或者感覺遲鈍的可以免除。

不過，老年人常常因患有高血壓、糖尿病、心臟冠脈病等，正在服用的降壓劑，降血糖劑以及冠狀動脈擴張劑等。雖非屬麻醉前給藥，處方時不可忘記。

二、麻醉中之監視 (Monitoring)：

不管任何手術，麻醉前必需將 EKG，血壓、脈搏之監視器按上。因為手術可有大小之分，而麻醉卻無。至於 CVP，體溫及血氣分析等監視器可視情形之需要而定。

三、麻醉技術之選擇：

老年人手術，到底選擇全身麻醉還是傳導（半身）麻醉較好？這是要看手術的部位及當時的病情而定，並無特別規定。因為全身及半身各有利弊。

㈠全身麻醉 (General anesthesia)：

在一般人的觀念上（包括部份外科醫生）認為全身麻醉要比半身麻醉危險，事實上不然。這是要看麻醉者本身的學識，經驗和能力。一位受過良好訓練，經驗豐富的麻醉醫生，全身和半身麻醉的危險性同樣大小。而最主要的選擇條件是要看當時病人的情況。有些病情應選全身，有些可選全身亦可用半身，有些則應選半身。

例如：有冠脈病 (Myocardial ischemia, infarction, Coronary insufficiency 等)，高血壓、貧血，及慢性阻塞性肺疾等，應當選擇全身麻醉。因為全身麻醉之優點：(1)可保持良好的呼吸道暢通，能充份的供給氧氣，避免缺氧。(2)較好的控制血壓，避

免血壓過低,不需要用昇壓劑 (Vasopressor)。此對貧血, 冠脈病及高血壓之患者均有益。⑶ 由於肺內可得到充份的氣體交換, 及清除肺內之分泌物 (Secretion), 使患慢性肺疾者病情大爲改善。舉例說明: 一位 75 歲股骨頸骨折的老太太, 兩天後住院發現右肺幾乎全部萎縮 (Collapse)。選擇全身麻醉手術後, X 光顯示該肺幾乎全部恢復。此乃因全身麻醉時使肺部獲得充份的氣體交換, 並將分泌物澈底的清除之故。

缺點: 用平衡麻醉術 (Balanced anesthesia) 時, 某些藥物對心臟血管系統有抑制作用, 需特別小心。故很多脆弱的老年人, 只用笑氣與氧氣卽可開刀 ($N_2O:O_2$, 5:2)。因爲笑氣對心臟抑制最小。如不够可加小量的 Demerol 或 Fantenyl 卽可。

需要肌肉鬆弛劑者, 視手術時間之長短。短時間者可用 Sch, 靜脈點滴 (肝功能不良免用)。長時間者應用 Pavulon (Pancuronium)。因爲 Curarine 有交感神經阻斷及釋放 Histamine 之作用而使血壓下降。Pavulon 有時會產生心跳加快的現象。

㈡半身麻醉 (Spinal anesthesia):

適應症:

　1. 下肢骨折之整復。

　2. 下腹部之手術, 如膀胱結石, 鼠蹊疝氣 (Hernia) 等。

　3. TURP. (經尿道切除攝護腺)。

優點:

　1. 肌肉鬆弛絕佳, 有利於骨折整復之操作。

　2. 病人清醒, 對全身性疾病 (Systemic disease) 影響小。

缺點:

　1. 血壓下降: 可用彈性繃帶於麻醉前將下肢纏敷至膝蓋以上,

直至麻醉作用完全消失再去除。

2. 若有不合作，亂動，或帶有神經質的病人，可先用小量之 Valium 或 Phenergan 使其入睡。

3. 脊椎老化，如 Bamboo spine，脊椎穿刺略有困難，可採用側面穿刺法 (Lateral approach)。

單側下肢麻醉技術 (Unilateral technique)：

> 對於一些一側下肢之手術，我們常採用單側下肢麻醉法。優點是血壓下降影響很小。
>
> 技術：用高比重藥液 (Pontocaine 10mg＋10％ Dextrose 2ml) 令病人側臥向患側，在 L_{4-5} 將藥液徐徐注入，待其固定後（約 10-15 分鐘）再躺平至於持續性硬脊膜外麻醉 (Continuous epidural or epidural anesthesia)：由於穿刺技術較難，麻醉作用開始較慢，所用藥液量較多以及不太可靠的麻醉效果，較少用於老年人。

辛、麻醉後之照顧：

麻醉後之照顧與麻醉前之準備同樣重要。如何防止手術後合併症之發生，需注意下列四點：①心臟血管系統、肝、腎功能及呼吸系統之持續不斷的監測，②計算水份與電解質的平衡，③氧氣的補充，及④早期的運動。老年人最容易發生的手術後合併症是栓塞性的疾病 (Thrombembolism diseases)。抬高下肢及早期運動可預防其發生率。假若手術完畢就認為手術成功而放鬆了手術後的照顧，常會造成不堪設想的後果，變成前功盡棄，至為可怕。

第六節　急症麻醉　　　　　　張傳林

甲、緒言:

　　所謂急症手術，係指需立卽手術治療，否則便會喪命的疾病。如急性大出血不止，包括顱內出血，呼吸道阻塞，腸套疊，扭轉，或嵌頓等。事實上，眞正的急症手術只有大出血及呼吸道阻塞。其他的都可稍待而非絕對緊急。

乙、急診麻醉的幾個重要問題:

　　一、飽胃 (Full stomuch) 的問題。

　　二、失血與補充的問題。

　　三、水份與電解質平衡的問題。

　　四、併發症 (Pre-existed diseases)。

　　一、飽胃 (Full stomuch) 的問題:

　　一個典型的例子:

　　有一位四個月大的男嬰，因突患鼠蹊嵌頓性的疝氣 (Incacerated inguinal hernia)，來掛急診。醫師檢查發現右側陰囊及腹股溝隆起腫脹，無法推回，且皮膚已呈青紫色。隨決定立刻手術。當麻醉醫生趕到手術室門口時，發現母親抱着嬰兒身邊放着一個奶瓶。便問道: 小孩子有無吃東西? 這位母親回答說: 他兒子已有一天沒吃奶了（事實上吃了就吐），醫生馬上要替他開刀; 怕開刀後不能吃奶，所以剛才偷偷地喂他一瓶奶（約 200ml），免他挨餓。

　　這位麻醉醫生搖搖頭，無可奈何。這是「天下父母心」。但是由於腸子已有壞死的可能，手術不能再拖延，這時麻醉醫生只有機智的設法使胃排空，以策安全。於是，他向患者的家屬詳細解釋，飽胃上麻醉及開刀會造成嘔吐窒息之危險，必需在上麻醉前使其吐出。他令

這位母親抱着小孩，頭略向前彎。用一兒童胃管，自鼻腔插入，待其至咽喉處時左右轉動使刺激之。於是嘔吐發生，將剛喝下的奶全部吐出，這是所謂人工誘導嘔吐法。

這樣，蔴醉才得以順利進行，手術才能圓滿完成，這是一個眞實典型的例子。

㈠急診蔴醉，第一個重要的問題便是 Full stomuch。因爲所謂「急診」是無時間性的，尤其是以車禍、爆炸傷、戰傷等意外情形。胃內多半是有食物的。在這種情形之下，上全身蔴醉很容易造成嘔吐吸入窒息的危險。尤其在誘導蔴醉插氣管內管時，最易發生，這是非常可怕而嚴重的問題。

㈡預防與處理方法：這個問題，爭論已久，雖然處理的方法很多，但迄今尙無一是絕對安全可靠。完全視當時的情況，個人的經驗技術而定，下列諸法均可採用。

1.誘導嘔吐法：適用於剛吃過飯或奶的急診，（如上例）。用胃管或其他的東西刺激咽喉，使其自己嘔吐將胃排空，然後再上蔴醉。

2.快速誘導蔴醉及插管法：（Rapid induction and crash intubation）：此法適用於成人或意外傷害，如車禍，爆炸戰傷等急診。但應事先注意，插管是否容易，若預知插管困難，避免應用。

技術①：

(1)打好靜脈輸液路，給以 d-tubocurarine 3mg 與 Atropine 0.4 mg.

(2)以面罩給純氧（Face mask）3-5 分鐘（Preoxygenration）.

(3)注射 Thiopental（2-3 mg/kg）或 Ketamine（2mg/kg）.

---

① Robert. Samuel Cromartie: Rapid Anesthesia inducton in Combat cunsulties with full Stomuchs. Anes. & Aualg Current Researches Vol. 55. No. 1. Jan-Feb, 1976.

(4)立卽注射　Succinylcholine　(1.0-1.5 mg/kg).

(5)待其自然呼吸停止，下頜鬆弛。

(6)迅速將氣管內管插入，並立卽打起　Cuff.

此法與一般誘導麻醉法之不同點是在①先打　d-tubocurarine　②打過 Sch. (Succinylcholine) 後不再 Ventilation 而立卽插管。先打 d-tubocurarine 3mg，再打 Sch. 之另一好處是可預防胃內壓增高，引起反胃嘔吐，及多發性外傷時因用 Sch. 而引起的 Hyperkalemia 。因為Hyperkalemia 有時會造成心跳變慢或心跳暫停（Cardiac arrest）之危險。

3.清醒插管法（Awake intubation of the trache. AIT）:

適應症：(Thomas 1969)

(1)腸阻塞或腸出血。

(2)病情嚴重，年邁，或將死的病人 (Moribund patient)。

(3)預知插管困難者。

(4)呼吸衰竭者。

技術:

(1)盲目經鼻插管法 (Blind Nasotracheal intubation): (Sia. 1970)

　　適用於牙關緊閉，下頜骨骨折等口不能張開，或經口插管困難者。

　　用 4% Xylocaine 將鼻咽喉麻痺，利用病人之自然呼吸之吸氣期將管插入，此法需有良好之經驗方能實施。

(2)上喉神經阻斷法 (Superior laryngeal N. block): (Wycoff 1959)

　　以 2% Xylocaine 於前頸舌骨大角下方 1-2cm 處各注射

2ml　便可將上喉神經麻痺。因該神經分佈於舌根，會厭 (Glottis) 會厭下 (Epiglottis and Subglottis)。

(3)環狀甲狀軟骨膜 (Criothyroid membrane) 穿刺法：又稱氣管內吹入法 (Intratracheal insufflution)。將 2-3ml 之%4 Xylocaine 自環狀甲狀軟骨膜處注入氣管內，藉咳嗽使藥液上下擴散，以達喉頭至氣管粘膜之麻痺作用。

(4)含嗽法 (Gargle with 4% lidocuine)：(Boulton 1967) 用 4% Xylocaine 5-10ml 含在口內，數分鐘可將咽喉部麻痺。

以上諸法若單獨使用均有其缺點。目前主張混合使用。

(5)改良法①:

A．不用 Premedication

B．在手術內在 IV. 打好後，緩緩注射適量之止痛鎮靜劑如 Innoval 2ml. 使其保持鎮靜而合作。

C．用 21 號針頭，經環狀甲狀軟骨膜處注射 4 % Xylocaine 2-3ml 至氣管內，動作盡量迅速敏捷。當針頭刺進氣管內時回抽有空氣表示對了。此時應先告知病人停止呼吸，以免因呼吸使氣管上下移動而損傷。

D．抽出針頭，令病人盡量咳嗽。使麻藥上下擴散。

E．再用小棉球棒，浸沾 4% Xylocaine 少許，將舌根及兩側咽窩麻醉之。

F．最後用 Laryngoscope 挑起舌根，便看到聲帶，再用4% Xylocaine 輕噴幾下，即刻將管插入，打起 Cuff.

---

① J. A. T. Duncan Intubation of theTrachea in the Conscious Patient. Br. J. Anesthesia 49, 619, 1977.

4. 其他：如插管時壓食道法、頭高法、頭低法等等，各有利弊，視個人習慣愛好而定。

二、失血與補充的問題：

血液是維持人體循環正常之生理機轉和生命，失血至某種程度若不補充則會危及生命。但輸血的眞正目的並不在補充所有流失的血液。也卽是說，並不是每一滴流失的血都得補充。

那麼一個人究竟要流失多少血量而不補充才會危及生命？（何時補充），及補充多少卽可挽回生命？這是最重要的問題。

有些學者認爲維持有效的血循環量要比血液的成份更爲重要。若能够保持有效的血循環量卽是血色素或血容（Hct）減至一半仍能維持其生命。

欲作適當的血液補充。首先要有正確的失血量預估。

㈠失血量之預估：在平時雖有很多方法，急診時下列方法可作參考：

1. 依閉鎖性骨折之部位估計法 (Blood loss following closed fractares, Clarke and fisher 1956)①：

	失血量預估（ml）
⑴單足附近之骨折，有中度紅腫者：	250—500
⑵單側小腿骨折，有中度紅腫者：	500—1000
⑶單側大腿骨折（股骨）：	500—2000
⑷單側骨折浸及膝關節者：	2000
⑸一隻前臂骨折：	500—750
⑹一隻上臂骨折：	2000

此法可因個人體型之大小應有差異，只供作參考。

---

① Thornton: Blood Transfusion Emergency anesthesia 2nd Edition, 1955 p. 11.

2. 依外傷之體表面積估計法:（Berkow 1924）

上法雖然簡單，但因個人體型不同，血液總量不等，部份血量之計算與血液總量之比無法對照。

本法係依照燒傷面積及液體損失之九規法（Rule of nine）將身體分成十一個單位，每單位佔 9 ％。如此，大概可略知失血之百分比。再以體重算出總血量，即可得到正確之失血量，適用於各種體型之人。

(1)上肢＝ 9％，兩側×2.

(2)下肢＝18％，兩側×2.

(3)前胸＝18％

(4)後背＝18％

(5)頭頸部＝9％

(6)會陰部＝1％

計算時應先求得血液總量（體重（kg）×80ml），然後再乘以實際受傷之體表面積之百分數。

㈡失血之補充:

前面提過，一個人到底失多少血，若不補充就會有生命危險？這是要看病人能够忍受多少失血量，超過他能接受的失血量時應立卽補充。並非每一滴流失的血都得補充。

1. 可接受失血量之計算法①:

(1)先求出病人總血量之預估，Estimated blood volume, EBV）：EBV＝80ml/kg. body wt.

(2)次求出紅血球量之預估（Estimated Red Cell Mass ER-CM）：ERCM＝EBV×Hct.

---

① Eric, B. Furman, Intraoperative Fluid therapy 133. IAC. Vol. 13. No. 3 Fall, 1975.

(3)$ERCM_{30}$＝EBV at Hct of 30 percent (EBV×30% Hct)（在 30 % Hct 時可以維持正常生命）

(4)可失去的紅血球量 (Acceptable Red Cell Lose. ARCL)：$ARCL=ERCM-ERCM_{30}$.

(5)可接受之失血量 (Acceptable Blood Lose, ABL)：$ABL=ARCL×3$.

舉例：患者體重 60 kg，Hct 40%，可接受之失血量爲多少？

EBV＝60×80＝4800ml.

ERCM＝EBV×Hct＝4800×40%＝1920ml.

$ERCM_{30}$＝EBV×30% Hct＝4800×30%＝1440ml.

$ARCL=ERCM-ERCM_{30}$＝1920－1440＝480ml.

ABL＝ARCL×3＝480×3＝1440ml.

故此病人可以接受 1440ml 之失血量，也就是失血 1440ml 後一定要補充。

2. 補充多少？

依照上述方法的理論，應爲：

補充之血量＝失血之總量－可接受之失血量。

實際上應看當時病人狀況與年齡而略加增減。目前一般的習慣是失血多少補充多少 (c. c. by c. c.) 是否恰當，值得商榷。

三、水分與電解質平衡問題：

急診病人除了失血並多半伴有水分與電解質失衡。尤其是在一些長期消耗性疾病者，若事先不予以矯治，會增加手術及麻醉之危險性。

如何能在手術前獲得一正確的資料及快速矯治，需外科醫師充份的合作。

1. 除了急性大出血及病情十分緊急不允許稍待，其他必須先抽

血作生化分析，以瞭解水分與電解之平衡狀況。

　　2. 如果情況許可，應先加以矯治，或一面手術一面矯治。

　　3. 液體之補充應從下列三方面着手計算:

　　(1)病人之基本需要量 (Basic requirement):

　　(2)原有之失衡 (Static debt):

　　(3)異常損失 (Abuormal loss): 指手術中，創傷及創面揮發之失水量。

　　4. 計算方法:

　　(1)先求得病人基本需要量 (Estimated Fluid Requirement EFR):

　　　　爲便於記憶略以: 體重在 10kg 以下者＝6ml/kg/hr.

　　　　　　　　　　　　10-20kg　　＝4ml/kg/hr.

　　　　　　　　　　　　20kg 以上　＝2ml/kg/hr.

　　(2)次算出病人原有失衡 (Estimated Fluid Deficit EFD):

　　　　EFD＝EFR×dehydration of hrs.

　　(3)再加上手術中創面揮發之失水量 (Estimated Abnormal Loses): EAL＝3-6ml/kg/hr.

　　　　(視手術種類，部位及創傷面積等情形而定自 3-6ml/kg/hr)。

　舉例: 體重 60kg. NPO. 10 小時，欲行剖腹探查，應補充液體多少?

　　　　EFR＝60×2＝120ml/kg/hr.

　　　　EFD＝EFR×10＝120×10＝1200ml.

　　　　EAL＝60×3＝180ml/kg/hr.

　補充方法:

（EFD 可分次緩緩補充，第一小時給全量之 50 ％，第二小時
給 25 ％，第三小時再給 25 ％。）

第一小時＝$EFR+\frac{1}{2}EFD+EAL$

　　　　＝$120+600+180=900ml.$

第二小時＝$EFR+\frac{1}{4}EFD+EAL$

　　　　＝$120+300+180=600ml.$

第三小時同第二小時

第四小時以後＝$EFR+EAL.$

　　　　　　＝$120+180=300ml.$

液體之分配: Balanced solution 1/3. 5% D/W. 2/3.

此法適用於所有手術中，水份與電解質的補充。不過，其量的
決定還應以 CVP. line 作指標，正常是 5-15cm H_2O.

此外，尚有傷口引流管的損失量及胃管 Suction 等之損失亦應
計算在內。

四、併發症 (Preexisted diseases):

指病人原來已患有某些特殊疾病的病史，而又必需急診手術。這
些病史，除非由病人自己（若意識清醒）或其親近的家屬告訴則很難
得知。這可能是造成急診手術死亡原因可能之一。

例如病人原來就患有嗜鉻細胞瘤 (Pheochromocytoma)，或甲狀
腺機能亢進 (Hyperthyroidism)，糖尿病 (Diabetes millitus)，重症肌
無力 (Myosthenia gravis), 特發性之高血壓 (Essential hypertension)，
腦血管瘤 (Cerebral aneurysm)，及冠脈病 (Coronary heart diseases)
等。

這些特殊病在常規手術前都會加以適當的治療控制，急診時則不

但無法發現，即使發現了亦不一定能够立刻有效的予以控制，故容易造成意外的死亡。

預防之道：第一：麻醉醫生要有這種觀念，盡量探知以前的病史。第二：盡可能多作檢查。第三：麻醉中盡可能多多利用各種監視器（Monitoring），隨時測知病人的情況。

最後，麻醉車中應備有控制上述諸病之特效藥，隨手可得，以備急用。

本文將急診手術麻醉之四大主要問題：飽胃，失血補充及水份與電解質平衡及併發症等略加申述，提供初學者參考。

第七節　嗜鉻細胞瘤手術之麻醉
(Anesthesia for Surgery of pheochromocytoma)

張傳林

甲、前言：

嗜鉻細胞瘤 (Pheochromocytoma) 爲一功能性之嗜鉻組織(Chromaffintissue) 瘤，好發於腎上腺髓質以及身體任何含有交感神經組織或迷走嗜鉻細胞的部位。此病比較罕見，但卻是一種可治癒的疾病。1886 年 Frankel 提出第一個病例報告。1896 年 Manases 以病理切片證實。而正式的命名是 1912 年 Pick 提出。

1929 年 Robin 指出此瘤中含有 Epinephrine，爲血壓昇高之主要原因。1949 年 Holton 報告除 Epinephrine 外尚含有 Nor-epinephrine. 迄今，Epinephrine, Nor-epinephrine 仍被認爲嗜鉻細胞瘤中主要的成份。

第一個手術前診斷出來的病例是馬爾蘭大學 (Marland University) 的 Pinoffs。第一個手術切除成功的是 Old University Hospital 的 A. M. Shiply.

臺灣，在過去有關此病的手術及廠醉報告不多，近年來由於手術前診斷及廠醉技術的進步，在臺大，榮總及三軍總醫院等幾所較大的教學醫院中都已有不少的病例報告。以三軍總醫院爲例，十年來已有十三個病例，手術均很成功，平均每年有 1.3 個病例。

乙、發病率:

本病與血壓高有密切的關係，文獻報告，每 100 個高血壓的患者，可能有 0.4-2 個（0.4-2%）患有此病。

Moorhead（1955）統計: 每 23.809 個住院患者中有一個，屍體解剖是 1:1000。

Remine,（1974）的統計: 每十萬個人口中有 0.14 個，（0.14: 100,000）。

臺灣目前尙無確定統計數字，依三軍總醫院約每 11.603 住院病人中有一個。

依身體部份而分，其發病率是腎上腺以外者佔 10 %，多發性者佔 10 %，兩側性者佔 10 %，惡性化者 10 %。故有「百分之十腫瘤」之稱。

1967 Barbeau 統計美國每年死於此病者約有 800-1000 人之多。

丙、嗜鉻組織之生化學（Biochemistry of chromaffin tissue）:

正常人體內有三種磷二苯酚胺（Catecholamine），卽 Epinephrine, Norepinephrine, 和 Dopamine。此三者均可在腎上腺髓質內，嗜銘質羣（Paraganglia）及沿交感神經迷走神經組織中找到。

Epinephrine 與 Norepinephrine 在體內經氧化去胺作用代謝後變成 Metanephrine, Normetanephrine, VMA（Vanilomandelic acid）以及 Dihydroxymandelic acid。這些代謝產物多自尿中排出。如 Metanephrine 有 50 %，VMA 有 35 % 自尿中排出，而以 VMA 變化

最大。正常人每 24 小時尿中含量應小於 3mg，若超過 10m₃ 以上，是爲異常①。

丁、病理生理學 (Pathophysiology)：

本病之主要原因是腫瘤本身分泌大量之磷二苯酚胺 (Catecholamine)。此類物質在體內可以興奮 Alpha-receptor 及 Beta-receptor。所謂 Alpha, Beta receptor 是假想的，肉眼不能見到，廣佈於體內各器官組織，且其分佈的情形不同，有的器官是 Alpha-receptor，有的是 Beta-receptor，有的則二者都有。因此其功能特殊而微妙。

Alpha receptor 功能：(1)收縮末梢血管網，特別是在皮膚，故可致血壓昇高。(2)收縮眼瞬膜 (Nicitating membrane) 及某些平滑肌：如眼眶平滑肌，脾臟肌，子宮肌，豎毛肌等。(3)鬆弛腸肌。

Beta-receptor 功能：(1)擴張末梢血管網，特別是橫紋肌，使血壓下降。(2)鬆弛子宮肌、腸肌、支氣管平滑肌等。(3)加速心跳。(4)增加心肌之收縮能，(Myocardial contractility)。

因此，假若 Catecholamine 長期大量分泌，會造成下列各種生理病理變化：

一、血量減少：特別是血漿，由於末梢血管長期收縮，血液淤積於中央內臟系統，日久，血循環量減少。此爲Alpha-receptor 興奮作用引起。

二、血壓及中央靜脈壓昇高：末梢血管收縮的結果，一爲週圍血管阻力增加，血壓增加。二爲靜脈血回流增加，使中央靜脈壓 (CVP) 增高。

三、紅血球容積 (Redcell mass) 增加：由於腫瘤的刺激，使紅

---

① William A. Mathews Pheochromocytoma, (comments on Anesthetic management), Clinical Anesth. 3/1963.

血形成因素增多，產生大量紅血球。加上相對的血漿量減少。

四、心肌衰弱與肺水腫 (Myocardial failure and pul. edema)：當多次陣發性增加腫瘤活動，分泌大量 Catecholamine，使末梢血管網驟然收縮，大量的血循環量轉移到心肺，使心肺之負荷量超過，而引起心臟衰弱及肺水腫。

五、心律不整：心肌爲一 Beta-receptor，當受到強烈之Beta stimulation 時，造成心律不整。特別是在已經被麻醉之病人。

六、新陳代謝率增高，出虛汗、緊張、體重減輕。

七、血糖增高 (Hyperglycemia)：一方面因爲肝醣分解增加，一方面 Epinephrine 可抑制 Insulin 之分泌。使過多的糖 (Glucose) 不能利用，故此類病人均有功能性的糖尿病出現。

八、血鉀增高 (Hyperkalemia)：由於肝醣大量分解，細胞內之 K^+ 隨大量釋出造成血鉀增加。

九、心肌病變 (Cardiomyopathy)：如冠狀動脈狹窄，腎功能不全等均係在長期之 Adrenergic mechanism 刺激下相繼產生。

十、腎上腺皮質激素分泌減低。

十一、對二氧化碳及缺氧之敏感度增加。因二者對交感神經系統都有刺激性。故麻醉時應特別注意。

十二、當手術中直接觸及腫瘤時，血中之 Catecholamine 大量增加，血壓立即增加，甚至心律不整，心室顫動等危象發生。此爲手術中之危險期，應予適當處理之。

十三、腫瘤切除後。Catecholamine 分泌減少，前血中存者又被迅速破壞，此時末梢血管隨即開放擴張，大量血液流入末梢組織，形成有效血循環量減少，血壓迅速下降，而致休克狀態。是爲手術中另一危象。

戊、主要之 **Alpha, Beta** 興奮劑和阻斷劑:

Alpha 和 Beta 之興奮劑與阻斷劑種類很多，但常用者主要有下列數種:

Norepinephrine (Levaphed) 簡稱 NE.

Epinephrinc (Adrenaline) 簡稱 Epi.

Isoproterenol (Isuprel) 簡稱 ISO.

Phenylephrine (Neo-synephrine) 簡稱: PE

一、Alpha receptor 之興奮劑: 依次是 PE 最大，其次是 NE. 再次是 Epi. 最後是 ISO. (PE > NE > Epi > ISO)。

二、Beta receptor 之興奮劑: 依次是 ISO > Epi > NE > PE, 正好與上相反。

由上可知 PE (Neo Synephrine) 為一純 Alpha 興奮劑 (Stimulator). ISO (Isuprel) 為一純 Beta 興奮劑，而 NE (Levaphed) 及 EPi (Adrenaline) 則對 α 及 β. receptor 都有作用。對人體而言，NE 對 α 作用大於 Epi[1]。

三、Alpha receptor 阻斷劑: Regitine (短效)

Phenoxybenzymine (Dibenzyline) (長效)

四、Beta-receptor 阻斷劑:

Inderal 等。

己、**Catecholamine** 增加對心臟之作用:

心肌為一純 Beta receptor, 故純 Alpha stimulator, (興奮劑) 對心肌似乎無作用。

Beta stimulator 對心肌有雙重作用:

一、是收縮作用 (Inotropic effect):

---

[1]　張傳林等: 嗜洛細胞瘤手術之麻醉。中華麻醉雜誌，十一卷十二期，1971。

增加心肌之收縮力與張力。

二、是傳導作用 (Chronotropic effect)：刺激心跳之起步點 (Pace maker) 與傳導系統，使心跳加快。

臨床上 Norepinephrine (Levaphed) 主要是收縮作用，其傳導作用較弱。而 Epinephrine 則傳導作用大於收縮作用。

庚、臨床象徵:

本病之臨床症狀主要是因爲 Catecholamine 大量釋放而引起。其主要症狀有陣發性的血壓增高或持續性的血壓增高，頭痛，心悸，出虛汗，精神緊張，新陳代謝增加，糖尿等。但有些病人症狀不明顯，有時會合併甲狀腺腫大。

茲將三軍總醫院十年中十三個病例之症狀統計如后：

表㈠：

自 覺 症 狀	數　目	百 分 比（%）
頭 痛	10	76.9
頭 暈	10	76.9
心 悸	9	69.8
出 汗	8	61.8
胸部壓迫感	7	53.8
視力模糊	4	30.8
體重減輕	3	23.1
腹 痛	3	23.1

表㈡：

他 覺 症 狀	數　目	百 分 比（%）
高血壓	11	84.6
陣發性	8	
持續性	2	
陣發加持續	1	
血糖增高	7	53.8
紅血球增加	6	46.1

心臟肥大	4	30.8
新陳代謝增加	4	30.8
腫塊（Mass）	3	23.1
蛋白尿	3	23.1
甲狀腺腫大	1	7.7

表(三)：生長部位

性　　別	數　　目	腎　上　腺		腎　上　腺　外
		左	右	
男	7	3	2	2
女	6	3	3	4
合　計	13	6	5	2

辛、診斷:

一、臨床象徵:

二、特別試驗:

(一)Histamine test：先測量血壓作對照，然後用 0.025mg-0.05mg 之 Histamine，自 5% 葡萄糖液中靜脈點滴管中注入，再測量其血壓。

　　陽性反應: 收縮壓昇高 50mm Hg 以上。

　　　　　　舒張壓昇高 25mm Hg 以上。

(二)Regitine test：先測量血壓作對照。以 5mg 之 Regitine 自靜脈點滴管中注入。每隔 30 秒鐘測量一次共 10 分鐘。

　　陽性反應: 收縮壓降低 35mm Hg 以上。

　　　　　　舒張壓降低 25mm Hg 以上。

三、測定 VMA 值: 收集 24 小時尿液測量其中 VMA 之含量，正常應小於 3mg，超過 10mg 以上，具臨床意義。

四、腹膜後注氣照像及血管造影術 (Retroperitoneal insufflation and Angiography): 爲確定腫瘤之部位及大小，必需作打氣及血管造影術。

表㈣: Regitine, Histamine & VMA. Test.

病　　例	Regitine test	Histamine test	VMA (mg) or (R)
1	+	+	—
2	+	+	17.5 (m₃)
3	+	+	—
4	+	+	13.0 (mg)
5	+	+	1.72 (R)
6	±	±	2.7 (R)
9	+	±	1.52 (R)
10	+	+	11.07 (mg)
11	+		17.3 (mg)
12	+		14.0 (mg)

本報告總共 13 病例第 7.8 兩例病理證實爲非功能性 Nonfunction pheochrocytoma.

壬、麻醉處理:

一、手術前之準備與訪視:

有的醫院手術前會商請麻醉醫生參加，（如 Columbia-presbyterian Medical center)，以瞭解病情。常規的檢查如胸部 X 光，心電圖，新陳代謝率 (BMR)，測定血漿量及紅血球容積 (Red cell mass)，血壓等。至於波動很大的血壓是否應考慮先給以長效之 α-Blocker 及補充水份與電解質，以恢復血量等 (Restore blood volume)，這些都是手術前必作的準備工作。

其次是手術中所用的高血壓危象 (Hypertensive crisis) 及低血壓危象 (Hypotensive crisis) 控制劑如 Regitine, Levaphed, Inderal 等，其量要充足，以免手術時間延長，不敷應用。

麻醉前的訪視，是在使病人了解手術與麻醉的情形，減少恐懼不

安的心理負擔。

二、麻醉前給藥 Premedication。

對此類特殊的病例，應給以足量之寧神鎮靜劑，以確保病人之鎮定。絕對避免緊張。最好使病人進入半睡狀態進入手術室。

Atropine 最好不用，因其為副交感神經解劑，並具有使心肌傳導系統對 Norepinephrine 之敏感度增加，心跳加快。

三、麻醉劑之選擇:

㈠Ether: 對本症有雙重不利作用，一為興奮交感神經: 增加 catecholamine 之分泌，使血壓增高。二為具有強烈之心臟血管抑制作用，當腫瘤切除後血壓大幅下降，應列為禁忌。

㈡Cyclopropane: 同樣具有交感神經系統興奮作用，增加 Catecholamine 之分泌，不宜應用。

㈢Halothane: 優點: 抑制交感神經分泌 Catecholamine 之作用，使血壓下降。缺點: 使心肌與傳導系統對 Catecholamine 發生敏感，導致心律不整之危險。

㈣Penthrane (Methoxyflurane): 具 Halothane 之優點，但無其缺點，故對本症而言是為第一優先選擇劑，唯因其對腎臟毒性較大，故腎功能不良者，最好不用。

㈤笑氣 (N₂O): 在收入麻醉劑中，此劑似乎對人體生理副作用最少。其作用迅速，甦醒亦快，是目前最常用的麻醉劑，可與其他吸入麻醉劑合用。

綜合上述，就本症而言，其麻醉劑之選擇:

第一優先: Penthrane＋N₂O＋O₂

第二優先: Halothane＋N₂O＋O₂

據 J. Richard Crout 與 Burnell R. Brown (1969) 報告，手術

前口服長效之 Beta blocker (Phenoxybenzamine) 作準備者，再用
Penthrane 麻醉。於手術中不會發生 V. P. C. (Ventricular premature
contraction)，及心律不整。而用 Halothane 則會發生。

　　四、麻醉之誘導: (Induction of anesthesia):

　　先打好兩條靜脈輸液管，且必需安全可靠作輸液、輸血、給藥之
用。EKG., C. V. P. Arterial blood pressure等監測器等均應裝好。

　　靜脈誘導麻醉劑，以 Sod pentothal 最好，在注射 Sch. 之前可先
注射 3-6 mg 之 Curarine，以防肌肉顫動，血壓增高。然後用 4 ％
Xylocaine 噴射咽喉，預防插管時發生 "Bucking"。

　　特別注意避免缺氧或二氧化碳存積。因二者均可使 Catecholamine
分泌增加。

　　五、麻醉中之處理:

　　㈠高血壓危象之處理 (Hypertensive crisis): 手術中當外科醫生
直接觸及腫瘤時，血壓會急劇增高，此時應立即給予 2-5 mg 之 Re-
gitine。必要時可重複注射。原則上不得使血壓上昇到原來高度的 1/3
（收縮壓）。或用 Sod. nitroprusside. （參閱本章第八節低血壓麻醉
法），有心律不整及心跳加快時，應立即 IV. Inderal 2-3mg。必要
時可重複注射。

　　㈡低血壓危象之處理 (Hypotensive crisis): 腫瘤切除後，血壓會
驟然下降，嚴重時可下降得很低，此時應立刻注射 Levaphed。同時
應迅速給以全血及液體。務使血壓維持在 100mm Hg（收縮壓）上下。
脈搏 80/ 分。

　　Levaphed 配法，4mg 溶於 500ml 之 5 ％。葡萄糖溶液中。速
度視血壓高低而定。

　　㈢腫瘤切除後，應補充 Corticosteroids。

六、麻醉後之處理:

手術完畢,血壓可能仍然很低,此乃由於 Catecholamine 不足。此時最好一方面繼續使用 Levaphed,一方面繼續給予適量液體。使血壓慢慢上昇不可單用液體補充來提高血壓。這樣會導致 Overload。

假若仍然持續性的血壓高,應考慮是否有其他腫瘤存在,或遺漏切除,應重作檢查。附麻醉記錄兩例: (1)(2)。

麻 醉 記 錄

Lee××. Female, 36
Wt. 54.5 kg.
Ht. 163cm.
B.P. 160/100mmHg.
P.R. 80/min.
Hosp. NO. 1387
Date of op.
Mar. 26, 1971
Time. 3, 30 P.M.
Anesthetic agents: penthrane-N₂O+O₂   1.0-0.3%

Premedication:
Sod. amytal. 200mg. 9P.M.
Sod. amytal. 200mg. 8A.M.
Varium-10 10mg. 10A.M.
Valium-10 10mg. 12A.M.
Orade Xon 5mg. I.M. 12A.M.
Demerol 75mg. +
Wintermine 10mg. I.M.
            2.30 p.M.

E.B.L. 2500ml.
Blood 3500ml.
D/W. 2500ml.
Ring. 1500ml.
N.S. 1000ml.

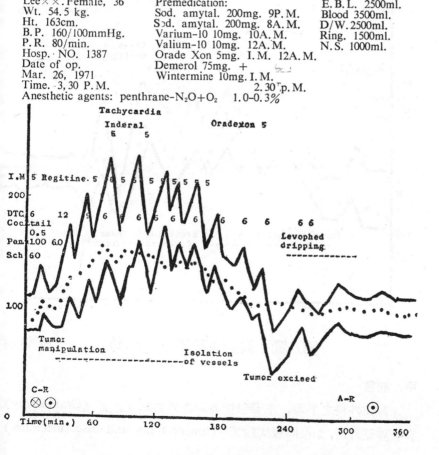

吳××Male, 60
Wt. 60kg. Ht. 173cm.
B. P. 130/80mmHg.
P. R. 70/min.
Hosp. No. 4357
Date of op.
Mar. 3, 1971
Time 10 A. M.
Anesthetic agents: Halothane–N₂O+O₂
B. P. 300mmHg.

Premedication:

Demerol 50mg.

Wintermine 10mg.
I. M. at 6 A. M.

E. B. L. 500ml.
Blood 1000ml.
D/W. 2500ml.
Ring. 1000ml.
N. S. 500ml.

1.50-8%

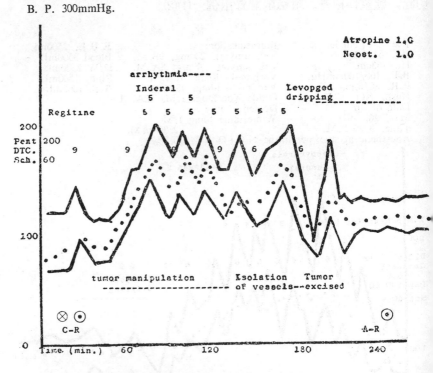

第八節　神經外科手術之麻醉　　　張傳林

甲、前言:

　　神經外科之手術，主要包括腦神經外科如開顱術 (Craniotomy),
脊椎神經外科, 如椎間板切除術 (Laminectomy and discoridectomy),

交感神經節切除術 (Dorsal sympathetic ganglionectomy)，及週邊神經修補吻合術，其中最重要者開顱術。由於腦組織之生理功能，極其複雜，痲醉醫生必須充分的瞭解和準備，使能收到預期的手術效果。

乙、腦神經外科之痲醉:

一、腦脊液之生理及循環:

腦脊液之形成，主要自腦室的脈絡叢 (Choroid plexus)，腦脊髓腔之室管膜 (Ependymal lining) 和腦膜血管生成。腦脊液形成後是經蜘蛛膜絨毛或蜘蛛膜粒 (Arachnoidal villi or granulations) 吸收入血循環中。其路徑: 由側腦室形成的液體經過 Monro 氏孔或稱簡孔 (Foramine of Monro) 進入第三腦室，與第三腦室所分泌者一同沿著 Sylvius 氏導管或稱大腦導管 (Aqueduct of sylvius) 進入第四腦室，在這裏又有更多的液體生成。然後經過兩個外側的 Luschka 氏孔 (Forumine of luschka)，及一個位於中線的 Magendie 氏孔 (Foramin of magendie)，流入大池 (Cisterna magna)。

腦脊液由此處經過蜘蛛膜下腔向上流往小腦。幾乎所有的蜘蛛膜絨毛都位於小腦。不過，這些液體，首先必須經過中腦附近的小腦天幕口 (Tentorial opening) 處的蜘蛛膜下腔，最後到達蜘蛛絨毛膜，而進入靜脈竇。

正常時由於蛛網膜下腔之壓力較靜脈竇爲高，故腦脊液由靜脈竇吸收而帶入循環中。如果此循環路徑發生障礙，或腦內靜脈壓高於蜘蛛膜下腔之壓力，則影響腦脊液之吸收，而致腦內壓增高①。

當腦脊液壓力超過 450mm H_2O 以上時，可使腦組織中之動脈受壓迫，故進入腦中血量減少，致腦組織缺氧。因腦細胞之代謝率極高，

---

① Guyton's Textbook of medical physiology, chapter 22.

氧氣消耗量最大，故需要大量血循環供應。如果腦血流停止十秒鐘，可使人昏迷。停止四分鐘以上，可致腦組織細胞壞死。故腦組織對血循環十分敏感而重要。

二、腦內壓與腦血流之關係：

㈠顱內壓增高（大於450mm H_2O 以上）可使腦中血流量減低，這是因為腦組織中動脈受到壓迫，使進入腦組織中血流減少。但是腦部血管有自動調節（Antoregulation）的功能。當血壓在 60-150mm Hg（收縮壓）之間時，腦部之血流量可以自動調節而維持正常功能。故血壓只要不低於 60mm Hg（收縮壓）此種關係影響不大。若低於此值，則因其自動調節的功能消失，腦組織內之血流量會顯著減少。

腦血流量與動脈氧分壓(PaO_2)及動脈中之二氧化碳分壓（$PaCO_2$）有密切關係。卽腦血流量與 $PaCO_2$ 成正比。與 PaO_2 成反比。但在正常生理範圍之內，腦血流對 $PaCO_2$ 比較敏感。而對 PaO_2 只有在缺氧的情況下才會發生作用。如圖 11-2

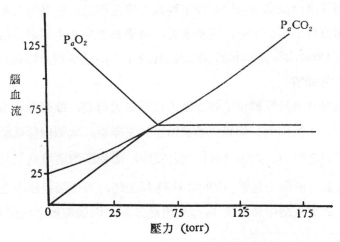

圖 11-2　動脈血中氧氣及二氧化碳分壓與腦血流之關係。

缺氧（Hypoxia），二氧化碳存積(CO_2 retension）及酸中毒可以破壞腦血管之自動調節功能。

㈡腦血流減低則二氧化碳存積:

當每百公克之腦組織，每分鐘血流減低至 40ml. 以下時，可造成腦組織之缺氧（Hypoxia）、呼吸變慢（Bradypnea）、二氧化碳存積（CO_2 Retension）。

㈢二氧化碳存積則顱內壓增加:

當動脈中二氧化碳（$PaCO_2$）增加時，血流量便增加，腦血液同時增加，顱內壓隨卽增加。

上述三者之關係如下圖[1]:

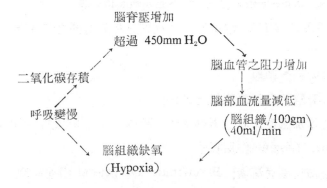

如果將腦血管之自動調節功能破壞，則顱內壓與腦血流之關係，全部被動的受血壓昇降而改變。如酸中毒時，血壓上昇，由於腦組織中之毛細血管之過度膨脹，血清中蛋白大量滲透到腦組織中，使腦體積增加，腦壓上昇。而血壓下降時，由於腦細胞缺氧，$PaCO_2$ 增加，仍然引起腦壓增加。

[1] T.C. Mc Aslan & Helrish Neuroloyical Anesthesia, Clinical Anesthesia, Surgical specialities, 1966.

三、麻醉之處理：

㈠麻醉前給藥：

凡具有抑制呼吸之藥物如 Morphine, Demerol 等，最好不用。因此類藥物，使氣體交換不良，PaCO$_2$ 上昇，增加腦壓。（已用 Ventilator 者例外）。

鎮靜劑以不影響患者神智為度，多數病人不需要。Atropine 需在手術前一小時肌肉注射。

㈡麻醉前準備：

1. 輸液及輸血路各一條。

2. 需要低體溫， 低血壓麻醉技術時， 需準備冰毯及降壓劑如 Arfonade, wintermine 或 Sod, Nitroprusside 等。

3. EKG. EEG. 體溫計，及血氣分析等有關之監視器及用具均需準備妥當。

㈢麻醉劑之選擇：

1. 麻醉劑與腦血流量之關係：

(1)增加腦血流者： Ketamine 最為明顯， 其次為 Halothane。Penthrane, Ethrane 作用很小。

(2)減低腦血流者： Barbiturate, Droperidal 及止痛劑。

(3)笑氣（N$_2$O）對腦血流作用不明， 可能輕度增加。

2. 麻醉劑之選擇應以誘導及甦醒作用迅速，且具不爆炸性為理想。

目前臨床上常用的是 Fluothane (Halothane) —N$_2$O—O$_2$ Halothane 雖具有中度之腦血流增加及腦脊液壓增加的現象。但可以Hyperventilation 抵消之。

㈣誘導麻醉：

1. 用 2% Sod. Pentothal (2-4mg/kg) 或 1 % Brietal (1-1.5 mg/kg) IV. 供純氧作良好之氣體交換。待其入睡。

2. 給 Succinylcholine (1mg/kg) IV. 待肌肉鬆弛後。

3. 以 4 % Xylocaine 噴射聲門及喉咽部，隨卽將氣管內管插入，如此可避免 "Bucking"。*

4. 此時應將頭稍高，使腦部靜脈回流通暢。

㈤固定氣管內管: 最好用 Tr. Benzoine 將膠布交叉固定。因爲手術中頭部全被遮蓋，常因口水將膠布浸濕、口管容易滑脫、尤其俯臥位者更應注意。

㈥麻醉之維持:

腦部手術，雖說只有切頭皮較痛，需要較深的麻醉外，其他時間並不需過深麻醉，但腦部手術 "Bucking"，爲一大忌，爲避免手術中發生"Bucking"。麻醉深度仍應維持得够。一般用 Fluothane—N$_2$O—O$_2$(0.5-1.0%, 2:2)。如非小腦手術，可用控制呼吸 (Controlled respiration)，半關閉 (Semi-close), 不再吸入之技術 (Non-rebreathing)。

手術完畢, 應將口腔及氣管內之分泌物抽吸乾淨後再將病人吹醒，以免吹醒後再抽吸及拔管引起 "Bucking"。必要時可以先給 2ml (60 nïg) 之 Succinylcholine 使肌肉鬆弛，再拔管，然後 Under mask 供氧待其自然恢復。

㈦輸液的問題:

腦外科手術，輸液怕引起腦內壓增加，一般多主張加以限制。但 Basic requirement 仍需維持。手術中多主張用 0.33 Normal saline in glucose, 或 0.45 Normal saline in glucose, 或 Ringer's solution。不宜單用 5 % glucose，因可使腦壓增加。

---

* Bucking: 氣管內管插入後之咳嗽動作。

若腦壓過高，可用 Laxis 或 Mannitol 降低，至於Hyperventilation，因可致 $PaCO_2$ 減低，腦內血管縮小，血流減低，影響腦組織細胞之營養，需慎重考慮。

㈧坐姿手術 (Sitting position)：

腦部手術之體位，視病灶之部位而定，有的需仰臥位，有的需側臥位或俯臥位，有的則需要坐姿位 (Sitting position)，如小腦手術或頸椎手術等。其主要優點是呼吸暢通，靜脈回流良好及減少出血。其缺點爲血壓降低，及空氣栓塞 (Air embolism)，前者可於痲醉前用彈性繃帶將下肢繃紮，助血液回流，預防血壓過低。後者可用食道內聽診器 (Esophageal stathoscope)，或胸前聽診器 (Precordial stathoscope)。於痲醉中隨時聽到。並放 C. V. P. 導管，至右心室。若 Air embolism 發生當可聽到有氣泡聲音。此時心跳會突然變慢，血壓下

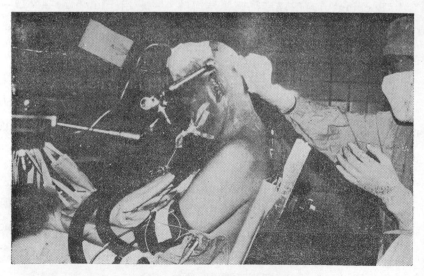

圖 11-3　坐姿手術：側面觀
a.圖示頭部導管爲顱內減壓管

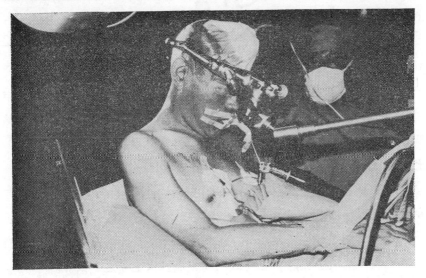

坐姿手術：正面觀
b. 圖示胸前聽診器及 EKG 導線。

降，繼而心跳停止。處理方法：①立卽將病人倒向左邊，頭低足高位，使進入之空氣減少，並集中在右心室內，然後用 C. V. P. 導管抽出。或用長針頭刺入右心室將空氣抽出（若未先放 C. V. P. 導管者）。如果已發生心跳暫停，亦應先將心中空氣抽出，再施行心臟按摩術。其他如使用昇壓劑，及正壓呼吸（Positive pressure）使靜脈壓增高，亦可預防或減少空氣進入體循環。

㈨特殊麻醉技術：

1. 低體溫麻醉（Hypothermia）：

應用低體溫麻醉之目的是在降低腦組織之耗氧量，（Oxygen consumption）及葡萄糖之供需量。此法除非在設備良好而有專門負責人的醫學中心，一般醫院甚少採用。深度低體溫麻醉（Deep hypothermia）多用於嬰兒開心手術。其他多用中度低體溫麻醉。所謂中度低體溫麻

醉，是將體溫用冰毯降低至 28°-32°C 之間。

適應症是腦血管之畸形（A-V. Malformation），腦血管瘤（Cerebral aneurysm）等。

麻醉中應用直接動脈內血壓測量法（Intraarterior monitor），以避免普通方法不易測到。至於所謂"After drop"（即在停止降溫時，體溫仍會繼續下降）的問題。可以在預定所需之溫度前 3°C 即停止。然後加溫或可預防。

2. 低血壓麻醉法 Controlled hypotensive anesthesia, delibrate hypotensive anesthesia）:

為使手術區域之流血減少，視野清晰而便於手術之進行，採用控制性的暫時低血壓法，適用於顱內動脈瘤及大血管之手術等。

血壓降低不能低於 60mmHg（收縮壓）。低於此數，腦血管之自主性調節功能（Auto-regulation）即喪失，而發生腦血流不足的現象。

使血壓降低的方法很多。但不外乎，㈠是使血量減少。㈡是使血管擴張，血管容量增大。前者主要是放血。後者則可利用神經阻斷術，神經節阻斷術，及其他直接作用於末梢血管擴張者。㈢抑制心肌收縮使噴出量減少。如 Halothane 等麻醉劑。

目前最常用者有二:

(1)神經節阻斷劑: Trimetaphan (Comphosulfonate, Arfonad).

(2)直接作用於末梢血管者: Sod. nitroprusside.

①Trimetaphan (Arfonad):

為一效強，作用短之神經阻斷劑 Ganglionic blocking agent）。一次靜脈注射 0.1-0.2 mg/kg，可得顯著之降壓作用。亦可配成 0.1-0.2 %溶液靜脈點滴。其劑量視血壓之高低而定。近年來又都採用每次 10mg 之間隙靜脈注射法。通常於預計降壓時間前十

分鐘前注射之。停藥後 5-10 分鐘，血壓卽可恢復。最大劑量不宜超過 1.0gm。重複注射可能會發生效用遞減（Tachyphylaxis）之作用。

②Sodinm nitroprusside. (Nipride):

　　本劑係一直接作用於末梢血管擴張所致之降壓劑而與自主神經系統無關。優點是作用極爲迅速：停止注射，降壓效果立卽終止，血壓卽刻恢復。神經阻斷劑可加強其降壓作用。

　　配製：將 1Amp (50mg) 溶於 2ml 5 ％ Glucose 中，作初步溶液。然後將此溶液溶於 5 ％ Glucose 500 ml 中，使成 1ml ＝0.1 mg ＝100 μg（微克），此種新配製液，必需附上鋁箔紙防光，或用不透明之溶器蓋起。且應在四小時內用完，超過四小時絕不能再用。因曝光後便變成 Free cyanide 而失去作用。

　　劑量及用法：

　　初劑量爲：0.5-1.5 μg（微克）/kg/min.

　　平均劑量：3.0 μg（微克）kg/min.

　　通常使用 3.0 μg（微克）時血壓可降低到 30-40 ％。

　　如果每分鐘每公斤體重用 8 微克（8μg/kg/min）。

　　在 10 分鐘以內血壓還無下降者，則應停止使用。

副作用：噁心，嘔吐，發汗、頭痛、不安,肌肉抽動,胸部沉悶，腹痛，及效用遞減（Tachyphylaxis）。

中毒劑量：3mg/kg. 致死量 7mg/kg。

禁忌症：①代償性之高血壓、如動靜脈分流，主動脈狹窄。

　　　　　②小孩及孕婦。

　　　　　③肝腎功能不良者。

至於低血壓低體溫合併使用的問題，目前有兩派意見，有的人主

張兩者合用，可得二者之優點。但有些人認爲用低血壓麻醉技術就不宜再用低體溫麻醉，因爲低血壓技術主要是在使末梢血管擴張，血壓降低，但低體溫時，末梢血管通常是收縮的，故用低體溫時，血壓降低較難。究竟如何？尚未定論。需要外科醫師與麻醉醫師的觀念溝通。

㈡手術後護理: 所有的大手術、手術後均應送入 ICU, 而腦部外科特別需要。此期間應嚴密的觀察呼吸量、氧氣及二氧化碳的交換，以及呼吸道分泌物的抽吸，否則容易引起手術後腦組織水腫等嚴重後果。

㈡其他神經外科之麻醉: 如椎間板脫出病 (HIVD)，手部多汗症 (Hyperhydrosis)，脊柱腫瘤 (Spinal cord tumor), 及神經吻合術等，其麻醉技術與一般麻醉無異，茲不贅述。

第九節　甲狀腺外科手術之麻醉　　張傳林

甲、前言:

甲狀腺腫大症，在基本上可分爲兩大類；第一類是單純性之甲狀腺腫大，如結節性甲狀腺腫大 (Nodular goiter)，單純性甲狀腺腫大 (Simple goiter)，甲狀腺癌 (Cancer of thyroid)，甲狀腺炎 (Thyroiditis) 等。這一類疾病，雖然在表面上有甲狀腺腫大，但卻很少引起機能上的變化。第二類是甲狀腺腫大合併機能亢進 (Hyperthyroidism)。這一類疾病，臨床上主要有三種: ㈠是肢端肥大症 (Acromegaly)。㈡ Grave's disease. ㈢ 是毒性結節性甲狀腺腫大 (Toxic nodular goiter)。

這兩類疾病以合併機能亢進之第二類手術麻醉比較麻煩，主要的是怕在麻醉或手術中發生甲狀腺危象 (Thyroid crisis)，處理不當易

生危險。

乙、甲狀腺賀爾蒙之製造:

　　甲狀腺賀爾蒙主要包括甲狀腺素 (L-thyroxin, T_4)，和三碘甲狀腺素 (L-triodothyronine, T_3)。兩者都是由碘和酪氨酸 (Tyrosine) 合成。碘是製造甲狀腺賀爾蒙的基本元素。

　　製造過程:

　　第一步: 甲狀腺自血中捕取碘化物，這是甲狀腺的一種特殊功能。正常人每日碘需要量大約是 100-200 μg (微克)。食物中的碘質很快由上消化道吸收至血液中，在血漿中碘化物被甲狀腺捕取後，甲狀腺內碘化物的濃度約等於血漿中濃度的 20-40 倍。正常情況下，每分鐘流經甲狀腺的血漿流量 (Thyroid plasm flow) 是 75 ml，其中 20 ml 中的碘化物可被捕取。因此，甲狀腺每天捕取的碘總量大約是 20-140 微克 (μg)，而經腎臟排出的碘總量約為 70 μg。

　　第二步: 甲狀腺將捕取的碘化物加以氧化成碘，然後與酪氨酸結合成「單碘酪氨酸」(Monoiodotyrosine)(MIT) 或「雙碘酪氨酸」(Diiodotyrosine) (DIT)。

　　第三步: 由「雙碘酪氨酸」形成甲狀腺素 (T_4) 或「三碘酪氨酸」(T_3)。此種賀爾蒙是與甲狀腺球蛋白結合而貯藏於甲狀腺內。

　　第四步: 經由分解酵素作用，使 T_3 與 T_4 與「甲狀腺球蛋白」(Thyroglobulin) 分離，再將游離的 T_3 和 T_4 釋放到血液之內。

丙、甲狀腺腫大的原因和機轉:

　　一、單純性的甲狀腺腫大症:

　　此類主要因爲體內碘質缺乏，或因飲食中缺少碘質使甲狀腺製造賀爾蒙減少。此時，經由反饋機轉 (Feedback mechanism)，腦下垂體就會分泌多量的甲狀腺刺激賀爾蒙 (TSH)。刺激甲狀腺發生肥大，以便製造較多的賀爾蒙來代償。此時，如果補充碘質，TSH的分泌就會減少。這種刺激去掉的話，甲狀腺細胞就有恢復原狀的趨勢。但是細胞本身的大小和形態卻可能不會恢復正常而呈現過度退行 (Hyper-involution) 的現象。腺體的腺泡 (Acinus) 充滿膠體 (Colloid)，使整個甲狀腺腫大，或發生許多小結節。此即臨床上所稱的 Simple goiter, 及 Nodular goiter。

　　二、合併機能亢進 (Hyperthyroidism) 之甲狀腺腫大症:

　　所謂 "Hyperthyroidism" 是泛指甲狀腺賀爾蒙分泌過多所引起的一羣臨床症狀。它是一個症狀羣 (Syndrome)，而非一種疾病的名稱。其主要病徵反映着細胞新陳代謝作用的過度旺盛及 Catecholamine 末梢作用的增強。

　　㈠肢端肥大症 (Acromegaly): 乃因腦下垂體分泌過量的T. S. H. 刺激甲狀腺產生大量的賀爾蒙。本症臨床上較少見。

　　㈡Grave's disease:

　　臨床三大特徵: 甲狀腺腫大，眼球突出，甲狀腺機能亢進。其眞正致病機轉，至今仍未完全明瞭。就目前所知:

　　1. 甲狀腺賀爾蒙的合成與釋放均發生過盛的現象。同時不受正常「反饋機轉」所支配。由體外給予甲狀腺素也不能抑制甲狀腺對於同位素碘的攝取。(正常時甲狀腺素應可抑制T. S. H. 的分泌而使甲狀腺對於放射性同位素碘的攝取減少)。

　　2. 患者血清中的 T. H. S. 濃度很低，表示甲狀腺產生了過多的甲狀腺賀爾蒙，因此抑制了腦下垂體的 T. S. H. 分泌。

3. 可能在血液中存在着某種能夠持久刺激甲狀腺的物質，其刺激作用比 T. S. H. 更爲長久。這種物質有人稱作長效甲狀腺刺激素 (Long acting thyroid stimulator, L. A. T. S.)，是一種由淋巴球所製造的 IgG 珈瑪球蛋白，具有抗體的性質。即對抗甲狀腺的抗體 (Antithyroid antibody)。其特定抗原是甲狀腺細胞的微粒體 (Microsome)。同時最近發現大部份的病人血淸中存在着對抗甲狀腺的球蛋白 (Thyroglobulin) 或抗膠體 (Colloid)的抗體。故有些學者認爲此病可能是一種自體免疫病 (Autoimmune disease)。

4. 誘發原因: 尚未淸楚，可能與遺傳因素，精神因素等有關。

5. 眼球突出 (Exo-ophthalmus) 之眞正原因亦難確定，或許病人血液中存有某種稱作「突眼誘生劑」(Exo-phthalmus-producing snbstance) 所引起。而 T. S. H. 及 L. A. T. S. 亦極可能有關。甚至 IgG 亦可能有關係。

6. 本症經過手術或放射碘治療後，有些病人的眼球突出反而更厲害。同時有些病人血淸中的「抗甲狀腺抗體」反而上昇，這些現象尚未有合理的解釋。

㈢毒性結節性甲狀腺腫大症 (Toxic nodular goiter):

又稱 Plummer disease。

致病機轉: 先有甲狀腺賀爾蒙不足現象，引起腦下垂體分泌過量的 TSH.，使甲狀腺細胞 (Acinar cell) 增生，產生較多的甲狀腺賀爾蒙。長久之後，便形成腺瘤 (Adenoma)，後來，這些腺瘤又可能發生了自主性的增生，製造過量的甲狀腺素。於是便形成了毒性結節性甲狀腺腫大症。此時由於甲狀腺素產生過量，抑制了 TSH. 的分泌，於是腺瘤週圍的甲狀腺組織便發生萎縮。由於 TSH. 減少，LATS. 或 EPS. 就不會出現，因此病人也就不會有眼球突出的症狀。

丁、臨床象徵:

單純性甲狀腺腫大，除非極度腫大發生壓迫症狀，如呼吸困難，聲音嘶啞等，其他無自覺症狀。

合併機能亢進者，症狀較爲複雜，這是因爲過多的甲狀腺素使組織細胞的氧化作用過度增加，產生過多的熱，消耗大量能源，於是很多臨床症狀都是爲了驅散這些過多的熱量而產生的代償機轉；包括出虛汗，血管擴張，血壓增高、心悸、心律不整，肌肉震顫（Tremor）等。

戊、甲狀腺機能試驗:

所有的甲狀腺機能試驗都無法代表甲狀腺眞正機能狀態。這是我們在判讀甲狀腺機能試驗時必需先加以注意的。因爲到目前爲止，我們尚無法直接測得細胞內的甲狀腺素，所有的方法均是藉着一些的間接的方法來幫忙。

目前臨床上常用的方法有四種:

一、基礎代謝率（BMR）之測定。

二、蛋白質結合碘（PBI）之測定。

三、三碘甲狀腺素（T_3 Test）試驗。

四、甲狀腺對於同位素碘的攝取試驗 Thyroidal radioiodine uptake test）:

由於眞正具有作用的甲狀腺賀爾蒙是游離型的（Free form）。因此測定游離型的甲狀腺賀爾蒙更能代表甲狀腺機能的眞正情況。上述諸法，雖已逐漸接近，卻尚未臻理想。如果能先測定甲狀腺素的總量，再測出甲狀腺與血清蛋白結合的程度，就可由兩者計算出游離型的甲狀腺素。

㈠ T_3 Test: 能測定出游離型的甲狀腺素是其優點，其正常值是

25-35 ％。

㈡甲狀腺對同位素碘的攝取試驗：能够反映出甲狀腺攝取碘的能力。口服 I^{131} 一小時後或注射 I^{131} 30 分鐘之內所測出的甲狀腺攝取量主要就是要看甲狀腺對碘化物的捕取（Trapping）能力。此點對於估測甲狀腺機能亢進患者經治療後之甲狀腺機能情況具有很大意義。

正常值：2 小時及 24 小時之後分別是 5-12 ％及 12-45 ％。一般認為甲狀腺製造賀爾蒙的速率與釋放賀爾蒙的速率大致和其攝取碘化物的速率平行。因此，由甲狀腺同位素碘的攝取試驗就可以推知甲狀腺本身的機能。

雖然如此，但實際上仍有許多因素影響其數值。例如，如果血漿中之無機碘化物減少時，同位素碘的攝取量仍會增高。而服用甲狀腺素或血漿中碘化物增多時，其同位素碘的攝取量又會減少。因此，臨床上對於甲狀腺機能的判定不可完全依靠實驗室檢查。應當配合臨床徵象作為診斷基礎。

己、甲狀腺危象（Thyroid crisis）：

甲狀腺手術之麻醉，最大的危險就是怕在手術或麻醉發生甲狀腺危象。

所謂「甲狀腺危象」，是由於某種因素或壓力（Stress），使甲狀腺賀爾蒙突然的大量分泌增加。由甲狀腺賀爾蒙的類似腎上腺素作用所引起。臨床症狀有突然心跳加快，血壓極度增高，心律不整，出冷汗、顫忘，高燒，心臟衰竭等。如不及時給予適當治療，可致死亡。

由於麻醉及手術都是一種極大的壓力（Stress），未經良好控制的甲狀腺機能亢進患者，於麻醉或手術中極可能發生此種危象。

庚、麻醉處理：

一、手術前準備：其目的是用藥物將亢進的機能恢復到正常狀態

（Euthyroid state）方法：

㈠抗甲狀腺素劑（Antithyroid drugs）：Propylthiouracil（Propacil）或 Methimazole（Tapazole）：每天口服 80 mg，此藥作用緩慢，約一週後才開始作用，需連服 7-8 週才能達到 Euthyroid state.

㈡阻止甲狀腺賀爾蒙的連續釋出：阻止甲狀腺賀爾蒙連續放出的最好方法是給予碘化物。通常是用碘化鈉加入葡萄糖中靜脈點滴。劑量是每天 2gm。或用 Lugol solution 30 滴加入 1000 ml 之 5 ％ Glucose 中點滴。或經口服 7-10 天。

碘化物不但可抑制甲狀腺賀爾蒙的形成和釋出，同時可減低甲狀腺體的過度增生及血管軟化。以利手術進行。故於手術前都常給予 Lugol solution 服用。

Lithium 與碘化物有同樣之作用，其主要機轉是作用於 Proteolysis 使 T_3, T_4 無法釋放至血液中。

㈢使用腎上腺拮抗劑。

　　1. Beta-adrenergic receptor blockade：

　　　　Propranolol（Inderol）：10mg 口服每天三次。

　　此藥對心肌有強烈之抑制作用，故有人主張手術前用量不宜太久。其半生期（Half-life）為 3-6 小時，突然停藥可能會引起甲狀腺危象及心臟衰竭的現象，應特別注意。

　　2. Alpha-adrenergic receptor blockade：

　　　　Phenoxybenzamine（Dibenzyline）：10-20 mg。

　　每天三次，連用三天。與 Inderal 合用效果更佳。

㈣降壓劑：

　　1. Guanethidine（Ismeline）：10mg. 口服每天三次。

　　2. Reserpine：0.5mg 口服每天一次。

㈤類固醇製劑 (Steroids)：有直接抑制 TSH 分泌之作用。

　　　　Prednisolone　　25mg/天。

　或　Hydrocortisone　100mg/天。

　或　Decadron　　　　4mg/天。

　　　連服一週，另於手術中再加一劑。

以上所有用藥於手術後均應立即停止。

　　上述各種抗甲狀腺藥物對甲狀腺賀爾蒙的形成與活動可以下圖表示之①。

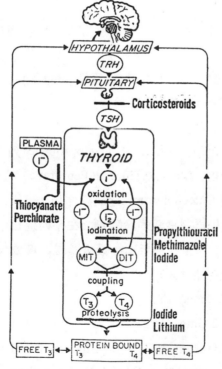

圖 11-4　抗甲狀腺劑對甲狀腺賀爾蒙合成與活動的影響作用

① Linda C. Stehling Anesthetic management of the patient with Hyperthyroidism. Anesthesiology, V. 41. NO. 6. Dec. 1974.

二、手術前給藥 (Premedication)：

㈠Morphine 類之製劑並不理想，因其具有刺激交感神經系統之作用。

㈡Barbiturate 或 Valium 最好，甚至 Wintermine 亦可。

㈢Atropine 在有機能亢進的病人最好不用：但有時可用來測驗甲狀腺機能亢進治療的情形：肌肉注射 0.6 mg 之 Atropine. 測量脈搏增加的次數，若增加 30 次/分，或超過 120次/分，則表示術前控制不良。手術應延期。

㈣多數人主張手術前應給以較重鎮靜安眠劑 (Heavy premedication)。

三、誘導麻醉：以 Thiopental 最好(3mg/kg)。若再輔以 Innoval 當更理想，因 Droperidal 有降壓作用。

四、麻醉之維持：

在吸入麻醉劑中，Ether. 及 Cyclopropane 列爲禁忌。因其具有交感神經興奮作用。Methoxyflurane(Penthrane) 最理想。Halothane 雖有增加心肌對 Catecholamine 之敏感作用。但因同時亦降壓作用，故在適當的濃度仍爲一良好的麻醉劑。在手術進行中麻醉的深度一定要夠。"Buckiug" ① 是此種手術中最大禁忌，可致神經損傷。

五、甲狀腺危象之處理：

㈠Inderal 2-5mg. IV.

㈡Regitine 2-5mg. IV.

㈢Sod. iodide 2gm 加入 5 % Glucose 500ml 中，靜脈點滴。

㈣Decadron, 10-20mg IV. 或 Hydrocortison 200mg. IV.

㈤給予足夠之液體，尤是葡萄糖。因爲有些病人會發生血糖降低

① Bucking: 氣管內管揷管後之咳嗽動作之謂。

的現象。

㈥供氧。因爲此時耗氧量最大。

㈦鎭靜劑如 Valium, phenergan 等。

甲狀腺危象 (Thyroid crisis)，並非是甲狀腺機能亢進的合倂症，而是其疾病本身的最嚴重的一型。故有稱其爲Decompensated thyrotoxicosis.

六、甲狀腺危象之死亡率:

㈠未治療者，死亡率相當高，確實數字難以估計。

㈡曾用碘劑治療者: 死亡率 60-70%。

㈢用 Steroid 加上 Alpha-blocker 治療者: 25%

辛、外科手術之合倂症:

一、頸動脈竇受壓迫: 心跳變慢，血壓下降。

二、喉返神經損傷 (Recurrent laryngeal N.)。

三、上喉神經損傷 (Superior laryngeal N.)。

四、血腫 (Henratoma): 由於止血不良形成血腫重時可造成壓迫氣管、窒息。

五、Hypoparathyroidism: 通常在手術後 24-72 小時出現。

中華現代外科學全書②

麻 醉 學

基本定價十元

主 編 者　趙　繼　慶

總 主 編　林　天　祐

校 對 者　洪美淑／鄭淑子

發 行 人　張　連　生

出 版 者
印 刷 所　臺灣商務印書館股份有限公司

　　　　　登記證：局版臺業字第0836號

　　　　　臺北市10036重慶南路1段37號

　　　　　郵政劃撥：0000165－1號

　　　　　電話：（02）3116118・3115538

　　　　　傳眞：（02）3710274

● 中華民國七十二年五月初版第一次印刷
● 中華民國八十一年四月初版第二次印刷

ISBN　957-05-0444-7（精裝）　　　　01700

ISBN 957-05-0444-7 (416.32)

00450

9 789570 504446

《中華現代外科學全書》

林天祐總主編

精裝十二種